医宗金鉴白话解及医案助读丛书

医宗金鉴外科心法要诀

白话解及医案助读

总主编　吴少祯
主　编　邹国明

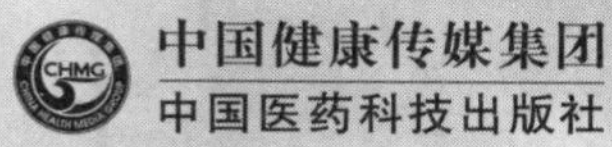

中国健康传媒集团
中国医药科技出版社

内容提要

《医宗金鉴》是学习中医的经典读物，书中歌诀朗朗上口，备受读者欢迎。其中卷六十一至卷七十六为《外科心法要诀》，主要介绍了外科疾病的证治，包括十二经络循行歌、外科脉诊、痈疽辨证及治疗原则、人体各部位的外科病证治法、外科常用方药及婴儿外科疾病等。

本书将原著中歌诀翻译为现代白话文，并联系临床实际进行全面解读，以帮助读者理解记忆。全书通俗易懂，贴近临床，适合中医学习者阅读参考。

图书在版编目（CIP）数据

医宗金鉴外科心法要诀白话解及医案助读 / 邹国明主编. —北京：中国医药科技出版社，2020.8

（医宗金鉴白话解及医案助读丛书）

ISBN 978-7-5214-1795-1

Ⅰ. ①医… Ⅱ. ①邹… Ⅲ. ①中医外科学–中国–清代 Ⅳ. ①R26

中国版本图书馆 CIP 数据核字（2020）第 074443 号

美术编辑 陈君杞
版式设计 易维鑫

出版 **中国健康传媒集团** | 中国医药科技出版社
地址 北京市海淀区文慧园北路甲 22 号
邮编 100082
电话 发行：010-62227427 邮购：010-62236938
网址 www.cmstp.com
规格 710×1000mm 1/16
印张 28 1/4
字数 600 千字
版次 2020 年 8 月第 1 版
印次 2023 年 4 月第 2 次印刷
印刷 三河市万龙印装有限公司
经销 全国各地新华书店
书号 ISBN 978-7-5214-1795-1
定价 69.00 元

获取新书信息、投稿、为图书纠错，请扫码联系我们。

#《医宗金鉴白话解及医案助读丛书》

编 委 会

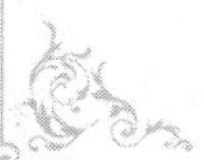

《医宗金鉴外科心法要诀白话解及医案助读》

编 委 会

主　编　邹国明

副主编　严张仁　谢永艳

编　委（按姓氏笔画排序）

丁立志　李小辉　吴允波　邱善裕

陈　彬　陈庆库　陈俊杰　易　军

胡初向　徐小港　黄　港　程仕萍

前言

《医宗金鉴》是清乾隆年间，由吴谦等撰写的一部各科综合性医著。该书内容丰富，辨证详明，理法方药融为一体，辨证施治独具一格，是清代学习中医的教科书，也是现代学习中医的一部重要读物。特别是其中各科的心法要诀，简明扼要，提纲挈领，朗朗上口，便于记诵，深受广大读者欢迎。

《医宗金鉴》共九十卷，《外科心法要诀》为卷六十一至卷七十六。包括十二经络循行歌、外科脉诊、痈疽辨证及治疗原则、人体各部位的外科病证治法、外科常用方药及婴儿外科疾病等。其中理法方药别有特色，疾病种类多详，处方实用，不少方药有简便验廉之特点，有进一步研究之价值。

《医宗金鉴外科心法要诀白话解及医案助读》主要是按【原文】、【注】、【提要】、【注释】、【白话文】、【解读】、【医案助读】进行编撰，对要诀原文进行逐句语译，对其中比较难解的名词术语，作适当注释，并对原文进行较全面的解读，包括病机分析、医理阐述、临床探讨等，便于广大读者能更好地理解应用。本书广泛适用于初学中医外科者和外科临床工作者参考使用。

由于时间仓促，水平有限，书中难免存在不足之处，敬请广大读者批评指正。

编　者

2020 年 1 月

目录

医宗金鉴卷六十七 / 232

医宗金鉴卷六十八 / 258

医宗金鉴卷六十一

十二经循行部位歌

【原文】　　手之三阳手外头，手之三阴胸内手。
　　　　　足之三阳头外足，足之三阴足内走。

〖注〗手之三阳手外头者，谓手阳明大肠经，从手次指内侧之端，上行手臂外之上行（音杭），至头鼻孔两旁也；手少阳三焦经，从手四指外侧之端，上行手臂外之中行，至头耳前动脉也；手太阳小肠经，从手小指外侧之端，上行手臂外之下行，至头耳中珠子[①]也。手之三阴胸内手者，谓手太阴肺经，从胸乳上循行内臑[②]，下行肘臂内之上行，至手大指内侧之端也；手厥阴心包络经，从腋下乳外，循行臑内，下行肘臂内之中行，至手中指之端也；手少阴心经，从腋筋间循行臑外，下行肘臂内之下行，至手小指内侧之端也。足之三阳头外足者，谓足阳明胃经，从头目下循颊颈乳中，下行腹外股膝跗[③]之前行，至足二趾之端也；足少阳胆经，从头目外眦[④]，循行绕耳颅巅，下行胁胯[⑤]膝跗之中行，至足四趾外侧之端也；足太阳膀胱经，从头目内眦，循行额巅项背，外行臀踝腘[⑥]腨[⑦]之后行，至足小趾外侧之端也。足之三阴足内走者，谓足厥阴肝经，从足大趾外侧之端，循行前行上内踝，上腘腨，膝之中行，内行阴器腹胁之外行，上至乳下也；足太阴脾经，从足大趾内侧之端，循行内踝膝里股内之中行，上行腹中至季胁也；足少阴肾经，从足心循行内踝足跟内侧之后行，上腹内至胸也。诸阳行外，诸阴行里，四肢背腹皆如此也。

【提要】阐述手、足三阴三阳经的起止循行部位。

【注释】①珠子：耳屏，此处指听宫穴。

②臑：nào，音闹。自肩至肘前侧靠近腋部的隆起的肌肉。

③跗：fū，音夫。脚背，足上。

④眦：zì，音自。眼角，上下眼睑的接合处，靠近鼻子的称“内眦”，靠近两鬓的称“外眦”。

⑤胯：kuà，音跨。腰和大腿之间的部分。

⑥腘：guó，音国。膝部后面，腿弯曲时形成窝儿的地方。

⑦腨：shuàn，音涮。小腿肚。

【白话文】手之三阳手外头：手之三阳，指手阳明大肠经、手太阳小肠经和手少阳三焦经三条行于手部的阳经。手外头，指这三条经脉的循行路线都是从手指开始，经过上肢外侧面行向头部。

手之三阴胸内手者：手之三阴，指手太阴肺经、手厥阴心包经、手少阴心经三条行于手部的阴经。胸内手，指这三条经脉的循行路线都是从胸部开始，经过腋部，行上肢内面（即手臂内侧面），止于手指端。

足之三阳头外足者：足之三阳，是指足阳明胃经、足少阳胆经、足太阳膀胱经三条行于足部的阳经。头外足，指这三条经脉的循行路线都是从头部开始，经过下肢外面，止于足趾端。

足之三阴足内走者：足之三阴，是指足太阴脾经、足厥阴肝经、足少阴肾经三条行于足部的阴经。足内走，指这三条经脉的循行路线都是从足趾端开始，经过下肢内侧上行至胸部。

【解读】十二经脉中，凡属六脏（心、肝、脾、肺、肾和心包）的阴经分布于四肢的内侧和胸腹部，其中分布于上肢内侧的为手三阴经，分布于下肢内侧的为足三阴经。凡属六腑（胆、胃、大肠、小肠、膀胱和三焦）的阳经，多循行于四肢外侧、头面和腰背部，其中分布于上肢外侧的为手三阳经，分布于下肢外侧的为足三阳经。手足三阳经的排列顺序是："阳明"在前，"少阳"居中，"太阳"在后；手足三阴经的排列顺序是："太阴"在前，"厥阴"在中，"少阴"在后（内踝上八寸以下为"厥阴"在前，"太阴"在中，"少阴"在后）。

手阳明大肠经：从食指（次指）指端内侧（靠拇指侧，解剖位置称为桡侧）商阳穴开始，经过手臂外侧，上肩，最后止于面部鼻孔两旁迎香穴。

手少阳三焦经：从手无名指（四指）外侧（靠小指侧，解剖位置称为尺侧）关冲穴开始，经手背至腕部过肘沿上臂外侧上肩，行面侧耳上角，止于眼外角瞳子髎穴。

手太阳小肠经：从手小指外侧（解剖位置称为尺侧）少泽穴开始，经手背外侧至腕，沿上臂外后侧上肩，经肩胛，行面至耳前，止于眼内角听宫穴。

手太阴肺经：从中焦的胃脘部的中府穴起始，行腋前，经上臂内侧向下至肘关节，经过前臂内侧，到达腕后寸口动脉处，止于拇指掌面内侧少商穴。

手厥阴心包经：从胸部乳头外侧天池穴开始，通过腋窝，经过上臂内侧至肘关节，下行掌中，止于中指顶端中冲穴。

手少阴心经：从腋窝两筋间极泉穴开始，经上臂后内侧，向下至肘关节，然后经过前臂，行手掌的小指侧，止于小指端的内侧少冲穴。

足阳明胃经：从头面鼻翼旁迎香穴开始，经过面颊、颈前、胸乳部，向下至腹部外侧以至大腿、膝、小腿外侧，过足背，止于第二趾（次趾）端外侧厉兑穴。

足少阳胆经：从头面眼外角部瞳子髎穴开始，绕行于侧面头部、耳部，经颈侧、腋下、侧胸腹部，下行大腿、膝、小腿外侧，从外踝前止于第四趾端外侧窍阴穴。

足太阳膀胱经：从头面眼内角部睛明穴开始，向上经过额、巅，后行项背腰骶臀部，直下行大腿、腘窝、小腿外侧，从外踝后下止于小趾端外侧至阴穴。

足太阴脾经：从足大趾内侧端隐白穴开始，经内踝前上行小腿内侧的中间，行小腿、膝、大腿的内侧，上行腹部，至腋下胁部大包穴。

足厥阴肝经：从足大趾外侧端大敦穴开始，经内踝之前，行小腿内侧、膝、大腿的内侧中间，向上过生殖器（阴器），行腹外侧胁部，抵乳下期门穴。

足少阴肾经：从足底心涌泉穴开始，斜行过内踝之后，行小腿、膝、大腿的内侧，直上行于腹部内侧，抵胸部锁骨之下。

同时，还要注意：每条经脉在循行时，都有本经和分支两个部分。本经是经络的主体，具有表里经脉相合，与相应脏腑络属的主要特征；分支则可分为经别和络脉，别出以后再与本经相合，加大了气血灌注的范围。

头前正面歌

【原文】

头督唇任五中行[1]，眦旁足太颧手阳。
侧上足少绕耳手，鼻旁手明唇足方。

〖注〗头之正面分五行（音杭），其中行上嘴唇以上，属督脉；下嘴唇以下，属任脉，此为中行也。其第二行，目内眦旁上，属足太阳经，鼻旁下，属手阳明经，此为第二行也。其第四行，面颧骨外旁，属手太阳经；头侧上，属足少阳经；绕耳前后，属手少阳经，此为第四行也。其第三行唇旁，属足阳明经，为第三行也。

【提要】阐述循行于头前正面之经脉。

【注释】①行：háng，音杭，指路线。

【白话文】头之正面的经脉循行路线可分五根线。行上嘴唇鼻额以上中线的，属于督脉；行下嘴唇以下中线的属于任脉，以上是正中线（也称为第一线）。由眼内角旁向额上行至头顶，属足太阳膀胱经；从鼻旁下行颈肩的属手阳明大肠经，此为第二线。行于口唇两旁的足阳明胃经为第三线。行面颧骨外侧之手太阳小肠经和行于眉上额部之足少阳胆经合为第四线。行耳前之手少阳三焦经为第五线。

【解读】本歌诀主要内容为介绍循行于头部正前方的分部和循行的经脉。主要有督脉、任脉、足太阳膀胱经、手阳明大肠经、足阳明胃经、手太阳小肠经、足少阳胆经、手少阳三焦经，共八条经脉。其循行路线可分五根线。

头后项颈歌

【原文】 头后七行督中行，惟二足太足少阳。
颈前任中二足明，三手四行手太阳。
五足少阳六是手，七足太阳督中行。

〖注〗头后项颈分七行：其中行属督脉，惟两旁第二行属足太阳经，其余第三行、四行、五行皆属足少阳经。颈前中行属任脉，二行属足阳明经，三行属手阳明经，四行属手太阳经，五行属足少阳经，六行属手少阳经，七行属足太阳经，项后中行属督脉经也。

【提要】阐述分布在头后部和颈项部的经脉。

【白话文】头之后面的经脉循行路线可分七根线：中行的（第一线）为督脉，督脉旁开第二线为足太阳膀胱经，再向外侧第三、四线都是属于足少阳胆经。所以在后头部除中行之督脉外，其他都属于足太阳经、足少阳经。颈前部分布的经脉有七行：中行（第一线）为任脉，旁开第二线为足阳明胃经，第三线为手阳明大肠经，第四线为手太阳小肠经，第五线为足少阳胆经，第六线为手少阳三焦经，第七线为足太阳膀胱经。行于项后正中线者为督脉。

【解读】头之后面的经脉，有督脉、足太阳膀胱经、足少阳胆经三条经脉，但其循行路线却可分七根线，督脉一根线，足太阳膀胱经左右各一根线，足少阳胆经左右各两根线。

颈前的经脉，有任脉、足阳明胃经、手阳明大肠经、手太阳小肠经、足少阳胆经、手少阳三焦经、足太阳膀胱经七条经脉，循行路线也可分为七根线。

需要说明的是，督脉和任脉都是行于人体中线，二者皆起于胞中，同出会阴，不同的是任脉在前，督脉在后。

胸腹脊背歌

【原文】 胸腹二行足少阴，三足阳明四太阴。
五足厥阴六少阳，脊背二三足太阳。

〖注〗胸腹之中行属任脉，两旁第二行属足少阴肾经，第三行属足阳明胃经，第四行属足太阴脾经，乳下胁上第五行属足厥阴肝经，胁后第六行属足少阳胆经，脊外两旁二行、三行俱属足太阳膀胱经，脊之中行属督脉经。

【提要】阐述分布在胸腹、脊背部的经脉。

【白话文】循行于胸腹正中线（第一线）的为任脉，任脉旁开第二线属足少阴肾经，向外侧为第三线（即乳中线）属足阳明胃经，再外侧为第四线属足太阴脾经，行足太阴脾经之外的是足厥阴肝经为第五线，行于两侧胁部的是足少阳胆经为第六线。行于脊背正中线的是督脉经为第一线，行督脉经旁开一寸半为第二线，旁开三寸为第三线，第二线和第三线均属于足太阳膀胱经。

【解读】分布在胸腹的经脉，有任脉、足少阴肾经、足阳明胃经、足太阴脾经、足厥阴肝经、足少阳胆经六条经脉，其中任脉居中，其余经脉左右各一，故其循行路线可分十一根线。

分布在脊背部的经脉，有督脉、足太阳膀胱经两条经脉。督脉居中，左右各有足太阳膀胱经两条，故其循行路线可分五根线。

手膊[1]臂外内歌

【原文】

手膊臂外上手明，中手少阳下太阳。

手膊臂内上中下，手太厥少分三行。

〖注〗手膊臂之外面，系手三阳经部位也。上行属手阳明经，中行属手少阳经，下行属手太阳经。手膊臂之内面，系手三阴经部位也。上行属手太阴经，中行属手厥阴经，下行属手少阴经。

【提要】阐述分布在手臂膊内、外侧的经脉。

【注释】①膊：bó，音博。上肢，近肩的部分。

【白话文】循行于手膊臂外侧的属手三阳经：手阳明大肠经循行于臂膊外侧之上缘，手少阳三焦经循行于臂膊外侧的中线，手太阳小肠经循行于臂膊外侧之下缘。循行膊臂内侧的是手三阴经：手太阴肺经循行于臂膊内侧之上缘，手厥阴心包经循行于臂膊内侧之中线，手少阴心经循行于臂膊内侧之后缘。

【解读】分布在上肢的经脉均为手经，阳经在外侧面，阴经在内侧面。其中阳经的位置，从前向后依次是阳明、少阳、太阳；阴经的位置，从前向后依次是太阴、厥阴、少阴。

足膝外内歌

【原文】

足膝外前足阳明，中行少阳后太阳。

足膝之内前中后，足厥太少分三行。

〖注〗足膝之外面，系足三阳经部位也。前行属足阳明经，中行属足少阳经，后行属足太阳经。足膝之内面，系足三阴经部位也。足大趾外侧之前行，股内之中行，属足厥阴经。内侧之中行，股内之前行，属足太阴经。足心绕踝之后行，属足少阴经。

【提要】阐述分布在腿膝足部内、外侧之经脉。

【白话文】循行足及小腿外侧面的是足三阳经：足阳明胃经循行于足及小腿外侧前缘，足少阳胆经循行于足及小腿外侧中线，足太阳膀胱经循行于足及小腿外侧后缘。循行足及小腿内侧面的是足三阴经：足太阴脾经循行于足及小腿内侧中线，至内踝上 8 寸处交出足厥阴肝经而行膝内侧前缘；足厥阴肝经循行于足及小腿内侧前缘，至内踝上 8 寸处交叉行足太阴脾经之后，在腿膝内侧中间上行；足少阴肾经从足心斜行内踝后方，在腿膝后缘上行。

【解读】分布在下肢的经脉均为足经，阳经在外侧面，阴经在内侧面。其中阳经的位置，从前向后依次是阳明、少阳、太阳；阴经的位置，从前向后依次是太阴、厥阴、少阴（但在小腿下半部和足背部，从前向后依次是厥阴、太阴、少阴）。

肺经歌

【原文】　　太阴肺经起乳上，系横出腋臑中廉①。
　　　　　　达肘循臂入寸口，上鱼②大指内侧边。

〖注〗手太阴肺经，起于乳上三肋端，去中行旁开六寸，腋前外弯而至臑间，由臑中廉达肘内，循臂里，过前廉，入寸口，上鱼际，终于手大指内侧，去爪甲角如韭叶。

【提要】手太阴肺经的循行路线。

【注释】

①廉：侧缘。

②鱼：鱼际，拇指后掌面高肉处。

【白话文】手太阴肺经起于胸部乳头上方第三肋间，即胸部正中线旁开六寸的中府穴（按胸部乳头至胸正中线折量为四寸，照此折量四寸再向外移二寸，即是六寸），向外行腋前，下弯循行于上臂、肘窝、前臂之内侧前缘，至腕后寸口动脉，经鱼际，出拇指掌面内侧端，距爪甲角一分处少商穴而终。

【解读】本书的经脉循行路线，一般是指外行经线，以下各经均同。

手太阴肺经为十二经脉之一，属肺，络大肠，通过横膈，并与胃、肾等有联系。与手阳明大肠经相表里，上接足厥阴肝经于肺内，下接手阳明大肠经于食指。经脉分布于胸前、上肢内侧前、拇指桡侧。其络脉、经别分别与之内外相连，经筋分布于外部。本经首穴是中府，末穴是少商，左右各 11 穴。

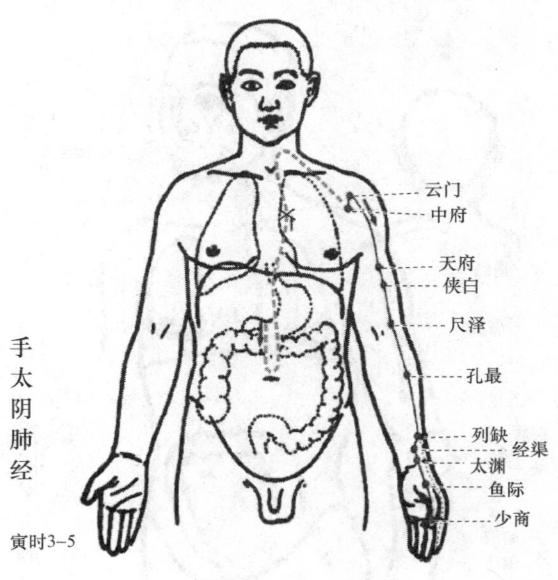

大肠经歌

【原文】

阳明之脉手大肠，次指内侧起商阳。
循手臂外过肘臑，达肩入缺上颈旁。
贯颊下齿出人中，上挟鼻孔终迎香。

〖注〗手阳明大肠经，起于手大指之次指内侧，去爪甲角如韭叶许，循大指次指之歧骨，行臂外前廉，过肘外，自达肩，行缺盆直上头颈之侧，环出人中之左右，以挟鼻孔两旁迎香穴而终焉。

【提要】手阳明大肠经的循行路线。

【白话文】手阳明大肠经起于食指背面内侧端距爪甲角一分许的商阳穴，向上行经手背食拇二指掌骨分歧处，进入两筋之间的凹陷处（阳溪穴），行前臂上方至肘部外侧，再沿上臂外侧前缘，上走肩端，过缺盆，上行颈侧前缘，穿面颊，入下齿龈中，从口内返出挟口唇两旁，左脉至右，右脉至左，于人中穴处交叉后上挟鼻孔两旁的迎香穴而终。

【解读】手阳明大肠经为十二经脉之一，属大肠，络肺，并与胃经有直接联系。与手太阴肺经相表里，上接手太阴肺经于食指，下接足阳明胃经于鼻旁。经脉分布于食指、上肢外侧前、肩前、颈、颊、鼻旁。其络脉、经别分别与之内外相连，经筋分布于外部。本经首穴是商阳，末穴是迎香，左右各 20 穴。

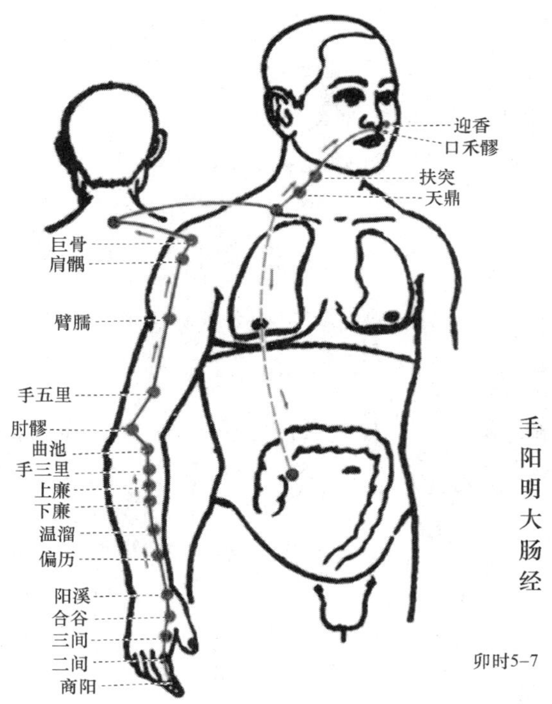

胃经歌

【原文】　阳明胃起目下胞，从鼻入齿还承浆。
颐[1]后颊里上耳前，额颅下循两颈旁。
从缺盆口下乳中，循腹腿班腿面行。
外抵膝膑[2]走足跗，至足中趾外侧当。

〖注〗足阳明胃经，起于目下鼻旁，下挟口吻绕腮，上行耳前，至额角；下行颈侧，挟结喉，至肩上横骨陷中；下行当乳之中，去中行旁开四寸；从乳顶下行至脐旁，去中行旁开三寸；从脐旁下行至腿之合缝，去中行旁开二寸；从合缝斜行向外，直下膝外前廉，至臁[2]骨，倒上复转注而下行，至足中趾之端，去爪甲角如韭叶而止。

【提要】足阳明胃经的循行路线。

【注释】①颐：yí，音仪。即面颊，腮。

②膑：bìn，同“髌”，指膝盖骨。

③臁：lián，音廉。指小腿的两侧。臁骨，指小腿胫骨。

【白话文】足阳明胃经起鼻旁眼下的承泣穴，入上齿龈中，出行环口唇，左右二脉交于唇下承浆穴，向后行于腮下，经过大迎、颊车二穴，上耳前，至前额，这是一支。另一支是从大迎穴下行颈前侧，挟喉咙，入缺盆，循胸部乳中线，行至上腹部时向内斜行腹部正中线旁开二寸处，直抵腹股沟阴毛旁的气冲穴部，下行大腿、膝盖、小腿之外侧前缘，抵足腕前正中，经足背冲阳穴（趺阳动脉处），进入第二趾外侧端（厉兑穴）。

【解读】足阳明胃经为十二经脉之一，属胃，络脾，并与心和小肠有直接联系。与足太阴脾经相表里，上接手阳明大肠经于鼻翼旁，下接足太阴脾经于足大趾。本经首穴承泣，末穴厉兑。左右各 45 穴，其中 15 穴分布于下肢的前外侧面，30 穴在腹、胸部与头面部。

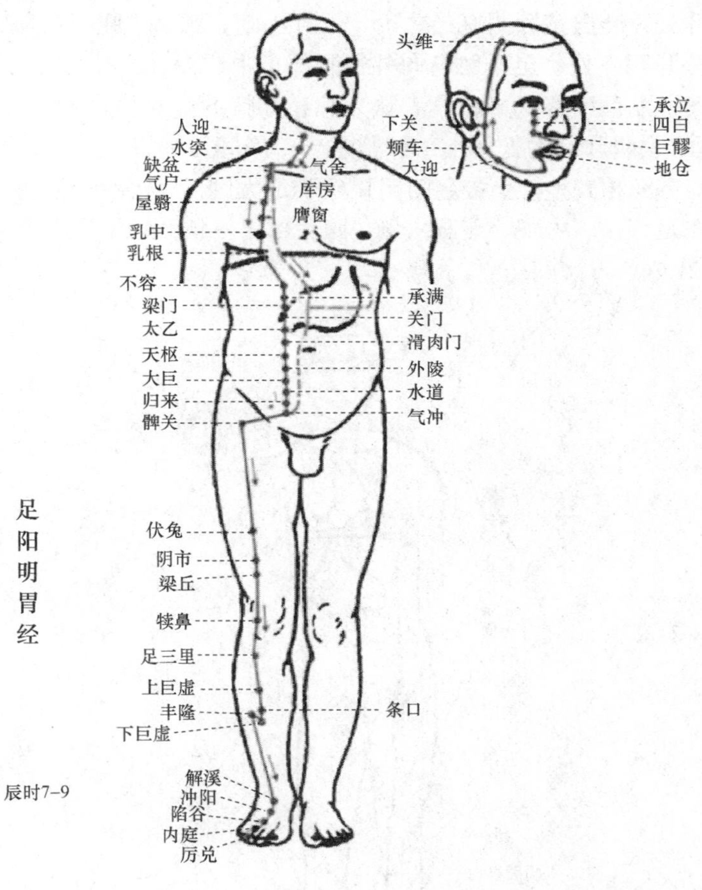

足阳明胃经

脾经歌

【原文】　太阴脾起足大趾，上循内侧白肉际。
核骨之后内踝前，上腨循行胫[①]膝里。
股内前廉入腹中，斜行九肋季胁止。

〖注〗足太阴脾经，起于足大趾端内侧，去爪甲角韭叶许，由内侧白肉际核骨之后，过内踝之前，自里中廉上膝；由大腿内廉入腹里，上至乳上旁开四寸五分，至胸中行旁开六寸许，是其部也；向外行至九肋间，季胁之端而终。

【提要】足太阴脾经的循行路线。

【注释】①胫：jìng，音净。指小腿，从膝盖到脚跟的一段。

【白话文】足太阴脾经起于足大趾内侧端距爪甲角一分处的隐白穴，上循大趾内侧赤白肉际，过大趾本节（跖趾关节）后，上行内踝前缘，再上小腿内侧中行，至内踝上八寸处，交出足厥阴肝经之前，上行小腿、膝、大腿内侧前缘，上腹，行腹部正中线旁开四寸处，至季胁斜向外行胸部正中线旁开六寸处，至腋前斜向下，行腋下季胁第九肋间而终（多数学者认为脾经行腋下第六肋间大包穴处终）。

【解读】足太阴脾经为人体十二经脉之一，属脾，络胃，与心、肺等有直接联系。与足阳明胃经相表里，上接足阳明胃经于足大趾，下接手少阴心经于心中。本经经穴分布在足大趾、内踝、下肢内侧、腹胸部第三侧线。本经首穴隐白，末穴大包，左右各21穴。

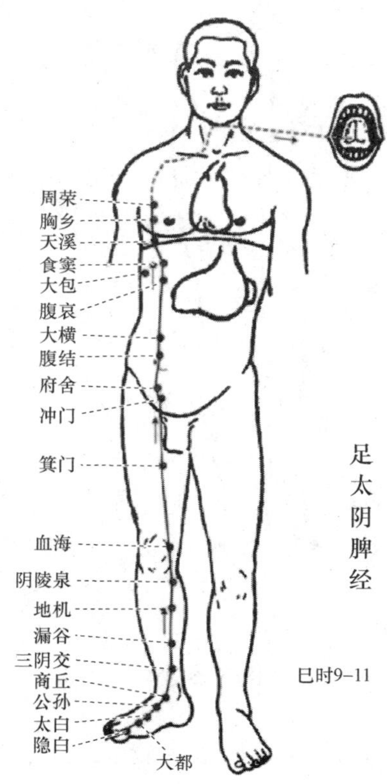

心经歌

【原文】 少阴心经腋筋间，臑后肘臂内后廉。
由内后廉至锐骨，小指内侧爪甲端。

〖注〗手少阴心经，起于臂内腋下筋间，循臂臑之外后廉，至肘内廉，循臂内后廉，下抵掌后锐骨之中，行于手小指内侧，去爪甲角如韭叶许而终。

【提要】手少阴心经的循行路线。

【白话文】手少阴心经起于腋窝下两筋间的极泉穴，沿上臂、肘、前臂之内侧后缘下行，抵掌后锐骨，入手掌无名指、小指二掌骨之中间，出小指内侧端距爪甲角一分许的少冲穴止。

【解读】手少阴心经为十二经脉之一，属心，络小肠，与肺、脾、肝、肾有联系。与手太阳小肠经相表里，上接足太阴脾经于心中，下接手太阳小肠经于小指。经脉分布于腋下、上肢内侧后缘、掌中及手小指桡侧。其络脉、经别分别与之内外连接，经筋分布于外部。本经首穴是极泉，末穴是少冲，左右各 9 穴。

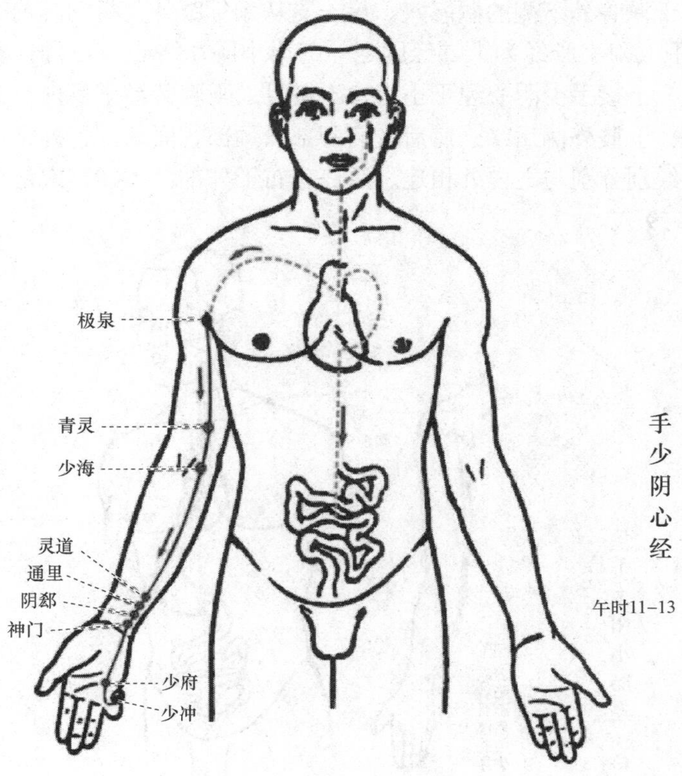

小肠经歌

【原文】

太阳小肠小指端，循手外廉踝骨前。
从手踝骨出肘外，上循臑外出后廉。
上过肩解绕肩胛，交肩贯颈曲颊[①]边。
面颅骨下陷中取，耳中珠子经穴全。

〖注〗手太阳小肠经，起于手小指外侧之端，去爪甲角如韭叶许，由手外侧至手踝骨之前，行肘外后廉，上循外过肩后廉，而上行肩，自肩贯颈，过曲颊斜上颧骨，至耳前而终。

【提要】手太阳小肠经的循行路线。

【注释】①曲颊：面的两旁叫颊。因下颌骨关节处称颊车，其形曲而向前，所以又称曲颊。

【白话文】手太阳小肠经起于小指外侧端距爪甲角一分许的少泽穴，沿手外侧行至腕后踝骨之前，循前臂、肘、上臂之外侧后缘，上行出腋缝、肩后骨缝，绕肩胛骨部，左、右二经交会于肩项部督脉后向前入缺盆，由缺盆上颈至曲颊。从颊行眼内角，斜络于颧骨外下侧的颧髎穴。另一支从颊行眼外角折向耳前听宫穴而止。

【解读】手太阳小肠经为十二经脉之一，属小肠，络心，与胃有联系。与手少阴心经相表里，上接手少阴心经于小指，下接足太阳膀胱经于目内眦。经脉分布于手小指的尺侧、上肢外侧后缘、肩后及肩胛部、颈部、面颊、目外眦、耳中、目内眦。其络脉、经别分别与之内外相连，经筋分布于外部。本经首穴是少泽，末穴是听宫，左右各19穴。

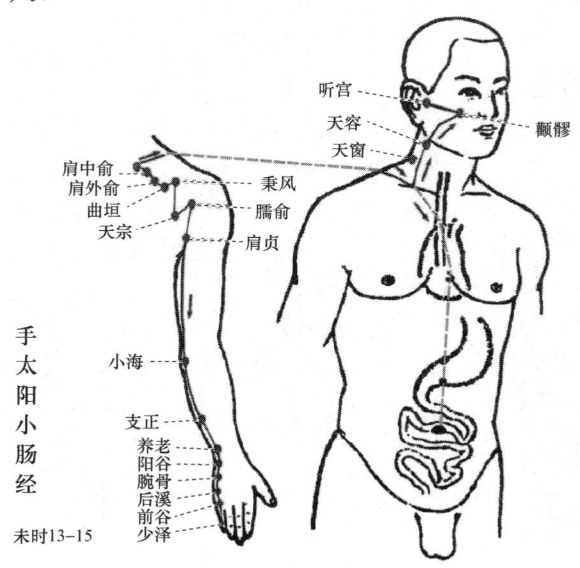

膀胱经歌

【原文】　太阳膀胱起内眦，上额交巅耳后寻。
下项循肩肩膊内，挟脊抵腰下贯臀。
贯臀斜入委中穴，与支下合腘中存。
贯腨内出外踝后，小指外侧终至阴。

〖注〗足太阳膀胱经，起于目内眦，上额交巅，从巅至耳上角后行，下项循肩膊内，有二道：一道挟脊旁开寸半，抵腰中，腰中有四空，从腰中下贯臀，入腘中；一道又从膊内左右分，下贯胛，挟脊内，旁开三寸，下过髀枢①，循髀外后廉，下合腘中，以下贯腨内，出外踝之后，循京骨至小指外侧端，去爪甲角如韭叶许，至阴穴而终。

【提要】足太阳膀胱经的循行路线。

【注释】①髀枢：髀，bì，音必，指股部、大腿。髀枢，指髀骨外侧的凹陷部分，也称髀臼。

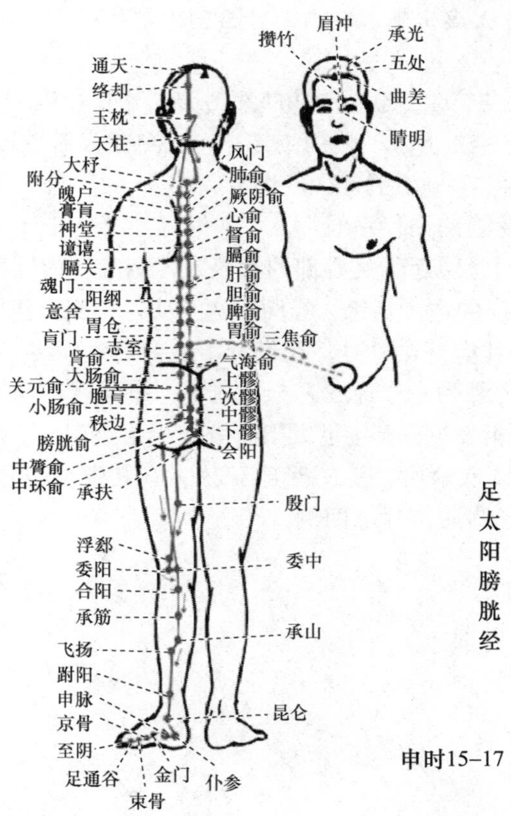

【白话文】足太阳膀胱经起于眼内角的睛明穴，上额颅，左右二经交会于巅顶。从巅顶下行，一支从巅入颅至耳部络脑（此为内行线）。一支从巅后行，下项，至肩髆又分为二支：一支循脊柱中线旁开一寸半处下行，经背、腰，穿臀，从大腿后中间入腘中的委中穴处；另一支循脊柱中线旁开三寸处穿过肩胛之下，挟脊内下行至髀枢（环跳穴部），沿大腿后面外缘下行，与前支会合于腘中，继续从小腿肚中间下行，经过外踝后下方，循足外侧，过京骨穴，至小趾外侧端距爪甲角一分许的至阴穴而终。

【解读】足太阳膀胱经为十二经脉之一，属膀胱，络肾，与心、脑有联系。与足少阴肾经相表里，上接手太阳小肠经于目内眦，下接足少阴肾经于足小趾。本经首穴睛明，末穴至阴。左右各有 67 个穴位，其中有 49 个穴位分布在头面部、项背部和腰背部，18 个穴位分布在下肢后面的正中线上和足的外侧部。

肾经歌

【原文】　　少阴肾经起足心，上内踝骨足后跟。
上腨出腘入股内，行至胸中部位分。

〖注〗足少阴肾经，起于足心陷中，循内踝入足后跟，中行内踝之上，上腨分中，出腘内廉后股内，上行至合缝；自合缝上行，去腹中行旁开一寸至脐；从脐旁上行，复上去中行旁开一寸五分；从腹上行至胸中，旁开二寸而终。

【提要】足少阴肾经的循行路线。

【白话文】足少阴肾经起于足心部的涌泉穴，斜上行内踝骨下后方的足跟部，上行小腿肚、膝、大腿的内侧后缘，经腹股沟上腹，行腹部正中线旁开五分处，至胸斜向外行胸部正中线旁开二寸处，至锁骨下缘俞府穴而终。

【解读】足少阴肾经为十二经脉之一，属肾，络膀胱，与肝、肺、心有直接联系。与足太阳膀胱经相表里，上接足太阳膀胱经于足小趾，下接手厥阴心包经于胸中。本经首穴涌泉，末穴俞府。左右两侧各 27 穴，其中 10 穴分布于下肢内侧面的后缘，其余 17 穴位于胸腹部任脉两侧。

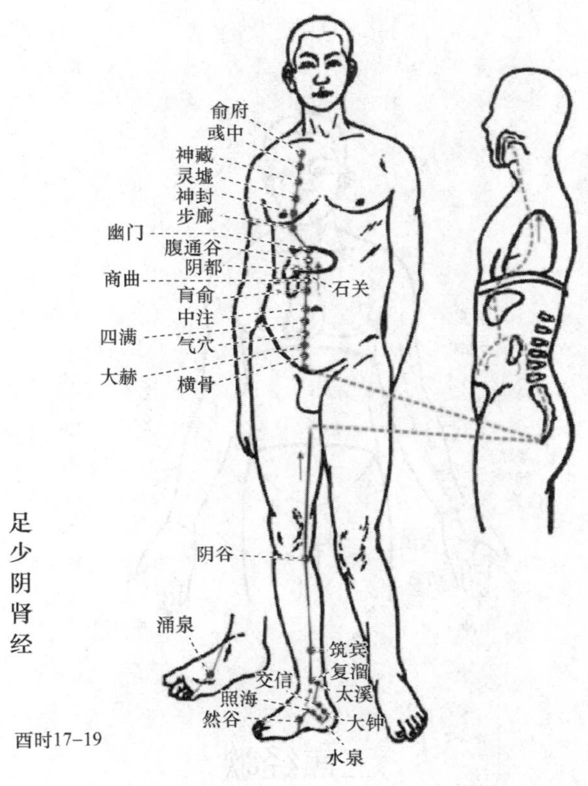

心包络经歌

【原文】　　厥阴心包腋下起，腋下乳外臑内行。

入肘下行两筋间，入掌中指之端止。

〖注〗手厥阴心包络经，起于腋下三寸，乳外侧一寸许，从腋下向外上转，循臂内入肘内，下行两筋之间入掌中，循中指出其端而终。

【提要】手厥阴心包络经的循行路线。

【白话文】手厥阴心包经起于乳头外侧一寸许的天池穴，向上行腋窝，下沿上臂、肘、前臂内侧中间而行，从前臂两筋中间经腕部入掌中，直出中指之端的中冲穴而止。

【解读】手厥阴心包络经，习称手厥阴心包经，为十二经脉之一，属心包，络三焦。与手少阳三焦经相表里，上接足少阴肾经于胸中，下接手少阳三焦经于无名指。经脉分布于胸胁、上肢内侧中间、掌中、中指。其络脉、经别分别与之内外相连，经筋大体分布于经脉的外部。本经首穴是天池，末穴是中冲，左右各 9 穴。

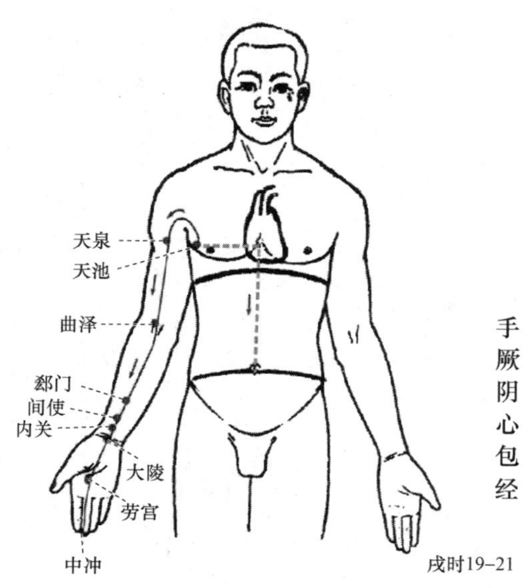

三焦经歌

【原文】 少阳三焦四指端，手腕臂外两骨间。
贯肘上肩项耳后，上绕耳前动脉间。

〖注〗手少阳三焦经，起于手小指次指之外侧，去爪甲角如韭叶许，由小指次指歧骨之间，上行手腕臂外两骨中间，贯肘上肩；由肩上项至耳后，上绕耳上角，下循耳前动脉而终。

【提要】手少阳三焦经的循行路线。

【白话文】手少阳三焦经起于无名指背面外侧端距爪甲角一分许的关冲穴，向上行手背无名指和小指之掌骨间，过腕循前臂外侧中线而上，经肘尖，沿上臂上肩至缺盆，从缺盆上项连耳后，直上耳上角，下行耳前，至眉毛外角丝竹空穴而止。

【解读】手少阳三焦经为十二经脉之一，属三焦，络心包。与手厥阴心包经相表里，上接手厥阴心包经于无名指，下接足少阳胆经于目外眦。经脉分布于上肢外侧中间、肩颈和头面。其络脉、经别分别与之内外相连，经筋大体分布于经脉的外部。本经首穴是关冲，末穴是丝竹空，左右各 23 穴。

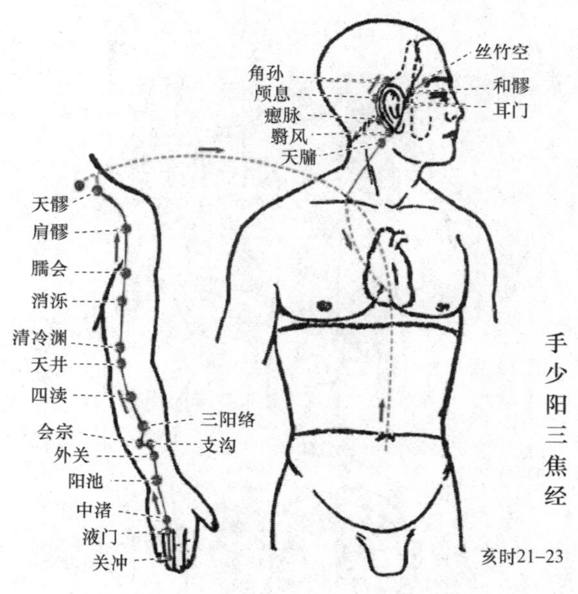

胆经歌

【原文】

少阳胆经起外眦，绕耳前后上额颅。
巅后颈肩腋季胁，胯膝踝跗小趾出。

〖注〗足少阳胆经，起于目外眦，斜贯耳前，循行耳后，上抵额颅，至巅后行颈侧，过肩下腋，走身侧之季胁，下腿胯，行膝之外，至外踝之前，内行足跗，至足小趾次趾之外侧，距爪甲角如韭叶许而终。

【提要】足少阳胆经的循行路线。

【白话文】足少阳胆经起于眼外角的瞳子髎穴，斜行耳前，上抵头角至耳后项际，折返前额，复后行至项，下肩、腋，循侧胸、季肋、侧腹、髀枢而行，直下行大腿、膝、小腿的外侧，过外踝之前，从足跗小趾、四趾之间，出四趾外侧端距爪甲角一分许处的窍阴穴而止。

【解读】足少阳胆经为人体十二经脉之一，属胆，络肝，与心有联系。与足厥阴肝经相表里，上接手厥阴心包经于无名指，下接足少阳胆经于目外眦。经脉分布于上肢外侧中间、肩颈和头面。本经首穴是瞳子髎，末穴是足窍阴，左右各 44 穴。

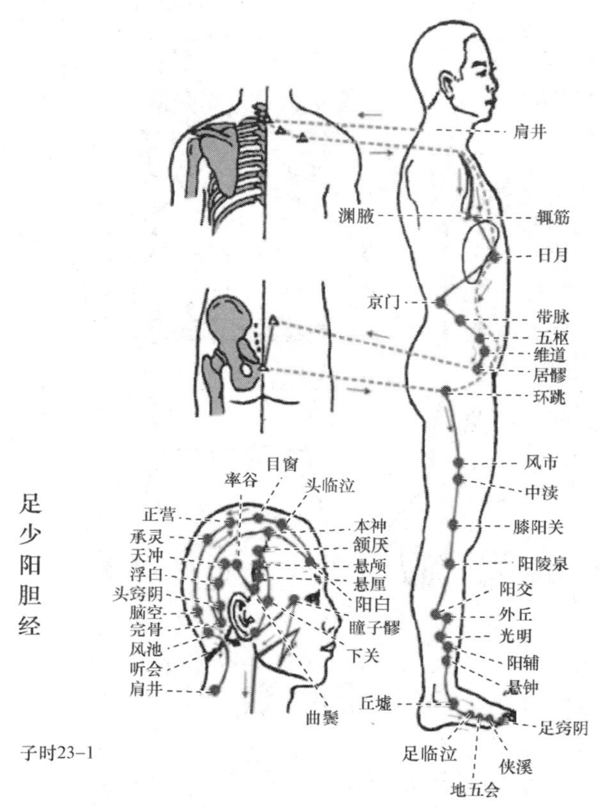

子时23-1

肝经歌

【原文】　厥阴肝经起聚毛，循行足跗内踝间。
上腘环阴器季胁，上行乳下二肋端。

〖注〗足厥阴肝经，起于足大趾后，去爪甲韭叶聚毛处，循行足跗上面，走内踝，上行腘腨过膝，直上环阴器，向外湾行至季胁内，斜上行直乳下二肋端而终。

【提要】足厥阴肝经的循行路线。

【白话文】足厥阴肝经起于拇趾外侧端（近次趾侧）距爪甲角一分许聚毛处的大敦穴，上行足背拇趾、次趾跖骨之间，从内踝之前（脾经之前）上行小腿内侧胫骨后缘，至内踝上八寸处，交叉行足太阴脾经之后，自此沿小腿、膝、大腿之内侧中行而上，绕生殖器，从腹侧上行抵季胁，至乳头下第二肋间的期门穴而终。

【解读】足厥阴肝经为人体十二经脉之一，属肝，络胆，与肺、胃、肾、脑有联系。与足少阳胆经相表里，上接足少阳胆经于足大趾，下接手太阴肺经于肺中。本经首穴大敦，末穴期门，左右各 14 穴。

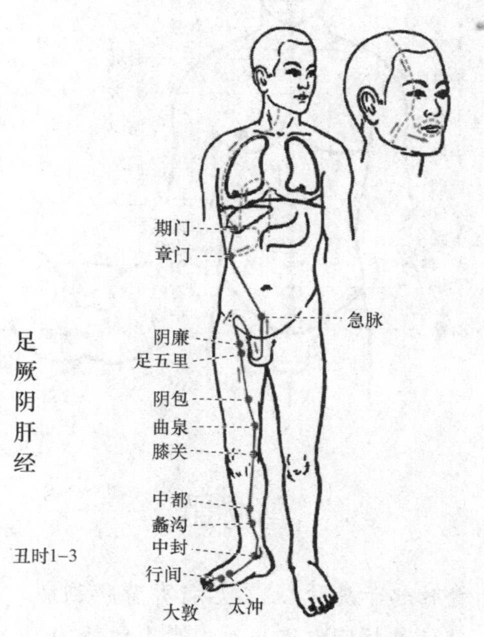

任脉歌

【原文】　　任脉起于两阴中，上行毛际腹中行。
　　颈下结喉中央上，唇棱下陷承浆名。

〖注〗任脉起于前阴、后阴之中间，前行横骨，上行毛际，由毛际直上腹之中行，上行颈下结喉上之中央，由结喉上行至下唇棱下陷中而终。

【提要】任脉的循行路线。

【白话文】任脉起于前后二阴之间的会阴穴，上行经横骨（耻骨联合）、毛际，直上循腹胸正中线，抵颈前结喉中央，由结喉向上至下唇下缘凹陷中的承浆穴而终。

【解读】任脉为奇经八脉之一，现行教材认为，任脉起源于胞中，任脉的第一个穴位是会阴穴。

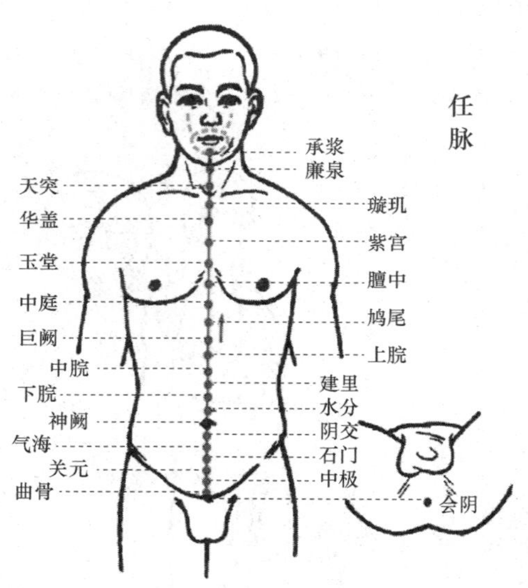

督脉歌

【原文】督脉起于尻骨[1]端，后行脊背腰脑巅。
前行鼻柱皆中道，唇内齿上龈缝间。

〖注〗督脉起于尻骨之端，由尻骨后行脊背之中行，上行至巅顶之中，前行至鼻下人中，至唇内门牙之中缝而终。

【提要】督脉的循行路线。

【注释】①尻骨：尻，kāo，指脊骨末端，臀部。尻骨，尾骶骨。

【白话文】督脉起于尻骨末端的长强穴，从背部脊柱正中上行至项，在风府穴处入脑；并从项后正中线上行后头、巅顶、前头、下额至鼻柱，经人中穴，抵上唇之内门齿中缝龈内的龈交穴而终。

【解读】督脉为奇经八脉之一，按现行教材，督脉起源于胞中，督脉的第一个穴位是长强穴。

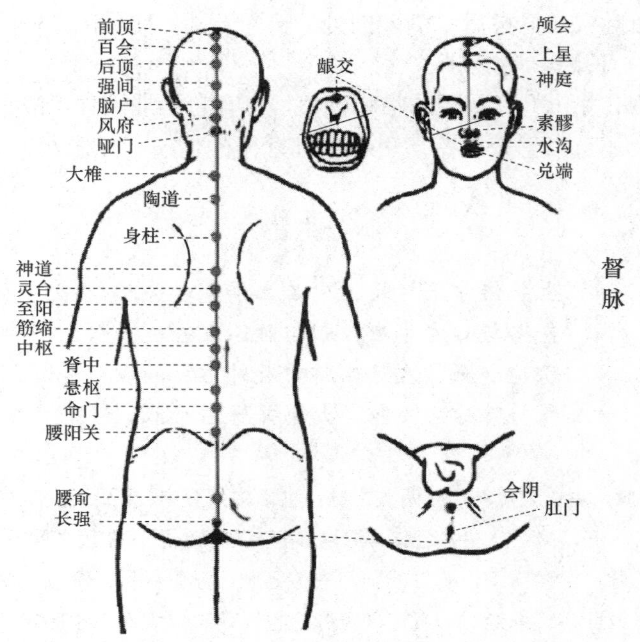

督脉

脉　诀

脉部位歌

【原文】　脉为血脉百骸[1]通，大会之地寸口宗。
掌后高骨名关上，关之前后寸尺名。

〖注〗脉者血之府也。周身血脉，营运贯通，十二经中，皆有动脉。独取寸口者，盖以其经每至寅时，各经之气皆上朝而大会于肺，故曰寸口宗也。掌后有高骨隆起，介于尺脉、寸脉之间，名曰关部。关前之位，其名曰寸；关后之位，其名曰尺。尺、寸者，谓从关上至鱼际长一寸，从关下至尺泽长一尺，故名之也。

【提要】切脉部位及独取寸口的临床价值。

【注释】①骸：hái，音孩。骨骼，身体。

【白话文】人体的血液行于脉内，循行贯通到全身。寸口属手太阴肺经，肺主一身之气，肺朝百脉，十二经脉均依靠气的推动而运行，所以它和所有的经脉都有密切的联系，故有“独取寸口”之说。寸口动脉又可分为三部：腕后有高骨隆起处为关，关部之前为寸，关部之后为尺，合称寸、关、尺三部脉。其所以命名为寸部，是因为关前至鱼际穴（拇指后掌侧隆肉处）长为一寸；称尺部，是因关后至尺泽穴（肘横纹之桡侧）长约一尺而名。

【解读】“独取寸口”有重要的临床价值，也有它的局限性，故临证时务须四诊合参，必要时，还可以结合诊察虚里和三部九候的情况，以求得出正确的诊断。

脉分主歌

【原文】

上焦候寸下焦尺，中焦立候属两关。
包络与心左寸应，胆与肝家在左关。
膀胱小肠肾左尺，胸中及肺右寸间。
胃与脾脉右关取，大肠并肾右尺班。

〖注〗两寸之脉，主候上焦胸中；两关之脉，主候中焦膈中；两尺之脉，主候下焦腹中。左寸之脉，浮候包络，沉以候心；左关之脉，浮以候胆，沉以候肝；左尺之脉，浮候膀胱、小肠，沉以候肾。右寸之脉，浮候胸中，沉以候肺；右关之脉，浮以候胃，沉以候脾；右尺之脉，浮候大肠，沉亦候肾。此遵《内经》分发三部诊脉法也。伪诀以大肠、小肠配寸，三焦、命门配尺，包络竟置不问，悉属不经。滑寿以左尺候小肠、膀胱，右尺候大肠。千古只眼也，当从之。

【提要】寸、关、尺三部分配脏腑诊脉法。

【白话文】两手寸部的脉，主候上焦胸中的病变。关部的脉，主候中焦膈脘部病变。尺部的脉，主候下焦腹中病变。左手寸部，浮取（轻按即得）以候心包络，沉取（重按始得）以候心。左手关部，浮取以候胆，沉取以候肝。左手尺部，浮取以候膀胱、小肠，沉取以候肾脏。右手寸部，浮取以候胸中，沉取以候肺。右手关部，浮取以候胃，沉取以候脾。右手尺部，浮取以候大肠，沉取以候肾。

【解读】独取寸口脉，是指单独切按桡骨茎突内侧一段桡动脉的搏动。根据其脉动形象，以推测人体生理、病理状况的一种诊察方法。

《素问·脉要精微论》曰：“尺内两旁则季胁也。尺外以候肾，尺内以候腹。中附上，左外以候肝；内以候膈，右外以候胃，内以候脾。上附上，右外以候肺，内以候胸中，左外以候心，内以候膻中。”然外以候腑，内以候脏，《内经》、《脉书》确然可考，岂有独于脾胃则曰右外以候胃，内以候脾者耶？当以“右外以候胃，内以候脾”之句为正。其尺外之“外”字，当是“内”字；尺里之“里”字，当是“外”字。中附上，左右之“内”、“外”字；上附上，左右之“内”、“外”字，皆当改之。故不循旧图所列，以符内候脏、外候腑之义。

寸口脉之所以可以诊察全身疾病，其机制不外乎两个方面：

一是从寸口与胃气的关系来看，寸口为手太阴肺经的动脉，而手太阴起于中焦。所以《素问·五脏别论》云：“五脏六腑之气味，皆出于胃，变见于气口。”又如《素问·玉机真脏论》指出：“五脏者皆禀气于胃，胃者五脏之本也。脏气者，不能自至于手太阴，必因于胃气，乃至于手太阴也。”五脏六腑、四肢百骸都是依靠脾胃输送水谷精微来供养的，胃气的强弱对脏腑精气之盛衰有直接的影响，胃气在机体生命活动中起着极重要的作用。所谓“有胃则生，无胃则死”。而寸口与胃气关系密切，胃气盛衰的变化可以直接反映到寸口脉上来。因此，一般切脉诊病时，把测定脉中有无“胃气”当作一项极其重要的内容。

二是寸口为手太阴肺的动脉。《素问·经脉别论》指出：“脉气流经，经气归于肺，肺朝百脉……气口成寸，以决死生。”《难经·一难》则更具体地指出：“寸口者，脉之大会，手太阴之脉动也……寸口者，五脏六腑之所终始，故法取于寸口也。”手太阴肺经为十二经脉流注之始，且肺朝百脉，主一身之气。可见手太阴肺与十二经脉、五脏六腑、全身气血有密切关系。而寸口部位刚好是肺经的经穴“经渠”和输穴“太渊”，“太渊”又为脉之会，为气血流注最为显现的浅表部位。因此，全身气血的盛衰及运行状况都可以反映到寸口脉上来。

浮、沉脉歌

【原文】

浮沉从肉上下行，皮浮属肺血心经。
筋沉属肝骨沉肾，肌肉为脾候在中。

〖注〗脉从肉上行者，谓之浮；脉从肉下行者，谓之沉。然心、肺俱浮，于皮毛取之而得者，肺之浮也；于血脉取之而得者，心之浮也。故曰皮浮属肺血心经也。肝肾俱沉，以筋平取之而得者，肝之沉也；至骨取之而得者，肾之沉也。故曰筋沉属肝骨沉肾也。肌肉在浮沉之间，属脾，其候在中，故曰候在中也。凡脉以部位而得名者，皆统于浮沉。故以浮沉为提纲，以统濡、弱、芤、伏、牢、革、虚、实、微、散诸脉也。

【提要】浮、沉脉的取脉方法及临床意义。

【白话文】切脉，轻按在肉之上即能取得的为浮脉，重按在肉之下取得的为沉脉。心、肺病都可见浮脉，轻按于皮毛部即得的主候肺，轻按于血脉部而得的主候心。肝、肾病都可见沉脉，重按至筋部而得的主候肝，重按至骨部始得的主候肾。中按至肌肉而得的主候脾。

【解读】常规来说，脉象的总体特征，有位、数、形、势四个方面。细分的话，包括部位、至数、力度、宽度、长度、流利度、紧张度和均匀度等方面。按力度分的话，脉象以浮沉为纲，如濡、弱、芤、伏、牢、革、虚、实、微、散等。浮脉脉位表浅，轻取即得，主表属阳；沉脉脉位深在，轻取不应，重按始得，主里属阴。

濡、弱、芤、伏、牢、革诸脉歌

【原文】

浮沉无力曰濡弱，中取无力芤脉看。
沉极筋骨为伏脉，浮沉极力革牢参。

〖注〗浮而无力谓之濡脉，沉而无力谓之弱脉。浮沉有力，中取无力，状如葱管，谓之芤脉。沉极推至筋骨，按之而始得者，谓之伏脉。浮而极有力者，谓之革脉。沉而极有力者，谓之牢脉。

【提要】濡、弱、芤、伏、牢、革脉的脉象。

【白话文】轻按即得的为浮脉，如浮取无力、软而微缓的为濡脉；重按始得的为沉脉，如沉脉按之细软无力的为弱脉；如按之浮沉二部均有力，但中取时无力，中空如葱管一样的称为芤脉；脉极沉，重按至筋骨深处才能取得的为伏脉；浮取如触鼓皮般，极为有力而硬，但中取时却空的为革脉；脉沉而极有力的为牢脉。

【解读】以取脉部位的力度而定，浮取时应指明显，中取及重按而不明显，则为浮脉；浮、中、沉取均无力，但以浮取时稍明显，则为濡脉；浮、中、沉取均无力，但以沉取时稍明显，则为弱脉；浮、沉取有力，中取无力，谓之芤脉；浮、中取不明显，沉至筋骨处明显者为伏脉；浮取有力而硬，中、沉取不明显，为革脉；浮、中取不明显，沉取极有力的为牢脉。

虚、实、微、散诸脉歌

【原文】

三部有力曰实脉，三部无力虚脉称。
三部无力而且小，似有如无微脉名。
三部无力而且大，涣漫不收散脉形。

〖注〗浮、中、沉三部俱有力，谓之实脉。浮、中、沉三部俱无力，谓之虚脉。浮、中、沉三部无力，按之且小，似有似无，谓之微脉。浮、中、沉三部无力，按之且大，涣漫不收，谓之散脉。

【提要】虚、实、微、散脉的脉象。

【白话文】浮、中、沉三部脉，按之均大而且长有力的为实脉；按之均软弱无力的为虚脉；按之极细软，似有似无的为微脉；按之均无力，大而散乱不聚，来去不明的为散脉。

【解读】以三部取脉的力度而论，脉象按之均大、长而有力为实脉；脉象按之均软弱无力为虚脉；脉象按之均细而无力、若有若无者为微脉；脉象按之均大而无力、且来去不明为散脉。

迟、数、缓、疾、结、促、代诸脉歌

【原文】

三至为迟六至数，四至为缓七至疾。
缓止为结数止促，动止难还代脉识。

〖注〗一呼一吸，谓之一息。一息三至，谓之迟脉。一息四至，谓之缓脉。一息六至，谓之数脉。一息七至，谓之疾脉。缓脉动时一止，谓之结脉。数脉动时一止，谓之促脉。结促之脉，动而中止，不能自还，谓之代脉。凡脉以至数而得名者，皆统于迟数。故以迟数为提纲以统缓、疾、结、促、代五脉也。

【提要】迟、数、缓、疾、结、促、代脉的脉象。

【白话文】正常人在一息的时间内，脉跳动三次的为迟脉，跳动四次的为缓脉，跳动六次的为数脉，跳动七次的疾脉。脉缓而有不规则歇止的为结脉；脉数而有不规则歇止的为促脉；如脉跳歇止有规则，歇止时间较长的为代脉。

【解读】脉象的总体特征，按至数分，可以迟、数为纲，再分缓、疾脉。再根据脉律因素，分结、促、代脉。

滑、涩、弦、紧、洪、细、大、长、短、动诸脉歌

【原文】

滑脉如珠溜不定，涩脉滞涩往来艰。
弦脉端直细且劲，紧比弦粗劲且弹，
来盛去衰洪脉是，细则如丝大豁然。
长脉迢迢短缩缩，如豆摇摇作动看。

〖注〗形状如珠，滑溜不定，谓之滑脉。往来滞涩，进退维艰，谓之涩脉。状如弓弦，细而端直，按之且劲，谓之弦脉。较弦则粗，按之劲，左右弹者，谓之紧脉。上来应指而盛，下去减力而衰，谓之洪脉。脉形软直如丝者，谓之细脉。脉形粗大豁然者，谓之大脉。来去迢迢而长，谓之长脉。来去缩缩而短，谓之短脉。其形如豆，约约动摇不移者，谓之动脉。凡脉以形状而得名者，皆统于滑涩。故以滑涩为提纲，以统弦、紧、洪、细、大、长、短、动八脉也。

【提要】滑、涩、弦、紧、洪、细、大、长、短、动脉的脉象。

【白话文】脉搏来去流利，如盘走珠，应指圆滑的为滑脉。脉来迟细且短，往来滞涩、艰难且散的为涩脉。脉按之如触弓弦，细长短直而有力的为弦脉。脉来搏指，左右绷紧的为紧脉。脉搏上来时浮大有力，下去无力的为洪脉。脉象如丝的为细脉。脉象粗大而按之畅通的为大脉。脉来超过三指（三横指长）部位的为长脉。脉来缩缩而短，不及三指的为短脉。脉形滑数有力，如豆动摇的为动脉。

【解读】按流利度来分，可分滑、涩脉。按紧张度来分，可分弦、紧脉。按宽度分，有洪、细、大脉。按长度分，有长、短、动脉。

痈见疽脉、疽见痈脉歌

【原文】

痈脉脉宜洪大数，若逢牢短化脓难。
疽脉最宜沉与弱，浮大且散命归泉。

〖注〗痈乃阳毒，应见阳脉。若洪大而数，则毒易溃。若见牢短之脉，则为阴凝气少，故曰化脓难也。疽乃阴毒，脉应见沉与弱，是为顺脉。若见浮大而散，则为阳脱气败，故曰命归泉也。

【提要】痈证见疽脉、疽证见痈脉的临床意义。

【白话文】痈证属于阳证热毒，应当以见阳脉为顺。如脉见洪大而数，其毒容易外溃，所以容易痊愈。但如见牢短的脉，这是阴气内凝、阳气衰微的现象，不容易化脓外溃，治疗就比较困难。疽证属于阴毒，应当以见沉脉、弱脉为顺。如果脉见浮大而散，这是阳气外脱、正气衰败欲竭的现象，属于危重证候，就很难治愈。

【解读】痈疽在古代文献中常混淆不清，也作为一切疮疡的总称。《内经》中以痈发浅而轻，疽发深而重，并以痈为阳证、疽为阴证来区别，阳证见阳脉、阴证见阴脉为顺，反之为逆。

痈疽伏脉歌

【原文】

痈疽伏脉理当明，毒闭于经六脉停。
审证无凶宜穿发，气通脉道自然行。

〖注〗痈疽二证，有见伏脉者，皆由于毒气闭塞经络，营卫壅滞之故，以致六脉停止，沉伏不见也。若审其证无凶象，非死脉也。治之惟宜穿通经络，宣发营卫，使气得通，而脉道自然行矣。

【提要】痈疽伏脉的病因、病机及治疗。

【白话文】痈与疽两种病证，一般来说，如见脉象沉伏，是因为毒气闭塞于经络，以致营卫之气壅滞不通，故脉象沉伏不起，属痈疽重证。但是还必须结合其他体征来考虑，如果没有出现其他凶险症状，可采用疏通经络、宣发营卫的治疗方法，使气血运行畅通无阻，则脉象自然会恢复。

【解读】伏脉脉来伏隐，重按推筋着骨始得。或曰：极重按之，着骨乃得。它是一种单因素脉象，性质属沉脉，但程度上比沉脉还沉，“沉极而伏”，多见于邪闭、厥证、痛极等病证。《难经·十八难》：“伏者，脉行筋下也。”痈疽证，如脉沉，多主重证，临证须多加注意。

肿疡、溃疡浮脉歌

【原文】

肿疡浮脉恐多虚，或有风寒在表居。
溃后脉浮气外泻，频加补剂始相宜。

〖注〗肿疡脉浮者，非气血不足，即为风寒在表，须详证施治。溃疡脉浮者，乃气从外泻，须补剂调养，始为合法。

【提要】肿疡、溃疡浮脉的临床意义。

【白话文】肿疡是指一切痈疽尚未破溃阶段；溃疡是指痈疽已溃破阶段。肿疡病人如见浮脉，不外乎有两种情况：一是气血不足的虚证，则浮而无力；一是风寒外客的表证，则浮而有力，必须详细辨证施治。如溃疡病人出现浮脉，大多属正气外泄的虚象，治疗宜用补益之剂，以顾其本。

【解读】浮脉，多主表证、虚证，鉴别时须分辨有力、无力。如肿疡、溃疡等证，出现浮脉，如无力，多主气血不足；有力，多主外感。临证时应注意其他伴症的收集，如无外感，则多主补益气血；若兼见外感，需酌加解表之品，用药不宜过于辛温，避免伤阴。

肿疡、溃疡沉、迟脉歌

【原文】

肿疡沉脉多毒闭，溃后多毒在内存。
无力须详毒内陷，迟寒数热更当分。

〖注〗肿疡不当脉沉而脉沉者，乃毒闭使然也。溃后而沉者，是毒尚存于内也。若沉而无力，恐内虚毒陷，当详审之：沉而迟则为兼寒，沉而数则为兼热，更当分别。

【提要】肿疡、溃疡沉、迟脉的临床意义。

【白话文】肿疡如见沉脉，是毒气内闭，病在深部，为寒凝络道，气血壅塞；溃疡而见沉脉，多为遗毒在内，气血凝滞未解。如见脉沉弱而无力时，就有可能因体虚而致毒邪内陷的危险。如脉沉而迟的，为兼有寒邪；沉而数的，为余热未清，这些均应分辨清楚。

【解读】沉脉的脉象特征是轻取不应，重按始得。但凡肿疡、溃疡等证，均为表证，脉本应浮，则脉证相应，预后可期；若见沉脉，则脉证不应，多为危重证。

迟脉的脉象特征是脉来迟慢，一息不足四至，多主寒证；数脉的脉象特征是脉率增快，一息脉来五至以上，多主热证。

临床脉象复杂，多相兼而至，临证须细心体会。

肿疡、溃疡数脉歌

【原文】

肿疡数脉宜热毒，数且兼洪欲作脓。
溃后洪大为病进，脓出洪数治无功。

〖注〗肿疡脉数，作脓兼洪，皆正应之脉也。若溃后洪大，脓出数洪者，皆为邪盛正虚，病脉相反，其病日进，治亦无功。

【提要】肿疡、溃疡数脉的临床意义。

【白话文】肿疡属于阳证，脉多见数象，为热邪壅结，其势正盛；如脉象转为洪数，则为内部酿脓。如溃后脉仍洪大，或出脓以后脉仍洪数的，是病情进展，正气虚、邪毒盛的缘故，治疗就比较困难。

【解读】肿疡，如脉见洪数，属脉证相应，预后相对较好；如溃后脉仍洪大、数，提示病情加重，治疗需多加注意，但切不可视为不治。

肿疡、溃疡滑脉歌

【原文】

肿疡滑脉尚为顺，初起有痰治痰宜。
溃后痰多恐气乏，喘生毒陷死之机。

〖注〗滑主流通。肿疡初起，脉滑无痰，尚为顺脉。若有痰，则当以治痰为急，恐溃后痰多气乏，必致喘生毒陷而死也。

【提要】肿疡、溃疡滑脉的临床意义。

【白话文】滑脉是气血流利的现象。肿疡初起，见脉滑为顺脉，如因痰滞而见滑脉的，当先治痰，以防其溃后痰多导致气虚；或因夹痰而引起气喘，并使毒邪内陷而致生命危险。

【解读】肿疡脉滑而数为热盛，为有痰，或为酿脓；溃疡脉滑而大，为热邪未退，或痰多气虚。

肿疡、溃疡涩脉歌

【原文】

肿疡涩脉属毒滞，有力为实无力虚。
溃后脉涩为伤血，急补气血莫迟疑。

〖注〗涩主滞涩。肿疡初起脉涩者，乃气血为毒滞之征。若按之有力，毒滞为实；按之无力，正损为虚，不可不辨。若溃后脉涩，为伤血不足之象，急当大补气血，莫迟疑也。

【提要】肿疡、溃疡涩脉的临床意义。

【白话文】涩脉是气血凝滞的现象。肿疡脉涩，是气血为疡毒所阻滞。其有虚实之分：按之有力的，是毒滞的实证；按之无力的，是正气亏损的虚证。溃后脉涩，这是阴血受损不足的现象，应当急投大补气血之剂，切勿迟疑，以免耽误病情。

【解读】肿疡、溃疡病，脉本应为滑、数；若为涩，则非常证，或因邪气太盛，或因素体气血不足，临证须合参。如溃后出现脉涩，提示阴血已伤，治当滋阴补血。

肿疡、溃疡虚、实脉歌

【原文】

肿疡脉虚宜内托，溃后内虚大补宁。
肿疡脉实宜消散，溃后如实毒未清。

〖注〗肿疡未溃脉虚者，不须攻毒，惟宜内托；已溃脉应虚者，急当以大补收功。如肿疡未溃，脉实者，当消毒散毒；已溃脉实者，乃毒气犹未清也。

【提要】肿疡、溃疡虚、实脉的临床意义。

【白话文】肿疡未溃，见虚脉，为气血衰弱，毒深邪盛，治疗时就不宜单纯攻毒，应该采用补托法，以扶正而托毒外出；如溃后，见虚脉，为体质虚弱，气血亏损，应大补气血，以恢复人体正气，助养新肉生长，使疮口早日愈合。肿疡未溃，脉象实而有力的，治疗当用消散解毒之剂；如溃后，脉象仍实而有力的，是余毒未尽，还需佐以消散之剂。

【解读】肿疡、溃疡病，病程的不同时期分别出现虚、实脉，临床意义不一样，要辨证论治。

肿疡、溃疡长脉歌

【原文】

肿疡长脉为有余，消散之方任所施。
溃后得之为气治，条然和畅不须医。

〖注〗肿疡见脉长者，乃气血有余，消散之方，任意施治。溃后脉长者，乃气之畅也，故曰气治，不待医药自能愈也。

【提要】肿疡、溃疡长脉的临床意义。

【白话文】肿疡如见长脉，是气血充盈之象，可选用消散之剂。溃后见长脉，为气机和畅，称为气治，不需医治。

【解读】长脉的脉象特征是指脉动应指的范围超过寸、关、尺三部，脉体较长。长脉有正邪两种含义，如长而较直，柔劲有力，提示体内气血充沛；如长而鞕满、紧束，多主肝火亢盛、肝阳上亢、火热偏盛。

肿疡、溃疡短脉歌

【原文】

肿疡短脉元气虚，大加补剂始相宜。
溃后脉短为虚甚，补之仍短决死期。

〖注〗肿疡脉短者，元气虚也，非大加补益之剂不可。溃后脉短者，虚之甚也，若补之而脉仍短者，则为败证，其死必矣。

【提要】肿疡、溃疡短脉的临床意义。

【白话文】肿疡而见短脉，乃元气虚弱所致，必须投以大补气血之剂。溃后脉短，表示元气极为虚弱，更应用补益之剂治疗。如果应用补剂之后，脉仍然短而不起的，那就有死亡的危险。

【解读】短脉的脉象特征是脉波动的幅度短，不及本位。短脉本身就是病脉，多主不及，为气病。短而有力为气郁、气滞；短而无力为肺气虚、中气不足。

肿疡、溃疡洪脉歌

【原文】

肿疡洪脉阳热盛，宣热攻毒必有功。
溃后洪脉毒留内，治之不退自然凶。

〖注〗肿疡未溃脉洪者，热盛也，宣热攻毒之法可施；若溃后脉洪者，邪盛也。服药而脉洪不退者，为正虚邪盛，其凶不免。

【提要】肿疡、溃疡洪脉的临床意义。

【白话文】肿疡未溃时，出现洪脉，是热毒炽盛的表现，可用清热攻毒之剂治疗；如果溃后脉象洪大，为热毒内盛。经治疗后，脉象仍洪而不减，则是正虚邪盛，病势凶险。

【解读】洪脉的脉象特征是脉来极大，如波涛汹涌，来盛去衰。洪脉多主热证，提示阳热亢盛或火热内蕴；若肿疡、溃疡溃后见洪脉，多属邪盛正衰之危象。

肿疡、溃疡微脉歌

【原文】

肿疡微脉为虚候，内托受补始能痊。
溃后见此虽为顺，微细无神作逆观。

〖注〗肿疡脉微者，乃虚候也，当以内托补剂为主，受补者方能痊可。若溃后脉微，虽为顺候，设按之微细无神，则根本已亏，亦当作逆证观也。

【提要】肿疡、溃疡微脉的临床意义。

【白话文】肿疡脉现微弱，属虚证，治疗当用内托补剂为主；如果能接受补托之剂的，则能痊愈。如溃后脉象微弱，属脉证相符，为顺证；但按之如微细无神，表明元气亏耗，应作逆证看待。

【解读】微脉的脉象特征是脉极细而软，似有似无，按之欲绝，至数不明，提示机体阳衰气微。肿疡、溃疡而见微脉，提示气血已亏。

肿疡、溃疡动、紧脉歌

【原文】 肿疡将发脉动紧，乃因毒气外搏经。
溃后见之毒内搏，此为残贼证不轻。

〖注〗肿疡见动脉、紧脉者，乃毒气外搏于经之象也。若溃后见动、紧之脉，则为毒气内搏于脏腑之象。盖动、紧乃残贼之脉，溃后不宜见之，故曰证不轻也。

【提要】肿疡、溃疡动、紧脉的临床意义。

【白话文】肿疡时出现动脉或紧脉，是毒气在外搏击经脉的征象。如溃后见到动脉或紧脉，大都由于毒气在内搏击，正气不足，邪盛气滞难化所致，表示病情比较危险，都是不正常的现象。因此溃后忌见这种脉象。

【解读】动脉的脉象特征是脉动摇不定，滑数有力，头尾不清，可见之于三部。现行教材认为，多主痛证，亦主惊证。

紧脉的脉象特征是脉来紧张，状如牵绳转索。现行教材认为，主寒、痛、宿食。

动、紧脉均为病脉，肿疡、溃疡时出现，多提示正邪相争而毒气较剧，预后欠佳。

肿疡、溃疡缓脉歌

【原文】 肿疡脉缓何须药，和缓从容最吉祥。
溃后见之为胃好，便和饮食自然康。

〖注〗肿疡脉缓，乃气血和平，不待服药，自然安愈之吉兆也。溃后见之，则为胃和，饮食自甘，二便自调，其证自然康宁也。

【提要】肿疡、溃疡缓脉的临床意义。

【白话文】肿疡出现缓脉，为气血平和，可以不需服药，能够自然痊愈；溃后而见缓脉，也表示胃气和顺，饮食知味，大小便正常，预后亦佳。

【解读】缓脉分生理、病理两种，生理性的缓脉，脉象特征是往来和匀，一息四至；病理性的缓脉，脉象特征是一息四至、来去缓怠。临床见缓脉，应注意分辨。

肿疡、溃疡芤、弦脉歌

【原文】 肿疡芤脉血原虚，溃后见芤理所宜。
肿疡弦脉邪作痛，溃后而弦邪病脾。

〖注〗肿疡未溃，脉芤者，其血必素虚也。溃后见芤，乃去血之后，亦理之所宜也。肿疡脉弦者，乃毒攻作痛之象，盖弦主痛也；若溃后脉弦者，则为肝邪侮脾，盖弦乃肝脉也。

【提要】肿疡、溃疡芤、弦脉的临床意义。

【白话文】肿疡时出现芤脉，是因平素血虚；溃后见芤脉，乃因溃脓时脓血过多所致。肿疡见到弦脉，为毒壅不散，不通则痛；溃后而见弦脉，是因肝木之邪克犯脾土所致（因弦脉主肝）。

【解读】芤脉的脉象特征是浮沉可得，大而软，按之中空，多主失血。

弦脉的脉象特征是端直而长，如按琴弦，脉势较强硬。现行教材认为，多主肝胆病，诸痛，痰饮，疟疾。

肿疡、溃疡牢脉歌

【原文】　肿疡牢脉为邪固，未作脓时脉见牢。
已溃见牢邪难已，结核瘰疬不能消。

〖注〗肿疡脉牢，未作脓时见之，主毒邪牢固难消；溃后见之，邪亦难已。若一切结核瘰疬，见此牢脉，皆主牢固不能消之候也。

【提要】肿疡、溃疡牢脉的临床意义。

【白话文】肿疡初起时出现牢脉，为毒邪牢固，难以消散的征象；已溃之后而见牢脉，是由于邪毒不化，难以治疗。另如结核、瘰疬等，出现牢脉，一般不容易消散愈合。

【解读】牢脉的脉象特征是脉位沉，轻取、中取均不应，其形大体长，势微弦，力强，坚牢不移。现行教材认为，主阴寒内实，疝气癥瘕。

肿疡、溃疡濡、弱脉歌

【原文】　肿疡濡弱脉不足，扶虚托里始能痊。
溃后虽为脉病应，但无虚候始得安。

〖注〗肿疡脉见濡弱不足者，必用扶元托里之剂，始能痊也。溃后脉见濡弱，虽为脉病相应，但无虚证，始得安全。若精神疲惫，饮食不思，亦危候也。

【提要】肿疡、溃疡濡、弱脉的临床意义。

【白话文】肿疡时出现濡弱不足的脉象，必须用补虚托里之剂，始能见效。溃后而脉现濡弱，虽然脉证相应，但没有疲倦乏力、饮食不思等虚证现象的，则预后良好；如见有虚证现象的，则属危险征象，不可大意。

【解读】濡脉的脉象特征是浮而形细，势软，搏动力弱，不任重按，按之则无。现行教材认为，主诸虚，又主湿。

弱脉的脉象特征是极软而沉细，浮取不应，沉取乃得。现行教材认为，主气血不足。

肿疡、溃疡初起而见濡、弱脉，提示正气不足；溃后而见，要注意是否有神志症状，防止邪气内陷。

肿疡、溃疡散脉歌

【原文】

肿疡散脉最可愁，毒盛气散不能收。
溃后见斯亦为逆，急投补固或无忧。

〖注〗肿疡最忌散脉，盖散脉为毒盛气散，不能收功之诊。溃后见之，亦主逆也。急投补虚收固之剂，或有生者。

【提要】肿疡、溃疡散脉的临床意义。

【白话文】肿疡最忌见到散脉。因为散脉多为邪毒炽盛，正气涣散、不能收束邪毒的征象，较为难治。溃后而见散脉，也是逆证，宜急投补益气血及收敛固涩之剂，或可有获救的希望。

【解读】散脉的脉象特征是浮散无根，稍按则无，至数不齐。现行教材认为，主元气离散，脏腑之气将绝。故临证时见之，多提示预后不佳。

肿疡、溃疡大、细脉歌

【原文】

肿疡脉大为顺候，溃后脉大不相宜。
肿疡溃后脉细小，总主痈疽气血虚。

〖注〗肿疡脉大为正实，毒必易出，为顺候也。溃后脉大为病进，其毒难化，为不宜也。肿疡、溃疡，脉见细小者，总属气血两虚，惟宜大补为主。

【提要】肿疡、溃疡大、细脉的临床意义。

【白话文】肿疡出现大脉，为正气充实的现象，脓毒容易外达，属顺证。如溃后仍见大脉，表示邪盛病进，毒邪难化，应密切注意。肿疡、溃疡脉象细小，均为正不胜邪、气血两虚，治疗须用大补气血之剂为主。

【解读】细脉的脉象特征是脉细如线，应指明显。现行教材认为，主气血两虚，诸虚劳损，又主湿病。

大脉的脉象特征是脉体宽大，大而满指，波动幅度倍于平常。若大而有力为邪热实证；大而无力为虚损，气不内守之证。

肿疡、溃疡，如见大脉，须分辨有力无力；如见细脉，总以补益气血为要。

肿疡、溃疡促脉歌

【原文】

促脉无分肿溃疡，总为阳结不宜常。
渐退毒散犹可愈，常进不退必然亡。

〖注〗肿疡、溃疡脉见促者，皆为阳结，但宜暂而不宜常也。如促脉渐渐而退，则毒亦渐渐而散，犹或可愈。若常进不退，其亡必矣。

【提要】肿疡、溃疡促脉的临床意义。

【白话文】不论肿疡、溃疡，如见促脉，均为阳气内结，阴血衰少，脏腑之气将绝所致。这种脉只宜偶然而见，不宜经常出现。如促脉渐渐消失，说明毒邪逐渐消散，尚有可愈的希望；如经常出现，且有发展加重的趋向，说明病邪尚在进展，病情转重，预后每多不良。

【解读】促脉的脉象特征是脉来数而时一止，止无定数。现行教材认为，主阳盛实热，气血痰饮，宿食停滞，亦主脏气衰败。不论临床何证见之，均需注意。

肿疡、溃疡结、代脉歌

【原文】

肿疡结脉为阴结，急宜温解始能康。
溃后见结阴虚歇，如代之歇定然亡。

〖注〗肿疡脉结者，乃阴结也。急用温散解毒之剂，始可获效。若溃后见结脉，则为阴虚之歇止，尚不主死。若如代脉之歇，动而中止，不能自还，则为真脏之脉见，定主亡也。

【提要】肿疡、溃疡结、代脉的临床意义。

【白话文】肿疡而见结脉，属寒痰瘀血凝结，是为不良现象，当急投温经通络、散寒化痰之剂，才能康复。如溃后而见结脉，多由于阴气虚弱所致，一般可采用益气养阴的方法。如见代脉，歇止后须良久才复动的，是真脏脉出现，必然死亡。

【解读】代脉的脉象特征是脉来缓而时一止，止有定数，良久方来。现行教材认为，主脏气衰微，亦主风证痛证，七情惊恐，跌打损伤。结脉的脉象特征是脉来迟缓而呈不规则间歇。结脉和代脉均有脉律的变化，多提示重证。

十二经气血多少歌

【原文】

多气多血惟阳明，少气太阳厥阴经。
二少太阴常少血，血亏行气补其荣。
气少破血宜补气，气血两充功易成。
厥阴少阳多相火，若发痈疽最难平。

〖注〗人之十二经，有气血多少之分，多则易愈，少则难痊，疡医明此，临证可预知痈疽、疮疡之始终难易，而用药消补之法始当也。如手阳明大肠、足阳明胃，此二经常多气多血；手太阳小肠、足太阳膀胱、手厥阴包络、足厥阴肝，此四经常多血少气；手少阳三焦、足少阳胆、手少阴心、足少阴肾、手太阴肺、足太阴脾，此六经常多气少血。大法：血多者，则破其血；气多者，则行其气。气少者，难于起发，宜托补之；血少者难于收敛，宜滋养之；气血两充，则易于起发，易于收敛。惟手足厥阴、少阳四经，倍多相火，此四经若发痈疽，肌肉难长，疮口难合。倘过用驱毒峻利之药，以伐其气，以消其血，必难收功。故明其经之气血多少，则用药不致有妄汗妄下之弊矣。

【提要】十二经气血多少的临床意义。

【白话文】手阳明大肠经和足阳明胃经为多气多血之经；手太阳小肠经、足太阳膀胱经、手厥阴心包经、足厥阴肝经均为多血少气之经；手少阳三焦经、足少阳胆经、手少阴心经、足少阴肾经、手太阴肺经、足太阴脾经均为多气少血之经。一般来讲，凡疮疡发于多血之经，血多则凝滞必甚，则宜破瘀行血；发于多气之经，气多则结滞必甚，则宜疏导行气；生于少气的经脉，常难以托毒化脓，宜用补气内托的方法；生于少血的经脉，溃后常难收敛，宜用滋阴养血的药物；发于气血都充裕的经脉，病多易溃易脓易敛，而且实证居多，故治疗时要注重行气活血为要。而手足厥阴、手足少阳四经多相火，因此在这四经患痈疽时，新肉较难以生长，疮口也较难愈合。故治疗时如过分地施用驱毒攻下等猛烈药物，则消耗气血，而致难于痊愈。

【解读】手足十二经脉有气血多少之分。由于痈疽疮疡所发部位和经络的不同，预后有区别。凡痈疽疮疡生于多气多血的经脉则易痊愈；生于少气少血的经脉则较难痊愈。如《灵枢·官能》所谓：“用针之理，必知形气之所在，左右上下，阴阳表里，血气多少，行之逆顺，出入之合，谋划有过。”

痈疽总论歌

【原文】

痈疽原是火毒生，经络阻隔气血凝。
外因六淫八风感，内因六欲共七情。
饮食起居不内外，负挑跌仆损身形。
膏粱之变营卫过，藜藿[①]之亏气血穷。
疽由筋骨阴分发，肉脉阳分发曰痈。
疡起皮里肉之外，疮发皮肤疖通名。
阳盛焮[②]肿赤痛易，阴盛色黯陷不疼。
半阴半阳不高肿，微痛微焮不甚红。
五善为顺七恶逆，见三见四死生明。
临证色脉须详察，取法温凉补汗攻。
善治伤寒杂证易，能疗痈疽肿毒精。

〖注〗经云：诸痛痒疮疡，皆属心火。故曰痈疽原是火毒生也。痈疽皆因荣卫不足，气血凝结，经络阻隔而生。故曰经络阻隔气血凝也。其因有三：外因、内因、不内外因也。外因者，由于春之风、夏之热暑、长夏之湿、秋之燥、冬之寒也。当其时而至，则为正气；非其时而至，或过盛，则为淫邪。凡此六淫为病，皆属外因。亦有因于八风相感，如冬至日，正北大刚风；立春日，东北凶风；春分日，正东婴儿风；立夏日，东南弱风；夏至日，正南大弱风；立秋日，西南谋风；秋分日，正西刚风；立冬日，西北折风。应时而至，主生养万物；不应时而至，主杀害万物。若人感受，内生重病，外生痈肿。凡此八风为病，亦属外因。故曰外因六淫八风感也。内因者，起于耳听淫声，眼观邪色，鼻闻过臭，舌贪滋味，心思过度，意念妄生，损人神气。凡此六欲为病，皆属内因。又有喜过伤心，怒过伤肝，思过伤脾，悲过伤肺，恐过伤肾，忧久则气结，卒惊则气缩。凡此七情为病，亦属内因。故曰内因六欲共七情也。不内外因者，由于饮食不节，起居不慎。过饮醇酒，则生火，消灼阴液；过饮茶水，则生湿停饮；过食五辛，则损气血；伤饥失饱，则伤脾胃。凡此皆饮食之致病也。昼日过劳，挑轻负重，跌仆闪坠等类，损其身形；夜不静息，强力入房，劳伤精气。凡此皆起居之致病也。其起于膏粱厚味者，多令人荣卫不从，火毒内结；起于藜藿薄食者，多令人胃气不充，气血亏少。凡此亦属不内外因也。人之身体，计有五层：皮、脉、肉、筋、骨也。发于筋骨间者，名疽，属阴；发于肉脉之间者，名痈，属阳；发于皮里肉外者，名曰疡毒；只发于皮肤之上者，名曰疮疖。凡痈疽阳盛者，初起焮肿，色赤疼痛，则易溃易敛，顺而易治，以其为阳证也。阴盛者，初起色黯不红，塌陷不肿，木硬不疼，则难溃难敛，逆而难治，以其为阴证也。半阴半阳者，漫肿不高，微痛不甚，微焮不热，色不甚红，此证属险。若能随证施治，不失其宜，则转险为顺，否则逆矣。

五善者，五善之证也，诸疮见之为顺，则易治。七恶者，七恶之证也，诸疮见之为逆，则难治。凡患痈疽者，五善为顺，七恶为逆。见三善者则必生，见四恶者则必死也。医者于临证之时，须详察色脉，宜温者温之，宜凉者凉之，宜补者补之，宜汗者汗之，宜攻者攻之，庶有济也。然外证痈疽，犹如内证伤寒，善治伤寒，则杂病无不易治；能疗痈疽，则诸疮无不精妙。盖以能辨表里、阴阳、虚实、寒热也。

【提要】痈疽总的病因、病机、症状、治则及预后。

【注释】①藜藿：指粗劣的饭菜。

②焮：xìn，音信。烧，灼；又指皮肤发炎红肿。

【白话文】《内经》指出：各种疮疡、疼痛，或瘙痒的疾病，在病机上都属于心火的范围。所谓"诸痛痒疮，皆属于心"。心属火，主血脉，心经火毒炽盛，可令"营气不从，逆于肉理，发为痈肿"。所以痈疽这一类疾病，原本是由于火毒所形成的。从病机变化来说，痈疽系营卫失调，而致气血凝滞，经络阻塞不通，郁积于局部所形成。就痈疽的病因来说，不外内因、外因与不内外因三个方面：

1. 外因即六淫与八风邪气的感触。六淫，是指风、寒、暑、湿、燥、热（火）等邪气。风，即六淫的衍化，系来自四面八方不同季节的风邪，人们一经感受，伤在内脏，即生重病；伤在肌肉，即生疮疡。

2. 内因是欲望（六欲）太过或七情内伤所引发。六欲，就是耳听淫声、眼看邪色、鼻闻异香、口贪美味、心思过度、意念妄生等。这些，都可以损耗人的精力。七情，是指喜、怒、思、悲、恐、忧、惊等情绪上的变化，如果太过就有危害，如过喜伤心，过怒伤肝，过思伤脾，过恐伤肾，忧久则气郁结，突然受惊则气乱。

3. 不内外因主要是饮食不节、起居不慎两方面。如多喝茶水，能引起脾胃生湿停饮；过度嗜酒，可使脾胃积热生火，引起阴液消耗；多吃辛辣食物，容易损耗气血；过饥过饱，易伤脾胃之气（以上都属饮食不节所致）。又如在日常工作、生活中，偶然碰伤、挫伤或跌伤，损伤了肌肉筋骨亦能使气滞血凝。另如好逸恶劳，气血不流畅，营卫之气就容易失调；也有不知保养，房事过度，耗伤精气的；或则过食肥甘厚味，内热便郁积成毒；还有过多地以粗劣的饭菜为主食，以致营养缺乏，血气亏少，正气不盛，都容易受邪蕴毒（凡此属生活起居不慎所引起）。

人的身体，依其表里深浅不同，可以分成五层，即皮肤、血脉、肌肉、筋膜（腱）与骨骼。如果气血凝滞，病发深在筋骨部分的就称为疽，属于阴证；发生在稍浅的肉脉部分的，就称为痈，属于阳证；发生在皮里肉外的，就称为疡毒；更浅表见于皮肤上的，则称为疮疖。大凡痈疽属于阳性的，初起时表现为局部灼热、红肿、疼痛，容易化脓外溃，溃后也容易收口，经过顺利，治疗也比较容易。属于阴性的，初起时皮肤颜色黯而不红，或皮色不变，不灼热，疮形平塌而不高肿，感觉上是板滞木硬而不疼痛，既不容易溃脓，溃后又难以收口，常常迁延日久，而难以治愈。还有属于半阴半阳一类的，它的特点是介于以上两类之间。如疮形虽肿，但形势散漫不是高突；虽有痛感，但是比较轻微；虽有热感，但不灼热；虽有皮色发红，但红而不深。这种证候的性质介于顺逆之间，如予以恰当的治疗，就可以转为顺证，否则可恶化为逆证。

疮疡发展过程中，根据证候以判断预后，可归纳为五善与七恶两种。所谓五善证候，是指疮疡在发展过程中表现预后良好的某些现象；七恶证候，是指疮疡在发展过程中，出现恶化的几种现象，预后多不佳。所以五善为顺，七恶为逆。五善只见其三善，生命尚无忧虑；七恶见其四恶，治疗就较为困难了。在临证时，除了注意局部的疮疡形态外，还应当详细观察病人的面色、脉象和全身症状等各方面。按照辨证论治的精神，需要温的，就用温热药；需要清热的，就用寒凉药；需要补的，就用补益药；需要发汗的，就用表散药；需要攻里的，就用通下药。这样才能收到预期的效果。总之，治疗痈疽疾病，其辨证论治的精神与内科相似。正如能够正确处理伤寒病的医家，必然也善于治杂病；能够精于治疗痈疽的，必然善于治疗其他的疮疡。关键在于掌握阴阳、表里、虚实、寒热等八纲的辨证。

【解读】痈、疽，是发生于体表各有不同病理变化和形状特征的外科疾患。

痈是感染毒邪，气血壅塞不通而致的局部化脓性疾病。发病迅速，易脓，易溃，易敛。初起局部光软无头，很快结块，表皮焮红肿胀、疼痛，逐渐扩大高肿而硬，触之灼热。

疽是毒邪阻滞而致的化脓性疾病。其特征是初起如粟，不发热胀痛，易向四周扩大。溃烂之后，状如蜂窝，发于肌肉之间，凡皮肤厚而坚韧的地方都可发生，但多发于项后及背部。

《外科精义》认为："凡痈疽之疾，比他病最酷，圣人推为杂病之先。"说明了其发病迅猛，病情凶险。但时移世易，随着社会经济的发展，医药卫生的进步，现在痈疽疾病的危害已大大降低了。

痈疽阳证歌

【原文】

阳证初起焮赤痛，根束盘清肿如弓。
七日或疼时或止，二七疮内渐生脓。
痛随脓减精神爽，腐脱生新气血充。
嫩肉如珠颜色美，更兼鲜润若榴红。
自然七恶全无犯，应当五善喜俱逢。
须知此属纯阳证，医药调和自有功。

〖注〗凡痈疽初起，焮热赤痛根束者，晕不散也；盘清者，不漫肿也；肿如弓者，高肿也。此皆属阳之证。故溃脓脱腐，生新收口，俱见易也。

【提要】痈疽阳证的主要临床症状及预后。

【白话文】大凡痈疽属于阳证的，初起见有皮色发红，灼热疼痛，根脚收束，疮晕不散，边界清楚而不漫肿，肿势高突如弓形。在最初的大约 7 天以内，是疮毒成形阶段，常觉间断性的疼痛。至 14 天左右，疮内已渐成脓，此时局部肿势高突，疼痛加剧，痛如鸡啄，全身有发热持续不退等现象。脓出以后，疼痛随即减轻，精神亦觉爽快起来。随着腐肉的脱净，气血渐趋充盈，疮内新肉逐渐生长，新肉娇嫩鲜润好像开口的石榴。病情经过正常的话，当然不会有七恶证候的出现，而所见的都是五善证候了。像这种纯属阳证的痈疽，经过适当的医药调理，一般都容易迅速治愈。

【解读】一般疾病的临床辨证，按中医八纲辨证类分，均可分为"阳证"与"阴证"。一般而言，阳证提示邪盛但体内正气不虚，预后多良好。

《外科正宗》认为，痈疽起病急，患处高肿局限，焮赤疼痛，色红活润泽；7 日内肿不消则成脓，溃后脓稠色润；易消、易溃、易敛；病程短，并常伴形寒发热、口渴、便秘、溲赤、脉洪数而有力等为阳证。病人精神、食欲尚可，预后较佳。

痈疽阴证歌

【原文】

阴证初起如粟大，不红不肿疙瘩僵。
木硬不痛不焮热，疮根平大黯无光。
七朝之后不溃腐，陷软无脓结空仓。
疮上生衣如脱甲，孔中结子似含芳。
紫黑脓稀多臭秽，若见七恶定知亡。
须知此属纯阴证，虽有岐黄命不长。

〖注〗凡痈疽初起，如粟米大之疙瘩，不红不肿，不焮热，木硬不痛，疮根散漫，色黯无光者，此皆属阴之证，故不溃腐。空仓无脓，生衣如甲叶不脱，孔中结子，如花含子，紫黑脓清臭秽俱见，难愈也。

【提要】痈疽阴证的主要临床症状及预后。

【白话文】凡是痈疽属于阴证的，初起形如粟米样的疙瘩，皮肤不红，色泽暗滞，肿势平坦，根脚散漫，以手按之木硬而不痛，也不灼热。7天之后，不但不溃脓，疮势反而软陷，中间很空，无脓液，疮面渐渐生衣结皮，好像脱甲一样。等到溃破以后，在疮口可以看到腐肉不脱，四周哆开如同花朵，疮周皮肤紫黑，流出的脓水大都清稀而秽臭，疮口久不收敛。这时如果再见有七恶的证候，那就非常危险。像这种纯属阴证的痈疽，治疗很困难。

【解读】一般而言，阴证多提示邪盛而正气不足，故预后多欠佳。

《外科正宗》认为，痈疽如起病较缓，疮形平塌散漫，不痛或隐痛或抽痛，皮色不变或紫暗或沉黑，不热或微热；难消、难溃、难敛；病程长，溃则脓水清稀，脉沉细而无力，为阴证。常伴全身疲乏、面色皖白、自汗、盗汗、纳呆等气血双虚的证候。

痈疽半阴半阳歌

【原文】

阴阳相半属险证，阳吉阴凶生死昭。
似阳微痛微焮肿，如阴半硬半肿高，
肿而不溃因脾弱，溃而不敛为脓饶，
五善之证虽兼有，七恶之证不全逃。
若能饮食知味美，二便调和尚可疗。
按法施治应手效，阳长阴消自可调。

〖注〗凡痈疽，似阳不甚焮热肿痛，似阴不甚木硬平陷，此属半阴半阳之险证。若渐生善证则生，渐生恶证则死也。

【提要】痈疽半阴半阳证的主要临床症状及预后。

【白话文】除了上述的阳证和阴证以外，痈疽还有一种属于半阴半阳证的。其转化有两种可能：如向阳证转化，就可化险为夷；如向阴证转化，那就凶多吉少，预后不良。半阴半阳证的特点，它部分似阳证而有微痛，轻度的灼热肿胀；但部分似阴证，故自觉僵硬，虽然肿起而不高突。脾虚气血不足，则造成肿胀日久而难溃；或是由于脓出不畅，以致溃后久不收口。本病从一般情况看来，五善的证候大多具备，但是七恶的证候，也不免要见其一二。总之，只要饮食、大小便正常，是可以治愈的。只要按照辨证施治，渐待阳长阴消，阴转为阳，就能得到较好的疗效。

【解读】痈疽中的半阴半阳证，意指证象兼有阳证和阴证的部分特征。临证时需注意观察饮食、二便，这也是中医判断预后的重要指标。

痈疽五善歌

【原文】心善精神爽，言清舌润鲜，不躁不烦渴，寤寐两安然。
肝善身轻便，不怒不惊烦，指甲红润色，溲和便不难。
脾善唇滋润，知味喜加餐，脓黄稠不秽，大便不稀干。
肺善声音响，不喘无嗽痰，皮肤光润泽，呼吸气息安。
肾善不午热，口和齿不干，小水清且白，夜卧静如山。

〖注〗寤寐者，醒与睡也。不怒不惊者，不自怒惊也。溲者，小水也。便者，大便也。不午热者，不午后发热也。

【提要】辨痈疽的善证。

【白话文】根据临床症状，以五善配五脏，归纳如下：

心善：精神爽快，言语清亮，舌质滋润，色泽鲜明，口不渴饮，不论日夜心神都很安静。

肝善：身体活动轻便，不无故而惊怒烦躁，指甲红润，大小便畅通。

脾善：唇色滋润，饮食知味，胃纳良好，大便不溏薄亦不干结，疮溃脓色黄稠厚而不秽臭。

肺善：音出响亮，呼吸均匀，气不喘急，亦无咳嗽多痰现象，皮肤光滑润泽。

肾善：午后不潮热，口无异味，齿龈不干燥，小便清白，睡眠安静。

【解读】善恶大多指全身症状的表现。五善、七恶是在痈疽疾病中据以观察、判断预后的一种辨证规律。在外科辨证过程中具有一定的重要性，正如《外科精义》说：

“痈疽证候，善恶逆从（顺），不可不辨”。所谓“善”是指预后良好，即正常现象。

痈疽七恶歌

【原文】一恶神昏愦，心烦舌燥干，疮色多紫黑，言语自呢喃。
二恶身筋强，目睛正视难，疮头流血水，惊悸是伤肝。
三恶形消瘦，疮形陷又坚，脓清多臭秽，不食脾败难。
四恶皮肤槁，痰多韵不圆，喘生鼻煽动，肺绝必归泉。
五恶时引饮，咽喉若燎烟，肾亡容惨黑，囊缩死之原。
六恶身浮肿，肠鸣呕呃繁，大肠多滑泄，脏腑败之端。
七恶疮倒陷，如剥鳝一般，时时流污水，四肢厥逆寒。

〖注〗呢喃，言语不清也。惊悸，心惊跳也。消瘦，肌肉消瘦也。皮肤槁，干槁也。韵不圆，不响亮也。鼻煽动，鼻孔煽动也。咽喉若燎烟，干热呛痛也。容惨，不乐也。囊缩，外肾缩也。呕呃，呕而作格逆也。如剥鳝，疮面无皮，似剥皮鳝鱼之状也。

【提要】辨痈疽的恶证。

【白话文】七恶的症状也是配五脏来加以归纳的：

一恶：属心。神识昏迷，言语不清，心烦舌干，疮疡颜色紫黑，言语呢喃。

二恶：属肝。身体筋脉强直，两目难以直视，疮口多流血水，时时惊恐心悸。

三恶：属脾。形体消瘦，疮形下陷而坚硬，脓水清稀多秽臭，不思饮食。

四恶：属肺。皮肤枯槁，痰多音暗，呼吸喘急，鼻翼煽动，如果肺气一旦断绝，就有死亡的危险。

五恶：属肾。时时口渴欲饮，咽喉干燥如烟熏，等到肾脏功能衰竭时，面容变成惨黑，阴囊内缩而亡。

六恶：是指脏腑衰败。身体浮肿，肠鸣作声，呕吐呃逆，大肠滑泄不禁。

七恶：是指阳气虚脱。疮形内陷色黯，如剥皮的蟮鱼一样，时时从疮口流出污水，四肢厥冷。

【解读】“恶”是指预后不良，即是恶化的现象（古人习惯以七为凶数）。

痈疽顺证歌

【原文】顺证初起小渐大，憎寒壮热渐焮疼。
气盛顶尖高肿起，血盛根脚收束红。
阳证二七脓熟溃，阴证廿一脓始成。

已溃腌气①无滃气②，腐脱新生饮食增。
疮形虽大终无害，老少壮弱俱成功。

〖注〗痈疽初起，从小而大，渐渐憎寒壮热，渐渐疼痛焮赤。气盛者，顶尖高肿而起；血盛者，则根脚收束而红，此顺证也。阳证则十四日，而脓即熟者，阳性速也；阴证必待廿一日，而脓始成者，阴性迟也。已溃脓有腌气，而无滃气者，则腐肉易脱，新肉易生。饮食自增，疮形虽大，终无害也。腌气即俗呼"哈拉"气也。

【提要】辨痈疽顺证。

【注释】①腌气：腥味。

②滃气：滃，wēng，音翁。滃气，指污臭味。

【白话文】痈疽属于顺证的，往往初起由小而渐渐扩大，伴有恶寒发热；继而开始觉得疼痛，灼热发红。如病人元气充盛，托毒外出，则疮顶尖突高肿；血液充盈，约束毒气，则根脚紧束而红润。属于阳证的，因为阳主动而性速，14 天即成脓外溃。属于阴证的，因为阴主静而迟缓，需 21 天才开始成脓。溃破之后，脓有腥味而没有污臭味，并且腐内容易脱落，新肉亦容易生长。溃后饮食渐增，其疮形范围虽然有时很大，但亦能收口而愈。

【解读】痈疽的顺逆决定着疾病的预后，通过对症状的分析，归纳总结痈疽常见的顺、逆证症状、体征及其变化，包括疾病发生发展的时间。阳证的 14 天和阴证的 21 天均为概数，意指阳证正气不虚，故好转较快，而阴证正气不足，好转自然较慢，不可拘泥日期。

痈疽逆证歌

【原文】

逆证黍米不知疼，漫肿不热顶塌平。
未老白头坚且硬，舌干烦躁不生脓。
肉肿疮陷猪肝紫，遗尿直视并撮空。
眼神透露精神短，身缩循衣唇吻青。
面若涂脂皮枯槁，唇白腹胀定难生。
已溃内坚皮破烂，腐后心烦脓水清。
新肉不生多臭秽，头低项软憔悴容。
阳病指甲青必绝，阴病颧红命必终。
鼻生烟煤谵妄语，新肉板片泻直倾。
面色土黄耳枯黑，人中抽缩沟坦平。
口张气出无回返，鼻孔相煽随息行。
汗出如珠不易散，血水如肺痰胶凝。

肉绽烂斑神离乱，满面黑气惨天庭。
绵溃内似葡萄嵌，眼眶迷漫黑气浓。
以上无论肿与溃，但逢此证悉属凶。

〖注〗痈疽初起，形如黍米，不知疼痛，漫肿不热，顶见平塌，未溃白头，按之坚硬，舌干烦躁，此等逆证，决不化脓。肉肿疮不肿而陷，其色如猪肝之紫者，是毒邪已深也。若更见遗尿直视，神露神短，撮空循衣，唇吻青，面若涂脂，皮肤枯槁，唇白腹胀，种种恶候，断无生理。已溃后，内坚皮烂，腐后心烦，脓水清稀，新肉不生，臭秽难近，头低项软，形容憔悴，阳病指甲青色，阴病两颧红赤，以至眼眶迷漫黑气浓等证，无论毒之肿溃，但逢此数者，皆为凶证，难治也。

【提要】辨痈疽逆证。

【白话文】痈疽属于逆证的，在初起时形状像黍米大小，不痛，肿势散漫，疮顶平塌，触之感到坚硬，无灼热感；尚未到溃破阶段，就已有脓头出现（俗称“未老先白头”）；脓头出但不容易化脓并有舌苔干燥、烦躁等现象；常常可以见到疮疡周围的皮肉有显著肿胀，而疮头本身却反而软陷，疮色紫暗犹似猪肝色，这种情况大都是毒邪已经深陷。如果进一步再出现下列各种症状：如小便失禁、两眼直视、神色外露、循衣摸床、口唇发青或面色发赤如胭脂、皮肤枯槁，或口唇苍白、腹部作胀等，那么就属于险证了。痈疽溃破以后，若见到下列各种症状也属于逆证：如疮肉坚硬不化，而皮肤却腐烂不休，脓出清稀、臭秽，新肉不能生长；或心神烦躁，颈项软弱无力，形体消瘦枯槁；或阳病出现指甲发青，阴病反而两颧发赤，都属逆证。再有鼻孔干燥发黑、如生烟煤，神昏谵妄；创口腐肉虽去但新肉光滑如板状，面色萎黄，两耳枯槁色黑；或见人中上缩，人中变平，张口呼吸，气出而难入，鼻翼煽动，汗出淋漓如珠、黏腻不散；或疮口流出血水，胶凝如肺中痰涎一般；或皮肉发斑腐烂，并见神志昏乱；或面部黑气出现于天庭穴部位；疮口似腐非腐，内肉高低不平，好像嵌着葡萄一样；或眼眶迷漫发黑；等等，凡此种种，都是属于逆证的表现。

【解读】辨善恶顺逆，系指判断外科疾病的预后好坏。在外科辨证过程中具有一定的重要性。正如《外科精义》说：“痈疽证候，善恶逆从（顺），不可不辨。”所谓“善”就是好的现象，“恶”就是坏的现象；“顺”就是正常的现象，“逆”就是反常的现象。善恶大多指全身症状的表现，顺逆多指局部情况。判断预后的良好与否，既要观察局部症状的顺逆，又要结合全身症状的善恶，两者必须综合参看，加以分析，才能进行全面的判断。

善证和顺证，是人体在感受病邪后发生一系列的局部情况和全身症状，但由于正气未衰，气血尚充，能与病邪相争，而且人体的正气占优势地位，故发生外科疾病后，其在初起时根脚不散；已成脓时顶高根收，易脓易腐；溃后脓稠腐肉易脱，肿痛很快消失，收口时新肉易生，疮口易敛；而且正能胜邪，毒邪不易扩散，不致侵及人体内脏，也无明显的全身症状。因此预后良好。恶证与逆证，是因人体感受病邪后，由于正气虚衰，气血不充，在邪正相争过程中，正不胜邪，而以病邪占优势地位。毒邪扩散，内侵脏腑，则恶证频现。因此预后不良。

痈疽辨肿歌

【原文】

虚漫实高火焮红，寒肿木硬紫暗青。
湿深肉绵浅起疱，风肿宣浮微热疼，
痰肿硬绵不红热，郁结更硬若岩棱。
气肿皮紧而内软，喜消怒长无热红。
瘀血跌仆暴肿热，产后闪挫久瘀经。
木硬不热微红色，将溃色紫已成脓。

〖注〗人之气血，周流不息，稍有壅滞，即作肿矣。然肿有虚肿、实肿、寒肿、湿肿、风肿、痰肿，有郁结伤肝作肿，有气肿，有跌仆瘀血作肿，有产后与闪挫瘀血作肿，诸肿形势各异。如虚者漫肿；实者高肿；火肿者色红皮光，焮热僵硬；寒肿者其势木硬，色紫暗青；湿肿者，皮肉重坠，深则按之如烂绵，浅则起光亮水疱，破流黄水；风肿者，皮肤拘皱不红，其势宣浮微热微疼；痰肿者，软如绵，硬如馒，不红不热；郁结伤肝作肿者，不红不热，坚硬如石棱角，状如岩凸；气肿者，以手按之，皮紧而内软，遇喜则消，遇怒则长，无红无热，皮色如常；跌仆瘀血作肿者，暴肿大热，胖胀不红；产后与闪挫瘀血作肿者，瘀血久滞于经络，忽发则木硬不热微红，若脓已成而将溃者，其色必紫。诸肿形状如此，不可一概而论也。

【提要】辨痈疽的肿证。

【白话文】虚肿是散漫平塌，实肿是紧束高突。火肿的颜色鲜红，皮薄光亮，灼热疼痛，有充实的感觉。寒肿的皮肉木硬，颜色紫暗带青。湿肿的皮肉有沉重的感觉。肿在深部的，用手按压后，皮肉凹陷不起，如按棉花一样；肿在浅部的，皮肤光亮，容易起水疱，水疱破裂后就流出黄色的液体。风肿则漫肿宣浮，皮色不变，或微有温热或疼痛。痰肿有一种柔韧的感觉，按之软如棉花，或硬如结核，不红不热。由于郁结伤肝而引起的肿胀，不红不热，但坚硬如石，高低不平，或边缘有棱角，形如岩突。气肿则皮紧内软，常随喜怒消长，不红不热，皮色如常。血肿是由于跌仆瘀血造成的，受伤后立即肿大、灼热、紧张，但皮色不发红；如由于产后或闪挫瘀血造成的血肿，因瘀血先停留在经络中，经过一定时间后才肿出，所以来势缓慢，木硬，不热，皮肤略有发红，但瘀血郁久化脓将要外溃时，皮色则变为紫色。

【解读】肿是由各种致病因素引起的经络阻隔，气血凝滞而成。如《内经》所说："营气不从，逆于肉理，乃生痈肿。"《医宗金鉴》又说："人之气血周流不息，稍有壅滞，即作肿矣。"扼要地指出了引起肿的病理过程。而肿势的缓急、集散，常为诊断病情虚实、轻重的依据。由于病人体质强弱与致病原因的不同，发生肿的症状有所差异，但也不是绝对的，应根据临床具体情况考虑。

痈疽辨痛歌

【原文】

轻痛肌肉皮肤浅，重痛深在骨筋间。
虚痛饥甚不胀闭，喜人揉按临时安，
实痛饱甚多胀闭，畏人挨按痛难言。
寒痛喜暖色不变，热痛焮痛遇冷欢。
脓痛鼓长按复起，瘀痛隐隐溃不然。
风痛气痛皆走注，风刺气刺细心看。

〖注〗痛由不通，然亦种种不一，有轻痛、重痛、虚痛、实痛、寒痛、热痛、脓痛、瘀血凝结作痛、风痛、气痛之别。轻痛者，肌肉皮肤作痛，属浅；重痛者，痛彻筋骨，属深。虚痛者，腹饥则甚，不胀不闭，喜人揉按，临时可安；实痛者，食饱则甚，又胀又闭，畏人挨按，痛不可言。寒痛者，痛处定而不移，皮色不变，遇暖则喜；热痛者，皮色焮赤，遇冷则欢。脓痛者，增寒壮热，形势鼓长，按而复起；瘀血凝结作痛者，初起隐隐作痛，微热微胀，将溃则色紫微痛，既溃则不疼。风痛者，走注甚速；气痛者，流走无定，刺痛难忍。诸痛如此，不可不详辨也。

【提要】辨痈疽的痛证。

【白话文】疼痛的发生，是由于气血壅滞、阻塞不通所造成，因此有“不通则痛，通则不痛”的说法。但是论其性质，则有轻、重、虚、实、寒、热、脓、瘀血、风、气等区别。轻痛是痛在皮肤肌肉；重痛是深在筋骨。虚痛在空腹饥饿时加重，痛时没有胀满的感觉，喜欢揉按，可暂时减轻；实痛则相反，饱食以后加重，有胀满的感觉，拒按，按之疼痛加重。寒痛是痛有定处不移，皮色如常，喜热敷，得热痛势可减轻；热痛皮肤灼热发红，得凉则痛减。痈疽作脓时的疼痛，往往伴发全身恶寒发热，局部作胀如鼓，按之中央软，指起即复；瘀血凝结而引起的瘀痛，则痛势较缓，微有灼热及作胀的感觉，及至化脓将要外溃的时候，皮色就发紫，微有痛感，溃破后则疼痛随即消失。风痛是痛无定处，走流迅速，忽彼忽此；气痛也是流走不定，但其痛感如针刺难忍。以上是各种痛的特征，当详辨其性质。

【解读】痛的成因，主要由于阻塞不通所致。痛为疾病的警号，也是疮疡最普遍出现的自觉症状，而疼痛增剧与减轻，又常为病势进展与消退的标志。由于病人邪正盛衰与痛的原因不一，病位的深浅不同，而疼痛的发作情况也有所不同。因此，欲了解和掌握疼痛的情况，应从引起疼痛的原因、发作情况、疼痛性状等方面进一步仔细辨认。以其疼痛原因来辨，正如原文所说，有热痛、寒痛、风痛、气痛、化脓痛、瘀血痛、虚痛、实痛等。以其疼痛发作情况来辨，有卒痛、阵发痛、持续痛等。以其疼痛性状来辨，有刺痛、灼痛、裂痛、钝痛、酸痛、抽掣痛、绞痛、啄痛等。

痈疽辨脓歌

【原文】

痈疽未成宜消托，已成当辨有无脓。
按之坚硬无脓象，不热无脓热有脓。
大软应知脓已熟，半软半硬脓未成。
按之即起脓已有，不起无脓气血穷。
深按速起稀黄水，深按缓起坏污脓。
实而痛甚内是血，内是气兮按不疼。
轻按即痛知脓浅，重按方疼深有脓。
薄皮剥起其脓浅，皮不高阜脓必浓。
稠黄白脓宜先出，桃红红水次第行。
肥人脓多瘦人少，反此当究有变凶。
稠黄气实虚稀白，粉浆污水定难生。
汗后脓秽犹可愈，脓出身热治无功。

〖注〗凡看痈疽疮疡，形势未成者，即用内消之法；若形势已成，即用内托之法，当辨脓之有无浅深。以手按之坚硬者，无脓之象。按之不热者无脓，热者有脓。按之大软者内已熟；半软半硬者，脓未全成。按之指起即复者，有脓；不复者无脓，其气必穷而虚甚也。深按之而速起者，内是稀黄水；深按之而缓起者，内是坏污脓。按之实而痛甚者，内必是血；按之虚而不疼者，内必是气。轻按即痛者，其脓浅；重按方痛者，其脓深。薄皮剥起者，其脓必浅；皮色不变，不高阜者，其脓必稠。大抵痈疽疮疡，先宜出黄白稠脓，次宜出桃花脓，再次宜流淡红水。胖人宜于脓多，瘦人宜于脓少。若胖人脓少，是肉不腐；瘦人脓多，是肉败坏，皆非吉也。又凡气实者多稠黄脓，气虚者多稀白脓，半虚半实者多稠白脓。又有脓出如粉浆，如污水者，谓之败浆，不治之证也，命必难生。惟汗后脓秽者可愈，若脓已出，而身犹大热不休者，治亦无功。盖痈疽之得脓，如伤寒之得汗，汗出而反大热者，坏伤寒也；脓出而身犹大热者，坏痈疽也。

【提要】辨痈疽的脓证。

【白话文】痈疽疮疡在初起阶段，当用内消的方法。但发展到成脓阶段，就需用内托的方法以托毒外出，或手术切开引流。这时候就要详细辨清脓液的有无以及深浅情况。

用手按触局部，如果没有成脓，就感觉比较坚硬，皮肉无灼热感；有脓则皮肉灼热且软。但有脓而尚未完全成熟，就有半软半硬的感觉；只有在脓已熟透之后，才会是大软。当所按压的手指放开时，即刻复原，说明内已有脓；反之，放手后皮肉陷下不起的，就是没有脓的现象，这种情况往往由于病人气血虚弱而不能化脓的缘故。此外，如重按痈疽部后放手时，皮肉就迅速弹起的，表明内部不是脓而是稀黄水；如疮内有败坏的污脓，当重按放手后，皮肉缓缓才恢复起来，缺乏一种充实的感觉；如疮内无脓而是血液，按时只是充实的感觉，且有剧痛；如果内中是气，按时感到空虚无物，也无压痛感。

辨识脓的深浅：凡须重按后才觉疼痛的，化脓部位较深；轻按就有痛感的，脓液多在浅部；最浅层的可在表皮看到有凸起的现象。另外，如疮肿皮色不变，也不明显高突，脓液大多是稠厚的。

大凡痈疽疮疡溃破以后，所见的脓，最初流出的应当是黄白色，黏稠且厚，随后可有一些夹有血液如桃花色脓液出现，最后还可以流出一些淡红色血水，这样是属于正常的。就人的体质来讲，肥胖的病人，出脓可能要多一些，如果过少，就可能是气虚化腐未透；瘦弱的病人，出脓宜少而不宜多，因为过多就要损耗气血。一般来讲，元气充实时，脓多稠厚色黄；元气不足时，就较稀薄而色白；半虚半实时，脓多稠厚，但色白。如有脓出如粉浆（败絮状），或如污水秽臭，这都是败脓，往往是难治之证。如在发汗以后，脓色虽秽，但只要不臭，还是可以治疗的；如脓出以后，身体发热，持续不退，有变成坏证的可能。因为痈疽之得脓，正像伤寒病之得汗一样，如果汗出以后热势反而增高，预后不良。

【解读】脓是因皮肉之间热盛肉腐蒸酿而成，是由气血所化生。如《内经》说："热盛则肉腐，肉腐则为脓。"扼要地指出了脓的成因。又《医学入门》说："盖热非湿，则不能腐坏肌肉为脓。"他解释为"盖热非湿不能导致初谷之腐败，其理明矣"。认为疮疡之成脓，除热盛之外，必由湿之蒸酿，方能熟腐成脓。脓是肿疡在不能消散的阶段所出现的主要症状。疮疡的出脓，是正气载毒外出的现象。在疮疡局部诊断中，辨脓的有无、形、质、量、色以及辨脓的操作，是重要关键。

痈疽辨痒歌

【原文】初起作痒因风热，溃后脓沤[①]或冒风。
将敛作痒生新肉，痒若虫行气血充。

〖注〗痒属风，亦各有因。凡肿疡初起，皮肤作痒者，为风热相搏。溃后作痒者，轻由脓沤，甚由疮口冒风，故突起疙瘩，形如小米。抓破之后，津水者，是脾湿；津血者，是脾燥。若将敛作瘠者，缘初肿时肌肉结滞，气血罕来，及至将敛，气血渐充，助养新肉，故痒也。然必痒若虫行，方称美疾。他如疥癣作痒，皆属风淫，勿视为一类也。

【提要】辨痈疽的痒证。

【注释】①沤：òu，音怄。久浸。

【白话文】痈疽部位皮肤作痒，初起大都由于风热所致。溃后作痒是由于脓水浸渍所致，痒感较轻；或是由于疮口感受风邪，痒感较重。在收口阶段发痒，是由于气血畅通旺盛，渐渐充养新肉。如微微作痒，似小虫爬行，是气血充实的表现。

【解读】痒是因风、湿、热、虫之邪客于皮肤肌表，引起皮肉间气血不和而成，或由于血虚风燥阻于皮肤间，肤失濡养而成。《诸病源候论》说："风瘙痒者，是体虚受风，风入腠理，与血气相搏，而俱往来在于皮肤之间。邪气微，不能冲击为痛，故但瘙痒也。"《外科启玄·明疮疡痛痒麻木论》中又说："经云，诸痛痒疮疡者属心火，盖火之为物，能消烁万物，残败百端故也，盖人之肌肤近火灼则为疮，近火则痛，微远则痒……经云，痛者为实，痒者为虚，非为虚寒之虚，乃火热微甚之意也……"指出了热与痒的成因机制。痒是皮肤病的一个主要的自觉症状。在疮疡的肿疡、溃疡病程中，虽较为少见，但也有发生。由于发生痒的原因不一，与病变的过程不同，而痒的情况反应也有各异。其病因有风盛、湿盛、热盛、虫淫、血虚之别；以其病变过程，有肿疡作痒和溃疡作痒之区别。

痈疽辨晕歌

【原文】

真晕应知非肿痕，疮旁形状若红筋。
脏腑蕴受锐毒发，三晕可愈五伤身。

〖注〗俗以肿痕为晕，非真晕也。真晕生于疮口之旁，状若红筋，皆由脏腑蕴受锐毒而成，二三晕可治，五晕难医。

【提要】辨痈疽的疮晕。

【白话文】有人将痈疽的肿痕作为疮晕来看待。但真正的疮晕是位于疮口附近，形状像红筋。这是由于脏腑感受了强烈的邪毒所致。疮晕的数目出现二个至三个时，尚可治愈，如果多至五晕以上，则预后不良。

【解读】辨痈疽的疮晕多少，是在实际诊疗过程中的重要临床经验，对于痈疽疾病的治疗、预后，都有重要的实践意义。

痈疽总论治法歌

【原文】

痈疽疮疡初如粟，麻痒焮痛即大毒。
不论阴阳灸最宜，灸后汤洗膏固护。

内用疏解与宣通，外宜敷药四围束。
轻证神灯照三枝，平塌须急补不足。
高肿不可过于攻，内热毒盛须消毒。
二便秘结宜通利，脏腑宣通方为福。
十日以后疮尚坚，铍[①]针点破最宜先。
半月之后脓若少，药筒拔提脓要黏。
疮已溃烂腐不脱，当腐剪破开其窍。
能令脓管得通流，自然疮头无闭塞。
频将汤洗忌风吹，去腐须当上灵药。
生肌散用将敛时，保养须勤毋怠惰。
切忌脓出投寒凉，冬宜温室夏明窗。
肌肉长平将疮敛，谨慎调理更加详。
新肉如珠皮不敛，若失保养命多亡。

〖注〗痈疽疮疡初起如粟，若麻痒焮痛者，即毒甚也。七日以前，形势未成，不论阴阳，俱先当灸之。轻者使毒气随火而散，重者拔引郁毒，通彻内外，实良法也。灸完即用汤洗之法，洗完用太乙膏贴于疮顶上，预防风袭；内服疏解宣通之剂，如神授卫生汤、内疏黄连汤、蟾酥丸之类；外围敷药，如冲和膏、玉龙膏之类，四围束之。轻证以神灯照照之，每用三枝。如形势已成，当因证施治。平塌者宜投补剂，以益其不足，使毒外出；高肿者不可过于攻伐，以伤元气，致难溃敛；内热盛者，须佐消毒之剂，以防毒炽；二便秘结者，急用通利之方，使脏腑宣通，方为佳兆。如十日之后，疮尚坚硬，必须用铍针，当头点破；半月之后，脓尚少者，急用药筒拔法拔之，脓血胶黏者为顺，紫血稀水者为逆；过二十一日，纵有稀脓，亦难治矣。若已溃之后，腐仍不脱，堵塞疮口者，用刀剪当头剪开寸余，使脓管通流，自然疮不闭塞。拔脓剪腐已完，用方盘一个，疮下放定，将猪蹄汤以软帛淋洗疮上，并入孔内，轻手擦净内脓，庶败腐宿脓，随汤而出，以净为度。再以软帛叠成七八重，勿令太干，带汤乘热，覆于疮上，两手轻按片时，帛温再换。如此洗按四五次，血气疏通，患者自然爽快。每日如是洗之，谨避风寒。腐肉处以黄灵药掺之，候腐肉脱尽，已见红肉时，洗后随用抿脚挑玉红膏于手心上，捺化搽涂疮口内，外用太乙膏盖之。不数日新肉顿生，疮势将敛，以生肌散或珍珠散撒之，保养谨慎，不可怠缓。脓出后切忌投以寒凉之药，患者冬宜温室，防其寒也。夏宜明窗，避风暑也。肌肉长平，疮敛时尤加小心，谨慎调理。即使新肉如珠，皮口将敛，若调理疏忽，失于保养，恐致虚脱暴变，命必危亡矣。

【提要】痈疽总的治法。

【注释】①铍：pī，音批。指铍针。铍针，是古代九针中的一种，形似剑状，用于痈疽排脓。

【白话文】痈疽疮疡初起，形如粟粒大小。如感到麻痒灼热疼痛的，是毒气猖盛的现象。在7天之内趁其疮势尚未最后定局以前，不论阴证或阳证，都可以用灸法治疗。病轻的，其邪毒能随火气而散逸；病重的，也能够引动其壅遏之毒气，使气血得以内外畅通。灸完以后就用热汤冲洗。洗毕再用太乙膏盖贴在疮顶上，以防风邪外袭。内治方面，以疏解宣通为目的，如神授卫生汤、内疏黄连汤、蟾酥丸等。疮疡四周还可敷药，如冲和膏、玉龙膏之类，能箍毒消肿。病轻的，还可以用神灯照法，每次用三枝。如形势已成，就应当随症施治。疮形平塌的，投以补剂，以补其气血，才能托毒外出；疮形高突肿起，虽以攻邪为主，但又不宜过分，以防损伤元气，以致难溃难敛；如果里热炽盛，须佐以解毒药物抑制毒邪内炽；如有大小便秘结情况出现，应急用通下利尿等方药，使脏腑宣通，邪有出路。

如果发病已超过 10 天，而疮疡还是坚硬不化，虽有脓而未熟，就须用铍针在疮头中心浅刺划破排脓。如半个月后，虽脓出但脓量仍然不多的，这时可用药筒拔引的方法来帮助排脓。流出的脓与血黏稠的属于顺证；如血色发紫，脓稀如水，则属于逆证。

如果病期超过 21 天才溃脓，虽然尚有稀脓排出，由于邪盛正衰，多属难治之证。痈疽在溃破以后，如果腐肉仍然不脱落而堵塞疮口的时候，就可用刀剪在其顶部切开一寸左右，以利脓液畅通外流，不致闭塞。经过上述方法处理以后，还要用猪蹄汤来淋洗疮口，洗时还要谨防感受风寒外邪的侵袭。在有腐肉的部分，掺以黄灵药。待其腐肉脱净，新鲜的肉芽开始生长时，在淋洗后涂敷玉红膏于疮口内部，而疮口外部则用太乙膏盖贴，数天以后新肉就迅速生长起来。待疮口将收口愈合的时候，就改用生肌散或珍珠散撒布。另外，对伤口局部的护理工作，也必须密切注意，不可稍有疏忽。

在脓出以后，切忌过投寒凉药物。病人在冬天宜居于温室，以防寒气；夏天宜居于光线充足的室内，但要避开风邪暑热的直接影响。在新肉生长至疮口已平满即将收口时，还应谨慎调理，稍一不当，感受外邪，病情可能突然恶化，甚至危及生命。

【解读】本文介绍了痈疽常见的各种内外治法及护理等，有较大的临床意义。

内消治法歌

【原文】

内消表散有奇功，脉证俱实用最灵。
脉证俱虚宜兼补，发渴便秘贵疏通。
清热解毒活气血，更看部位属何经。
主治随加引经药，毒消肌肉自然平。

〖注〗经云：发表不远热。又云：汗之则疮已。故曰内消表散有奇功也。惟脉证俱实者，斯可用之。若脉证俱虚，便宜兼补，发渴便秘，须急疏行，不可概施表散之剂也。痈疽皆因气血凝结，火毒太盛所致。故以清热解毒，活气活血为主。更宜详看部位，属何经络，即用引经之药以治之，则肿痛自消，肌肉自平矣。

【提要】疮疡内治法中消法的运用。

【白话文】内消表散的方法，在肿疡早期很有功效，所以《内经》有“汗之则疮已”的记载。但临床上病人的脉证均属实时才能使用；如果脉证俱虚，应当在攻法中兼以补法；如果症见口渴便秘，是内有积滞，则以通里泄热为主。痈疽是由于气血凝结，火毒壅盛所致。因此，最常用的消法是清热解毒、行气活血。但同时应详辨所发生的部位属于哪一经络，加用该经之引经药加以治疗，这样肿痛就自然消除。

【解读】在肿疡疾病发展过程中，一般可分为初起、成脓、溃后三个阶段。因此，按照这三个不同阶段，立出消、托、补三个总的治疗原则。

《外科启玄》说：“消者灭也，灭其形症也。” 消法是运用不同的具体治疗方法和方药，使初起的肿疡得到消散，是一切肿疡初起的治法总则。《疡科纲要》说：“治疡之要，未成者必求其消，治之于早，虽有大证，而可以消散于无形……”此法适应于初期肿疡以及外科非化脓性肿块性疾病。但具体用法，是极其灵活的，因为一个病有一个病的致病因素，故必须针对病因病情，运用不同的方法。例如：有表邪者用解表法，里实者用通里法，热毒蕴结者用清热法，寒邪凝结者用温通法，痰凝者用祛痰法，湿阻者用理湿法，气滞者用行气法，血瘀者用活血法。

此外还应结合病人的体质强弱、肿疡所属经络部位等选加不同药物。这样进行施治，则未成脓者可以内消，即使不能内消，亦可移深居浅，转重为轻。若疮形已成，则不可概用内消之法，以免“养痈成患”，毒散不收，气血受损，脓毒内蓄，侵蚀好肉，甚至腐烂筋骨，反使溃后难敛，不易速愈。故《外科启玄》明确指出：“如形症已成，不可此法也。”

内托治法歌

【原文】

已成不起更无脓，坚硬不赤或不疼。
脓少清稀口不敛，大补气血调卫荣。
佐以祛毒行滞品，寒加温热御寒风。
肿消脓出腐肉脱，新生口敛内托功。

〖注〗凡疮肿已成，不能突起，亦难消脓，或坚肿不赤而疼或不疼，脓少清稀，疮口不合，皆气血虚也。宜以大补气血，调和荣卫为君，祛毒为佐，加以辛香、行其郁滞，加以温热、御其风寒，候脓出肿消，腐肉尽去，气血充足，新肉自然生矣。

【提要】疮疡内治法中托法的运用。

【白话文】凡是疮肿虽然已经发展到酿脓阶段，但不高突隆起，难以溃破；或仍然坚硬，皮色不红，痛或者不痛；或脓虽出但量少而清稀，疮口迟迟不肯收口；等等，这都是由于气血不足的缘故。治疗应当大补气血，以调和荣卫为主，祛毒攻邪为辅，同时佐以辛香药物以行其郁滞，再加温热药物以御其风寒。等到脓出以后，肿胀渐消，腐肉化净，气血逐渐得到充盈，这时新肉自然能生长起来。

【解读】《外科启玄》说："托者，起也，上也。"托法就是用补益气血和透脓的法则，扶助正气，托毒外出，以免毒邪内陷。此法适应于外疡中期。正虚毒盛，不能托毒外达，疮形平塌，根脚散漫，难溃难腐的虚证，可用补托法，如托里消毒散。如毒气盛而正气未衰者，可仅用透脓的法则，促其早日脓出毒泄，肿消痛减，以免脓毒旁窜深溃，可用透脓散。若毒邪炽盛，还需加用清热解毒药物。

虚实治法歌

【原文】

痈疽未脓灸最良，药服托里自安康。
发热恶寒身拘紧，无汗表散功最长。
肿硬口干二便秘，下利毒热自然凉。
焮痛热盛烦躁渴，便和清热自吉昌。
内脓不出瘀肉塞，用刀开割法相当。
软漫无脓不腐溃，宜服温补助生阳。
溃后新肉如冻色，倍加温热自吉祥。
大汗亡阳桂枝附，自汗肢厥四逆汤。
脾虚溃后肌消瘦，脓水清稀面白黄。
不眠发热疮口懈，食少作渴大便溏。
宜服清补助脾剂，投方应证保无妨。

〖注〗凡治痈疽，不问阴阳表里、日数远近，但未见脓时，俱宜灸之。焮肿发热脉浮者，宜用托里之药；若脉紧，发热恶寒，遍身拘紧无汗者，宜用表散之药；肿硬口干，二便秘涩者，宜用下利之药，以泄其毒；热焮痛势深，烦躁饮冷，口燥舌干便和者，宜用清热之药。内脓不出，瘀肉堵塞疮口者，用刀开割之。软漫无脓，不腐溃者，阳虚也，助以温补之剂以生其阳。溃后新肉生迟，如冻色者，肉冷肌寒也，宜倍加温热之药。如大汗不止者，亡阳也，宜用桂枝、附子等药；自汗肢厥者，宜用四逆汤。若溃后肌肉消瘦，脓水清稀，面色黄白者，脾虚也；不寐发热者，虚火上炎也；疮口懈大者，气陷不固也；食少作渴，大便溏者，脾虚热也，俱宜服清补助脾之药。

【提要】痈疽虚实证的治法。

【白话文】疮疡的变化极为复杂，但总以抓住虚实为纲。实证可攻，虚证当补。痈疽初起，不论阴、阳、表、里，不论其日期短长，只要尚未发展到酿脓阶段，都适宜应用灸法。

实证患处红热肿胀，全身发热，脉浮，这是正在酿脓，宜用内托的药物；如果脉紧，症见发热恶寒、遍身经脉拘紧、不出汗时，宜用发表疏散药物；如疮势肿硬坚实，症见口干便秘，宜用攻下通利的方法，以泄其内闭的毒邪；如疮肿灼热疼痛剧烈，症见烦躁、喜冷饮、口燥舌干，而大便正常的，宜用清热的药物。如果有脓不能出，是由于瘀腐败肉堵塞疮口所致，须用刀切开扩大创口。

属虚证的，如果疮势软漫，既不化脓，亦不外溃，这是由于阳虚的缘故，须用温补的方法，以促使阳气的生长，而托毒外出；如溃破以后，新肉迟迟不生，疮肉色暗如冻僵状，这是肌肉阴寒，宜加倍用温热药物，以回其阳气。如症见大汗淋漓不止，是亡阳的现象，宜用桂枝、附子等挽救阳气；如自汗、四肢厥冷的，宜用四逆汤。如溃后脓水清稀、全身肌肉消瘦、面色萎黄且又苍白的，属脾气虚弱；如睡眠不好、自觉发热，是虚火上炎；如疮口松弛而大，是正气下陷不固的现象；或纳食减少、时时口渴、大便溏薄，则是脾虚虚热的现象。凡此俱宜内服补益健脾药物，才能见效。

【解读】以上仅是列举说明各种虚实不同情况的治法。临证时，辨别痈疽的阴阳、虚实、表里、寒热是治疗的重要前提，决定了治疗大法。

痈疽针法歌

【原文】

取脓除瘜[①]用铍针，轻重疾徐在一心。
皮薄针深伤好肉，肉厚针浅毒犹存。
肿高且软针四五，坚肿宜针六七分。
肿平肉色全不变，此证当针寸许深。
背腹肋胁生毒患，扁针斜入始全身。
欲大开口针斜出，小开直出法须遵。
气虚先补针宜后，脓出证退效如神。
用在十日半月后，使毒外出不伤人。
又有不宜用针处，瘿瘤冬月与骨筋。

〖注〗经云：痈气之瘜者，当以针开除去之。又云：铍针末如锋锐，以取大脓。故曰取脓除瘜用铍针也。其轻重疾徐，自有一定，在人心度量用之，不可乱施。盖皮薄针深，反伤好肉，肉厚针浅，毒又难出。大抵肿高而软者在肌肉，针四五分；肿下而坚者在筋脉，针六七分；肿平肉色不变者，附于骨也，宜针寸许；若毒生背腹肋胁等处，宜偏针斜入，以防透膜。针既透脓，视疮口必有脓意如珠，斯时欲大开口，则将针斜出；欲小开口，则将针直出。所谓逆而夺之，顺而取之也。随以棉纸捻蘸元珠膏度之，使脓会齐，二三时将捻取出，疮口贴太乙膏，四围敷乌龙膏。元气虚者，必先补而后针，脓一出则诸证悉退。再者，用针自有其时，不可太早，亦不可太迟，如十日之间，疮尚坚硬，用铍针当头点破。半月后不作脓腐者，用铍针品字样三孔开之，不问深浅，以知痛为住，随用药筒拔法拔之。又有不宜针者，如瘿瘤、结核之类，肚脐、骨节、近筋之处，及冬月闭藏之时，皆在所禁也。

【提要】痈疽的针法应用。

【注释】①瘜：xī，同“息”。瘜肉，古同“息肉”，因黏膜发育异常而形成的像肉质的突起物。

【白话文】凡是痈证气盛而脓血闭塞的，可用铍针排脓，消除息肉。铍针手法的轻重、快慢，都有一定的要求，应根据不同情况而定。譬如在皮肉较薄的地方，用针过深，就要损伤好肉；反之，在皮肉丰厚的地方，用针过浅，脓毒就难以排泄通畅。因此，凡肿胀高突且软，脓浅在肌肉部分，应进针 4～5 分深。肿势不高而又较坚硬，脓深在筋脉之间的，进针 6～7 分深。而肿势平塌，皮肉不变颜色，脓深附着骨的，就要进针 1 寸多深。疮毒发生于背、腹、肋、胁等部位，进针方向要偏斜一些，不可过深，以防穿透内膜，发生意外。在用针排脓时，如欲加大切口，可使针由倾斜方向提出，这称为逆其势而取的方法；如只要小切口已经足够，可将针于垂直方向提出，这种称为顺其势而取的方法。排脓以后，随即以棉纸搓成药线，外涂元珠膏，放入疮口引流，可促使脓液会聚。隔 2～3 小时后将药线取出，外贴太乙膏，四周敷乌龙膏。对于体质虚弱的病人，要先补其正气，然后再行针术。只要脓液排泄后，各种见证都会随之而减退。运用针术应有适当的时间性，不可太早，也不可太迟。如疮疡在 10 天之内尚显坚硬，用铍针时，只需在疮的中心点刺划破即可；如疮已半月余尚不作脓腐，那么用铍针作“品”字形刺划 3 个开孔，以利脓液排出。刺划深浅程度，以达到感觉疼痛为限。随后用药筒拔引法拔吸脓液。但对于瘿瘤（特别是癌症）、结核之类，病发于脐孔、关节、近筋脉的地方，以及冬天严寒季节，应禁忌应用针术。

【解读】针法是痈疽治疗的常用外治法，在使用针法时，要根据疾病的不同阶段，肿疡的部位、深浅，病证的阴阳、虚实、表里、寒热的不同选择不同的针法。当然，肿疡在一些特定情况下也有针法的禁忌。

痈疽砭法歌

【原文】

痈疽肿赤走不定，赤游丹毒红丝疔。
时毒瘀血壅盛证，砭石治法最宜行。
只须刺皮无伤肉，瓷锋对患最宜轻。
毒血遇刺皆出尽，肿消红散有奇功。

〖注〗凡痈疽红肿色赤，游走不定，及赤游丹毒、红丝疔走散、时毒瘀血壅盛等证，皆宜行砭石之法。然忌其太深，《内经》所谓刺皮无伤肉也。法用细瓷器击碎，取有锋芒者一块，用箸一根，将头劈开，夹而缚之，用二指轻捺箸梢，以瓷锋对患处，悬寸许，再用重箸一根，频击箸头，令毒血遇刺皆出，至次日肿未全消，再量行砭之，以肿消红散为度。

【提要】痈疽砭镰法的应用。

【白话文】凡痈疽红肿色鲜，游行不定，以及赤游丹毒、红丝疔走散、时毒瘀血壅盛等实证，都宜应用砭石治疗。但切忌刺割太深，应按《内经》中所提出的“只可刺其皮肤而不能损伤肌肉”的要求来进行，可以用瓷片锋芒轻刺患处。毒血刺出后，红肿就能消退。

【解读】砭镰法具体的方法是：用质地较细的瓷器，击碎以后，选择一块有锋利尖头的，用竹筷一根，劈开筷头，将瓷片夹在中间，结扎牢固；严密消毒后，以拇、食二指捏住筷的另端，夹瓷片端对准患处，高 1 寸左右；再用另筷一根，连击夹瓷片筷端，直刺皮肤或黏膜，迅速移动击刺，以患部出血为度。

目前常以消毒的三棱针或尖头刀代替瓷片，在疮疡患处，浅刺皮肤或黏膜，从而放出少量血液，促使内壅热毒随血外泄。一般适用于急性的阳证，如丹毒、红丝疔等。

痈疽灸法歌

【原文】

痈疽初起七日内，开结拔毒灸最宜。
不痛灸至痛方止，疮疼灸至不疼时。
法以湿纸覆其上，干处先灸不宜迟。
蒜灸黄蜡附子灸，豆豉蛴螬[①]各用之。

〖注〗凡痈疽初起，七日以前，开结拔毒，非灸不可。不痛者灸至知痛，疮疼者灸至不疼。盖着毒则不痛，至好肉则痛，必灸至知痛者，令火气至好肉方止也；着皮肉未坏处则痛，着毒则不痛，必灸至不疼者，令火气着毒方止也。法以纸蘸水满覆患上，看纸先干处，即先灸之。但灸法贵于早施，如证起二三日即灸，十证可全八九；四五日灸者，十证可全六七；六七日灸者，十证可全四五，愈早愈妙。其法不一，有隔蒜灸者，有当肉灸者，有用黄蜡灸者，有用附子灸、豆豉灸、蛴螬灸者。一壮灸至百壮，以效为度。至艾壮之大小，则量疮势以定之。然灸有应忌者，如肾俞发不宜灸，恐消肾液；手指不宜灸，因皮肉浅薄，恐皮裂肉努。至于头乃诸阳之首，诸书俱云禁灸，若误灸逼毒入里，令人痰喘上涌，反加大肿。然遇纯阴下陷之证，必当灸之，不灸则不能回阳。若半阴半阳之证，则仍当禁而不灸。

隔蒜灸法

大蒜切成片，约三钱厚，安疮头上，用大艾壮灸之，三壮即换一蒜片。若漫肿无头者，以湿纸覆其上，视其先干处，置蒜片灸之。两三处先干，两三处齐灸之。有一点白粒如粟，四围红肿如钱者，即于白粒上灸之。若疮势大，日数多者，以蒜捣烂，铺于疮上，艾铺蒜上灸之。蒜败再易，以知痛甚为效。凡痈疽流注、鹤膝风，每日灸二三十壮；痈疽阴疮等证，艾数必多，宜先服护心散，以防火气入内。灸小儿，先将蒜置大人臂上，燃艾候蒜温，即移于小儿毒上，其法照前。经云：寒邪客于经络之中则血泣，血泣则不通，不通则卫气从之，壅遏而不得行，故热；大热不止则肉腐为脓。盖毒原本于火，然与外寒相搏，故以艾火、蒜灸之，使开结其毒，以移深居浅也。

黄蜡灸法

凡痈疽、发背、恶疮、顽疮，先以湿面随肿根作圈，高寸余，实贴皮上，如井口形，勿令渗漏，圈外围布数重，防火气烘肤，圈内铺蜡屑三四分厚，次以铜漏杓盛桑木炭火，悬蜡上烘之，令蜡化至滚，再添蜡屑，随添以井满为度。皮不痛者毒浅，灸至知痛为度；皮痛者毒深，灸至不知痛为度。去火杓，即喷冷水少许于蜡上，俟冷起蜡，蜡底之色青黑，此毒出之征也。如漫肿无头者，亦以湿纸试之，于先干处灸之，初起者一二次即消，已成者二三次即溃。疮久溃不敛，四围顽硬者，即于疮口上灸之，蜡从孔入，愈深愈妙，其顽腐瘀脓尽化，收敛甚速。

附子饼灸法

生川附子为末，黄酒和作饼如三钱厚，安疮上，以艾壮灸之，每日灸数壮，但令微热，勿令疼痛。如饼干，再易饼灸之，务以疮口红活为度。治溃疡气血俱虚，不能收敛，或风寒袭之，以致血气不能运行者，实有奇验。

豆豉饼灸法

痈疽发背，已溃未溃，用江西淡豆豉为末，量疮大小，黄酒和作饼，厚三分，置患处灸之，饼干再易饼。如已有疮孔，勿覆孔上，四布豉饼，列艾其上灸之，使微热，勿令肉破，如热痛急易之。日灸三度，令疮孔出汗即瘥。

蛴螬灸法

瘖瘘恶疮，诸药不验者，取蛴螬剪去两头，安疮口上，以艾灸之，七壮一易，不过七枚，无不效者。

麦冬粳米饮

此方治痈疽阴疮，法当艾灸，或灸太过者，或阳疮不应灸而误灸者，以致火毒入里，令患者头项浮肿，神昏痰涌，吁吁作喘，急服此药，以清解火毒甚效。

麦门冬（去心）　粳米各三钱　水二盅，煎一盅，徐徐热服。

〖方歌〗麦冬粳米各等份，能医灸后头项肿，神昏痰涌作喘声，水煎徐徐功最勇。

【提要】痈疽灸法的应用。

【注释】①蛴螬：蛴，qí，音齐。螬，cáo，音曹。蛴螬，金龟子的幼虫。

【白话文】痈疽在初起 7 天之内，要开其凝结，拔引郁毒，可用灸法。不痛的灸至感到疼痛；疼痛的灸至不痛为止。这是因为好肉痛感灵敏，而结毒的坏肉，不会有痛感，因此不痛灸至有痛感，是要让灸火通过坏肉，直透到好肉部分；至于痛要灸至不痛，是因当开始灸时，影响到浅层皮肉未坏的部分而有痛感，继续深入到达坏肉部分，反而不觉得痛了，就是要让火热之气渗透到坏肉部分。一般在施灸以前，先用浸湿的纸一张，紧贴于患疮的表面，观察纸面某一部分首先干燥，即是热毒最严重的部位，也就是应灸的部位。应用灸法，越早越有功效，如初起 2～3 天内及时应用，10 人之中可望有 8～9 人消散痊愈；病起已 4～5 天后再灸，10 人中有 6～7 人能痊愈；若病已 6～7 天才灸，那么 10 人中只有 4～5 人见效了。艾灸的种类很多，有隔蒜灸的，有着肉灸的，有的用黄蜡灸，也有用附子灸、豆豉或蛴螬灸等。灸的数目，1～100 壮不等（每灸 1 个艾炷，称为一壮），以见效为止。艾炷的大小，则根据疮形大小而定。然而灸法也有一定的禁忌证，比如肾俞发（即腰疽，生于两腰内肾陷肉之间或生两腰中间），则不宜灸，避免耗伤肾精阴液；手指处也不宜灸，因其皮肉较薄，灸之可能灼伤皮肉。头面为诸阳之会，历代医书都说禁止使用灸法，如灸法不当恐逼毒入里，导致痰涌致喘，引起肿胀等不良后果。但如果是证属纯阴下陷，灸法最为适宜，可促阳回正复；如果是半阴半阳之证，则不宜使用灸法。

隔蒜灸法

用大蒜切成片，约 1 分厚，放于疮顶上，上面再放一个较大的艾炷，点燃；连灸 3 壮以后，重换大蒜一片。关于施灸部位的选择，凡痈疽属于漫肿无头的，如前述灸法歌的方法，先以湿纸紧贴疮上，观察纸面某一部分先行干燥，就在该处施灸；如果纸面有二三处同时先行干燥，可以在这二三处同时施灸。凡痈疽四周红肿，中央有粟粒样的白点，就灸在白点上。对于疮肿的范围很大，病期较久的，须将蒜头捣烂，铺在疮上，再放上艾绒施灸，时而调换蒜泥，直到灸至发痛为止。如痈疽流痰、鹤膝风等病，每日灸 20～30 壮。对属于阴证的，因艾灸的次数较多，所以宜先服护心散，以防火气内攻。小儿应用灸法时，先将蒜片放在大人臂上，上面点燃艾炷，待蒜片温热后，再移至小儿疮毒上施灸。大蒜亦可用生姜代替。

黄蜡灸法

凡是痈疽发背、恶疮、顽疮，都可用本法。先用湿面粉在疮肿的根部围贴四周一圈，像井口的形状，高 1 寸左右，勿使有渗漏的空隙；在面圈的外周，用布敷盖，保护附近的皮肤不受火气烘伤。以上准备就绪以后，就在圈内铺入蜡屑 3～4 分厚，然后用铜勺，内盛桑木炭火，举在蜡屑上面热烘，当蜡熔化后再加入蜡屑，继续热烘，如此反复，直加至“圈井”内盛满黄蜡为止。对疮毒较浅的痈疽，当初灸皮肉无痛感的，要灸到有痛感为止；对于疮毒较深的，初灸时即有痛感，应灸到痛感消失为止。这时取去铜勺，喷少量冷水于蜡上使其凝结，随后将蜡取出，可见蜡块的底层呈青黑色，即是毒气外泄的现象。对于痈疽属于漫肿无头的，可用湿纸敷贴法，先干燥的部分为灸点。一般来说，在疾病初起时，用本法 1～2 次，有消散的可能。

如果内脓已经形成，灸 2～3 次以后，能促其外溃。对于疮毒溃后久不收口，而四周又是顽硬不化的，可在疮口上施灸，让黄蜡由疮口缓缓流入，愈深愈好，有利于早日收口。

附子饼灸法

取生川附子研成末，用黄酒调糊成饼状，约 1 分厚，将饼放在疮肿处，上面加艾炷施灸。每天灸数壮，以疮肿部微热，不使病人感到疼痛为度。如药饼干燥后，随换随灸，直到疮口呈现红色为止。本法对于溃后气血两虚不能收口，或因感受风寒以致气血不能畅通的，用之有效。

豆豉饼灸法

痈疽发背，不论已溃还是未溃，都可以使用本法。取淡豆豉研成末，用黄酒调糊成饼状，约 1 分厚，大小则依疮肿的范围而定。将饼放在疮肿处加灸，饼干燥后再换。对于已有溃破的疮口处，不能直接敷饼，只能在疮口的四周施灸，灸时以感到微热为度，切勿灸破皮肉。如因过热而引起疼痛时，应立即除去热的豉饼，另调换一个施用。每天可灸 3 次，直到疮口处有汗出即效。

蛴螬灸法

痔疮、瘘管等恶疮，久经应用各种药物不效的，可试用本法治疗。取蛴螬剪除其两端后，即放于疮口上加用艾灸。每灸 7 壮以后需调换新的蛴螬 1 枚，如此连续使用到 7 枚见效。

麦冬粳米饮

本方是为救急所备用的。适用于痈疽阴疮，因使用艾灸治疗时灸之太过，或者因阳疮不应灸而误用灸治的，以致火毒之气入里，发生头项浮肿、神志昏迷、痰涎涌盛、喘急等。用水煎后徐徐服下，有清解火毒的作用。

【解读】灸法是用药物在患处燃烧，借着药力、火力的温暖作用，可以和阳祛寒、活血散瘀、疏通经络、拔引郁毒等，如此则肿疡未成者易于消散，既成者易于溃脓，既溃者易于生肌收口。《景岳全书》说："痈疽为患，无非气血壅滞，留结不行之所致。凡大结大滞者，最不易散，必欲散之，非借火力不能速也，所以极宜用灸。"说明灸法在外科治疗上的价值。凡肿疡初起坚肿，特别是阴寒毒邪凝滞筋骨，而正气虚弱，难以起发，不能托毒外达者，或溃疡久不愈合，脓水稀薄，肌肉僵化，新肉生长迟缓者，以及风寒湿痹等证，都可应用。此外，在灸的同时，应根据病情与内治、外治等法共同施治。

灸的方法虽多，但主要不外乎两类，一种单纯用艾绒作艾炷着肤施灸，叫明灸，此法因有灼痛，并容易引起皮肤发生水疱而成灸疮，所以比较少用。一种捣药成饼，或切药成片（如豆豉、附子等作饼，或姜、蒜等切片），上置艾炷，于疮上灸之，它是不直接着皮肤施灸，叫隔灸。此外，还有用艾绒配伍其他药物，做成药条，隔纸燃灸，叫雷火神针灸。豆豉饼灸，隔姜、蒜灸等，适用于疮疡初起，毒邪壅滞之证，取其辛香之气，行气散邪。附子饼灸适用于气血俱虚，风邪寒湿凝滞筋骨之证，取其温经散寒，调气行血。雷火神针灸适用于风寒湿侵袭经络痹痛之证，取其香窜经络，祛风除湿。至于灸炷的大小、壮数的多少，须视疮形的大小及疮口的深浅而定。总的原则，务使药力达到病所，以痛者灸至不痛、不痛者灸至觉痛为止。

痈疽烙法歌

【原文】

烙针二枚须一样，箸大头圆七寸长。
燃时蘸油烧火上，斜入向软烙斯良。
一烙不透宜再烙，脓水流出始安康。
再用纸捻入烙口，外贴膏药古称强。
此法今时不常用，惟恐患者畏惊惶。
今时多用阳燧锭，代火针烙实奇方。

〖注〗痈疽流注，经久不消，内溃不痛，宜用火针烙之。二枚一样，形如箸粗，头圆，长七寸。捻时蘸香油炭火上烧红，于疮头近下斜入，向软处烙之。一烙不透再烙，必得脓水不假手按流出，方用绵纸撮捻如绳状，随深浅捻入烙口，余纸分开，外贴膏药，此古法也，今罕用之。盖恐患者惊惧，故以阳燧锭代之。

阳燧锭

蟾酥（末）　朱砂（末）　川乌（末）　草乌（末）各五分　直僵蚕（末）一条　以上共和匀，用硫黄一两五钱，置杓内，微火炖化；次入前蟾酥等末，搅匀；再入当门子麝香二分、冰片一分，搅匀；即倾入湿瓷盘内，速荡转成片，俟冷取收瓷罐内。用时取甜瓜子大一块，要上尖下平，先用红枣肉擦灸处，粘药于上，用灯草蘸油，拈火焠药锭上，灸五壮或七壮、九壮毕，即饮米醋半酒盅，候起小疱。用线针串破，出黄水些须，贴万应膏，其毒即消。如风气痛，用箸子于骨缝中按之，酸痛处以墨点记，灸之。

再诸疮初起，于肿处各灸三五壮立瘥。

〖方歌〗阳燧锭灸寒肿疮，朱砂二乌僵硫黄，火炼加蟾共冰麝，乘热倾出成片良。

【提要】痈疽烙法的应用。

【白话文】(痈疽流注等病，经久不能消退，内部腐溃，不觉疼痛，可应用火针烧烙的方法。）取 2 枚同样大小的火针，形状像筷子样粗大，头部圆形，长约 7 寸。蘸上香油在炭火上烧红后，对准疮头的近下方斜入，向中间较软的部分加以烧烙，如果一次烧烙不透，可以再烙，直到有脓水自动流出为止。然后再用绵纸捻成的药线，插入烙口，深浅适宜，将留露在疮外的药线分开，外贴膏药。但本法易引起病人惊慌，增加病人痛苦，所以近代已经少用，改用阳燧锭灸法。

阳燧锭

使用时取药如甜瓜子大小一块，要上尖下平。先用红枣肉揉擦施灸的部位，然后将药块粘在上面，再用灯草蘸油后点燃，如此灸5壮、7壮或9壮。灸完立即内服米醋半酒盅，待灸处起小疱，即用消毒缝针刺破流出黄水，然后外贴万应膏，能消解毒气。本法如用于风气痛证，须先用筷子在骨节缝隙处试按，凡有酸痛点，即以墨作标记，定为施灸处。用于各种疮肿初起时，施3～5壮，也有功效。

【解读】本歌诀所介绍的烙法，是借灼烙的作用，来代替开刀，从而达到脓肿溃破引流，并能防止出血的目的。用于肉厚脓深的阴证如附骨疽、流痰等。烙后，创口一时不会愈合，便于脓液畅流，实际上与切开的作用相似。此外还有一种用烙铁的烙法，铁器的头部如半粒蚕豆大小，可以去除赘疣恶肉等证，有根除作用。

神灯照法歌

【原文】

痈疽轻证七日时，神灯照法最相宜。
未成自消已成溃，即发即腐实称奇。
油浸灼火周围照，初用三根渐加之。
照后敷药贴患上，有脓汤洗不宜迟。

〖注〗凡痈疽轻证，初起七日前后，神灯照法最宜。能使未成者自消，已成者自溃，不起发者即起发，不腐者即腐，实有奇验。将神灯照麻油浸透，用火点着，离疮半寸许，自外而内，周围徐徐照之，火头向上，药气入内，毒气随火解散，自不致内侵脏腑。初用三根，渐加至四五根，候疮势渐消时，仍照之。但照后即用敷药，围敷疮根，比疮晕大二三分为率。疮口用万应膏贴之。如干及有脓，用猪蹄汤润洗之。如已溃，大脓泻时，不必用此照法。

神灯照法方

朱砂　雄黄　血竭　没药各二钱　麝香四分　共为细末，每用三分。红绵纸裹药搓捻，长七寸，麻油浸透听用。

〖方歌〗神灯照法功速急，麝没雄朱血竭宜，为末纸裹麻油润，火点熏疮火毒离。

【提要】痈疽神灯照法的用法。

【白话文】痈疽轻证，当初起7天左右，最适宜应用神灯照法，能使未成脓的即行消散，已成脓的即自动溃破；对于阴证，它能使疮肿起发，能促使腐溃，效果很好。方法是：将神灯照用麻油浸透，用火点着，距离疮约半寸许，自外向内，在其四周缓缓地照灼。当药气透入以后，毒气随热气而消散，可防止毒气向内侵犯脏腑。开始时每次用3根，逐渐增加到4～5根。等到疮势逐渐消退时，仍应继续照灼，但照后应立即用敷药围敷疮的根部，敷药的范围应大于疮晕2～3分，疮口处用万应膏外贴。如果觉得疮口干燥或有脓液的时候，可用猪蹄汤淋洗。

神灯照法方

朱砂、雄黄、血竭、没药各二钱，麝香四分，上药共研成细末，每次用药 3 分，裹在红绵纸中搓成细条，长约 7 寸，再用麻油浸透后备用。

【解读】神灯照法是中医外治法之一，又称神灯火，类似于艾灸，《神灸经纶》和《本草纲目》中都有记载。溃疡脓多的，不适用本法。

桑柴火烘法歌

【原文】

痈疽初起肿且疼，重若负石不溃脓。
桑柴烘法能解毒，止痛消肿有奇功。
新桑树根劈条用，木枝长有九寸零。
劈如指粗一头燃，吹灭用火患处烘。
片时火尽宜再换，每用三四枝方灵。
每日须烘二三次，肿溃腐脱新肉生。

〖注〗凡痈疽初起肿痛，重若负石，坚而不溃者，桑柴烘之，能解毒止痛，消肿散瘀，毒水一出，即能内消。若溃而不腐，新肉不生，疼痛不止者，用之助阳气，散瘀毒，生肌肉，移深居浅，实有奇验。法用新桑树根，劈成条，或桑木枝，长九寸，劈如指粗，一头燃着吹灭，用火向患处烘片时，火尽再换。每次烘三四枝，每日烘二三次，以知热、肿溃、肉腐为度，此古法也。但桑柴火力甚猛，宜用于未溃之先，可以生发阳气，速溃速腐。若已溃之后，或疮口寒，或天气寒，或肌肉生迟者，亦须烘之，使肌肉常暖。法以桑木烧作红炭，以漏杓盛之，悬患上，自四围烘之疮口，或高或低，总以疮知热为度。每日烘后，再换敷贴之药。盖肌肉遇暖则生，溃后烘法，亦疡科所不可缺也。

【提要】痈疽桑柴火烘法的用法。

【白话文】凡痈疽初起时肿胀作痛，有沉重的感觉，坚硬而不能自动溃破的，可采用桑柴火烘的方法，能起到解毒止痛、消肿散瘀的作用。烘后有毒水流出，疮肿就能得到消散。如果因痈疽溃后腐肉不脱，新肉不止，疼痛不止，用本法能助长阳气，消散瘀毒，生长肌肉，使邪毒由深部外托到浅部。使用方法：取新的干燥桑树根或桑枝，劈成像指头那样粗，长约 9 寸。用时将桑枝的一头点燃，然后将它吹灭，用余火在疮肿部位热烘，待火尽后，再换一根，如此接连烘 3～4 根，每日 2～3 次，以达到皮肉发热为度。可使已肿的外溃，已腐的脱落。

【解读】由于桑柴火力很猛，只可适用于未溃以前，借以生发阳气，加速外溃或腐肉脱落。如已经溃破，或者疮口肌肉寒凝不化，或适值严寒季节，或是新肉生长迟缓的，则可以采用桑柴炭火烘。方法是：将桑木烧成红炭，盛在漏勺之中，悬举在疮肿上面，高低以有热感为宜，在疮处从四周外围逐渐烘到疮口中央，每天热烘以后，再敷贴外用药。使肌肉得到温暖，容易生肌长肉。

神灯照法和桑柴火烘法均属中医外治法，是用药物燃烧后，取其烟气上熏，借着药力与热力的作用，使腠理疏通、气血流畅而达到治疗目的的治法。不论肿疡、溃疡都可适用。神灯照法功能活血消肿、解毒止痛，适用于痈疽轻证。未成者自消，已成脓自溃，不腐者即腐。桑柴火烘法功能助阳通络、消肿散坚、化腐、生肌、止痛，通用于疮疡坚而不溃、溃而不腐、新肉不生、疼痛不止之证。烟熏法则功能杀虫止痒，通用于干燥而无滋水的各种顽固性皮肤病。

应用时，需要随时听取病人对治疗部位热感程度的反映，不得引起皮肤灼伤；室内烟雾弥漫时，亦要适当调节空气流通。

牛胶蒸法歌

【原文】

痈疽发背痔漏疮，牛膝蒸法最相当。
熬稠摊纸贴患上，醋煮软布热蒸良。
温易疮痒脓出尽，洗法胶纸贯众汤。

〖注〗痈疽、发背、痔漏、恶疮、臁疮、久顽不敛等疮，用牛皮胶一块，水熬稀稠得所，摊厚纸上，每剪一块贴疮口。次用酽醋煮软布二块，乘热罨胶纸上蒸之，稍温再易，蒸至疮痒脓出至尽。预用贯众二两，煎汤热洗，去胶纸，外用膏药贴之。次日照前蒸洗，直至脓尽疮干为度。

【提要】痈疽牛胶蒸法的使用。

【白话文】凡是痈疽、发背、痔漏、恶疮、臁疮等，久而不能收口，可用牛皮胶一块，用水煎熬至适当的稠度以后，摊贴在厚纸上，剪下如疮口大小，盖贴伤口。其次用醋煮过的软布两块，乘热敷贴于牛皮胶纸的外面；稍凉后，再换热布。如此反复，直蒸至疮口发痒，脓液出净，再用贯众二两煎汤热洗，然后取下胶纸，改用外用膏药盖贴。第二天按前法重复蒸洗，直到脓净疮合为止。

【解读】牛胶蒸法属熨法，是一种直接接触于皮肤的温熨疗法。可使腠理疏通、气血流畅而达到治疗的目的。目前牛胶蒸法很少应用，但是在临床上单纯的热敷方法还是普遍使用的。凡风寒湿痰凝滞筋骨肌肉等证，以及乳痈初起或回乳，均可应用。

药筒拔法歌

【原文】

痈疽阴证半月间，不发不溃硬而坚。
重如负石毒脓郁，致生烦躁拔为先。
铍针放孔品字样，脓鲜为顺紫黑难。

〖注〗痈疽阴证，十五日前后，疮不起发，脓至深不能外溃，疮势坚硬，重如负石，毒脓内溃好肉，致生烦躁。宜用药筒拔法为先，令毒脓得门路而出。预将竹筒药水煮热；次用铍针置疮顶一寸之内，品字样放开三孔，深一寸或半寸，量疮之高下，取竹筒乘热合于疮孔上，拔出脓血。红黄鲜明者，为顺证，易治；若脓血紫黑者，为败证，难治。

煮竹筒方

羌活　独活　紫苏　蕲艾　菖蒲　白芷　甘草各五钱　连须葱二两　水十碗，熬数滚听用。次用鲜嫩竹一段，长七寸，径口一寸半，一头留节，刮去青皮，厚约分许，靠节钻一小孔，以杉木条塞之，放前药水内，煮数十滚，将药水锅置患人榻前，取筒倾去药水，乘热急合疮顶针孔上，按紧自然吸住。待片时药筒已温，拔去杉木塞子，其筒易落，外用膏药盖贴，勿令受风。脓血不尽，次日再煮，仍按旧孔再拔。治阴疮挤脓不受疼之良法也，勿忽之。如阳疮，则不必用此法，恐伤气血，慎之。

〖方歌〗药水煮筒有奇能，令疮脓出不受疼，菖苏羌独艾芷草，整葱竹筒水煎浓。

【提要】痈疽药筒拔法的使用。

【白话文】痈疽属于阴证的，到15天左右，疮毒还不见起发，脓在深部不能外溃，患处坚硬、沉重，脓毒正向内腐蚀好肉，以致出现烦躁时，可用药筒拔引法，使脓毒向外排出。方法是：先用铍针（或刀）在疮顶部约1寸大小的范围以内，作“品”字形刺划三个切口，根据疮肿的深度刺入深0.5寸至1寸。选择预先经过药汁煮热的竹筒（详后），乘热覆于疮口上，以拔引出脓血。脓血的颜色以红色或黄色、鲜明的为顺证，容易治疗；如为紫黑色的，属逆证，比较难治。

煮竹筒方

羌活、独活、紫苏、蕲艾、菖蒲、白芷、甘草各五钱，连须葱二两，水十碗，熬滚备用。选择新鲜嫩竹一段，长7寸，口径1.5寸。一端保留有竹节，刮去竹筒的青皮，筒厚约1分许，在靠近竹节处，钻一个小孔，用杉木条塞入。使用时，将竹筒放入前述药水中煮沸数十次，然后把药水锅一起搬到病人的床边，取出竹筒，倒去其中药液，乘热立即覆盖在疮顶切口上按紧，即有拔引作用。稍待片刻，竹筒由热转温，拔去杉木塞子，竹筒就自动脱落。继以外用膏药盖贴，以防疮口感受风邪。如果脓血未净，第二天可在原切口处再行拔引。

【解读】药筒拔法是采用一定的药物，与竹筒若干同煎，乘热急合疮上，以吸取脓液毒水的方法。它是借着药筒具有宣通气血、拔毒泄热的作用，从而达到脓毒自出、毒尽疮愈的目的。同时还可减少因挤压所致的痛苦，防止因脓毒不得外出而引起毒反内攻之弊。一般适用于有头疽坚硬散漫不收，脓毒不得外出者，或毒蛇咬伤，肿势迅速扩散，毒水不出者，以及反复发作的流火等证。如果不用煮竹筒方，用一般拔火罐的方法，也有效。

医宗金鉴卷六十二

肿疡主治类方

仙方活命饮

【原文】此方治一切痈疽，不论阴阳疮毒，未成者即消，已成者即溃。化脓生肌，散瘀消肿，乃疮痈之圣药，诚外科之首方也，故名之“仙方活命饮”。

穿山甲（炒）三大片　皂角刺五分　归尾一钱五分　甘草节一钱　金银花二钱　赤芍五分　乳香五分　没药五分　天花粉一钱　防风七分　贝母一钱　白芷一钱　陈皮一钱五分　上十三味，好酒煎服，恣饮尽醉。

〖方歌〗仙方活命饮平剂，疮毒痈疽俱可医，未成即消疼肿去，已成脓化立生肌。穿山皂刺当归尾，草节金银赤芍宜，乳没天花防贝芷，陈皮好酒共煎之。

【白话文】本方能治疗一切痈疽疾患，不论疮毒属于阴证或阳证，在疮脓尚未完全形成的时候，用之有散肿、消瘀、止痛的作用，使痈疽得以消散；如果内脓已经形成，能促使化脓破溃，有加速生肌的效能，是治疗痈疽初起或初溃的常用方。由于本方临床效果较为显著，为治疗疮毒痈疽的首方，所以称为“仙方活命饮”。

【解读】仙方活命饮出自明代陈实功《校注妇人良方》，唐宗海《血证论》评论：“此方纯用行血之药……为疮证散肿之第一方。诚能窥及疮由血结之所以然，其真方也。第其方乃平剂，再视疮之阴阳，加寒热之品，无不应手取效。”

使用中需注意：

（1）本方活血化瘀之力不薄，但清热解毒之力嫌小，加大清热解毒药的用量，取效更宏。

（2）方中穿山甲价格较贵，将穿山甲打磨成粉，一日吞服数克，可减经济负担。此外，天花粉可引起肝脏毒性，用药须加以注意。

（3）传统的煎煮法是用酒一大碗，煎五七沸服。也可用黄酒、水各半煎煮。实不耐酒者，也可以用水煎煮。水、酒各半煎煮及用水煎煮，应适当延长煎煮时间。汪昂在《医方集解》中说煎煮时忌用铁器，并指出：“毒在上饱服，在下饥服。喜饮酒者多饮酒以行药势。忌酸物。”

该方在皮肤科可用于治疗球菌感染性皮肤病，主要包括头部脓肿性穿掘性毛囊周围炎、疖、痈、蜂窝组织炎、化脓性汗腺炎等。辨证要点是局部皮疹红、肿、热、痛，苔薄白或黄，脉数有力或滑；属阳证者已成脓或未成脓皆可。

【医案助读】

腋痈 刘某，35岁，农民。1982年10月19日就诊。10天前右手腕部碰伤，当时未介意，数日后于右腋下隆起一核。察其肿块大如鸡卵，皮色微红微热，疼痛，指辨无脓，伴恶寒发热，舌红苔薄黄，脉数。诊为腋痈。乃由毒邪内侵，营卫不和，气血凝滞，经脉阻碍不通所致。当通经活血，消肿解毒为法。方用仙方活命饮加连翘。服3剂，肿消痛减，寒热俱退。续服2剂而愈。[李在明，陈明. 仙方活命饮的临床运用. 辽宁中医杂志，1983，(9)：26－27.]

神授卫生汤

【原文】此方治痈疽发背，疔疮对口，一切丹瘤恶毒诸证。服之宣热散风，行瘀活血，消肿解毒，疏通脏腑，乃表里两实之剂，功效甚速。

皂角刺一钱　防风六分　羌活八分　白芷六分　穿山甲（炒）六分　连翘六分　当归尾一钱　乳香五分　沉香六分　金银花一钱　石决明六分　天花粉一钱　甘草（节）一钱　红花六分　大黄（酒拌，炒）二钱　上十五味，水二碗，煎八分。病在上部，先饮酒一杯后服药；病在下部，先服药，后饮酒一杯，以行药力。

如气虚便利者，不用大黄。

〖方歌〗神授卫生表里剂，痈疽诸疮恶毒良，行瘀活血兼消肿，表里疏通实剂方。皂刺防风羌芷甲，连翘归尾乳沉香，金银石决天花粉，甘草红花共大黄。

【白话文】本方能治疗痈疽、发背、疔疮、对口疽以及一切丹瘤恶毒等证，有散风清热、行瘀活血、消肿解毒以及疏通脏腑的功效，适用于表里俱实的病人，有表里双解作用，功效迅速。

【解读】《外科正宗》神授卫生汤有疏风清热化浊之功效，能使风热、湿浊从肌肤散解，此方治痈疽发背、疔疮对口、一切丹瘤恶毒诸证。

【医案助读】

牙龈痈 黄某某，男，20岁，揭阳县东山区玉浦乡农民。1987年3月10日初诊。5天前，牙龈肿痛连及颌下，患侧腮颊红肿，全身不适，恶寒发热，体温38.8℃。即在当地卫生站服用清热解毒中药、肌内注射青霉素，至第三天，肿势大减，疼痛减轻。继续用药至第四天，肿势复炽，疼痛增剧，至今已用药5天，疗效不佳，转余诊治。刻诊：病人痛苦面容，右侧腮颊红肿高突，摸之焮热灼手，颌下淋巴结肿大，体温37.5℃；自觉身微憎寒，牙龈疼痛连及咽喉、颌下，腮颊阵阵搏动、跳痛；食减，张口困难；用消毒棉枝按压患部牙龈，有少许脓液流出；口气臭秽，大便软；舌红、苔微黄，脉滑数。诊为牙龈痈（牙周脓肿并发智齿冠周炎）。证属风热炽盛，失于宣散，瘀血阻络，酿毒腐脓，有并发骨槽风之势。治宜宣热散风，行瘀活血，解毒消肿。拟神授卫生汤加减。处方一：防风、白芷、皂角刺、升麻、当归尾各10g，金银花、紫花地丁、蒲公英各 30g，天花粉 20g，穿山甲、川黄连、赤芍各6g，红花、甘草各 2g，大黄 4g。水煎 2 次，分 4～5 次服，每日 1 剂。处方二：金银花 50g，朴硝 20g。煎水含漱。梅州产“珠黄喉痛散”2 支，撒于患部。药尽 3 剂，病证全失。[陈楚豪.“神授卫生汤”化裁治牙龈痛. 新中医，1991（6）：89.]

清热消风散

【原文】此方治痈疽疮肿，已成未成之际，无表无里，故外不恶寒，内不便秘，惟红肿焮痛，高肿有头者，宜服此药以和解之也。

皂角刺一钱　防风五分　陈皮一钱　连翘（去心）一钱　天花粉五分　柴胡一钱　黄芩五分　川芎五分　白芍五分　甘草五分　当归五分　黄芪一钱　金银花五分　苍术（炒）一钱　红花一钱

上药十五味，水二盅，煎八分，食远服。

〖方歌〗清热消风无表里，痈疽诸毒和解方，皂刺防风陈翘粉，柴芩芎芍草芪当，银花苍术红花入，妇女还加香附良。

【白话文】本方治疗痈疽疮肿初起，正将酿脓阶段，没有恶寒表证，也没有便秘的里证，只是患部红肿灼热疼痛，高肿而有疮头可见，宜用本方和解。

【解读】清热消风散原方应用在临床中未见现代文献报道，现临床应用多以消风散加减，治疗痤疮、风疹等外科皮肤疾病。

乳香黄芪散

【原文】此方治痈疽发背诸毒，疼痛不可忍者，乃气虚不胜毒之故也。服之未成即消，已成即溃，不用刀砭，恶肉自脱。并治打仆损伤，筋骨疼痛之证。

当归一钱　白芍（炒）一钱　人参一钱　生黄芪一钱　川芎一钱　熟地一钱　乳香五分　没药五分　陈皮一钱　粟壳（去筋膜，蜜炙）一钱　甘草（节）一钱

上水二盅，煎八分，量病上下，食前后服之。

〖方歌〗乳香黄芪治气弱，痈疽诸毒痛难当，未成即消已成溃，归芍参芪芎地黄，乳没粟陈甘草节，更医打仆筋骨伤。

【白话文】本方治疗痈疽、发背、疔疮等证，患部剧烈疼痛难忍的，这是正气虚弱，不能战胜毒邪的征象。服后能使脓未成的得以消散，脓已成的能够外溃；虽然不用刀或砭石去切割，服药后，腐肉亦能自行消脱。并可治疗跌打损伤而引起的筋骨疼痛。

【解读】本方有补虚止痛作用，不必拘泥痈疽等证。

内疏黄连汤

【原文】此方治痈疽阳毒在里，火热发狂发热、二便秘涩、烦躁呕哕、舌干口渴饮冷等证，六脉沉数有力者，急宜服之，以除里热。

栀子一钱　连翘一钱　薄荷一钱　甘草五分　黄芩一钱　黄连一钱　桔梗一钱　大黄二钱　当归一钱　白芍（炒）一钱　木香一钱　槟榔一钱　上水二茶盅，煎八分，食前服，加蜜二匙亦可。

〖方歌〗内疏黄连泻里热，痈疮毒火阳盛狂，肿硬发热二便秘，烦躁干呕渴饮凉，栀翘薄草芩连桔，大黄归芍木槟榔。

【白话文】本方治疗痈疽阳毒，兼有里热炽盛，症见高热、发狂、大便秘结、小便短赤、烦躁、干呕、舌干燥、口渴、喜饮冷水、脉象沉数有力等。有泻火通里的作用。

【解读】本方为苦寒之剂，所治之证为一派里热之象。临床使用时应注意中病即止，免伤胃气。

【医案助读】

肛窦炎　申某，男，37 岁。1991 年 8 月 6 日初诊。病人排羊屎状大便已 18 年，每 5～7 天排便 1 次，排便时肛门内疼痛，有少量黏液，平时经常肛门内灼热不适，里急后重或异物嵌入肛内感。经某医院诊断为①习惯性便秘；②肛窦炎。投中西药物（何药不详）治疗未效而来诊。症见除上述症状外，还见面色㿠白，肢体瘦弱，语声低微，舌尖红、苔薄黄带腻，脉弦细数。肛镜下见肛窦水肿、充血（++++），3 点、7 点位置各有一花生米大小Ⅱ内痔核。诊为①习惯性便秘；②肛窦炎；③Ⅱ内痔。证属脾虚不运，湿积化热，湿热下注，瘀滞肛肠，肛络不通。治以益气清热，行滞通便。处方：生大黄（后下）、甘草各 5g，黄连、生栀子各 10g，桔梗 12g，木香 7g，当归、白芍各 25g，槟榔、黄芩、连翘各 15g，薄荷（后下）6g，生黄芪 35g，生薏苡仁 50g。每日 1 剂，首煎分 2 次内服；二煎分 2 次先熏后坐浴，每次 20～30 分钟。紫金锭末适量喷敷病灶处，每日 1 次。治疗 7 天，各症状消失。继续治疗 1 个疗程，复查肛镜见肛窦已转正常。随访 10 个月未复发。［陈作仕. 内疏黄连汤合紫金锭治疗肛窦炎 37 例. 新中医，1995，（4）：21－22.］

回阳三建汤

【原文】此方治痈疽发背初起，不疼不肿，不红不热，坚如顽石，硬若牛皮，体倦身凉，脉息迟细，色似土朱，粟顶多孔，孔孔流血，根脚平散，软陷无脓，皮不作腐，头温足凉者，并急服之。

人参一钱　附子一钱　当归一钱　川芎一钱　甘草五分　茯苓一钱　生黄芪一钱　枸

杞子一钱　红花五分　紫草五分　独活五分　陈皮一钱　苍术（炒）五分　厚朴（炒）五分　木香五分　山茱萸一钱　上十六味，加煨姜三片，皂角树根上白皮二钱，水二碗，煎八分，入酒一杯，随病上下，食前后服之。用棉帛覆盖疮上，常令温暖，不得大开疮孔、走泄元气为要。

〖方歌〗回阳三建治阴疽，体倦身凉脉细迟，不肿不疼不红热，坚如顽石硬如皮，根平软陷无脓腐，参附归芎草茯芪，枸杞红花与紫草，独陈苍朴木山萸。

【白话文】本方适用于痈疽、发背初起，患部按之坚硬似牛皮，无红、肿、热、痛等，而有全身无力、四肢发凉、脉象迟细等症状。疮的外表色泽呈土朱色，疮面见有粟粒大小的多头小孔，孔中出血，疮的根脚平塌散漫，软陷无脓腐，皮肤未见腐烂，头部温而足部凉。证属气血两亏，正不胜邪。

【解读】本方有温补救逆、扶正托毒的作用。“凡背疽属阴者，皆由脏腑先坏而内毒不得发越于外也。旧有用鸡冠剪血滴于疽上者，有醋煮雄艾敷用者，猪脑热药敷围者，神灯火气灼照者。此数法皆阴疽之用，予虽常用，未见其实，但阴疽不起者，如树木之根坏，强力培植枝叶，而终无发生之理。予常据理用药，固有得其生者，十中三四。譬如先要疏其稼土，通其地脉，助其根本，回其阳气，此四者缺一不可。用苍术、厚朴、茯苓、陈皮疏其土；川芎、当归、紫草、红花通其脉；人参、黄芪、枸杞、山萸助其本；附子、木香、甘草、独活回其阳。如此用之，但根本内有一脉未绝之气，服之俱可得其生。又验其手足温暖，疮便发热，渐作焮肿，复生疼痛，色暗得活，坚硬得腐，胃气得回，此是药之效验。必在三服中应之为吉，外兼照法，接助回阳，此通治阴疽之大法也。”（明・陈实功《外科正宗》）

【医案助读】

多发性大动脉炎　韩某某，女，25 岁，朝鲜族，黑龙江制帽厂工人。于 1978 年 9 月初诊。自诉头晕、左下肢麻木发凉且乏力、步履艰难而蹒跚已 5 年多。该病人曾在 18 岁时患无名高热一次，虽经某医院治愈，但其后身体逐渐衰弱下来。经常头晕、头痛、步履困难，肱动脉压为 180/130mmHg。近 3 年来失去了工作能力。1978 年经某医院确诊为多发性大动脉炎（肾动脉的病变）。当时的检查记录是：双上肢血压 180/130mmHg，左下肢血压为零，右下肢血压为 210/150mmHg；肾盂排泄造影未见功能障碍；肾图及心电图在正常范围；胸 X 线见主动脉有钙化点；余未见异常。经抗炎、降压对症治疗，初期病情有好转，不久又复发，并且临床症状比过去还严重，食欲极为不振，形体消瘦，精神紧张，不能寐，正苦于不治之时，经介绍来我院求治。

就诊时，病人呈慢性病容，异常消瘦，面色皖白无华，两脉弦滑有力，舌苔白腻而质淡，左下肢肌肉明显萎缩、皮温较低，足背及胫前动脉触不清，月经很少来潮，二便尚利。血压、心肺、肝肾同前。综合病史分析，该病人是由于高热之病，损耗真阴，造成肾虚肝旺，营卫失调，筋脉失养，血脉损伤，故发此病。其证是本虚标实，虚实夹杂。治宜滋补肝肾，活血通脉，佐以平胃。其方如下：苍术 20g，紫草 15g，红花 10g，川厚朴 10g，茯苓 20g，陈皮 15g，当归 25g，川芎 10g，炮附子 15～25g，独活 15g，木香 5g，黄芪 50g，党参 25g，枸杞子 25g，山药 25g。水煎服。前方服用 10 余剂后，头晕等诸症都有好转。病人自动停药 3 天后诸症重现，又来院复诊，继续服前方，并医嘱："不经医生同意不得停药。"病人服前方 30 剂后，除左下肢肌肉萎缩无改变外，其他症状都开始缓解、消失。尤其是头晕目眩、视物昏花、头重脚轻等症状明显好转，食欲大增。自觉如正常人，主动要求上班工作。[盖世昌，栾兴志. 回阳三建汤治疗大动脉炎二例. 中医药学报，1980，(3)：40－42.]

竹叶黄芪汤

【原文】此方治痈疽发背，诸般疔毒，表里不实，热甚口中干大渴者，服之生津止渴。

人参八分　生黄芪八分　石膏（煅）八分　半夏（制）八分　麦冬八分　生地二钱　白芍八分　甘草八分　川芎八分　当归八分　竹叶十片　黄芩八分　上十二味，水二盅，姜三片，灯心二十根，煎八分，食远温服。

〖方歌〗竹叶黄芪口干渴，清热补正助生津，参芪膏夏麦冬地，芍草芎归竹叶芩。

【白话文】本方适用于痈疽、发背以及各种疔疮，无表里证，但有高热，津液耗伤，出现口中干燥、大渴欲饮等症，为邪毒内炽，气阴俱虚。本方有清热、生津止渴作用。

【解读】本方主治气阴两虚之证，有益气养阴、清热生津之功。《古方选注》："四方互复，独以竹叶、黄芪标而出之者，明其方专治肺经热消，非概治二阳结之消渴者也。竹叶石膏汤为轻清之剂，复以生地、黄芩浊阴之品，清肺与大肠之火；四物汤为浊阴之剂，复以竹叶、石膏清燥之品，清肝胆之火；补中益气汤人参、黄芪、甘草除烦热之圣药，复以石膏、白芍清脾胃之火；黄芩汤治后天太阴之剂，复以生地、麦冬壮水之品，清肾中之火。竹叶石膏汤不去半夏，借以通气分之窍；四物汤不去川芎，借以通血分之窍。统论全方，补泻兼施，寒之不致亡阳，补之不致助火，养正却邪，诚为良剂。"

内消散

【原文】此方治痈疽发背，对口疔疮，乳痈，无名肿毒，一切恶疮。能令痈疽内消，使毒内化，尿色赤污，从小便而出。势大者，虽不全消，亦可转重为轻，移深居浅。

知母一钱　贝母一钱　天花粉一钱　乳香一钱　半夏（制）一钱　白及一钱　穿山甲一钱　皂角刺一钱　金银花一钱　上九味，水、酒各一碗，煎八分，随病上下，食前后服之。

留药渣捣烂，加秋芙蓉叶一两，研为细末；再加白蜜五匙，用渣调敷疮上，一宿即消，重者再用一服。

〖方歌〗内消散用化诸毒，毒化从尿色变行，知贝天花乳夏及，穿山角刺共金银，药渣捣和芙蓉叶，白蜜调敷毒即平。

以上诸方，治痈疽七日以前，疮势未成，形体壮实，而表里之证相和者宜服，病退即止。如过七日以后，形势已成，则宜托里消毒等汤，使毒现于外，以速其脓。若仍用前散下之药，恐伤元气，致生变证也。

【白话文】本方适用于痈疽、发背、对口疽、疔疮、乳痈、无名肿毒、一切恶疮等。能够使邪毒在体内得以消散，从小便排出。因此，服后小便颜色红赤污浊，表明毒向外泄。如病势深重，虽不能全部消散，但也可以转重为轻，使邪毒从深处向浅处转移。

以上各方，适用于痈疽初起 7 天以前，疮势还没有完全形成，病人身体比较壮实，并且表里没有夹杂其他变化。如果过了 7 天后，内脓已经形成，就要用托里消毒的方药，使毒气向外排泄，加速化脓；假如仍用发散、攻下等方药，不仅损伤病人的元气，还很可能发生其他变证。

【解读】内消散，主治痈疽发背、对口疔疮、乳痈、无名肿毒和一切恶疮。本方具有清热解毒、凉血化瘀、散结消肿之功效。现代应用主要治疗痤疮等皮肤疾病。

【医案助读】

痤疮　许某，女，23 岁。1998 年 4 月 4 日初诊。自诉面部反复出现丘疹、脓疱 2 年余，伴烦躁、口渴、面部热痒痛，曾服用清热暗疮片、安体舒通、四环素及外搽西药，疗效不佳。刻诊：前额、眉间、鼻旁可见较密集的多形皮疹，部分丘疹周围红晕，顶端有黑色小点，部分呈脓点及结节；舌红、苔黄少津，脉弦略数。西医诊断为寻常痤疮；中医诊断为粉刺，证属肺肾阴虚、热毒偏盛。治以滋肺补肾，佐以清热解毒凉血。方用内消散加野菊花、白花蛇舌草、赤芍各 15g。1 剂/日，水煎服，药渣煎水熏洗患处。1 周后皮疹消退 2/3 以上。继服上方 4 剂，皮疹全部消退而告愈。随访 1 年未复发。[李政敏. 内消散加味治疗痤疮 104 例. 湖北中医杂志，2000，22（6）：33.]

内固清心散

【原文】此方治痈疽发背、对口疔疮，热甚焮痛，烦躁饮冷。其人内弱服之，预防毒气内攻于心也。

菉豆粉二两　人参二钱　冰片一钱　雄黄二钱　辰砂二钱　白豆蔻二钱　玄明粉二钱　茯苓二钱　甘草二钱　乳香二钱　上十味为细末，每服一钱五分。蜜汤调下，不拘时服。

〖方歌〗内固清心防毒攻，内弱毒气入心中，焮痛热甚兼饮冷，豆粉人参冰片雄，辰砂白蔻玄明粉，茯苓甘草乳香同。

【白话文】本方适用于痈疽、发背、对口疽、疔疮等，患部灼热肿痛，兼见烦躁、口渴喜喝冷水等症状。对于元气比较虚弱的病人，有预防毒气内攻于心的作用。

【解读】菉豆即绿豆。本方含较多矿物类药，现代文献报道较少。

琥珀蜡矾丸

【原文】此方治痈疽发背，疮形已成，而脓未成之际，其人即不虚弱，恐毒气不能外出，致攻于里。预服此丸，护膜护心，亦且活血解毒。

黄蜡一两　白矾一钱二分　雄黄一钱二分　琥珀（另研极细）一钱　朱砂（研细）一钱　白蜜二钱　上四味，先研细末，另将蜡、蜜入铜杓内熔化，离火片时，候蜡四边稍凝，方将药味入内，搅匀共成一块，将药火上微烘，急作小丸，如绿豆大，朱砂为衣，瓷罐收贮。每服二三十丸，食后白汤送下。毒甚者，早晚服，其功最速。

〖方歌〗琥珀蜡矾治痈毒，未出脓时平剂佳，预服护膜能解毒，蜡矾雄珀蜜朱砂。

【白话文】本方适用于痈疽、发背，势已成形，但脓还未酿成的时候。这时病人的身体，即使并不虚弱，但还须防止毒气不得外泄而内攻。预服本丸，有护心解毒的作用。

【解读】琥珀蜡矾丸，出自《丹台玉案》卷六。具有护心膜、散毒止痛之功效。主治悬痈并一切痈疽、发背已成未成之际，恐毒不能出，必致内攻者。适用于痈疽等初起阶段，此时邪气虽盛但正气不虚。

【医案助读】

用此丸治疗痈疽、疮疡、疔毒、疖肿等外证40余例，疗效均较满意。其功用为：托里解毒，排脓止痛。初起服之即消，已成脓者服之能促使穿溃排脓，提前愈合。[徐焙．琥珀蜡矾丸的外科应用．江苏中医杂志，1980，(3)：43.]

护心散

【原文】此方治疮毒内攻，口干烦躁，恶心呕吐者，服此药护心解毒也。

菉豆粉一两　乳香（净末）三钱　朱砂一钱　甘草一钱　上四味，研细末，每服二钱，白滚汤调服，早晚二次。

〖方歌〗护心散治毒内攻，烦躁口干呕逆冲，豆粉乳香朱共草，二钱调下有神功。

【白话文】本方适用于疮毒内攻，症见口中干燥、神情烦躁、恶心呕吐等。服后有护心解毒作用。

【解读】本方药味虽简，却有护心解毒之功。

透脓散

【原文】此方治痈疽诸毒，内已脓成，不穿破者，服之即溃破毒出。

生黄芪四钱　穿山甲一钱　川芎三钱　当归二钱　皂角刺一钱五分　上五味，水三盅，煎一盅。疮在上，先饮酒一杯，后服药；疮在下，先服药，后饮酒一杯。

〖方歌〗透脓散治脓已成，不能溃破剂之平，用此可代针泻毒，角刺归芪山甲芎。

【白话文】本方适用于痈疽等毒邪已酿脓而未溃之证，服用后能托毒排脓，使毒随脓泄。

【解读】透脓散中生黄芪益气托毒；辅以当归、川芎养血活血；穿山甲、皂角刺消散通透，软坚溃脓；用酒少许，增强行血、活血作用。共具托毒溃脓之功。本方配伍特点，是祛邪中兼以扶正，属于托法中的透托范围。目的在于托毒排脓，使毒随脓泄，腐去新生。本方对痈肿不消、成脓不易、切开又不适宜的情况下使用较适宜，有透脓外出的作用。亦可用于脓毒血症后发热不退，急性乳腺炎、腮腺炎、骨髓炎、肛门周围脓肿等的脓成期及肝脓疡等证。

【医案助读】

烂乳蛾　某某，男，4 岁。2014 年 9 月 11 日初诊。主因“发热伴咽痛 4 天”就诊。患儿 4 天前出现发热，最高可达 42℃，咽部疼痛，进食痛剧，外院查血常规基本正常，使用抗生素治疗 3 天，效果不佳，高热反复不退，遂前来治疗。刻下患儿仍发热，无汗，咽痛明显，精神差，不欲饮食，大便 3 天未行，小便量少。查体：反应欠佳，体温 39℃，热病容；咽充血，双侧扁桃体Ⅱ度肿大，左侧扁桃体大量脓性分泌物，右侧散在脓点 3 个；双肺呼吸音粗，未闻及明显干湿啰音；心腹未见异常。舌红、苔黄厚，脉浮数。诊断：烂乳蛾（热毒炽盛夹滞）。治宜解表清里，利咽解毒，消肿透脓，兼以运脾和胃。双解透脓散加减。方药：金银花、连翘、黄芩、牡丹皮、赤芍、焦山楂、鸡内金、大腹皮各 10g，柴胡 15g，淡豆豉、蝉蜕、皂角刺、牛蒡子各 8g，生石膏 20g，僵蚕、地龙、射干各 6g，炮穿山甲 3g。4 剂，日 1 剂，水煎 200ml，早晚分服。嘱其先停用抗生素，清淡饮食。

2014 年 9 月 16 日二诊。家长代诉：患儿当日中午服中药 1 次，2 小时后体温退至 37.6℃；大便 1 次，量多，干结。服药次日热退，继服之，未再出现发热。现患儿咽痛减轻，精神、食欲好佳，服药后大便偏稀。查体：体温 36.6℃，咽充血，双侧扁桃体Ⅰ度肿大，已无脓性分泌物及脓点，余未见异常。舌红、苔薄黄，脉数。治以调脾和中兼清余热。上方去柴胡、淡豆豉、生石膏、炮穿山甲、皂角刺，加用党参、白术、茯苓各 10g 保护胃气，以固疗效，服药 4 剂后随诊病愈。［郭冉冉，秦艳虹. 双解透脓散治疗小儿烂乳蛾治验. 中国中西医结合儿科学，2016，8（1）：103 – 104.］

托里消毒散

【原文】此方治痈疽已成，内溃迟滞者，因血气不足，不能助其腐化也。宜服此药托之，令其速溃，则腐肉易脱，而新肉自生矣。

皂角刺五分　金银花一钱　甘草五分　桔梗五分　白芷五分　川芎一钱　生黄芪一钱　当归一钱　白芍一钱　白术一钱　人参一钱　茯苓一钱　上十二味，水二盅，煎八分，食远服。

〖方歌〗托里消毒助气血，补正脱腐肌易生，皂角银花甘桔芷，芎芪归芍术参苓。

【白话文】本方适用于痈疽已经形成，但由于病人体虚，气血不足，不能化脓外溃。有补益气血、消肿、托毒外出的作用，可使疮肿加速溃破，去腐生新。

【解读】本方为八珍汤去生地加黄芪、金银花、白芷、皂角刺、桔梗组成，属于托法中的补托范围。本方可用于鼻窦炎、牙痛、慢性肉芽性鼓膜炎、角膜炎、化脓性中耳炎等，及慢性骨髓炎、肝癌、盆腔脓肿、乳漏、梅毒、糖尿病肢体动脉闭塞等。

【医案助读】

脑疽　王某，男，46岁。1962年3月10日入院。颐部正中脑疽已15天，经某院治疗无效而来院。刻诊：颈部肿疡根盘肿大，中间如蜂窝状脓头满布，中软按痛，约6cm×7cm大；面色微红，体胖，舌质淡红、苔中厚稍黄，脉沉数。诊断：脑疽。证属脓成不溃，正虚毒盛。治以扶正解毒，托毒外出。用托里消毒散加穿山甲珠20g，黄芪50g。水煎服，每日1剂，局部油调膏外敷，每日1次。3剂后肿痛减轻，脓多腐渐脱。再进原方3剂，脓泄腐脱，肿痛消退，精神、胃纳渐振，夜寐得安，原方去穿山甲珠、皂角刺，局部上生肌散，外敷油调膏。3剂后脓少新肉生，伤口缩小，眠食俱佳。共治疗41天，痊愈出院。[王景春. 托里消毒散治疗虚证脑疽发背64例. 辽宁中医杂志，1991，(6)：20－21.]

神功内托散

【原文】此方治痈疽、脑顶诸发等疮，日久不肿不高，不能腐溃，脉细身凉。宜服此温补托里之剂，以助气血也。

人参一钱五分　附子（制）一钱　川芎一钱　当归身二钱　黄芪一钱　白术（土炒）一钱五分　白芍（炒）一钱　木香（研）五分　穿山甲（炒）八分　甘草（炙）五分　陈皮一钱　白茯苓一钱　上十二味，煨姜三片，大枣二枚，水二盅，煎八分，食远服。

〖方歌〗神功内托阴毒证，不肿不高不溃疼，参附芎归芪术芍，木香山甲草陈苓。

【白话文】本方适用于痈疽、脑顶诸疮等阴毒，起病日久，气血两亏，症见疮面不高肿、又不化脓外溃、身凉、脉细等。有温补气血、托毒外出的作用。

【解读】本方出自《外科正宗》卷一。具有补气、行滞、托毒之功效。主治痈疽日久，不肿不高、不能腐溃、脉细身凉者。症见疮疡平塌、漫肿钝痛、不散不腐溃、身凉、舌淡、脉细弱者。临床常用于蜂窝组织炎、乳腺炎、多种化脓性疮疡、贫血、肌劳损、心力衰竭，属气血不足、寒邪凝滞者。

复元通气散

【原文】此方治乳痈、腹痈、便毒、耳痛、耳聋等证，皆由毒气滞塞不通故耳，服之则气通毒散。

青皮四两　陈皮四两　瓜蒌仁二两　穿山甲二两　金银花一两　连翘一两　甘草（半生半炙）二两　上七味研末，每服二钱，黄酒调下。

〖方歌〗复元通气乳腹痈，便毒兼治耳痛聋，青陈蒌甲银翘草，一服能教毒气通。

【白话文】本方适用于乳痈、腹痈、便毒以及耳内疼痛作聋等证。这些疾患，都是由于毒气壅滞，气机不能通畅所致。服用本方，有通气解毒的作用。

【解读】本方出自《活法机要》，具有活血止痛、内消疮肿、通一切气之功效。凡痈毒疮疖，或他病经络闭阻而具有胀痛、刺痛、结块不消等症状，均为使用此方的适应证。

方中瓜蒌仁当易全瓜蒌或天花粉代之，疗效更胜（因全瓜蒌宽胸散结、清热祛痰之力强；天花粉生津养胃、解毒消肿之效佳）。方中青陈皮、穿山甲、全瓜蒌或天花粉乃通气畅络主力，为加减应用时所不可少者，并且青陈皮用量大于其余两药。

【医案助读】

乳痈　曹某，女，21 岁，白河乡农民。1985 年 12 月新产后因急性乳腺炎住院，经抗炎、补液治疗热退身凉，但双乳肿硬逾月不消。曾作切口探排，脓腔小排脓少，乃转中医治疗。观其形态消瘦，双乳稍红肿大、扪之稍热、按之木硬，舌质红、苔薄白，脉弦细数。乳痈虽经治疗邪气稍减，然余毒未尽，邪瘀蕴结，经络阻塞，气血不通，所以逾月仍肿硬难消。当清热解毒，通气消痈。用复元通气散加味：青陈皮各 12g，穿山甲（打碎先煎）6g，全瓜蒌 6g，金银花 10g，连翘 10g，紫花地丁 15g，蒲公英 15g，生甘草 10g，白酒一小杯入药同煎。服 6 剂肿硬全消，继用八珍汤 3 剂善后。[石中盛. 石瑞荃运用复元通气散临证经验. 江西中医药，1992，(1)：11－12.]

双解贵金丸

【原文】此方治背疽诸毒初起，木闷坚硬，便秘，脉沉实者，悉效。随证加药，服法列后。

生大黄一斤　白芷十两　上二味为末，水丸。每服三五钱，五更时用连须葱大者三根，黄酒一碗，煮葱烂，取酒送药。服毕盖卧出汗，过三二时，俟大便行一二次立效。

按语　此宜通攻利之剂也。济之以葱酒，力能发汗，故云双解。弱者随用中剂，行后以四君子汤补之。老人虚人，每服一钱，用人参加生姜煎汤送下，过一时，再一服。得睡，上半身得汗则已。

〖方歌〗双解贵金治诸毒，肿疡初起木硬坚，大黄白芷为丸服，葱酒煎送汗下痊。

【白话文】本方适用于邪毒内结的发背、搭疽等各种疮痈初起，患部皮肤木而坚硬、大便秘结、脉象沉实等。有开闭导结的作用。

【解读】本方兼有发表疏解与通利大便，即表里两解的作用，所以叫做双解贵金丸。以黄酒煎葱送药，为的是更能帮助发汗。如病人身体较弱，用量可以适当减少约一半，大便通利以后，再取四君子汤调补。如病人系老人或体质较虚的，每次用量一钱，并用人参加生姜煎汤送服，过 1 小时以后，如法再服一钱，令病人盖被睡下，使上半身汗出即效。

黍米寸金丹

【原文】此方乃异人所传，常有异中急证、忽然卒倒者，撬开牙关，研灌三丸，其人即活。又能治发背痈疽、遍身壅肿、附骨痈疽等证也。凡初起憎寒壮热，四肢倦怠，沉重者，不分表里、老幼、轻重，并宜服之。

乳香　没药各一钱　狗胆（干者）一个　鲤鱼胆（阴干）三个　硇砂二钱　蟾酥二钱　狗宝一钱　麝香五分　白丁香四十九个　蜈蚣（酥炙）全者七条　黄蜡三钱　乌金石一钱　头胎男乳一合　轻粉一钱　雄黄一钱　水银（炼粉霜白色者）三钱　上十六味为细末，除黄蜡、乳汁二味，熬成膏子，同药和丸，如绿豆大。小儿用一丸，大人三丸，重者五丸。冷病用葱汤，热病用新汲水送下。衣被密盖，勿令透风，汗出为度，诸病如失。

〖方歌〗黍米寸金奇效方，痈疽发背服之良，乳香没药狗鲤胆，蟾硇宝麝白丁香，蜈蚣黄蜡乌金石，男乳轻雄共粉霜。

【白话文】本方能够治疗暴中，忽然昏迷跌倒，不省人事。用压舌板将病人牙关撬开，用三丸研末灌入，即时能苏醒过来。亦能治疗发背、附骨痈疽以及无名肿毒，凡在初起时见到恶寒高热、四肢沉重、倦怠无力的，不论属于表证或里证，症情轻或重，年老或年幼，都可以服用。

【解读】本方乃急救之剂，主治闭证。原方谓之不分表里、老幼、轻重，皆宜用之。细思方药组成，虫类、矿物质类药居多，临证当慎用。

麦灵丹

【原文】此丹能治痈疽恶毒，无名诸疡及疔疮回里，令人烦闷神昏。或妇人初发乳证，小儿痘疹余毒，或腰腿暴痛等证。

鲜蟾酥二钱　活蜘蛛（黑色大者佳）二十一个　定心草（即两头尖、鼠粪）一钱　飞罗面六两

上四味，共研一处，用菊花熬成稀膏，和好捻为麦子形，如麦子大。每服七丸，重、大者九丸，小儿、轻证五丸。在上俱用滚白水服，下用淡黄酒送服。每一料加麦子一合，收瓷罐内。

〖方歌〗麦灵丹治疔毒疽，鲜蟾酥与活蜘蛛，定心草共飞罗面，黄菊熬膏相合宜。

【白话文】本方适用于痈疽、无名肿毒，以及疔毒，因毒邪攻里，出现烦闷、神志昏迷等症状。此外又可治疗妇人乳痈初起，小儿天花、麻疹等病后余毒不清，或成人腰腿部忽然疼痛等证。

【解读】本方可清心醒神，有解毒之功。药物组成中有较多毒药，现临床少用。

保安万灵丹

【原文】此方治痈疽疔毒，对口发颐，风寒湿痹，湿痰流注，附骨阴疽，鹤膝风，及左瘫右痪，口眼歪斜，半身不遂，血气凝滞，遍身走痛，步履艰辛，偏坠疝气，偏正头痛，破伤风牙关紧闭。截解风寒，无不应效。

茅山苍术八两　麻黄　羌活　荆芥　防风　细辛　川乌（汤泡，去皮）　草乌（汤泡，去皮）　川芎　石斛　全蝎　当归　甘草　天麻　何首乌各一钱　雄黄六钱

上十六味，为细末，炼蜜为丸，重三钱，朱砂为衣，瓷罐收贮。视年岁老壮，病势缓急，斟酌用之。如恶疮初起二三日间，或痈疽已成至十日前后，未出脓者，状若伤寒，头痛烦渴，拘急恶寒，肢体疼痛，恶心呕吐，四肢沉重，恍惚闷乱，皮肤壮热，及伤寒四时感冒，传变疫证，恶寒身热，俱宜服之。用葱白九枝，煎汤调服一丸，盖被出汗为效。如汗迟以葱汤催之，其汗必出，如淋如洗，令其自收，不可露风，患者自快，疮未成者即消，已成者即高肿溃脓。如病无表里相兼，不必发散，只用热酒化服。

按语　此方原载诸风瘫痪门中，今移录于此者，盖疮疡皆起于荣卫不调，气血凝滞，始生痈肿。此药专能发散，又能顺气搜风，通行经络，所谓结者开之也。经云：汗之则疮已，正与此相合也。服后当避风，忌冷物，戒房事，如妇人有孕者勿服。

〖方歌〗万灵丹治诸痹病，此药犹能治肿疡，发表毒邪从汗解，通行经络效非常。麻黄羌活荆防细，川草乌芎石斛苍，全蝎当归甘草等，天麻何首共雄黄。

【白话文】本方适用于痈疽、疔疮、对口疽、发颐、风寒湿痹、湿痰流注、附

骨阴疽、鹤膝风等证。同时也可用于内科的中风或痹证，如半身瘫痪、口眼㖞斜、半身不遂、遍身游走疼痛、两脚行动不便，或疝气下坠、偏正头痛以及破伤风的牙关紧闭等。本方有发散风寒、通行经络的作用。

【解读】方名保安万灵，意指可治之证众多。细查病机，总属风寒痹阻，气血凝滞之证，临证当详查。

肿疡敷贴类方

【原文】凡肿疡初起时，肿高赤痛者，宜敷凉药，以寒胜热也。然亦不可太过，过则毒为寒凝，变为阴证。如漫肿不红，似有头而不痛者，宜敷温药，乃引毒外发也。经云：发表不远热，敷热药亦发表之意。凡调敷药，须多搅，则药稠黏。敷后贴纸，必须撕断，则不崩裂，不时用原汁润之。盖借湿以通窍，干则药气不入，更添拘急之苦矣。凡去敷药，必看毛孔有汗，意者为血脉通，热气散也，反此者逆。

【白话文】凡是肿疡，属于阳证初起，局部高肿，皮色焮红疼痛，根据以寒胜热的治疗法则，宜外敷清凉药物。使用中要注意不可寒凉太过，导致患部凝滞太过而生寒邪，从而由阳证变为阴证；如属于阴证初起，局部肿势散漫，皮色如常，或虽有疮头而无疼痛的感觉，应用温热的药物外敷，如《内经》“发表不远热”所言，外用热性药物可以达到发表散邪的作用。调配外敷药物，需要多次搅拌，才能使药物质地黏稠。敷药以后外贴的纸，要撕开口子，经常用药汁浸润，让外敷药物保持湿润，这样可使药气透入皮肤。如果敷药干燥，非但药性不能渗入吸收，还会使皮肤紧绷不适。每次换药时，要仔细观察敷药处的皮肤是否有微微汗出的情况。有汗说明患部皮肤血脉通畅，热气外散，是向好的表现。否则说明情况不佳。

【解读】凡外疡不论初起、成脓或者溃后，肿势散漫不聚，无集中之硬块者，均可使用本类方药。

如意金黄散

【原文】此散治痈疽发背，诸般疔肿，跌仆损伤，湿痰流毒，大头时肿，漆疮火丹，风热天疱，肌肤赤肿，干湿脚气，妇女乳痈，小儿丹毒。凡一切诸般顽恶热疮，无不应效，诚疮科之要药也。

南星　陈皮　苍术各二斤　黄柏五斤　姜黄五斤　甘草二斤　白芷五斤　上白天花粉十斤　厚朴二斤　大黄五斤　上十味共为咀片，晒干磨三次，用细绢罗筛，贮瓷罐，勿泄气。凡遇红赤肿痛，发热未成脓者，及夏月时，俱用茶清同蜜调敷。如欲作脓者，用葱汤同蜜调敷。如漫肿无头、皮色不变湿痰流毒、附骨痈疽、鹤膝风等证，俱用葱酒煎调敷。如风热所生，皮肤亢热，色亮游走不定，俱用蜜水调敷。如天疱、火丹、赤游丹、黄水漆疮、恶血攻注等证，俱用大蓝根叶捣汁调敷，加蜜亦可。汤泼火烧，皮肤破烂，麻油调敷。以上诸引调法，乃别寒热温凉之治法也。

〖方歌〗如意金黄敷阳毒，止痛消肿实良方，南陈苍柏姜黄草，白芷天花朴大黄。

【白话文】本方适用于痈疽、发背，各种疔疮肿毒，以及大头瘟、漆疮、火丹毒、天疱疮、干湿脚气、乳痈、小儿丹毒等各种热毒疮疡，有清热解毒、消肿止痛的作用，是外科的主要外用敷药方剂。

根据患部寒热的不同，分别使用各种调制方法：如疮疡红肿热痛尚未成脓的，以及病在夏季的，宜用茶汁同蜜混合调敷。如疮疡将要成脓的，用葱煎汤同蜜混合调敷。如果患部肿势散漫无头，皮色不变，属于湿痰流注、附骨疽、鹤膝风等较深的病证，用葱煎酒来调药外敷。如果由于风热所引起的疮疡，患部皮肤发热，皮色光亮红赤，游走不定，用蜜和冷开水混合调敷。又如天疱疮、火丹毒、赤游丹、黄水疮、漆疮，以及恶血攻注所引起的疾病，用大蓝根叶捣汁调敷，或加蜜一匙调和亦可。如系烫伤、火烧伤引起皮肤破烂，则用麻油调敷。

【解读】如意金黄散是中医外治的代表方之一，其外敷具有良好的临床疗效。综观文献，其主治病种大都具有“红肿热痛”的共性。

如意金黄散现代主要外用于治疗阑尾周围脓肿、流行性腮腺炎、急性软组织损伤、静脉脉管炎、亚急性甲状腺炎、慢性附睾炎、蜂窝织炎、多发性疖肿、毛囊炎、湿疹、急性淋巴炎、乳腺炎、丹毒、脓性指头炎、甲沟炎、原发性肝癌疼痛、炎性外痔、内痔、疥疮、压疮等病证。内服治疗胃及十二指肠溃疡等。

【医案助读】

疔疮　一妇人年近四旬，夫主不利，愁郁种种，抱怀不散。时值季夏，岁荒之极，腮发一疔，六日后方延予视，其时疔毒已经走散，头、目、唇、项俱肿，形色紫赤。予曰：肉肿疮不肿，乃疔毒走黄不治之证。……思之当先雇一贫人，以饭餐饱，再饮火酒数杯，随用针刺肿上十余处，令彼吸恶血数碗，将温汤洗净，用蟾酥锭磨浓涂之，四围敷金黄散早、晚二次，内以护心散、蜡矾丸清心护里，兼服降火化痰、开郁安神之药调治，庶保不变。吸血之后，余肿稍退。又至六日，夫又对言，何其不死？彼妇相闻甚苦，暴怒之极，仍又复肿，比前尤甚也。复用针刺肿甚上约十余处，出血三四碗，针孔上小膏盖贴，余肿仍敷。……以人参养荣汤加香附、贝母，服数日后，针口渐脓，余肿渐消，原疮处复得高肿，仍用蟾酥条插化，亦渐腐溃。外用生肌敛口，内服开郁和中、养血健脾等剂，调理百日外方愈。［明·陈实功著．郭华，吕文瑞校注．外科正宗．北京：中国医药科技出版社，2011：66－67.］

五龙膏

【原文】此膏治痈疽阴阳等毒，肿痛未溃者，敷之即拔出脓毒。

五龙草（即乌蔹莓，详《本草纲目》蔓草部，俗名五爪龙，江浙多产之） 金银花 豨莶草 车前草（连根叶） 陈小粉各等份 上四味俱用鲜草叶，一处捣烂，再加三年陈小粉，并飞盐末二三分，共捣为稠糊。遍敷疮上，中留一顶，用膏贴盖，避风为主。若冬月草无鲜者，预采蓄下，阴干为末，用陈米醋调敷，一如前法并效。如此方内五龙草，或缺少不便，倍加豨莶草亦效。

〖方歌〗五龙膏用拔脓毒，平剂五龙草银花，莶草车前俱捣烂，小粉飞盐搅糊搽。

【白话文】本方适用于痈疽，凡患部肿痛尚未溃破，不论阴证、阳证，用后均有拔脓清毒的作用。

【解读】使用中需注意，五龙草、金银花、豨莶草、车前草应为新鲜草叶；陈小粉，即陈年小麦粉，现可用医用淀粉炒焦存性替代。

四虎散

【原文】此散治痈疽肿硬，厚如牛领之皮，不作脓腐者，宜用此方。

草乌 狼毒 半夏 南星各等份 上四味为细末，用猪脑同捣，遍敷疮上，留顶出气。

〖方歌〗四虎散敷阴疽痈，顽肿不痛治之平，厚似牛皮难溃腐，草乌狼毒夏南星。

【白话文】本方适用于痈疽阴证，患部皮厚坚硬而肿，好像牛颈部的皮肤一样，不疼痛也不化脓外腐。

【解读】本方四味药均为毒性药，使用中需注意。功效能提毒散结，消肿止痛，但近年未见文献报道。

真君妙贴散

【原文】此散治痈疽诸毒，顽硬恶疮，散漫不作脓者，用此药敷之，不痛者即痛，痛者即止。如皮破血流、湿烂疼苦、天疱火丹、肺风酒刺等证，并用之皆效。

荞面五斤 明净硫黄（为末）十斤 白面五斤 上三味，共一处，用清水微拌，干湿得宜，赶成薄片微晒，单纸包裹，风中阴干，收用。临时研细末，新汲水调敷。如皮破血流湿烂者，用麻油调敷。天疱、火丹、酒刺者，用靛汁调搽并效。

〖方歌〗真君妙贴硫二面，水调顽硬不痛脓，油调湿烂流血痛，靛汁疱丹酒刺风。

【白话文】本方能治多种痈疽疮毒。凡是患部坚硬，肿势散漫而不能化脓的，外敷后，原先疮肿无痛感的，可促使酿脓作痛；原先疮肿作痛的，则能止痛。如患部破皮流血，糜烂作痛的，也可以使用。此外，对天疱疮、火丹毒、肺风酒刺等均有效。

【解读】痈疽无论阴、阳证，凡是患部坚硬，肿势散漫而不能化脓的，均可使用本方外敷。

二青散

【原文】此散治一切阳毒红肿、疼痛焮热等证，未成者即消。

青黛　黄柏　白蔹　白薇各一两　青露（即芙蓉叶）三两　白及　白芷　水龙骨（即多年艌[①]船旧油灰）　白鲜皮各一两　天花粉三两　大黄四两　朴硝一两　上十二味为末，用醋、蜜调敷。已成者留顶，未成者遍敷。

〖方歌〗二青散用敷阳毒，肿痛红热用之消，黛柏蔹薇青露及，芷龙鲜粉大黄硝。

【注释】①艌：niàn，音念。用桐油和石灰填补船缝。

【白话文】本方适用于一切属于阳证的疮毒，初起皮色红赤灼热疼痛，尚未成脓时，都能使之消散。

【解读】阳毒、跌损初期，皆为热毒壅滞于血脉，则红肿热痛。治当清热解毒、消肿散结之法。方中青黛、黄柏、白薇、白鲜皮、大黄、朴硝、芙蓉叶一派苦寒泻火解毒、消肿止痛之品，以治热毒内结；配以白蔹、白芷、天花粉、白及、水龙骨治痈散结、消肿排脓之物，以治瘀结肿痛。两组药合用，以增清解散结、消痈止痛之力。本方常用于阳毒证、跌打损伤初期，辨证要点为局部红肿热痛、舌红苔黄、脉弦数有力。现代临床常用于治疗软组织化脓性感染。

坎宫[①]锭子

【原文】此锭子治热毒肿痛，焮赤诸疮，并搽痔疮最效。

京墨[②]一两　胡黄连二钱　熊胆三钱　麝香五分　儿茶二钱　冰片七分　牛黄三分　上七味为末，用猪胆汁为君，加生姜汁、大黄水浸，取汁，酽醋各少许，相和药成锭。用凉水磨浓，以笔蘸涂之。

〖方歌〗坎宫锭子最清凉，热肿诸疮并痔疮，京墨胡连熊胆麝，儿茶冰片共牛黄。

【注释】①坎宫：八卦之一。

②京墨：是清代京都（北京）的陈墨，有清心、凉血、止血的作用。

【白话文】本方能治因热毒所致的各种疮疡，皮色红赤肿痛。亦能搽抹痔疮。

【解读】坎为水卦，经云“热者寒之”，故能治疗阳证。有清热凉血、消肿止痛的作用。

离宫锭子

【原文】此锭子治疔毒肿毒，一切皮肉不变、漫肿无头，搽之立效。

血竭三钱　朱砂二钱　胆矾三钱　京墨一两　蟾酥三钱　麝香一钱五分　上六味为末，凉水调成锭，凉水磨浓涂之。

〖方歌〗离宫锭治诸疔毒，漫肿无头凉水涂，血竭朱砂为细末，胆矾京墨麝蟾酥。

【白话文】本方适用于疔疮肿毒，以及患部皮色不变、肿势散漫无头的深部脓疡。

【解读】离为火卦，经云“寒者热之”，故能治疗阴证。有拔毒消肿之功。

白锭子

【原文】此锭专敷初起诸毒，痈疽疔肿，流注痰包恶毒，及耳痔[①]、耳挺[②]等证。

白降丹（即白灵药）四钱　银黝[③]二钱　寒水石二钱　人中白二钱　上四味，共为细末，以白及面打糊为锭，大小由人，不可入口。每用以陈醋研敷患处，如干再上，自能消毒。

〖方歌〗白锭专敷初起毒，痈疽疔肿与痰包，降丹银黝人中白，寒水白及醋研消。

【注释】①耳痔：外耳道内生长的良性肿物，如樱桃、羊乳者。

②耳挺：外耳道内生长的良性肿物，如枣核者。

③黝：yǒu，音有。是一种熔化银时，在容器罐底所剩的黑渣，有毒，能治顽癣。

【白话文】本方专治初起阶段的痈疽、疔疮、流注、痰包等病，也适用于耳痔、耳挺等。

【解读】本方有拔毒腐蚀作用。所治之证不分阴证、阳证。但本方毒性较大，使用需注意。

蝌蚪拔毒散

【原文】此散治无名大毒，一切火毒、瘟毒，敷之神效。

寒水石（研极细末）　净皮硝（研极细末）　川大黄（研极细末）各等份　蛤蟆子（初夏时，河内有蝌蚪成群，大头长尾者捞来，收坛内泥封口，埋至秋天化成水）　上用蝌蚪水一大碗，入前药末，各二两，阴干再研匀，收瓷罐内。每用时，以水调涂患处。

〖方歌〗拔毒散治无名毒，火毒瘟毒俱可施，寒水硝黄蝌蚪水，浸干药末水调之。

【白话文】本方适用于各种阳证疮毒，以及一切火毒、瘟毒等病。外敷本散，疗效显著。

【解读】本方有清热、解毒、消肿的作用。所治之证为阳证。使用的药物毒性较大，使用需注意。

二味拔毒散

【原文】此散治风湿诸疮、红胀痛痒、疥痱等疾，甚效。

明雄黄　白矾各等份　上二味为末，用茶清调化，鹅翎蘸扫患处，痒痛自止，红肿即消。

〖方歌〗二味拔毒消红肿，风湿诸疮痛痒宁，一切肌肤疥痱疾，雄矾为末用茶清。

【白话文】本方适用于风湿所致的各种疮疡，患部呈现红肿，痛痒相兼，如疥疮、痤痱等病。

【解读】本方有消肿止痛、解毒杀虫止痒的作用。可治风湿所致的各种疮疡，外用可能导致皮肤出现灼、痛等不适。在临床中应用本方治疗婴儿湿疹、带状疱疹、接触性皮炎、毛囊炎及淋巴结结核、淋巴结炎等疾病，疗效较为满意。本方简、便、廉、验，药源丰富，易于推广。

回阳玉龙膏

【原文】此膏治痈疽阴疮，不发热，不[①]痛，不肿高，不作脓，及寒热流注，冷痛痹风，脚气手足顽麻，筋骨疼痛，及一切皮色不变、漫肿无头、鹤膝风等证。但无肌热者，一概敷之，俱有功效。

均姜（炒）三两　肉桂五钱　赤芍（炒）三钱　南星一两　草乌（炒）三两　白芷一两　上六味制毕，共为细末，热酒调敷。

〖方歌〗回阳玉龙阴毒证，不热不疼不肿高，均姜桂芍星乌芷，研末须将热酒调。

【注释】①䁃：xìng，音杏。肿也。

【白话文】本方适用于不红不热的痈疽阴证。患部无发热、疼痛，亦无高肿化脓现象，或皮色不变，肿势散漫无头，以及鹤膝风、寒热流注、风痹冷痛、脚气手足麻木、筋骨酸痛等证。凡是患部皮肉不灼热发红的，都可以应用。

【解读】本方药性温热，有温经散寒、活血止痛的作用。主要治疗阴证，临床使用时多用热酒调敷，以便取效。现代临床报道较少。早期文献报道本方可治疗慢性化脓性骨髓炎、骨与关节结核、肌肉深部脓肿、关节炎、关节腔慢性积液、慢性炎症性软组织僵块、腰肌劳损、腰椎肥大、骨质增生等病证。

冲和膏

【原文】此膏治痈疽发背，阴阳不和，冷热相凝者，宜用此膏敷之。能行气疏风，活血定痛，散瘀消肿，祛冷软坚，诚良药也。

紫荆皮（炒）五两　独活（炒）三两　白芷三两　赤芍（炒）二两　石菖蒲一两五钱　上五味共为细末，葱汤、热酒俱可调敷。

〖方歌〗冲和发背痈疽毒，冷热相凝此药敷，行气疏风能活血，紫荆独芷芍菖蒲。

【白话文】本方能够治疗由于邪毒壅遏以致阴阳气血不得调和的痈疽发背。有行气疏风、活血止痛、散瘀消肿、祛寒软坚的作用。

【解读】冲和膏药性平和，适用于疮形肿而不高，痛而不甚，微热微红，介于阴阳之间的半阴半阳证。

【医案助读】

压疮 蒋某，男，78 岁，平顶山市头店乡蒋湾村退休教师。素有糖尿病、高血压病史，1991 年因患脑出血致使左侧肢体瘫痪，长期卧床，护理不当致臀部发生压疮，由于治疗欠佳，5 年未愈。1996 年 6 月来我科就诊，诊时见创面深达脊柱，面积 7cm × 5.5cm，创面坏死组织较多，色黑恶臭，创面渗出物颇多，脓臭稀薄。清创后敷以薄型加味冲和膏，治疗 2 个月而愈。［王国川，胡景莲，王玉停. 加味冲和膏治疗褥疮. 安徽中医临床杂志，1998，10（6）：415.］

铁桶膏

【原文】此膏治发背将溃已溃时，根脚走散，疮不收束者，宜用此药围敷。

胆矾三钱　铜绿五钱　麝香三分　白及五钱　轻粉二钱　郁金二钱　五倍子（微炒）一两　明矾四钱　上八味共为极细末，用陈米醋一碗，杓[①]内慢火热至一小杯，候起金色黄泡为度。待温，用药末一钱，搅入醋内，炖温，用新笔涂于疮根周围，以棉纸覆盖药上，疮根自生绉纹，渐收渐紧，其毒不致散大矣。

〖方歌〗铁桶膏收毒散大，周围敷上束疮根，胆矾铜绿及轻粉，五倍明矾麝郁金。

【注释】①杓：sháo，同“勺”。

【白话文】本方适用于发背将要外溃或已溃后，患部根脚散漫，肿势不能收束局限，用膏围敷在疮的周围，起到箍围作用，可促使疮形缩小。

【解读】本方属中医外治法中的围药。临床应用围药时，应明确诊断，根据局部病变情况，辨证敷药。如《景岳全书》对围药的应用，指出：“若其肿痛热渴……证属纯阳者……外用抑阳散，则热毒自解，瘀滞自散；若似肿非肿，似痛非痛，似赤不赤……属半阴半阳者……外用阴阳散，则气血自和，瘀滞自消；若微肿微痛……属纯阴者……外用抑阴散，则脾胃自健，阳气自回也。”这是辨证应用围药的三个代表方剂。

乌龙膏

【原文】此膏治一切诸毒，红肿赤晕不消者，用此药敷上，极有神效。

木鳖子（去壳）二两　草乌半两　小粉四两　半夏二两　上四味于铁铫[①]内，慢火炒焦，黑色为度，研细，以新汲水调敷。一日一换，自外向里涂之，须留疮顶，令出毒气。

〖方歌〗乌龙膏用治诸毒，赤晕能收治肿疡，木鳖草乌小粉夏，凉水调敷功效良。

【注释】①铫：diào，音掉。便携的小金属锅，后引申为一种带柄有嘴煮开水熬东西用的器具。

【白话文】本方能治疗一切疮毒，患部皮色红赤高肿，外围红晕不消退。外敷此药，疗效显著。

【解读】本方有消肿止痛的作用。因本方四味药物中有三味是毒性药物，故临床较少应用。另有报道，单用小粉即效。

【医案助读】

疖肿 宋某，男，20 岁。1995 年 6 月 30 日初诊。病人两眉间生一疖肿，周围红肿，中间一小血脓头，疼痛，累及额部及眼睑，畏寒发热。诊断为面部疖肿。以镇江米醋 2.5ml 调乌龙粉 5g（小麦粉）成乌龙膏，外敷患处。左侧委中穴常规消毒后以三棱针缓刺法刺血 2ml。乌龙膏外敷后病人即感有清凉感，继则有痛痒，嘱其切忌挤压，次日复诊时寒热已退，疼痛减轻，肿胀消失，换药时有豆大脓头拔出。再以右侧委中刺血 2ml 而愈。[魏福良. 外敷乌龙膏配合委中刺血治疗疖肿 50 例. 中国民间疗法，1997，(5)：37－38.]

神效千捶膏

【原文】此膏专贴疮疡、疔毒初起，贴之即消。治瘰疬连根拔出。大人臁疮、小儿蟮[1]拱头等证，并效。

木鳖子（去壳）二个　白嫩松香（拣净）四两　铜绿（研细）一钱　乳香二钱　没药二钱　蓖麻子（去壳）七钱　巴豆肉五粒　杏仁（去皮）一钱　上八味和一处，石臼内捣三千余下，即成膏，取起浸凉水中。用时随疮大小，用手捻成薄片，贴疮上用绢盖之。

〖方歌〗千槌膏贴诸疔毒，瘰疬臁疮蟮拱头，木鳖松香铜乳没，蓖麻巴豆杏仁投。

【注释】①蟮：shàn，音善。蚯蚓。蟮拱头即蝼蛄疖，以其疖疮形似曲蟮拱头之状者，出自《外科备要》卷中。

【白话文】本方应用于疮疡疔毒初起，敷后能使之消散。亦能治疗瘰疬，能使疬核连根拔出。此外，尚可用于大人的臁疮、小儿蟮拱头等证。

【解读】本方有散瘀活血、消肿止痛、化腐生肌等作用。

马齿苋膏

【原文】马齿苋性味清凉，能解诸毒，今用其一味，或服或敷，甚有功效，所治诸证列后：

治杨梅遍身如癞，喉硬如管者，取苋碗粗一握，酒水煎服出汗。

治发背诸毒。用苋一握，酒煎或水煮，冷服出汗，再服退热去腐，三服即愈。并杵苋敷之。

治多年顽疮、臁疮，疼痛不收口者，杵苋敷之，取虫。一日一换，三日后腐肉已尽，红肉如珠时，换生肌药收口。

治面肿唇紧，捣汁涂之。

治妇人脐下生疮，痛痒连及二阴者，用苋四两，青黛一两，研匀涂之。

治湿癣白秃，取石灰末炒红，用苋汁熬膏，调匀涂之。

治丹毒，加蓝靛根，和捣敷之。

〖方歌〗马齿苋膏只一味，杨梅发背服敷之，顽疮面肿捣汁用，妇女阴疮共黛施，湿癣白秃加灰末，丹毒蓝根相和宜。

【白话文】马齿苋性味清凉，有清热解毒、凉血止血作用，单用一味内服或鲜品捣烂外敷，能治疗下列各证：

杨梅疮，发满遍身，形如癞疮，咽喉吞咽困难的，用马齿苋一大把，以黄酒和水共煎内服，使令汗出。

发背疮毒，用马齿苋一握，以黄酒或水煮，候冷，内服，使令出汗；再服能够退热去腐，连续服后，即能痊愈。同时捣烂外敷疮部。

多年的顽疮、臁疮，患部疼痛，不能收口，捣药外敷，有去腐生新的作用。每天换药一次，三天以后，腐肉去净，新肉生长时，改用生肌的药剂以收口。

面部风热作肿，捣汁外涂。

妇女脐下小腹部湿热生疮，痛痒兼作，连及前阴和肛门，用马齿苋四两，青黛一两，研匀外敷。

湿癣、白秃疮，用石灰末炒红，加马齿苋汁，共熬成膏，调和外涂。

丹毒，用马齿苋同蓝靛根一起捣烂外敷。

【解读】马齿苋取鲜品之汁，以其叶汁善走表，清热解毒、凉血、散血、消肿。

【医案助读】

中耳炎　张某某，女，10岁。有中耳炎病史8年，双耳反复发作，多由外感而诱发。发热、耳痛、耳胀、耳鸣、咽痛，外耳道分泌物较多，每用西药抗生素治疗，虽可一时控制症状，但时作时止，此次发作，痛苦无比，其母邀吾诊治。取适量新鲜马齿苋捣烂取汁、加苍耳虫数条、冰片少许滴耳，滴耳9次而愈，后又滴9次以巩固治疗，随访未复发。[谭毅. 马齿苋治疗中耳炎、鼻窦炎. 中医杂志，2005，46（8）：576.]

溃疡主治类方

四君子汤

人参　茯苓　白术（土炒）各二钱　甘草一钱　上四味，姜三片，枣二枚，水煎服。

四物汤

川芎一钱五分　当归（酒洗）三钱　白芍（炒）二钱　地黄三钱

上四味，水煎服。

八珍汤

人参一钱　茯苓一钱　白术一钱五分　甘草（炙）五分　川芎一钱　当归一钱　白芍（炒）一钱　地黄一钱

上八味，水煎服。

十全大补汤

于八珍汤加入黄芪、肉桂。水煎服。

人参养荣汤

于十全大补汤内去川芎，加远志、陈皮、五味子。水煎服。

内补黄芪汤

于十全大补汤内去白术，加入远志、麦冬二味。水煎服。

按语　四君子汤，补气不足者也。四物汤，补血不足者也。八珍汤，双补血气不足者也。十全大补汤，大补血气诸不足者也。人参养荣汤，去川芎者，因面黄血少；加陈皮以行气之滞，五味子以收敛气血，远志以生心血也。内补黄芪汤，治溃疡口干。去白术者，避其燥能亡津也；加远志、麦冬者，以生血生津也。如痛者，加乳香、没药以定痛；硬者，加穿山甲、皂角刺以消硬也。以上诸方，凡痈疽溃后诸虚者，悉准于此，当随证酌用之。

〖方歌〗*四君参苓白术草，四物芎归芍地黄，二方双补八珍是，更加芪桂十补汤。荣去芎加陈远味，内去术加远冬良，痛甚乳没硬穿皂，溃后诸虚斟酌方。*

【白话文】四君子汤有补气的作用，四物汤有补血的作用，合二方即八珍汤，能补益气血的不足。八珍汤内加黄芪、肉桂二味，为十全大补汤，有大补气血的功效。十全大补汤减去川芎，加陈皮以通行滞气、五味子以收敛气血、远志以生心血，名为人参养荣汤。如十全大补汤减去白术，加麦冬、远志，名叫内补黄芪汤，能够治疗溃疡口干的病人；其所以减去白术，是因为白术性温偏燥，避免耗伤津液。如果疮口疼痛的，加乳香、没药止痛；余坚未消的，加穿山甲、皂角刺以促使消散。以上几个方剂，对于痈疽溃破以后，出现虚弱情况的，都可以随证选择应用。

【解读】《外科启玄》说："言补者，治虚之法也，经云，虚者补之。"补法就是用补养的药物，恢复人体正气，助养其新生，使疮口早日愈合。此法适用于溃疡的后期，毒势已去，精神衰疲，元气虚弱，脓水清稀，疮口难敛者。凡气血虚弱者，宜补养气血；脾胃虚弱者，宜理脾和胃；肝肾不足者，宜补益肝肾等。但毒邪未尽之时，切勿遽用补法，以免留邪为患，助邪鸱张，而犯“实实之戒”。

异功散

人参二钱　白术（土炒）二钱　茯苓一钱　甘草（炙）五分　陈皮五分　上五味，姜三片，枣二枚，水煎服。

理中汤

人参二钱　白术（土炒）二钱　干姜一钱　甘草（炙）五分　上四味，水煎服。

六君子汤

人参二钱　白术（土炒）二钱　茯苓一钱　甘草（炙）一钱　陈皮一钱　半夏（制）一钱五分　上六味，姜三片，枣二枚，水煎服。

香砂六君子汤

人参一钱　白术（土炒）二钱　茯苓一钱　甘草（炙）五分　藿香（或木香）一钱　陈皮一钱　半夏（制）一钱五分　砂仁五分　上八味，姜三片，水煎服。

按语　四君子汤加陈皮，名异功散，溃后脾虚气滞者宜之。四君子汤减茯苓，加干姜，名理中汤，溃后脾虚寒滞者宜之。盖气虚则阳虚，阳虚生寒，故于补气药中，加温热之味也。四君子汤加陈皮、半夏，名六君子汤，溃后气虚有痰者宜之。六君子汤加藿香（或木香）、砂仁，名香砂六君子汤，溃后胃虚痰饮呕吐者宜之。无痰饮气虚，呕逆甚者，加丁香、沉香；溃后，气虚有寒，加肉桂、附子；溃后泻者，加诃子、肉豆蔻；肠滑不固，加罂粟壳；食少咳嗽者，加桔梗、麦冬、五味子；渴者加干葛根；伤食脾胃虚弱，加山楂、神曲、谷芽（或麦芽）。

此皆溃后气不足者，以四君子汤为主，随证加减也。

〖方歌〗四君加陈异功散，理中减苓加干姜，有痰陈半六君子，呕吐砂仁木藿香，逆加丁沉寒桂附，泻加诃蔻粟滑肠，咳桔冬味渴加葛，伤食楂曲谷麦良。

【白话文】四君子汤加入陈皮，名为异功散，适用于疮疡溃破以后脾虚气滞的病人。四君子汤减去茯苓，加入干姜，名为理中汤，适用于疮疡破溃以后脾虚兼有寒气凝滞的病人。因为气虚易致阳虚，阳虚则寒气凝滞，所以要在补气的方剂中加入温药，起到补气祛寒的作用。四君子汤加入陈皮、半夏，名为六君子汤，对于疮疡破溃以后气虚有痰的病人适宜。六君子汤加入藿香（或木香）、砂仁，名为香砂六君子汤，对于疮疡破溃以后胃虚有痰饮而见呕吐的病人适宜；如果没有痰饮，而呕吐气逆甚者，可加丁香、沉香；如气虚有寒的，可加肉桂、附子。疮疡溃后，而出现大便泄泻的，在四君子汤里加入诃子、肉豆蔻；如大便滑泄不能固涩的，再加罂粟壳。如果溃后食欲不好，且有咳嗽的，可在四君子汤内加入桔梗、麦冬、五味子。口渴的加干葛。若脾胃本来虚弱，以致饮食停滞不化的，在四君子汤内加山楂、神曲、谷芽或麦芽，以健脾消导。

以上都是疮疡溃后，出现中气不足情况，用四君子汤作为主方随症加减的治法。

【解读】四君子汤首见于北宋《太平惠民和剂局方》，因其善补气，为补气之基本方，常用于面色萎黄、语声低微、食少神倦、四肢乏力、舌淡苔白、脉虚弱之脾胃气虚证。中医学认为虚证主要有气虚、血虚、阴虚、阳虚四种类型，相应地便有补气、补血、补阴、补阳四种治法及相应的药物及方剂，四君子汤属其中之补气方剂，因其善补益虚弱之气，故为补气之基础方剂。因其补而不滞，利而不峻，作用冲和平淡，如宽厚平和之君子，故名“四君子汤”。

托里定痛汤

于四物汤内，加肉桂、乳香、没药、粟壳。水煎服。

圣愈汤

于四物汤内，加柴胡、人参、黄芪。水煎服。

柴胡四物汤

于四物汤内，加柴胡、人参、黄芩、半夏、甘草。水煎服。

地骨皮饮

于四物汤内，加牡丹皮、地骨皮。

知柏四物汤

于四物汤内，加知母、黄柏。

三黄四物汤

于四物汤内，加黄连、黄芩、黄柏。

按语　托里定痛汤，溃后血虚疼痛者宜之。圣愈汤，溃后血虚内热，心烦气少者宜之。柴胡四物汤，溃后血虚有寒热者宜之。地骨皮饮，溃后不寒者宜之。知柏四物汤，溃后五脏阴火骨蒸者宜之。三黄四物汤，溃后六腑阳火烦热者宜之。盖血虚则阴虚，阴虚生热，故补血药中，多加寒凉之味也。此皆溃后血不足者，以四物汤为主，随证加减也。

〖方歌〗四物加桂乳没粟，托里定痛功效奇，圣愈四物参芪入，血虚血热最相宜。血虚寒热小柴合，惟热加丹地骨皮，阳火烦热三黄合，阴火骨蒸加柏知。

【白话文】四物汤加肉桂、乳香、没药、罂粟壳，名为托里定痛汤，适用于疮疡破溃以后，由于血虚而作痛的。加柴胡、人参、黄芪，名为圣愈汤，适用于溃后血虚，而生内热，症见心烦、少气不足等症。加入柴胡、人参、黄芩、半夏、甘草，名为柴胡四物汤，适用于溃后血虚，而有寒热往来少阳证的。加牡丹皮、地骨皮，名为地骨皮饮，适用于溃后有微热的病人。加知母、黄柏，名为知柏四物汤，适用于溃后阴虚火旺，潮热骨蒸的病人。加黄连、黄芩、黄柏，名为三黄四物汤，适宜于溃后湿热内盛，而见烦热的病人。凡是血虚的可伴有阴虚，阴虚可以产生内热，所以要在补血的方剂中，加入寒凉的药物。以上这些方剂，都是疮疡破溃以后，病人血虚不足，用四物汤作为主方，随证加减的治法。

【解读】四物汤最早见于宋代的《太平惠民和剂局方》（公元 1151 年）。从药物及主治证分析，四物汤源出《金匮要略》中之胶艾汤，去阿胶、甘草、艾叶而成，是临床习用的补血和血、调经的基本方。以上方剂虽加减变化虽多，在治疗上总离不开四物汤的基本药物（熟地、当归、川芎、白芍）、制方大法（补血调血）和主因主证（营血不足）三者。

补中益气汤

【原文】补中益气汤，治疮疡元气不足，四肢倦怠，口干时热，饮食无味，脉洪大无力，心烦气怯者，俱宜服之。

人参一钱　当归一钱　生黄芪二钱　白术（土炒）一钱　升麻三分　柴胡三分　甘草（炙）一钱　麦冬（去心）一钱　五味子（研）五分　陈皮五分　上十味，水二盅，姜三片，枣二枚，煎一盅，空心热服。

【白话文】补中益气汤，适用于疮疡溃后，由于元气不足，而见四肢倦怠无力、饮食乏味、心烦气短、口干、脉象洪大、按之无力等脾阳下陷的症状。

【解读】补中益气汤出自金代名医李东垣《脾胃论》，由黄芪、人参、白术、炙甘草、当归、陈皮、升麻、柴胡组成，共奏补气健脾、升阳举陷之功。其中黄芪益气补中、升阳固表为君，人参、炙甘草、白术益气健脾为臣，当归补血和营、陈皮理气和胃共为佐，升麻、柴胡升举清阳为使。适用于脾胃气虚、中气下陷引起的各类病证。

人参黄芪汤

【原文】治溃疡虚热，不睡少食，或寒湿相凝作痛者效。即前方去柴胡，加神曲五分炒，苍术五分炒，黄柏五分炒。

〖方歌〗补中益气加麦味，溃后见证同内伤，参芪归术升柴草，麦味陈皮引枣姜，人参黄芪寒湿热，加曲苍柏减柴方。

【白话文】人参黄芪汤适用于疮疡溃后，气虚内热，症见失眠、饮食减少；或由于寒湿互结，疮口作痛等。方药组成即在补中益气汤的基础上，去柴胡，加炒神曲、炒苍术、炒黄柏各五分。

【解读】本方是东垣治诸虚以甘温之法调补脾胃的方剂之一，其中以生黄芪、党参补脾胃之元气，升麻、柴胡以升清阳，当归养阴血。气血之源充，则肌肉生长、皮毛生，痈疮可愈。这亦是所谓托里生肌的道理。《本草纲目》云：人参“补益元气”、黄芪主治“痈疽久败疮，排脓止痛”“治发背（背痈），内补”“补肺气……实皮毛”。二药皆甘温，服此方后脾胃之气足，升降之机畅通，气血之源充。

【医案助读】

乳痈 陈某，女，23岁，工人。病人产后半月时患左侧乳腺炎，化脓后切开引流，已月余，伤口仍不痊愈。病人面色不华，稍动则汗出，消瘦，双眉紧锁，语言低微，周身疼痛，低热，纳食极少；伤口深，探针可下4cm，伤口周围色紫暗，流清稀血水。脉细数无力，舌尖红、质嫩、苔白。诊为乳痈，辨证属气血亏虚。拟人参黄芪汤加减：生黄芪30g，川芎10g，党参10g，金银花10g，桔梗10g，黄连10g，白芷10g，贝母10g，天花粉10g，升麻10g，柴胡10g，当归10g，生甘草10g。服药7剂后，伤口转有浅黄色脓汁流出，病人汗出稍减，大便已下，食欲好转，身痛消失，热退。上方黄芪加至100g，又进7剂，伤口变浅，周围有肉芽长出，色红润，伤口收敛。继以上方加党参至20g，王不留行10g，又进10剂而病愈。［石耀崑．人参黄芪汤加味治疗痈疮虚证验案三则．天津中医，2000，17（3）：48.］

独参汤

【原文】此汤治溃疡脓水出多，元气虚馁，外无邪气，自汗脉虚者宜服之。

人参二两 上一味，水二盅，枣十枚（或莲肉、龙眼肉），煎好徐徐服之。若煎至稠厚，即成膏矣。作三次，用醇酒热化服之亦可。

〖方歌〗脓水过多元气馁，不生他恙独参宜，徐徐代饮无穷妙，枣莲元肉共煎之。

【白话文】本方适用于疮疡溃后，脓血过多，以致元气大虚欲脱，症见脉虚、自汗不止，而无外邪表证者。

【解读】人参性微温、味甘，微苦，归脾、肺两经，具有大补元气、补脾益肺、生津止渴、安神增智的功效。人参单行，大量浓煎服，即独参汤。独参汤始记于《十药全书》，是我国古代抢救急、危、重症病人的重要方剂。

温胃饮

【原文】此汤治痈疽脾胃虚弱，或内伤生冷，外感寒邪，致生呃逆、中脘疼痛、呕吐清水等证，宜急服之。

人参一钱　白术（土炒）二钱　干姜（炮）一钱　甘草一钱　丁香五分　沉香一钱　柿蒂十四个　吴茱萸（酒洗）七分　附子（制）一钱　上九味，水三盅，姜三片，枣二枚，煎八分，不拘时服。

〖方歌〗温胃饮治寒呃逆，内伤外感胃寒生，理中加丁沉柿蒂，寒盛吴萸附子宁。

【白话文】本方适用于痈疽脾胃虚弱，或由于内伤生冷，外感寒邪，因而发生呃逆、胃脘部疼痛、呕吐清水等证候。

【解读】温胃饮方出自《医宗金鉴》，药由附子、干姜、人参、白术、甘草、大枣、吴茱萸、丁香、沉香、柿蒂、生姜组成，全方具益气健脾、温胃散寒、降逆化饮之功。

橘皮竹茹汤

【原文】此汤治溃疡，胃火上逆气冲，以致时时呃逆，身热烦渴，口干唇焦，此热呃也，服之有效。

橘红二钱　竹茹三钱　生姜一钱　柿蒂七个　人参一钱　黄连一钱　上六味，水二盅，煎八分，空心温服。

〖方歌〗橘皮竹茹热呃逆，胃火气逆上冲行，橘红竹茹姜柿蒂，虚加参补热连清。

【白话文】本方适用于溃疡病人由于胃有虚热，气逆上冲，以致时时呃逆，兼见内热、烦躁、口渴、唇燥等症属热呃者。有清热补虚、降逆止呃的作用。

【解读】本方由橘皮、竹茹、生姜、柿蒂、黄连、人参组成，具有补虚清热、理气降逆的功效。橘皮味苦辛，性温，归肺、脾经，有理气健脾、燥湿化痰功效；竹茹味甘，性微寒，有清热化痰、除烦止呕功效。橘皮得竹茹可使橘皮温而不燥，竹茹得橘皮可使竹茹清而不寒。同时橘皮、竹茹、生姜合用有化痰清肺、健脾益胃之功效，还可减轻苦寒药对胃肠的不良反应。

胃爱丸

【原文】此丸治溃疡脾胃虚弱，诸味不喜者，宜服此丸，助脾气开胃口，而饮食自进矣。

人参一两　山药（肥大上白者，切片，男乳令拌透，晒干微焙）一两　建莲肉（去皮、心）五钱　白豆蔻三钱　小紫苏（蜜拌晒干，微蒸片时，连梗叶切片）五钱　陈皮（用陈老米先洗黄色，方入同炒，微燥，勿焦）六钱　云片白术（鲜白者，米泔浸去涩水，切片晒干，同麦芽拌炒）一两　甘草（炙）三钱　上白茯苓（切一片厚咀片，用砂仁二钱同茯苓同碗内，饭上蒸熟）一两　上九味，共为细末，用老米二合，微焙碾粉，泡荷叶熬汤打糊丸，梧桐子大。每服八十丸，清米汤送下，不拘时服。

〖方歌〗不思饮食宜胃爱，开胃扶脾效若仙，异功山药苏梗叶，建莲白蔻米糊丸。

【白话文】本方适用于溃疡病人脾胃虚弱，饮食乏味，服后有健脾醒胃、增进食欲的作用。

【解读】胃爱丸是为“开胃扶脾”而设，其立方要旨是重视脾胃为后天之本。此方以异功散加山药、紫苏、建莲、白豆蔻，是以益气健脾和胃为主，兼有理气祛湿之效。山药、建莲肉性甘、平，两者平补脾胃，淡渗祛湿；白豆蔻、紫苏辛温芳香醒脾化湿；陈皮苦温燥湿健脾。全方体现了健脾胃祛湿邪，平和轻疏灵动的特色。

【医案助读】

十二指肠球部溃疡 李某，男，55 岁，六安市大别山路某机关干部。因胃脘部胀满半月于 2005 年 11 月 14 日初诊。胃镜示：十二指肠球部溃疡（活动期）。既往有球部溃疡史，遇寒温季节变化易复发。求诊时，胃脘怕凉，同时有口干，诊舌质淡红、苔薄微黄，脉细缓，刻下伴嗳气、泛酸。予胃爱汤加干姜 6g，黄连 3g，乌贼骨 10g，旋覆花 10g（包），代赭石 30g（先煎），砂仁 10g（后下）。

11 月 28 日复诊：胃脘部胀满明显好转，仍有嗳气，舌质淡红、苔薄微黄，脉如前。改干姜 4.5g，黄连 4.5g。

12 月 5 日复诊：诸症已愈，诊脉细缓，舌质淡红、苔少。改代赭石 15g 先煎。再服 10 余剂，复查胃镜，溃疡愈合。随访 1 年，病情无复发。[唐伟，张文东，王士汉，等. 张炳秀教授巧用金鉴胃爱丸验案举隅. 中国中医药现代远程教育，2009，7（11）：16－17.]

清震汤

【原文】治溃疡脾肾虚弱，或误伤生冷，或气恼劳役，或病后入房太早，以致寒邪乘入中脘，乃生呃逆，急服之。

人参　益智仁　半夏（制）各一钱　泽泻三分　香附　陈皮　白茯苓各一钱　附子（制）一钱　炙甘草一钱　柿蒂二十四个　水煎服。

〖方歌〗清震汤治肾家寒，人参益智半夏攒，泽泻香附陈茯苓，附子甘草柿蒂煎。

【白话文】本方治疗疮疡溃后脾肾虚弱的病人，或由于误伤生冷饮食，或因怒而肝气郁结，或因疲劳过度，或病后因房事肾气受伤，等等，以致寒邪乘虚侵入中脘，发生呃逆，赶紧服用。

【解读】本方用于各种原因引起的呃逆一证，主要为寒邪乘虚侵入中脘，发生呃逆。有温中和胃的作用。

二神丸

【原文】此丸治痈疽，脾肾虚弱，饮食不消，黎明溏泻者，服之有效。

肉果（面裹煨，肥大者，捣去油）二两　补骨脂（微炒香）四两　上二味，共为细末，用大枣四十九枚，老生姜四两切片，水浸姜、枣，煮至水干为度，取枣肉为丸，桐子大。

每夜半，用清米汤送下七十丸，治肾泻脾泻甚效。

〖方歌〗二神丸治脾肾弱，饮食不化泻黎明，肉果补脾骨脂肾，生姜煮枣肉丸成。

【白话文】本方治疗痈疽病人脾肾虚弱，症见消化不良、黎明时泄泻，应用本方有效果。

【解读】二神丸出自宋代许叔微的《普济本事方》，由补骨脂和肉豆蔻二味药组成，具有温肾暖脾的功效。自建方始，其主症为“全不进食”，病位在脾、肾二脏，病因病机为“肾气怯弱，真元衰劣，自是不能消化饮食……”故“此病不可全作脾虚”。至明·薛己《内科摘要》中始与五味子散辑为一方，名曰四神丸，合治脾肾虚寒导致的“五更泄泻、不思饮食，或久泻不愈、腹痛腰酸肢冷、神疲乏力等”。

加味地黄丸

【原文】此丸治痈疽已溃，虚火上炎，口干作渴者，宜服之。

熟地（酒蒸，捣膏）八两　山药（炒）四两　山萸肉（去核）五两　白茯苓四两　牡丹皮（酒洗）四两　泽泻（蒸）三两　肉桂六钱　五味子（炒）三两　上八味共为末，炼蜜丸如梧桐子大。每服二钱，空心盐汤送下。

〖方歌〗加味地黄劳伤肾，水衰津少渴良方，山萸山药丹苓泽，肉桂五味熟地黄。

【白话文】本方适用于痈疽破溃以后，肾阴虚损，津液亏少，以致虚火上炎，口干作渴。

【解读】本方即金匮肾气丸去附子，加五味子而成。有滋阴降火的作用。使用中需注意选用北五味子。

参术膏

【原文】此膏治痈疽发背等证，大溃脓血之后，血气大虚，急宜用此补之。

人参（切片，用水五大碗，砂锅慢火熬至三碗，将渣再煎汁一碗，共享密绢滤净，复熬稠厚，瓷碗内收贮，听用）半斤　云片白术六两　怀庆熟地（俱熬，同上法）六两　以上三膏，各熬完毕，各用瓷罐盛之，入水中待冷取起，密盖勿令泄气。如患者精神短少，懒于言动，短气自汗者，以人参膏三匙，白术膏二匙，地黄膏一匙，俱用无灰好酒一杯，炖热化服。如脾虚弱，饮食减少，或食不知味，或已食不化者，用白术膏三匙，人参膏二匙，地黄膏一匙，热酒化服。如腰膝酸软，腿脚无力，皮肤枯槁者，用地黄膏三匙，参术膏各二匙化服。如气血脾胃相等，无偏盛者，三膏每各二匙，热酒化服。此膏用于清晨及临睡时，各进一次，自然强健精神，顿生气血，新肉易长，疮口易合，一切疮形危险，势大脓多者，服之自无变证也。夏天炎热，恐膏易变，令作二次熬用亦好。愈后常服，能须发变黑，返老还童。以上诸方，功难及此。

〖方歌〗参术膏治大脓后，血气双补此方宗，人参白术同熟地，熬成膏服有奇功。

【白话文】本膏适用于痈疽发背等大溃脓血之后，血气大虚，有气血双补的功效。

【解读】本方可强健精神，增生气血，加速疮口新肉的生长愈合。对于一切疮势较险、出脓较多的病人，服用本方，有防止发生变证的功效。病愈之后，如常服用，可有补中益气、宁神健身的功效。

八仙糕

【原文】此糕治痈疽脾胃虚弱，食少呕泄，精神短少，饮食无味，食不作饥，及平常无病久病者服之，能健脾胃。

山药六两　人参六两　粳米七升　糯米七升　白蜜一斤　白糖霜二两半　莲肉六两　芡实六两　白茯苓六两　上将山药、人参、莲肉、芡实、茯苓五味，各为细末，再将粳、糯米为粉，与上药末和匀；将白糖入蜜汤中炖化，随将粉、药乘热和匀，摊铺笼内，切成条蒸熟，火上烘干，瓷器收贮。每日清早白汤泡数条，或干用亦可，饥时随用，服至百日，启脾壮胃，功难笔述。

〖方歌〗八仙糕用健脾胃，食少呕泄服之灵，山药人参粳糯米，蜜糖莲芡白云苓。

【白话文】本糕适用于痈疽病人，脾胃虚弱、饮食减少、作呕、腹泻、精神疲乏、饮食乏味、不易饥饿等症。功能健脾开胃。常人或久病之人，也可服用。

【解读】八仙糕系传统名产，历史悠久，后人易名为八珍糕。该品具有健脾益胃的功能，主治因脾胃虚弱而引起的消化不良、腹胀便溏、面色萎黄、体弱形疲等症。对幼老体弱及病后体虚、脾胃虚弱的病人，尤为有效。

洗涤类方

【原文】洗有荡涤之功。涤洗则气血自然舒畅，其毒易于溃腐，而无壅滞也。凡肿在四肢者，溻[①]渍之；在腰腹脊背者，淋之；在下部者，浴之。俱以布帛或棉蘸洗，稍温即易，轻者日洗一次，重者日夜洗二次，每日洗之，不可间断。凡洗时，冬月要猛火以逼寒气，夏月要明窗以避风凉。若不慎此，轻则有妨收口，重则恐变纯阴。夫洗药不一，如初肿与将溃者，俱用葱归溻肿汤烫洗。如阴证不起者，俱用艾茸汤敷法。如溃后，俱用猪蹄汤烫洗。用猪蹄汤者，以助肉之气而逐腐也。此涤洗之法，乃疡科之要药也。

【注释】①溻：tā，音它。湿也。

【白话文】洗涤法，是用药物煎汤淋洗患部的方法。能使疮口洁净、祛除毒邪，从而达到治疗目的。如果患处在四肢，要使用湿敷法；在腰腹脊背处，则采取淋法；在身体下部，用浴法。使用的时候，要用棉布等蘸取药液清洗，温度稍凉就要更换药液。轻证每日洗涤 1 次，重者日夜洗涤 2 次，每日进行，不可间断。在洗涤的时候，要让室温保持一定的温度，冬季不可受寒，夏季要凉爽。如果不注意，轻则延长病程，严重的话可能导致转变为阴证。洗涤的时候，用药不一样，如果初发或快要溃破时，用葱归溻肿汤烫洗；如果是阴证，或者溃疡不起，用艾茸汤敷法。如果是溃后，猪蹄汤烫洗。之所以使用猪蹄汤，是为了助长体内生气而祛除病邪。这些洗涤的方法，是外科的要诀。

【解读】洗涤方药，有清洗、清除毒邪的作用。使用洗涤法，可以令气血舒畅，使毒邪易于溃破、腐解、排出，以清除体内的壅滞。

葱归溻肿汤

【原文】此汤治痈疽疮疡，初肿将溃之时，用此汤洗之，以疮内热痒为度。

独活三钱　白芷三钱　葱头七个　当归三钱　甘草三钱　上五味，以水三大碗，煎至汤醇，滤去渣，以绢帛蘸汤热洗，如温再易之。

〖方歌〗葱归溻肿洗诸毒，初起将溃用之宜，洗至热痒斯为度，独芷葱归甘草俱。

【白话文】本方适用于痈疽肿疡初起或将破溃时，用以洗涤，达到疮内有热痒感觉为度。

【解读】本方有疏导腠理，通调血脉的作用。方中独活、白芷祛风除湿，解毒止痒；葱白、当归通阳活血，舒肤润肌；甘草解毒和药。现代药理研究证实，甘草有抗菌、抗病毒、抗炎、抗过敏等作用，能保护感染的皮肤和黏膜，对某些毒物有类似葡萄糖醛酸的解毒作用和肾上腺皮质激素样作用，故方中不可或缺。

【医案助读】

肛门瘙痒症　曹某，男，48 岁。2003 年 4 月 26 日就诊。自述：肛门瘙痒 10 年余，夜间或安静时瘙痒剧烈，经多种方法治疗均无明显改善。检查：肛周皮肤色素加深，增厚，有抓痕，呈苔藓样变，边界清楚。无肛裂、肛瘘、外痔等肛肠原发病。诊断：肛门瘙痒症。治疗：葱归溻肿汤加僵蚕，水煎熏洗，7 天为 1 个疗程。2 个疗程后症状消失，再治疗 1 个疗程以巩固疗效。随访 6 个月无复发。[崔晶. 葱归溻肿汤外洗治疗肛门瘙痒症 136 例. 中医外治杂志，2006，15（5）：18－19.]

艾茸敷法

【原文】此膏治阴疮黑陷而不痛者，用之为良。以知痛则生，不知痛出紫血者死，然必内服大补回阳之剂以助之。

硫黄　雄黄各五钱　艾茸一斤　上以硫、雄二味为末，同艾入水煎半日。水将干，取艾出，捣烂，温敷患处。再煎再易，十余次为度。

〖方歌〗艾茸敷法治阴疮，黑陷不痛用之良，石硫雄黄同艾煮，捣成膏敷定能康。

【白话文】本膏适用于疮疡阴证，凡见疮口紫暗、塌陷而无疼痛感的，效果较好。用后如果出现痛感，则病情好转；如一直无痛，疮口出现紫黑色脓血，提示预后不良。在外用本膏的时候，要配合内服大补元阳的药物来辅助治疗。

【解读】本方药物作用峻猛，且部分药物毒性较强，现临床少用。

猪蹄汤

【原文】此汤治痈疽、诸毒流脓者，熬好洗之，以助肉气，消肿散风，脱腐止痛，去恶肉，活死肌，润疮口。如腐尽者，不必用之，当以米泔水热洗之，令疮洁净。不可过洗，过洗则伤水，皮肤破烂，难生肌肉敛口矣。

黄芩　甘草　当归　赤芍　白芷　蜂房　羌活各等份

上七味，共为粗末，看证之大小，定药之多少。先将猪前蹄一只，用水六碗，煮蹄软为度，将汁滤清，吹去汁上油花，即用粗药末一两，投于汁中；再用微火煎十数沸，滤去渣，候汤微温，即用方盘一个，靠身于疮下放定，随用软绢蘸汤淋洗疮上，并入孔内，轻手捺尽内脓，庶败腐宿脓，随汤而出，以净为度；再以软帛叠七八重，蘸汤勿令大干，覆于疮上，两手轻按片时，帛温再换，如此再按四五次，可以流通血气，解毒止痛祛瘀也。洗讫用绢帛挹干，即随证以应用之药贴之。

〖方歌〗猪蹄汤治痈疽毒，已溃流脓用此方，消肿散风能止痛，芩甘归芍芷蜂羌。

【白话文】本方治疗痈疽等毒邪所致疮口流脓之证，可以帮助疏通气血，有消肿散风、脱腐止痛、去恶肉、活死肌、润疮口的功效。使用中需注意，如果腐肉已经脱尽，则不必使用本方，而应用淘米水热洗，清洁疮口。不要过度清洗，否则容易导致皮肤破烂，疮口难以愈合。

【解读】猪蹄肉身具皮肉，甘咸而平，能入胃经，补血，通乳，托疮。王士雄在《随息居饮食谱》中言其“填肾精而健腰脚，滋胃液以滑皮肤，长肌肉可愈漏疡，助血脉能充乳汁，较肉尤补”，又为血肉有情之品，猪蹄之皮肉，应人之皮肉，正合“以皮之皮”“以形治形”之法。

阴证皮肤溃疡病程久，难以收口，且往往伴有系统相关疾病，局部气血郁滞，毒邪蕴结，且皮肤长期失养，皮肤精血亏虚，因此非草木能峻补其虚，而用猪蹄血肉有情之品以补之。

【医案助读】

坏疽性脓皮病　某某，女，33岁。因“右胫前皮肤红肿疼痛50余天，伴溃破流脓20余天”于2015年1月20日前来我院就诊。病人50余天前出现右下肢皮肤红肿，边界清楚，皮温稍高，伴疼痛，当地医院以“丹毒”治疗，予“抗生素、特定电磁波（TDP）照射、皮损处换药”等治疗未见好转。20余天前皮肤相继出现3处直径分别为1.5cm、2.0cm、3.0cm类圆形溃疡，1处5.0cm×2.0cm长方形溃疡，按之疼痛，伴少量脓性分泌物，遂来我院就诊，以“右胫前皮肤溃疡”收住入院。既往有2型糖尿病病史，血糖控制可。皮损：右胫前可见3处直径分别为1.5cm、2.0cm、3.0cm类圆形溃疡，1处5.0cm×2.0cm长方形溃疡，最深处达0.5cm，溃疡面凹凸不平，边缘潜行，基底颜色暗红，伴少量黄色分泌物，触痛明显，溃疡周围皮色暗红，未见明显肿胀，触之皮温不高。辅助检查：血常规、自身免疫抗体谱、体液免疫、真菌D－葡聚糖、梅毒及人类免疫缺陷病毒（HIV）抗体检查均未见异常；结核菌素试验（PPD）强阳性、结核感染T细胞（T－Spot）检测（－）；分泌物真菌图片（－）、培养出G－球菌。右下肢X线示：考虑软组织溃疡，邻近骨质未见异常。双下肢动静脉彩超无异常。皮肤组织病理学检查：右下肢炎性坏死物及炎性肉芽组织。诊断：溃疡型坏疽性脓皮病。治疗：先后外用聚维酮碘湿敷、阿米卡星洗剂换药、院内制剂“七星丹”外用提脓祛腐、TDP照射等常规治疗，并予静脉滴注左氧氟沙星抗感染7天，皮损无明显改变，故停用上述治疗。

入院7天后，坏疽性脓皮病诊断明确，予米诺环素100mg，2次/日口服抗感染；根据病程，溃疡色泽、长势情况，中医辨证为阴证溃疡，需补气血与托疮毒并进。用猪蹄1只（含蹄甲者）约300g，漏芦50g，以4000mL水炖至猪蹄熟烂，汤汁淋洗溃疡面。操作方法：待煎液凉至室温，纱布过滤后装入无菌瓶内，每日换药取400mL煎液水浴加热至约40℃，创面周围常规消毒后以汤液缓慢淋于溃疡面，并用无菌棉签擦洗溃疡面，淋洗完毕以油纱包扎。治疗期间嘱病人规则服用降血糖药物，血糖控制可。淋洗治疗28天后溃疡面已基本愈合，故停止淋洗。出院后2周（淋洗治疗后33天）门诊随访，溃疡面完全愈合，未见新发。[李天浩，项立明，王彩莹，等. 艾儒棣教授“漏芦猪蹄汤”淋洗治疗阴证皮肤溃疡探讨. 中国中西医结合皮肤性病学杂志，2017，16（3）：268－271.]

膏药类方

万应膏

【原文】此膏治一切痈疽发背、对口诸疮、痰核流注等毒，贴之甚效。

川乌　草乌　生地　白蔹　白及　象皮　官桂　白芷　当归　赤芍　羌活　苦参　木鳖子　穿山甲　乌药　甘草　独活　玄参　定粉　大黄各五钱　上十九味，定粉在外，用净香油五斤，将药浸入油内。春五夏三，秋七冬十，候日数已足，入洁净大锅内，慢火熬至药枯，浮起为度。住火片时，用布袋滤去渣，将油称准，每油一斤，兑定粉半斤，用桃、柳枝不时搅之，以黑如漆、亮如镜为度，滴入水内成珠，薄纸摊贴。

〖方歌〗万应膏用贴诸毒，发背痈疽对口疮，川草乌同地蔹及，象皮桂芷芍归羌，苦参木鳖穿乌药，甘独玄参定粉黄。

【白话文】本膏适用于一切痈疽发背、对口疽、痰核流注等疮毒，外部敷贴，效果很好。

【解读】本方有清泻火毒、清利湿热、活血散瘀、消肿止痛、止痒、生肌收口诸功。可广泛运用于外科常见病。并且外用效果好，无痛苦。

【医案助读】

慢性溃疡 张某某，男，35岁。1999年10月3日初诊。2个月以前右踝外侧不慎烫伤起疱，在某医院外敷黄纱条等换药时纱条与皮肉粘连，痛苦异常，反复损伤出血感染，渐渐溃烂下陷成一深井状溃疡，四壁竖直下陷深约1.5cm、宽约3cm，溃疡面暗红发绿，四周皮肤肿胀暗红，伴过敏、发痒，起丘疹滋水。经人介绍来诊。此溃疡既有感染、过敏，又有血循环障碍。细问之，病人长期吸毒，对诸多药物抗药性极强。外敷万应膏，3天后溃疡四周肿胀减轻，色转淡红，溃疡面有薄层白色分泌物，痒止不渗水，丘疹干枯。换药时不粘连，无痛苦。停内服药，又上药5天，溃底四周开始长出鲜肉，渐成漏斗状，四周肿显著消退及肤色转鲜活，此祛毒生肌之佳象。又上药5天溃疡渐长平肿胀消，丘疹消失，溃疡表面覆盖薄层白膜。再上药6天，膜干结痂，渐脱痂见嫩皮而愈。[袁顺保. 万应膏在外科临床治疗中的运用体会. 中医药研究，2001，17（5）：30－31.]

绀珠膏

【原文】此膏治一切痈疽肿毒、流注顽臁、风寒湿痹、瘰疬乳痈、痰核、血风等疮，及头痛牙疼、腰腿痛等证悉验。

制麻油四两 制松香一斤 上将麻油煎滚，入松香文火溶化，柳枝搅候化尽，离火下细药末二两三钱，搅匀，即倾于水内，拔扯数十次，易水浸之听用。

加减：

（1）瘀血肿毒、瘰疬等证，但未破者，再加魏香散，随膏之大小，患之轻重，每加半分至三二分为率。

（2）毒深脓不尽，及顽疮对口等证，虽溃必用此膏获效。

（3）未破者贴之勿揭，揭则作痒。痛亦勿揭，能速于成脓。患在平处者，用纸摊贴；患在弯曲转动处者，用绢帛摊贴。

（4）臁疮及臀、腿寒湿等疮，先用茶清入白矾少许，洗净贴之见效。

（5）头痛贴太阳穴，牙痛塞牙缝内。

（6）内痈等证，作丸用蛤粉为衣，服下。

（7）便毒痰核，多加魏香散；如脓疮，再加铜青。如蟮拱头、癣毒，贴之亦效。

膏内细药方

乳香　没药各五钱　明雄黄四钱　血竭五钱　麝香一钱　轻粉二钱　上为细末，加入膏内用。

魏香散

乳香　没药　血竭各等份　阿魏　麝香各减半　为末，罐收听用。

〖方歌〗绀珠膏贴痈疽毒，流注顽臁湿痹名，瘰疬乳痈痰核块，血风头痛及牙疼。松香化入麻油内，乳没雄黄竭麝轻，随证更加魏香散，麝香魏竭乳没并。

【白话文】本膏能治一切痈疽肿毒、流注、顽固的臁疮、风寒湿痹、瘰疬、乳痈、痰核、血风疮等。同时也可以治疗头痛、牙痛、腰腿痛等。

【解读】本方主治面较广，有祛风、排脓、生肌之功。

【医案助读】

蛇头疔　曹某，女，21岁，农民。1987年1月2日初诊。病人一周前右食指尖生一粟粒小疮，用土方外敷及抗生素内服不效，且红肿、疼痛日重，遂邀余诊治。患手红肿至腕，右食指肿如杵，内侧有一紫红色疮头似鸡眼大小，并有一红筋沿腕内上侧伸达肘部，疼痛剧烈，恶寒发热（体温38.7℃），便结溲黄，口渴欲饮，舌红、苔薄黄，脉弦数。诊为“蛇头疔”。此乃外感疫毒，郁结于手指。予外涂麻药，挑开疮头，流出紫红色血水少许；顶掺拔毒散，盖敷千振膏（加味绀珠膏）。同时嘱用五味消毒饮加大黄6g泡茶饮。经治5天，体温正常，溲便皆调，口和，纳佳；疮面脓腐，分界明显。在局麻下拔出疔脓一团如豌豆大，疮底流出少许脓血，疮面掺拔毒散，盖敷生肌玉红膏。18天后，红肿全消，疮面长平，换生肌散收功。[王永韬. 千振膏治疗疔疮58例临床小结. 安徽中医学院学报，1988，7(2)：32－33.]

陀僧膏

【原文】此膏专贴诸般恶疮、流注瘰疬、跌仆损破、金刃误伤等证，用之有效。

南陀僧（研末）二十两　赤芍二两　全当归二两　乳香（去油，研）五钱　没药（去油，研）五钱　赤石脂（研）二两　苦参四两　百草霜（筛，研）二两　银黝一两　桐油二斤　香油一斤　血竭（研）五钱　孩儿茶（研）五钱　川大黄半斤　上药，先将赤芍、当归、苦参、大黄，入油内炸枯，熬至滴水不散，再下陀僧末，用槐、柳枝搅滴至水将欲成珠，将百草霜细细筛入搅匀，再将群药及银黝筛入，搅极匀，倾入水盆内，众手扯千余下，再收入瓷盆内，常以水浸之。

〖方歌〗陀僧膏贴诸恶疮，流注瘰疬跌仆伤，陀僧赤芍归乳没，赤脂苦参百草霜，银黝桐油香油共，血竭儿茶川大黄。

【白话文】本膏专治各种恶疮、流注、瘰疬以及跌仆破损、金刃误伤等，贴之有效。

【解读】本方有消肿止痛、收敛、止血、生肌的功效。

巴膏方

【原文】此膏贴一切痈疽发背、恶疮，化腐生肌，甚效。

象皮六钱　穿山甲六钱　栀子八十个　人头发一两二钱　血竭（另研极细末）一钱　儿茶（另研极细末）二钱　硇砂（另研极细末）三钱　黄丹（飞）　香油　桑、槐、桃、柳、杏枝各五十寸　上将桑、槐、桃、柳、杏五枝，用香油四斤，将五枝炸枯，捞出；次入象皮、穿山甲、人头发，炸化；再入栀子炸枯，用绢将药渣滤去，将油复入锅内煎滚，离火少顷。每油一斤，入黄丹六两，搅匀，用慢火熬至滴水中成珠，将锅取起；再入血竭、儿茶、硇砂等末搅融，用凉水一盆，将膏药倾入水内，用手扯药千余遍，换水数次，拔去火气，瓷罐收贮。用时不宜见火，须以银杓盛之，重汤炖化，薄纸摊贴。

〖方歌〗痈疽发背用巴膏，象甲栀茶发竭硇，枝用桑槐桃柳杏，黄丹搅和共油熬。

【白话文】本膏敷贴，治一切痈疽、发背、恶疮，有化腐生肌的作用。

【解读】本方是一种能去腐生肌的中药软膏，它不单能消除牲畜的细菌与病毒，还能加快皮肤组织细胞再生，然后能加快伤处愈合。

亚圣膏

【原文】此膏治一切破烂诸疮，并杨梅结毒，贴之甚效。

象皮一两　驴甲（即悬蹄）一块　鸡子清三个　木鳖子七个　蛇蜕二钱　蝉蜕四钱　血余三钱　穿山甲六钱　槐枝　榆枝　艾枝　柳枝　桑枝各二十一寸　黄丹　黄蜡　麻油三斤　上将药浸七日，煎如常法，滤去渣。每净油一斤，入黄丹七两，煎成膏，入黄蜡五钱化匀；再加血竭五钱、儿茶三钱、乳香三钱、没药三钱、煅牡蛎五钱、五灵脂五钱，上五味研极细末，入膏内成膏，出火摊贴。

〖方歌〗亚圣膏治破烂疮，杨梅结毒贴之良，象驴鸡鳖蛇蝉蜕，血甲槐榆艾柳桑，丹蜡麻油匀化后，竭茶乳没蛎灵襄。

【白话文】本膏治疗一切破溃腐烂的恶疮，也可用于杨梅结毒。贴敷效果好。

【解读】该药膏遇热变软，遇冷则硬，故冬季或气温较低时使用，应在贴敷药膏上加温，方法可近火处或局部放热水袋、热水瓶等，这样有利于药膏持续发挥作用。

年老体弱、气血不足者应加强营养，可服十全大补丸、人参归脾丸或汤，也可多食鸡汤和排骨汤之类，以助养正气促进溃疡愈合。

【医案助读】

创伤感染　张某，男，25岁，工人。1986年5月11日初诊。病人9天前被机床轧断右手第3、4、5掌骨和食指根部，拇指挤伤。急经当地医院清创缝合，并口服四环素0.5g，日4次；静脉滴注青霉素800万单位，日1次。4天后发现右残存手掌肿胀剧痛，创面腐烂，有秽气和脓性分泌物，拆线后经西医换药治疗4天，疼痛反见加重。现症：发热38.5℃，右上肢肿胀、屈伸不利。查创口肿胀暗紫，脓腐较多，掌骨断面有骨质暴露。拭去脓苔，贴加味亚圣膏，每日1次。4天后创面干净，脓腐消除，肿胀消去2/3，继换药5次而愈。[路聚更，石新德. 溃疡宁膏治疗溃疡1000例. 河北中医，1990，12（5），17－18.]

绛珠膏

【原文】此膏治溃疡诸毒，用之去腐、定痛、生肌，甚效。

天麻子肉八十一粒　鸡子黄十个　麻油十两　血余五钱　黄丹（水飞）二两　白蜡三两　血竭三钱　朱砂二钱　轻粉三钱　乳香三钱　没药三钱　儿茶三钱　冰片一钱　麝香五分　珍珠三钱　上将麻油炸血余至焦枯；加麻子肉、鸡子黄，再炸枯去渣；入蜡候化，离火少时，入黄丹搅匀，再加细药和匀，收用摊贴。

乳岩加银朱一两。

〖方歌〗绛珠化腐主生肌，麻肉鸡黄油血余，丹蜡竭砂轻乳没，儿茶冰麝共珍珠，研细和匀随证用，乳岩须要入银朱。

【白话文】本膏治疗各种溃疡，有去腐、定痛、生肌的功效。

【解读】本方有去腐、定痛、生肌的功效。适应面较广。

【医案助读】

慢性皮肤溃疡　陈某某，男，34岁，某农场工人。因尿血、尿频1年多及右足掌溃烂已9年，于1961年10月31日入院。病人1948年右足第2、3趾生疮破溃。曾手术截趾，唯右足掌有1.2cm×0.5cm大小溃疡，久治不愈。诊断意见：①肾结核；②右足掌慢性溃疡。足掌溃疡经1个月余的一般外科处理其效不著，于12月7日请中医会诊治疗。在患处上三仙丹、马前子粉，并用绛珠膏贴敷，隔日换1次，共6次，11天即愈合。随访2个月余未复发。[刘新民，冯济生. 绛珠膏治疗慢性皮肤溃疡. 中医杂志，1962，(11)：19.]

绛红膏

【原文】此膏治一切肿毒已成，疼痛不消者，贴之悉效。

银朱五钱　上一味为细末，以生桐油调摊如膏。先用神灯照，后贴此膏。

〖方歌〗绛红膏治毒已成，肿痛难消用最灵，一味银朱为细末，桐油调和贴之平。

【白话文】本膏治疗疮疡患部疼痛作肿，不易消散，贴此膏都有效。

【解读】本方有破积、散结、燥湿、杀虫的功效。

加味太乙膏

【原文】此膏治发背痈疽，及一切恶疮，湿痰流注，风湿遍身，筋骨走注作痛，汤烫火烧，刀伤棒毒，五损内痈，七伤外证，俱贴患处。又男子遗精，女人白带，俱贴脐下。脏毒肠痈，亦可丸服。诸般疮疖，血风癞痒，诸药不止痛痒者，并效。

白芷　当归　赤芍　玄参各二两　柳枝　槐枝各一百寸　肉桂二两　没药三钱　大黄二两　木鳖子二两　轻粉（研不见星）四钱　生地二两　阿魏三钱　黄丹（水飞）四十两　乳香五钱　血余一两　上将白芷、当归、赤芍、玄参、肉桂、大黄、木鳖子、生地八味，并槐、柳枝，用真麻油称足五斤，将药浸入油内，春五夏三，秋七冬十，入大锅内，慢火熬至药枯，浮起为度；住火片时，用布袋滤净药渣，将油称准，用细旧绢将油又滤入锅内，要清净为佳，将血余投上，慢火熬至血余浮起，以柳枝挑看，似膏溶化之象，方算熬熟，净油一斤，将飞过黄丹六两五钱，徐徐投入，火加大些。夏秋亢热。每油一斤，加丹五钱，不住手搅，候锅内先发青烟，后至白烟叠叠旋起，气味香馥者，其膏已成，即便住火。将膏滴入水中，试软硬得中，如老加热油，如稀加炒丹，每各少许，渐渐加火，务要冬夏老嫩得所为佳。候烟尽掇下锅来，方下阿魏，切成薄片，散于膏上化尽；次下乳、没、轻粉搅匀，倾入水中，以柳棍搂成一块，再换冷水浸片时，乘温每膏半斤，扯拔百转成块，又换冷水浸。随用时每取一块，铜杓内复化，随便摊贴，至妙。

〖方歌〗太乙膏治诸般毒，一切疮伤俱贴之，白芷当归赤芍药，玄参桂没柳槐枝，大黄木鳖轻生地，阿魏黄丹乳血余。

【白话文】本膏适用于一切不论已溃未溃的疮疡，如发背、痈疽、湿痰流注，或由于风湿所致的遍身筋骨游走疼痛、水火烫伤、刀伤棒伤以及各种内痈，使用时将膏药贴于患部即可。如男子遗精、女子白带，则贴于脐下。如为脏毒、肠痈，可做成丸剂内服。凡是各种疮疖、血风癞痒，其他药剂不能止痛止痒，本方均有效果。

【解读】膏药为油质制剂，能濡润肌肤，且内含凉血、活血、祛痛、止痒诸药。癣证贴用本膏，确有出奇制胜之效。

【医案助读】

股癣　王某某，男，41 岁，邮电工人。右股内侧患股癣已十余年，面积 4cm × 3cm。每于春秋季节奇痒难忍，搔之，渗出毒水，且溃糜成片，逾秋结痂，至冬痂脱，患部呈癞蛤蟆皮样。来年再发，久治不愈。1976 年 2 月复发时，笔者用自制加味太乙膏贴之，并及时清除患部分泌物，保持疮面干净。1 个月内易膏两贴而愈。至今未再复发，皮色亦转正常。[赵国华. 加味太乙膏运用一得. 河南中医学院学报，1980，(3)：43.]

白膏药

【原文】此膏专贴诸疮肿毒，溃破流脓，甚效。

净巴豆肉十二两　蓖麻子（去壳）十二两　香油三斤　蛤蟆（各衔人发一团）五个　活鲫鱼十尾　先将巴豆肉、蓖麻子入油内浸三日，再将蛤蟆浸一宿。临熬时入活鲫鱼，共炸焦，去渣净，慢火熬油滴水成珠，离火倾于净锅内；再加官粉二斤半，乳香末五钱，不时搅之，冷定为度。用时重汤炖化，薄纸摊贴。

〖方歌〗白膏专贴诸疮毒，巴豆蓖麻浸入油，活鲫蛤蟆同炸后，再将官粉乳香投。

【白话文】本膏专门敷贴各种已经溃破流脓的疮疡肿毒，很有效。

【解读】白膏药在长江流域称鲫鱼膏，是以食用植物油炸取药料，去渣后与官粉（即铅粉）反应而成的铅硬膏。

化腐紫霞膏

【原文】此膏善能穿透诸毒。凡发背已成，瘀肉不腐及不作脓者，用此膏以腐烂瘀肉，穿溃脓毒，其功甚效。

金顶砒五分　潮脑一钱　螺蛳肉（用肉，晒干为末）二两　蓖麻仁（研）三钱　轻粉三钱　血竭二钱　巴豆仁（研，用白仁）五钱　上各为末，共碾一处，瓷罐收贮。临用时用麻油调搽顽硬肉上，以棉纸盖上，或膏贴俱可。

〖方歌〗化腐紫霞膏穿毒，透脓化腐效如神，金砒潮脑螺蛳肉，粉竭麻仁巴豆仁。

【白话文】本膏能穿透各种疮毒，凡是发背已经形成，但瘀毒不能化腐，迟迟不能酿脓的，用这个膏药敷贴，效果良好。

【解读】本方有腐蚀瘀肉、拔毒溃脓的作用，因其中毒性药物较多，现临床少用。

贝叶膏

【原文】此膏贴痈疽发背，一切溃烂诸疮。

麻油一斤　血余鸡子大一个　白蜡二两　上将血余，以文火炸化去渣，下火入白蜡溶化，候温用棉纸剪块三张，张张于油蜡内蘸之，贴于瓷器帮上。用时揭单张贴患处，日换八九次，力能定痛去腐生肌，其功甚速，切勿忽之。

〖方歌〗贝叶膏治溃烂疮，去腐生肌功效强，血余麻油煎渣去，下火入蜡化贴良。

【白话文】本膏适用于痈疽、发背等一切破溃腐烂的疮疡。

【解读】本方有止痛、去腐、生肌的作用。

碧螺膏

【原文】此膏治下部湿疮疥癣，并结毒、瘰串、疠疮。

松香（取嫩白者为佳。为末筛过，用铜盆以猪油遍涂之，入水至滚，入香不住手搅之，以香沉底为度。即倾冷水中，拔扯百十次，以不断为度） 上将麻油煎滴水成珠，入松香一片，文火溶化，看老嫩，取起离火住滚，徐徐入糠青、胆矾各净末五钱，以柳枝左搅匀为度。如老加熟猪油二三钱，用绿纸薄摊贴之。

〖方歌〗碧螺膏治疥湿疮，猪脂麻油嫩松香，再入糠青胆矾末，绿纸薄摊效非常。

【白话文】本膏能治疗下部的湿疮疥癣，也可用于结毒、痰核、疬疮等证。

【解读】本方有燥湿、止痒、杀虫、解毒的作用。

麻药类方

琼酥散

【原文】此散治一切肿毒等疮，服之开针不痛。

蟾酥一钱 半夏六分 闹羊花六分 胡椒一钱八分 川椒一钱八分 荜茇一钱 川乌一钱八分 上七味，共为细末，每服半分，黄酒调服。如欲大开，加白酒药一丸。

〖方歌〗琼酥散是麻人药，开针不痛用蟾酥，荜茇闹羊生半夏，胡椒川椒与川乌。

【白话文】本散剂可以治疗一切肿毒的疮疡，服用后开刀清创不觉疼痛。

【解读】本方为内服麻醉药，因毒性较大，药性不易掌握，现已少用。

整骨麻药

【原文】此药开取箭头，服之不痛。

麻黄 胡茄子 姜黄 川乌 草乌各等份 闹羊花倍用 上六味共为末，每服五分，茶、酒任下。欲解，用甘草煎汤，服之即苏。

〖方歌〗整骨麻药取箭头，不伤筋骨可无忧，麻黄姜黄胡茄子，川草乌与闹羊投。

【白话文】如果要行开刀取箭头手术，服用本方则有止痛作用。

【解读】本方也是内服麻醉药，因其中有部分药物毒性较大，药性不易掌握，现已少用。

外敷麻药

【原文】此药敷于毒上，麻木任割不痛。

川乌尖五钱 草乌尖五钱 蟾酥四钱 胡椒一两 生南星五钱 生半夏五钱 上为末，用烧酒调敷。一方加荜茇五钱，一方加细辛一两。

〖方歌〗外敷麻药调烧酒，刀割不痛效最神，川草乌蟾椒星夏，一加荜茇一加辛。

【白话文】外用本药，则局部麻木，任由手术割切不觉疼痛。

【解读】本方是外用麻醉药，适用于疮疡开刀手术。

【医案助读】

腰痛 钟某，男，55 岁。1982 年 1 月 17 日就诊。反复发作腰部冷痛 10 余年，常于受凉后发作或加重，多方治疗不能控制复发。近两周腰痛加剧，常在夜间痛醒，俯仰受限。查体：腰椎 3~5 两旁有手掌大小区域的压痛，舌淡苔白，脉沉涩。摄腰椎正侧位片：各腰椎骨质无异常改变。查血尿常规无异常。诊为腰肌纤维织炎。用外敷麻药酊治疗 1 周，疼痛缓解。续治 9 天，腰部疼痛消失，活动自如，改服独活寄生丸善后，至今 6 年未发。[徐金波. 外敷麻药酊治疗痹症 87 例. 辽宁中医杂志，1989，(8)：46 – 47.]

去腐类方

【原文】腐者，坏肉也。诸书云：腐不去则新肉不生，盖以腐能浸淫好肉也，当速去之。如遇气实之人，则用刀割之取效；若遇气虚之人，则惟恃药力以化之。盖去腐之药，乃疡科之要药也。

【白话文】腐肉，即是坏肉。历代医书都说，腐肉不去，则新肉不生，这是因为腐肉能侵犯健康的肌体，所以应尽快切除。如病人素体正气充足，形体健壮，则可手术去除腐肉；如病人素体不足，那就只能依靠药力来去除腐肉。因此，去腐的药物，也是外科的要药。

【解读】一切外疡，在溃破之初，必须先用提脓去腐药，以加快病程，减轻病人痛苦。

白降丹

【原文】此丹治痈疽发背，一切疔毒，用少许。疮大者用五六厘，疮小者用一二厘，水调敷疮头上。初起者立刻起疱消散，成脓者即溃，腐者即脱、消肿，诚夺命之灵丹也。

朱砂 雄黄各二钱 水银一两 硼砂五钱 火硝 食盐 白矾 皂矾各一两五钱

先将朱、雄、硼三味研细，入盐、矾、硝、皂、水银共研匀，以水银不见星为度。用阳城罐一个，放微炭火上，徐徐起药入罐化尽，微火逼令干取起。如火大太干则汞走，如不干则药倒下无用，其难处在此。再用一阳城罐合上，用棉纸截半寸宽，将罐子泥、草鞋灰、光粉三样研细，以盐滴卤汁调极湿，一层泥一层纸，糊合口四五重，及糊有药罐上二三重。地下挖一小潭，用饭碗盛水放潭底。将无药罐放于碗内，以瓦挨潭口四边齐地，恐炭灰落碗内也。有药罐上以生炭火盖之，不可有空处。约三炷香，去火冷定开看，约有一两外药矣。炼时罐上如有绿烟起，急用笔蘸罐子盐泥固之。

【白话文】本药在用来治疗痈疽、发背以及疔毒的时候，应取少量。如疮疡面积较大，则用5～6厘，疮疡面积较小时，只能使用1～2厘，用清水调敷在疮头。疮疡初起者，用后则迅速起疱消散；已成脓的会迅速溃破，腐肉能迅速脱落、消肿，确实是救命的好药物。

【解读】白降丹是中医外科传统的外用药之一，有腐蚀、平胬功能，可用于治疗肿疡成脓难溃，溃疡脓腐难去或瘘道难愈等病证，用量宜小，只可暂用。

【医案助读】

瘰疬 王某，男，37岁。于1998年4月17日就诊。自述左侧颈部结块如豌豆大3枚，按之微胀，推之能动，在当地县医院诊断为“慢性颈淋巴结炎”，用抗生素治疗半个月无效。3个月后结块长大但无疼痛，伴潮热盗汗，胸片提示肺部无结核，市医院取活组织检查，诊断为“颈淋巴结核”，建议手术加抗结核治疗。因病人畏惧手术而转中医治疗。询病人性格内向，伴有胸胁胀痛、腹胀纳呆、神疲乏力等症。查见左侧颈部淋巴结小指头大3枚，按之胀痛，推之可动；舌质稍红、苔薄微黄，脉细弦数。诊断为“瘰疬”。内服逍遥散合六味地黄丸；外用蓖麻油调白降丹成糊状涂于结块表面，再用敷料覆盖，胶布固定，隔日更换1次。连用3次后瘰疬已脱落，后按常规创面换药，并用猫爪草、夏枯草泡水代茶饮，20天病人痊愈，饮食、精神恢复正常。[蒲和平. 白降丹疮疡疾病治验举隅. 中国民族民间医药，2009（7）：75.]

红升丹

【原文】此丹治一切疮疡溃后，拔毒去腐，生肌长肉。疮口坚硬，肉黯紫黑，用丹少许，鸡翎扫上立刻红活。疡医若无红、白二丹，决难立刻取效。

朱砂五钱　雄黄五钱　水银一两　火硝四两　白矾一两　皂矾六钱

先将二矾、火硝研碎，入大铜杓内，加火酒一小杯炖化，一干即起，研细。另将汞、朱、雄研细，至不见星为度，再入硝矾末研匀。将阳城罐用纸筋泥搪一指厚，阴干，常轻轻扑之，不使生裂纹，搪泥罐子泥亦可用。如有裂纹，以罐子泥补之，极干再晒。无裂纹方可入前药在内，罐口以铁油盏盖定，加铁梁盏，上下用铁襻铁丝扎紧，用棉纸捻条蘸蜜，周围塞罐口缝间，外用熟石膏细末，醋调封固。盏上加炭火二块，使盏热罐口封固易干也。用大钉三根钉地下，将罐子放钉上，罐底下置坚大炭火一块，外砌百眼炉，升三炷香。第一炷香用底火，如火大则汞先飞上；二炷香用大半罐火，以笔蘸水擦盏；第三炷香火平罐口，用扇扇之，频频擦盏，勿令干，干则汞先飞上。三香完，去火冷定开看，方气足，盏上约有六七钱，刮下研极细，瓷罐盛用。再预以盐卤汁调罐子稀泥，用笔蘸泥水扫罐口周围，勿令泄气。盖恐有绿烟起汞走也，绿烟一起即无用矣。

〖方歌〗白降丹为夺命丹，拔脓化腐立时安，朱雄汞与硼砂入，还有硝盐白皂矾，若去硼盐红升是，长肉生肌自不难。

【白话文】本丹治疗一切疮疡溃后，有拔毒去腐、生肌长肉的作用。疮口坚硬，肉色紫暗的，以本丹少许，用鸡羽掺涂在患部，可使肌肉红活。外科医生如果没有红升丹和白升丹，治疗的时候就比较难迅速取得效果了。

【解读】临床使用红升丹时应尽量做到以下几点：在安全剂量范围内用药；避免长时间用药；每次换药都进行彻底的清创，去除残留的红升丹；定期监测尿汞含量，及时作出必要的调整；有目的地定期观察肾功能指标；配伍益肾、解毒、利尿的中西药物。

【医案助读】

窦道 宫某某，女，18岁。1978年7月13日初诊。主诉：因注射黄体酮和乙烯雌酚，两侧臀部发生感染。3月曾在某县医院手术治疗，每天换药，治疗3个月未愈。6月13日在石家庄某医院治疗1个月，及内服四环素仍未好转。自觉两臀痛，走路困难，两腿不能抬高。食欲不振，心悸无力，体质虚弱，面色少华，口唇苍白。舌质淡、苔薄白，脉细略数。患部检查：右侧臀部窦道深7cm，左侧臀部窦道深5cm，以手压迫窦道流出较多黄白色脓汁。化验血常规：白细胞12.9×10^9/L，血色素 11.5g/L。诊断：两侧臀部窦道。内治：补气血、健脾、清热、凉血、活血解毒。处方：当归15g，川芎6g，党参15g，生地30g，赤芍15g，牡丹皮15g，牛膝12g，茯苓12g，紫苏梗12g，焦三仙15g，厚朴15g，银花藤30g，白花蛇舌草60g，甘草6g。3剂，水煎服，每日1剂。外治：去腐生肌。先排除窦道内脓汁，常规消毒后，以少许消毒棉掺入“灵四”药粉（红升丹31.25g，轻粉9.75g，血竭、乳香、没药、儿茶、龙骨各12.5g，冰片3.13g，炒象皮6.24g，珍珠0.78g，麝香0.234g共为极细末），以探针把药捻送入窦道内，外用纱布块盖好，胶布固定，隔1日换药1次。

7月25日：病情好转，两腿走路恢复正常，饮食较前增多。舌苔薄白，脉细。内服前方3剂。外用药同前。

8月4日：饮食欠佳，舌苔白厚腻，脉细数。以探针探知窦道深0.3cm，较前变浅，有少许分泌物。消毒后，外用“生肌象皮膏”。内服以清热解毒、健脾化湿为主。处方：银花藤60g，蒲公英30g，紫花地丁30g，赤芍12g，牡丹皮12g，野菊花12g，黄柏15g，佩兰12g，滑石粉12g，焦三仙30g，甘草6g。3剂，水煎服，日1剂。

8月6日：一般情况良好，走路正常，饮食增多，患部疼痛消失。舌苔薄白，脉细。检查患部愈合良好，已告治愈。［邢国璋. 红升丹在外科上的应用. 河北中医，1982，(4)：37，48.］

元珠膏

【原文】此膏治肿疡将溃，涂之脓从毛孔吸出。已开针者，用捻蘸送孔内；呼脓腐不净，涂之立化。

木鳖子肉十四个　斑蝥八十一个　柳枝四十九寸　驴甲片三钱　草乌一钱　麻油二两　上药浸七日，文火炸枯，去渣，入巴豆仁三个，煎至黑，倾于钵内，研如泥，加麝香一分，搅匀入罐内收用。

〖方歌〗呼脓化腐用元珠，木鳖斑蝥共柳枝，驴甲草乌油内浸，炸枯巴豆麝香施。

【白话文】本膏治疗欲溃未溃的疮疡，外涂在患部，能吸脓外出。如果是已经切开者，把棉纸卷成细条，做成药线，伸到疮内，能拔脓。如果是腐肉不化的，涂抹本膏药后，有化腐的作用。

【解读】本方毒性较大，临床慎用。

生肌类方

【原文】凡大毒溃烂，内毒未尽，若骤用生肌，则外实内溃，重者逼毒内攻，轻者反增溃烂。虽即收口，其于旁处，复生大疽，是知毒未尽，不可骤用生肌药也。只以贝叶膏贴之，频换，俟生肉珠时，方用生肌药。如元气弱者，须当大补，以培元气。

【白话文】凡溃疡腐肉已脱，脓水将尽之时，可以使用。但如脓毒未清、腐肉未尽时，若早用生肌收口药，则不仅无益，反增溃烂，延缓治愈，甚至引起迫毒内攻之变。虽然已经收口，但旁边又生了溃疡，这是疮毒未尽，也不能马上用生肌收口药。可以用贝叶膏贴敷，勤换，等到有新生肉芽长出，才能用生肌收口药。如病人元气虚弱，应同时内服补养药和食物营养，内外并施，以助新生。

【解读】生肌收口药具有解毒、收涩、收敛，促进新肉生长的作用，掺布疮面能使疮口加速愈合。疮疡溃后，当脓水将尽，或腐脱新生时，若仅依靠机体的再生能力来长肉收口，时间上较为缓慢。因此生肌收口药是处理溃疡的一种基本疗法。多半是在疮疡后期使用，以生肌、收敛疮面。

生肌定痛散

【原文】此散治溃烂红热，肿痛有腐者，用此化腐、定痛、生肌。

生石膏（为末，用甘草汤飞五七次）一两　辰砂三钱　冰片二分　硼砂五钱　上四味，共为末，撒患处。

〖方歌〗生肌定痛治溃烂，肿疼红热实相宜，石膏飞过辰砂用，共入冰硼细撒之。

【白话文】本散治疗疮疡溃烂，患部发红、发热、高肿疼痛而有腐肉的。有化腐、止痛、生肌的作用。

【解读】本方出自《外科大成》卷一。具有化腐、定痛、生肌之功效。主治患处溃烂红肿热痛并有腐肉。

轻乳生肌散

【原文】此散治溃烂红热，肿痛腐脱者，用此定痛生肌。

石膏（煅）一两　血竭五钱　乳香五钱　轻粉五钱　冰片一钱　上为末撒之。有水加龙骨、白芷各一钱。不收口加鸡内金（炙）一钱。

〖方歌〗轻乳生肌治腐脱，石膏血竭乳轻冰，若然有水加龙芷，收口须添鸡内金。

【白话文】本散用于疮疡溃破腐烂，患部红肿发热疼痛。此散可以定痛生肌。

【解读】本方能够止痛、生肌。主治感染大毒，患处溃烂红热、肿痛腐脱者。

姜矾散

【原文】此散治一切诸疮发痒者，用此撒之甚效。

枯矾　干姜　上等份为末。先用细茶、食盐煎汤洗之，后用此散撒之。冷疮不收口者，用干姜一味为末，撒患处，觉热如烘，生肌甚效。

〖方歌〗姜矾最治诸疮痒，先用盐茶煎洗之，若是冷疮不收口，干姜一味撒生肌。

【白话文】本散治疗一切疮疡发痒。用此散撒布效果好。

【解读】本方有燥湿、杀虫、止痒、生肌收口等作用。

腐尽生肌散

【原文】此散治一切痈疽等毒，诸疮破烂不敛者，撒上即愈。

儿茶　乳香　没药各三钱　冰片一钱　麝香二分　血竭三钱　旱三七三钱　上为末撒之。有水加龙骨（煅）一钱。欲速收口加珍珠一两、蟹黄（法取团脐蟹，蒸熟取黄，晒干取用）二钱。或用猪脂油（去渣）半斤，加黄蜡一两，溶化倾碗内。稍温加前七味调成膏，摊贴痈疽破烂等证。若杖伤则旱三七倍之。

一用鲜鹿腿骨，纸包灰内煨之，以黄脆为度，如黑焦色则无用矣。为细末撒之，生肌甚速。

〖方歌〗腐尽生肌疮不敛，儿茶乳没冰麝香，血竭三七水加骨，收口珍珠共蟹黄，或用猪油溶黄蜡，调前七味贴之良。一用火煨鹿腿骨，为散生肌效甚长。

【白话文】本散治疗一切痈疽疮毒破溃腐烂、脓腐将净、尚未收敛。撒上本散见效快。

【解读】腐尽生肌散有清血止痛、生肌收口的作用。其中的乳香、没药活血止痛、消肿生肌，用于疮疡溃破不收；儿茶收湿敛疮、生肌止血，用于湿疮流水；血竭止血生肌敛疮；三七祛瘀活血止痛；冰片辛香走窜，止痛，引药入膜透肉，使药力发挥迅速。

【医案助读】

宫颈糜烂 黄某，女，20 岁。平素白带量多、色黄，下腹坠胀不适。妇科检查：阴道黏膜潮红，有脓性分泌物，宫颈二度糜烂。白带检查：清洁度为三度，宫颈细胞学检查为炎症反应。月经完采用苦参汤和腐尽生肌散连续治疗 15 天，待下次月经完继续治疗。治疗 3 个疗程后，复查白带常规，清洁度为一度，宫颈糜烂面修复完整，自觉症状完全消失。[李凤阳. 腐尽生肌散配合苦参汤治疗宫颈糜烂 100 例. 中医外治杂志，2008，17（5）：29.]

月白珍珠散

【原文】此散治诸疮新肉已满，不能生皮，及汤火伤痛，并下疳腐痛等证。

青缸花五分　轻粉一两　珍珠一钱　上为末撒之。下疳腐烂，用猪脊髓调搽。一用鸡子清倾瓦上，晒干取清，为末撒之。

〖方歌〗月白珍珠皮不长，并医汤火下疳疮，青缸轻粉珍珠共，猪髓调搽真妙方。一用鸡清倾瓦上，晒干为末撒之良。

【白话文】本方适用于各种疮疡脓腐已净，新肉生满，但表皮不生，以及烫伤火伤和下疳腐烂等证。

【解读】本方有生长皮肤、促进收口的作用。使用本方时注意事项：疮疡初溃者忌用；不宜大面积长期使用。

五色灵药

【原文】此五色灵药，治痈疽诸疮已溃，余腐不尽，新肉不生，撒之最效。

食盐五钱　黑铅六钱　枯白矾　枯皂矾　水银　火硝各二两　先将盐、铅熔化，入水银结成砂子，再入二矾、火硝同炒干，研细，入铅、汞再研，以不见星为度。入罐内泥固济，封口打三炷香，不可太过不及。一宿取出视之，其白如雪，约有二两，为火候得中之灵药。

如要色紫者，加硫黄五钱。要色黄者，加明雄黄五钱。要红色者，用黑铅九钱、水银一两、枯白矾二两、火硝三两、辰砂四钱、明雄黄三钱。升炼火候，俱如前法。

凡升打灵药，硝要炒燥，矾要煅枯。

一方用烧酒煮干，炒燥，方研入罐。一法凡打出灵药，倍加石膏和匀，复入新罐内打一枝香，用之不痛。

〖方歌〗五色灵药白用盐，黑铅硝汞皂枯矾，欲成紫色硫黄入，黄者雄黄加五钱，红去皂盐铅重用，朱砂飞尽必须添。

【白话文】本药治疗各种痈疽疮疡，已经破溃，但腐肉未全脱净，新肉不能生长。将本药撒在患处，有去腐生新的作用。

【解读】本方药物组成多为毒性药物，近年临床少见报道。

生肌玉红膏

【原文】此膏治痈疽发背，诸般溃烂、棒毒等疮，用在已溃流脓时。先用甘草汤，甚者用猪蹄汤淋洗患上，软绢挹净，用抿𣝗挑膏于掌中捺化，遍搽新肉上，外以太乙膏盖之，大疮洗换二次。内兼服大补气血之药，新肉即生，疮口自敛。此外科收敛药中之神药也。

当归二两　白芷五钱　白蜡二两　轻粉四钱　甘草一两二钱　紫草二钱　瓜儿血竭四钱　麻油一斤　上将当归、白芷、紫草、甘草四味，入油内浸三日，大杓内慢火熬微枯色，细绢滤清；将油复入杓内煎滚，入血竭化尽；次下白蜡，微火亦化。用茶盅四个，预放水中，将膏分作四处，倾入盅内，候片时方下研极细轻粉各投一钱，搅匀，候至一日夜，用之极效。

〖方歌〗生肌玉红膏最善，溃烂诸疮搽即收，归芷蜡轻甘紫草，瓜儿血竭共麻油。

【白话文】本膏用于痈疽疮疡溃后脓水将尽、肉芽生长缓慢者。先用甘草汤、猪蹄汤等淋洗，擦干，将膏均匀涂于纱布上，敷贴患处，并根据溃疡局部情况，可配合太乙膏等提脓、去腐药同用，效果更佳。兼内服补益气血的药物生肉敛疮。本膏是外科常用药。

【解读】生肌玉红膏具有活血化瘀、解毒镇痛、润肤生肌之功效。当归、白芷、紫草主要具有活血养血、清热解毒作用，现代医学证明具有抗菌消炎作用，能有效地抑制细菌生长、繁殖，控制局部感染；血竭、甘草、香油、轻粉具有活血化瘀、去腐生肌作用，可促进创面愈合，现代医学证明方中轻粉对金黄色葡萄球菌、伤寒杆菌、大肠埃希菌、福氏痢疾杆菌及多种常见皮肤真菌有较强的抑制作用。

【医案助读】

肛周脓肿　刘某，女，35 岁。于 1999 年 8 月 24 日入院。主因肛旁肿物，肿胀疼痛，行动受限，门诊以“肛周脓肿”收治入院。入院查体，一般情况好，心肺(–)。局部情况：膝胸位 12° 有拇指肚大小肿物，黑红色，质中等硬度，触痛明显。骶麻下行肛周脓肿切开挂线术，术中顺利，术后每日 2 次用生肌玉红膏油纱条换药，换药 3 天后创面肉芽新鲜，无分泌物，创面疼痛不明显。术后 20 天创面愈合。1 年后复查创面瘢痕软化。[李春雨，胡林山，杨立民，等. 生肌玉红膏的研制及临床应用. 承德医学院学报，2001，3（18）：220.]

莹珠膏

【原文】此膏治溃疡，去腐、定痛、生肌，并杨梅疮、杖、臁疮、下疳等证。

白蜡三两　猪脂油十两　轻粉（末）一两五钱　樟冰（末）一两五钱　先将白蜡、脂油溶化，离火候温，入轻粉、樟冰搅匀候稍凝；再入冰片末一钱，搅匀成膏，罐收听用。凡用先将甘草、苦参各三钱，水煎，洗净患处，贴膏。

杖疮用荆川纸摊极薄贴之，热则易之，其疔瘀即散，疼痛立止。杨梅疮加红粉二钱。顽疮、乳岩加银朱一两。臁疮加水龙骨三钱，或龙骨四钱。

〖方歌〗莹珠膏用治溃疮，定痛生肌力效强，白蜡猪脂樟冰粉，杨顽乳杖并臁疮。

【白话文】本膏能治疗溃疡，有去腐、止痛、生肌的作用。也可用于杨梅疮、臁疮、下疳以及棍杖伤疮等。

【解读】本方近年临床少用，未见相关报道。

吕祖一枝梅

【原文】此药治男、妇、大人、小儿新久诸病。生死难定之间，用芡实大一饼，贴印堂之中，点官香一枝，香尽去药。已后一时许，视贴药处有红斑晕色，肿起飞散，谓之红霞捧日，病虽危笃，其人不死；如贴药处，一时后，不肿不红，皮肉照旧不变，谓之白云漫野，病虽轻浅，终归冥路。小儿急、慢惊风，一切老幼痢疾，俱可贴之。凡病用之，皆可预知生死也。

雄黄五钱　巴豆仁（不去油）五钱　朱砂三分　五灵脂三钱　银朱一钱五分　蓖麻仁五分　麝香三分　上各研细，于端午日净室中，午时共研，加油燕脂为膏，瓷盒收藏，勿经妇人之手。临用豆大一圆捏饼贴印堂中，其功立见，用过饼送入河中。

〖方歌〗吕祖一枝梅验病，定人生死印堂中，红斑肿起斯为吉，无肿无红命必终。药用五灵蓖麻子，砂银巴豆麝香雄。

【白话文】本药是古人用以测验疾病预后的。方法：将药做成黄豆、芡实大的饼状，贴在两眉中间的印堂穴，约 1 小时后取下药饼；再过 1 小时后，如在贴药处泛起红色斑晕的，称之为“红霞捧日”，预后多是良好；如贴药处不泛红晕，皮色不变，称之为“白云漫野”，预后多是不良。不论男女老幼的各种新久疾病（包括小儿急、慢惊风，老幼痢疾），都可应用。

【解读】吕祖一枝梅为毒性很强的中药制剂，具有泻火、解毒、醒神、祛头痛之功效，现代临床较少。在使用过程中应加强管理，注意饮食禁忌，敷药期间忌食小米饭 7 天。切记该药不入眼，不入口，不沾手，投药后立即敷用，不可将药物随意放置。凡与药物接触的容器、用具及敷料应立即处理掉，不可留置。

【医案助读】

结核性脑膜炎　林某，男，4 岁。患儿头痛、发热、呕吐已 10 余日，神昏抽搐2日，来我院就医。查体温39.0℃，神态不清，频繁抽搐，颈项强直，克氏征（+），布氏征（+）。脑脊液检查潘氏反应（+）。蛋白定量1000mg/L，葡萄糖2.2mmol/L，氯化物110mmol/L。诊断：结核性脑膜炎晚期。给予抗结核治疗3天，症状无缓解，后加用吕祖一枝梅1剂，敷前额及百会穴，8小时后取下。见敷药处红斑晕色，肿起水疱，给予局部处理。敷药后第1天神态转清，抽搐次数明显减少；第2天体温降至37.5℃，抽搐、头痛症状消失，能进食。2周后下床活动玩耍，症状及阳性体征消失。经66天抗结核治疗，脑脊液检查正常，痊愈出院。[季娟娟，胡玉娟，白秀英. 吕祖一枝梅佐治小儿结脑42例. 中医药学报，1996，(3)：38.]

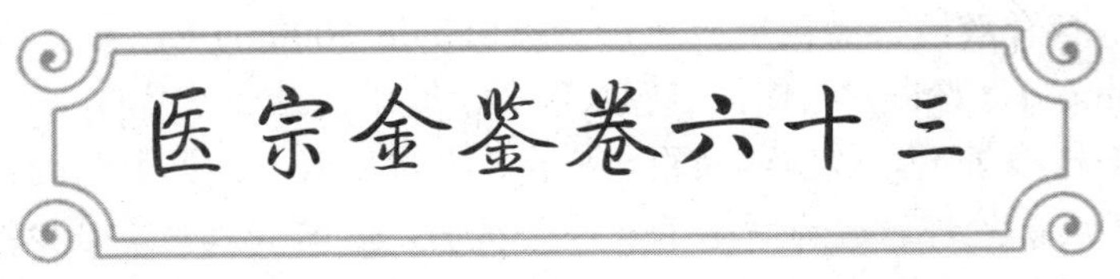

医宗金鉴卷六十三

头部

百会疽

【原文】　百会疽在巅顶结，经属督脉百会穴。
初如粟米渐如钱，甚似葡萄坚似铁。
高肿热实清毒火，平塌阳虚温补怯。
肿连耳项动痰声，七日不溃命必绝。

〖注〗此百会疽又名玉顶发，生在巅顶正中，属督脉经百会穴。由膏粱太过，火毒凝结而成。初起形如粟米，渐肿根大如钱，甚则形似葡萄，坚硬如铁，高尖红肿，焮热疼痛，疮根收束，憎寒壮热，大渴随饮随干，口苦唇焦，便秘烦躁，脉见洪数者，此属气实。宜服黄连消毒饮，以清毒火；外敷冲和膏。若漫肿平塌，紫暗坚硬，瞀痛根散，恶寒便泻，脉见细数者，此属阳虚，宜服十全大补汤，以温补之；外敷回阳玉龙膏。若面赤过烦，口干不渴，唇润者，此属阳虚浮泛，宜服桂附地黄丸，引火归源；更用生附子饼，置两足心涌泉穴，各灸五壮，以泄其毒。初起贴琥珀膏，已溃掺黄灵药、太乙膏盖贴；腐尽，再易生肌之药治之。若肿连耳项，痰如拽锯，七日无脓不溃，神昏者命必绝矣！

黄连消毒饮

苏木二分　甘草三分　陈皮二分　桔梗五分　黄芩五分　黄柏五分　人参三分　藁本五分　防己五分　防风四分　知母四分　羌活一分　独活四分　连翘四分　黄连一钱　生地黄四分　黄芪二钱　泽泻二分　当归尾四分　水煎，食远温服。

〖方歌〗黄连消毒清毒火，诸般火证服最良，苏木甘草陈皮桔，芩柏人参藁二防，知母羌活独活等，连翘黄连生地黄，黄芪泽泻当归尾，服后最忌饮寒凉。

冲和膏　回阳玉龙膏（俱见肿疡门）

生肌散　十全大补汤　黄灵药　太乙膏（俱见溃疡门）

桂附地黄丸（见面部颊疡）

附子饼（见前灸法）

琥珀膏（见后发际疮）

【提要】百会疽的病位、症状、治疗及预后。

【白话文】百会疽常生在巅顶正中，属督脉经百会穴。发病初起疮形如粟米，肿势逐渐增大如铜钱，甚则形似葡萄，坚硬如铁，高尖红肿，焮热疼痛属气实，宜清毒火；若根脚漫肿，疮顶平塌，属阳虚，宜以温补之；若肿连耳项，痰如拽锯，7天不化脓也不溃破，病势重，难治。

【解读】百会疽多因火毒凝结上攻，生于百会穴。初起形如粟米，根渐肿大如葡萄状，高坚红肿，焮热疼痛，宜服黄连消毒饮；若漫肿平塌，紫暗坚硬，宜服托里消毒散。外治随证选用冲和膏、回阳玉龙膏；已溃可选黄灵药去腐，并用太乙膏盖贴。

胡公弼曰："百会穴前后生毒，最易侵犯脑髓，脑髓一陷，最不易治。"本病作为外科重证，其治法宜予初起二三日内，尚未成脓时，将患处之发剪去并消毒，以抑阳散外敷；内服醒消丸，以热陈酒送服三钱，不善饮酒者，以水、酒各半送服，其痛即止，夜间得睡。次日患皮起皱，再一服全消。如过四五日，患处作脓，亦以醒消丸与服，消其四围肿硬，毒息痛散，虽出脓亦少，此以大变小之法，在壮实之人，以痈疔百效丸下之，亦可消散。方治及具体用法如下：

（1）抑阳散（《外科证治全书》方）：治痈毒红肿，焮热疼痛。

天花粉三两　姜黄　香白芷　赤芍各一两

上研极细末，鸡子清调敷，或醋调敷。

（2）醒消丸（《外科证治全生集》方）：治一切痈疡疔疖，立能消肿止痛。

乳香　没药（均去油）各一两　麝香一钱半　雄精五钱（各研极细）　黄米饭一两

上乳、没、雄三味，各研称准，再和麝香共研为末；用黄米饭一两捣烂，入末再捣，为丸莱菔子大。晒干，每服三钱，热陈酒送服，醉盖取汗，酒醒肿消痛息。

（3）痈疔百效丸（卢成琰氏方）：治一切痈疔，于体质壮实者用之。

巴豆（去皮膜）三钱　明雄黄三钱　生大黄三钱

上各研细末，再共研极细，加飞罗面醋糊为丸如梧子大。轻者每服五六丸，重者每服七八丸，用白开水送下。俟泻三四次，再以冷粥汤一小碗服下止之。

透脑疽

【原文】

透脑疽生百会前，形如鸡子痛而坚。
软漫脓稀虚塌陷，红硬脓稠实肿尖。

〖注〗此证生于百会穴之前，囟门之际，亦由督脉经火毒而成。初如粟米，渐如鸡子，坚硬疼痛。疮顶塌陷，根脚漫肿，色暗者属虚；若色红肿硬，顶尖脓稠者属实。速溃者顺，迟溃透脑髓者逆。其肿溃内外治法，俱按百会疽。

【提要】透脑疽的病位、症状及辨证。

【白话文】本病位于百会穴之前。初起疮形如粟米，逐渐增大如鸡子，坚硬疼痛。疮顶塌陷，根脚漫肿，色暗者属虚证；若色红肿硬，顶尖脓稠者属实证。

【解读】本病生于百会穴前面的囟门部位，位于督脉经络之上，受火毒侵袭而成。相当于现代头皮感染性疾病。

侵脑疽

【原文】　侵脑疽生透脑旁，湿火攻发属太阳。
穴名五处知其位，红顺紫逆要审详。

〖注〗此疽生于透脑疽侧下，由太阳膀胱经湿火而成，穴名五处。红肿高起，焮热疼痛，脓色如苍蜡者，属气血俱实，顺而易治；若紫陷无脓，根脚散大者，气血两虚，逆而难治。初起宜服荆防败毒散汗之，次服内疏黄连汤下之，将溃服托里透脓汤，已溃服托里排脓汤，外贴琥珀膏，围敷冲和膏。其余内外治法，俱按痈疽溃疡门。

托里透脓汤

人参　白术（土炒）　穿山甲（炒，研）　白芷各一钱　升麻　甘草节各五分　当归二钱　生黄芪三钱　皂角刺一钱五分　青皮（炒）五分

水三盅，煎一盅。病在上部，先饮煮酒一盅，后热服此药；病在下部，先服药后饮酒；疮在中部，药内兑酒半盅，热服。

〖方歌〗托里透脓治痈疽，已成未溃服之宜，参术甲芷升麻草，当归黄芪刺青皮。

荆防败毒散（见项部脑疽）

内疏黄连汤　**冲和膏**（俱见肿疡门）

托里排脓汤（见项部鱼尾毒）

琥珀膏（见发际疮）

【提要】侵脑疽的病位、病因、病机、症状及预后。

【白话文】此疽生于透脑疽旁，多由湿火蕴结于足太阳膀胱经而成，生在五处穴位。疮顶红肿高起，灼热疼痛，属顺证而易治；若疮顶平陷，根脚散大，色紫暗者，属逆证而难治。

【解读】本病生于透脑疽的旁侧，即膀胱经的五处穴，多由足太阳膀胱经湿火所致。相当于现代头皮感染性疾病。

佛顶疽

【原文】 佛顶疽属督上星，阴阳不调毒热成。
不论虚实皆险证，溃烂黑陷必然凶。

〖注〗此证一名顶门疽。生于头顶囟门之前，属督脉经上星穴。由脏腑阴阳不调，热毒上壅而成。色紫，坚硬肿痛，脉洪大而数者为实；脉微细而数者为虚，皆属险证。若溃烂黑陷，六脉散大，神昏谵语，二便闭结者为逆。首尾内外治法，俱按百会疽。

【提要】佛顶疽的病位、病因、病机、症状及预后。

【白话文】佛顶疽生于头顶囟门之前，位于督脉上星穴处。多由脏腑阴阳不调，热毒上壅而成。该病无论虚实皆属险证。若疮顶溃烂色黑，平塌下陷则病势更为凶险。

【解读】本证一名顶门疽，生于头顶囟门的前面，位于督脉上星穴处。多由脏腑阴阳失调，热毒上壅所致。相当于现代头皮感染性疾病。

额 疽

【原文】 额疽生额火毒成，左右膀胱正督经。
顶陷焦紫无脓重，高耸根收红肿轻。

〖注〗此证生前额正中者，属督脉经，或生左右额角者，属膀胱经。总由火毒而成。初起疮顶塌陷，干焦色紫，不生大脓者，其势重而属险也；若红肿高耸，疮根收束者，其势轻而属顺也。初服荆防败毒散汗之，次服仙方活命饮消之。将溃气虚者，宜服托里透脓汤；气实者，宜服透脓散，外敷冲和膏。已溃宜服托里排脓汤，外贴琥珀膏。其余内外治法，俱按痈疽溃疡门。

荆防败毒散（见项部脑疽）

仙方活命饮　**透脓散**　**冲和膏**（俱见肿疡门）

托里透脓汤（见前侵脑疽）

托里排脓汤（见项部鱼尾毒）

琥珀膏（见发际疮）

【提要】额疽的病位、病因、症状和预后。

【白话文】额疽常生于额部。多由火毒蕴结而成。生于前额正中者，属督脉；生于左右额角者，属膀胱经。疮顶塌陷，干焦色紫，不生大脓者，其病势较重属逆证；若红肿高耸，疮根收束者，其病势轻属顺证。

【解读】本病亦名赤疽、风气二疽，如生于前额正中处，属督脉；生于左右额角处，属膀胱经。相当于发生于前额的感染性疾病。

勇疽

【原文】　　勇疽眦后太阳穴，胆经怒火伏鼠形。
七日不溃毒攻眼，黄脓为吉黑血凶。

〖注〗此证一名勇疽，又名脑发疽。属足少阳胆经怒火而成，生于目小眦之后五分。生在太阳穴者，无论左右皆可以生。初起如粟，渐肿疼痛，形如伏鼠，面目浮肿，七日信脓不溃，火毒攻睛，腐烂损目。若十一日针出黄脓，毒从脓解为顺易治；若出紫黑血者，系气虚不能化毒为逆难治。初服仙方活命饮清解之；毒甚宜服内疏黄连汤，外敷二味拔毒散。其将溃已溃，内外治法，俱按痈疽肿疡、溃疡门。溃后避风忌水。

仙方活命饮　内疏黄连汤　二味拔毒散（俱见肿疡门）

【提要】勇疽的病位、病因、症状及预后。

【白话文】勇疽生于目小眦之后五分的太阳穴处，无论左右皆可以发生。主要是因为足少阳胆经怒火而成。疮疡初起如粟米，逐渐肿大疼痛，形如伏鼠状，7日不脓出破溃，容易火毒内攻眼睛，腐烂损伤眼睛。若脓出黄绸，则毒从脓泄为顺易治；若脓出紫黑血者为逆难治。

【解读】本证又称脑发疽，属于足少阳胆经。本病多由胆经郁怒生火上扰所致。生于目小眦（即外眼角）后面五分的地方，即太阳穴处，无论左右都可发生。本病属感染性疾病，如不及时治疗易伤及患侧眼睛，临床应给予重视。

鬓疽

【原文】　　鬓疽三焦胆二经，证由欲怒火凝成。
此经气多而血少，溃腐惟宜少见脓。

〖注〗此证发于鬓角，属手少阳三焦、足少阳胆二经，由于相火妄动，外受风热，更因性情急怒，欲念火生，凝结而成。此二经俱属气多血少，最难腐溃，更兼鬓角肌肉浅薄，不宜针灸，候其自溃。溃后不宜多见脓，脓多者过耗血液难敛。初起宜服柴胡清肝汤解之；脓成者宜托里消毒散托之，外敷二味拔毒散。已溃内外治法，俱按痈疽溃疡门。

柴胡清肝汤

柴胡　生地各一钱五分　当归二钱　赤芍一钱五分　川芎一钱　连翘（去心）二钱　牛蒡

子（炒，研）一钱五分　黄芩一钱　生栀子（研）　天花粉　甘草节　防风各一钱　水二盅，煎八分，食远服。

〖方歌〗柴胡清肝治怒证，宣血疏通解毒良，四物生用柴翘蒡，黄芩栀粉草节防。

托里消毒散　二味拔毒散（俱见肿疡门）

【提要】鬓疽的病位、病因、病机及症状。

【白话文】鬓疽发于手少阳三焦、足少阳胆二经，多因性情急怒化火凝结而成。此二经俱属气多血少之经，该病较难腐溃，溃后不宜多见脓血，脓多者过耗血液难敛。

【解读】本病系指有头疽生于鬓角的病证，出自《外科理例》卷四。属于手少阳三焦及足少阳胆二经。本病多由相火妄动、外感风热所致。疾病初期应疏肝解热，方用柴胡清肝汤加减。脓成后宜托里排脓，方用托里消毒散，也可外用二味拔毒散。证治详见有头疽及额疽。

夭疽　锐毒

【原文】　　　　夭疽居左锐毒右，经属胆腑生耳后。
　　　　　　　　谋虑太过郁火成，此处肉薄当急救。

〖注〗此二证左为夭疽，右为锐毒，俱生耳后一寸三分高骨之后。夭者，不尽天年谓之夭；锐者，如锋刃之锐利，言毒甚也。得此二证，愈者甚少。初起俱如黍粒，渐肿如瓜，坚硬平塌，紫暗不泽，较诸疮疼痛倍增。名虽各异，而左右耳后，俱属足少阳胆经，由谋虑不决，郁火凝结而成。此处皮肉浅薄，气多血少，终属险证，急当治之。迟则热气下入渊腋，前伤任脉，内熏肝肺，恶证悉添，必致不救。若红肿速溃者顺，坚硬黑陷者逆。如果投方应证，亦只十全四五也。初宜服柴胡清肝汤消解之，脓将成宜服托里消毒散，虚者十全大补汤托补之，外俱敷乌龙膏。其余内外治法，俱按痈疽肿疡、溃疡门。（渊腋，胆经穴名）

柴胡清肝汤（见前鬓疽）

托里消毒散　乌龙膏（俱见肿疡门）

十全大补汤（见溃疡门）

【提要】夭疽、锐毒的病位、病因、病机及治疗。

【白话文】此病生于耳后一寸三分高骨之后，生于左侧名为夭疽，右侧名为锐毒，皆属于足少阳胆经。多因谋虑不决，郁火凝结而成。病位皮肉较薄，经属气多血少，多见险证，应积极治疗。

【解读】本病为痈疽生于颈项耳后乳突后的部位，左名“夭疽”，右名“锐毒”。均属足少阳胆经的病，是由胆经郁火凝结所致。因该处肌肉甚少，又近于头部，火毒容易扩散，若治疗延误，可发生多种凶险的症状。初起时状如黍粒，渐肿如瓜，坚硬平塌，皮色紫暗，疼痛甚剧。经治疗后，若能转为红肿而穿溃者为顺，预后较好；若经久坚硬，皮色发黑，疮形下陷者为逆，多属危证。

耳后疽

【原文】　耳后疽生耳折间，三焦风毒胆火炎。
红肿有头焮为顺，黑陷臖痛冷溃难。

〖注〗此证生于耳折之间，无论左右，属三焦经风毒，兼胆经怒火上炎而成。初起如粟，渐增肿痛，小者如杏，大者如桃。若红肿有头，焮热易溃，稠脓者为顺；若黑陷坚硬，臖痛引脑，甚则顶、颊、肩、肘俱痛，不热迟溃，紫血者为逆。初治法同夭疽，已溃内外治法，俱按痈疽溃疡门。又有初起失于托里，或误食寒凉，则毒不能外发，遂攻耳窍，脓从耳窍出者，名为内溃，属虚，多服十全大补汤。大抵少年得此证者，其愈最缓；老年得此证者，易于成漏。

十全大补汤（见溃疡门）

【提要】耳后疽的病位、病因、病机、症状及预后。

【白话文】耳后疽发于耳折之间，无论左右，多由三焦经风毒、胆经怒火上炎而成。疮疡若红肿有头，灼热易溃，溃后脓稠者为顺；若黑陷坚硬并伴肿痛，痛引脑，甚则顶、颊、肩、肘俱痛，无灼热感，较难溃破。

【解读】耳后疽指的是由三焦及胆二经火毒引起的疾病，其症状为耳后肿痛溃破流脓，并常伴有头痛、恶寒、发热等周身症状。类似急性乳突炎。一般来说，年少患本病，痊愈较慢；年老患本病，容易形成顽固漏证。

耳　发

【原文】　耳发三焦风热成，初椒渐若蜂房形。
赤肿疼痛生轮后，黄脓属吉紫血凶。

〖注〗此证生于耳后，属三焦经风热相搏而成。初如椒粒，渐肿若蜂房，将腐亦多眼孔，焮赤疼痛，肿连耳叶。盖发者，乃痈证之毒甚者也。不可听其自溃，恐溃迟脓通耳窍。当在十一日后，剪破疮顶，出黄白脓者属吉为顺；出紫鲜血者属凶为逆。初起俱宜服仙方活命饮消之，外敷二味拔毒散。其余内外治法，俱按痈疽溃疡门。

仙方活命饮　二味拔毒散（俱见肿疡门）

【提要】耳发的病位、病因、病机、症状及预后。

【白话文】耳发多由三焦经风热相搏而成。生在耳后，初起时疮形如椒粒大小，逐渐肿大若蜂房状，色红赤并疼痛，肿势连及耳轮。破溃后脓出黄白者属吉为顺；脓出紫鲜血者属凶为逆。

【解读】本病发于耳后，位于手少阳三焦经。"其经多气少血，其疮发于悬厘、主客二穴上下，五六日渐长蜂窝，皮紫焮热如火烧痛。十日内刺之有脓者生；无脓出血，食不知味，精神不佳，二十四日必死不可救也。其左右亦同。"（《外科启玄》）相当于西医学的耳部蜂窝组织炎，病情较重。

耳根毒

【原文】　　耳根毒初痰核形，肿如伏鼠焮赤疼。
　　　　　　三焦风火胆怒气，暴肿溃速非疽痈。

〖注〗此证生于耳后，初起形如痰核，渐增肿势，状如伏鼠，焮赤疼痛。由三焦风火，胆经怒气上冲，凝结而成。但此证暴肿溃速，根浅易愈，非若痈疽之势大毒甚也。初起寒热往来，宜服荆防败毒散汗之；发热痛甚者，仙方活命饮消之；脓成者服透脓散，虚者服托里透脓汤；溃后外撒红灵药，贴太乙膏；脓尽换搽生肌玉红膏，生肌敛口。若遇虚者，脓水清稀，或疮口敛迟，即服香贝养荣汤补之，自敛。

荆防败毒散（见项部脑疽）

仙方活命饮　透脓散（俱见肿疡门）

托里透脓汤（见前侵脑疽）

红灵药　太乙膏　生肌玉红膏（俱见溃疡门）

香贝养荣汤（见项部石疽）

【提要】耳根毒的病因、病机、症状及预后。

【白话文】耳根毒初起形如痰核，渐增肿势状如伏鼠，疮疡焮红疼痛。多由三焦风火、胆经怒气上冲凝结而成。该病易肿势较大，破溃较速，根脚较浅，多易治愈，不像痈疽之病肿势大毒邪重。

【解读】本病发于耳后，是指脓耳邪毒炽盛侵蚀耳后完骨，溃腐成痈的疾病。临床以耳内流脓、耳后完骨部红肿疼痛或溃破流脓为特征，病人以儿童为多见。西医学的化脓性中耳乳突炎并发耳后骨膜下脓肿可参考本病进行辨证论治。

玉枕疽

【原文】　　玉枕疽属督脉经，证由积热风邪乘。
枕骨微上脑户穴，高肿为顺紫陷凶。

〔注〕此证由督脉经积热，外受风邪凝结而成。生在玉枕骨尖微上脑户穴。初起如粟，麻痒相兼，寒热往来，口渴便秘，渐增坚硬，大者如茄，小如鹅卵。红活高肿，溃出稠脓者，属吉而顺也；若紫暗塌陷，溃出血水者，属凶险也。初则俱服神授卫生汤消解之，虚者宜服托里消毒散，外敷冲和膏。其余内外治法，俱按痈疽肿疡、溃疡门。

神授卫生汤　托里消毒散　冲和膏（俱见肿疡门）

【提要】玉枕疽的病位、病因、病机、症状及预后。

【白话文】玉枕疽多由督脉经积热，外受风邪凝结而成。发于玉枕骨尖稍靠上方脑户穴处。疮疡肿势高突，溃出稠脓者为顺证；如果疮色紫暗，疮顶塌陷，溃出血水者为逆证。

【解读】本病出自《外科正宗》卷一。指有头疽生于脑后玉枕穴者。治宜清热疏风，解毒活血。可用仙方活命饮、黄连解毒汤等；外用金黄膏贴敷，腐肉不去用九黄丹或五五丹。若疮面大，腐肉难脱，则应手术切除；腐去用生肌散或生肌玉红膏。初起疮形平塌，根形漫肿，色晦暗，不甚疼痛，成脓迟，脓质清稀，神疲少食，面色无华，脉数无力，舌绛或淡者，属虚证。

脑后发

【原文】　　脑后发生在督经，热结风府粟肿疼。
红活易溃稠脓顺，紫暗难溃血水凶。

〔注〕此证属督脉经，枕骨之下风府穴，由积热外受风邪凝结而成。初如粟米，焮肿作疼，痛引头顶肩项，气粗鼻塞，渐大如盘如碗。红活速溃出稠脓者顺；紫暗难溃时津血水者逆。初起内外治法，按玉枕疽。其余内外治法，俱按痈疽肿疡、溃疡门。

【提要】脑后发的病位、病因、病机、症状及预后。

【白话文】脑后发发于督脉，多因内有积热，外受风邪，两相搏结于枕骨之下的风府穴处。疮疡初期形如粟米，肿胀疼痛，色红活，迅速破溃，脓出稠脓者为顺证；如疮疡颜色紫暗，破溃不易，或溃后脓出血水者为逆证。

【解读】《外科启玄》：“此痈亦是足太阳膀胱经兼督脉、阳维脉所作，多血少气，在玉枕二穴风府穴端，痛痒不一，善恶兼现。在表者汗之，里者疏之。”

脑 铄

【原文】

脑铄项后如横木，精涸毒火上乘生。
黑如灶烟牛唇硬，木痛未腐水流清。
急施桑艾法至痛，火燎刺痛属阳经。
速服仙方活命饮，若见七恶定然凶。

〖注〗此证生于督脉经风府穴，由阴精枯涸，毒火乘之而生。初起形如椒粒，坚硬紫暗，渐肿如横木，甚则上至巅顶，下至大椎，色如灶烟，硬若牛唇。未脓皮先腐烂，时流清水，肌肉冰冷。轻者木痛，重者毒气将陷，全不知疼。宜急施桑柴烘法或艾壮灸法，以痛为度；速服仙方活命饮，以舒解其毒。七日之后，不发长不生大脓者，宜服十全大补汤救之，投补药不应者难治。若初起热如火燎刺痛，属阳证，速服黄连消毒饮，外敷回阳玉龙膏。此证若首尾纯见五善之证者，属顺；见七恶之证者，属逆也。其余内外治法，俱按痈疽肿疡、溃疡门。

桑柴烘法　艾壮灸法（俱见首卷）

仙方活命饮　回阳玉龙膏（俱见肿疡门）

十全大补汤（见溃疡门）

黄连消毒饮（见前百会疽）

【提要】脑铄的病位、病因、病机、症状、治疗及预后。

【白话文】脑铄生于项后处，疮疡肿胀如横木，多由阴精枯涸，毒火上乘而成。初期疮色如灶烟，质地坚硬若牛唇。如出现局部麻木疼痛，疮疡未成脓而皮肉先腐烂，时流清水者，宜急施桑柴烘法或艾壮灸法，灸至感到局部疼痛为度；若初起局部灼热，痛如火燎，属阳证，速服仙方活命饮。此证若见七恶之证者则属逆证。

【解读】本病《千金翼方》作“脑烁疽”。属于脑疽之虚证，色暗不溃，硬不见脓，溃破不敛。《灵枢·痈疽》：“阳留不发，消脑留项，名曰脑烁，其色不乐，项痛如刺以针，烦心者，死不可治。”说明本病较危重。

油 风

【原文】

油风毛发干焦脱，皮红光亮痒难堪。
毛孔风袭致伤血，养真海艾砭血痊。

〖注〗此证毛发干焦，成片脱落，皮红光亮，痒如虫行，俗名鬼剃头。由毛孔开张，邪风乘虚袭入，以致风盛燥血，不能荣养毛发。宜服神应养真丹，以治其本；外以海艾汤洗之，以治其标。若耽延年久，宜针砭其光亮之处，出紫血，毛发庶可复生。

神应养真丹

羌活　木瓜　天麻　白芍　当归　菟丝子　熟地（酒蒸，捣膏）　川芎　等份为末，入地黄膏，加蜜丸桐子大。每服百丸，温煮酒或盐汤任下。

〖方歌〗神应养真治油风，养血消风发复生，羌归木瓜天麻芍，菟丝熟地与川芎。

海艾汤

海艾　藁本　菊花　蔓荆子　防风　薄荷　荆芥穗　藿香　甘松各二钱　水五六碗，同药煎数滚，连汤共入厂口钵内。先将热气熏面，候汤少温，用布蘸洗，日洗二三次，洗后避风。忌鱼腥、发物。

〖方歌〗海艾汤治油风痒，先熏后洗善消风，菊藁蔓荆风薄穗，藿香海艾与甘松。

【提要】油风的病因、病机、症状及治疗。

【白话文】油风症见毛发干焦，成片脱落，头皮发红光亮，瘙痒难忍。病因多由毛孔开张，邪风乘虚袭入，以致风盛燥血，不能荣养毛发而成。宜内服神应养真丹，外以海艾汤洗之，加以针刺放血可使疾病痊愈。

【解读】本证症状多见毛发干燥枯焦，成片脱落，皮肤发红而光亮，瘙痒难忍，像有虫在爬行，俗称鬼剃头。多由毛孔开张，邪风乘虚袭入，风气过盛，化燥劫伤血液，不能荣养毛发所致。治疗宜内服神应养真丹养血消风，以治本；外用海艾汤熏洗，消散腠理的风邪以治标。如果耽延时间长久，宜用针浅刺光亮的地方，刺出紫血，风邪随血外泄，毛发一般可以再生。本病因突然头发脱落、头皮鲜红光亮，故名油风，又称斑秃。可发生于任何年龄，常在过度劳累、睡眠不足或受到刺激后发生。

白屑风

【原文】

白屑风生头与面，燥痒日久白屑见。
肌热风侵成燥化，换肌润肌医此患。

〖注〗此证初生发内，延及面目，耳项燥痒，日久飞起白屑，脱去又生。由肌热当风，风邪侵入毛孔，郁久燥血肌肤失养，化成燥证也。宜多服祛风换肌丸。若肌肤燥裂者，用润肌膏擦之甚效。

祛风换肌丸

大胡麻　苍术（炒）　牛膝（酒洗）　石菖蒲　苦参　何首乌（生）　天花粉　威灵仙各二两　当归身　川芎　甘草（生）各一两　上为细末，陈煮酒跌丸绿豆大。每服二钱，白滚水送下。忌鱼腥、发物、火酒。

〖方歌〗换肌丸治白屑风，燥痒日增若虫行，风燥血分失润养，叠起白屑落复生。归芎胡麻苍术膝，菖蒲花粉草威灵，苦参何首乌为末，煮酒跌丸绿豆形。

润肌膏

香油四两　奶酥油二两　当归五钱　紫草一钱　将当归、紫草入二油内，浸二日，文火炸焦去渣；加黄蜡五钱溶化尽，用布滤倾碗内，不时用柳枝搅冷成膏。每用少许，日擦二次。

〖方歌〗润肌膏擦白屑风，肌肤燥痒用更灵，酥香二油归紫草，炸焦加蜡滤搅凝。

【提要】白屑风的病位、病因、病机、症状及治疗。

【白话文】白屑风常发于头面部，皮肤干燥，瘙痒日久，可见脱屑。此病多由肌肤郁热，风邪侵入毛孔，郁久化燥伤血，肌肤失养而成。宜多服祛风换肌丸，搽润肌膏治疗。

【解读】本病多由肌肤郁热，腠理开泄，致风邪侵入毛孔，郁遏长久，化燥伤血，肌肤得不到血液濡养所致。初起发于头部，逐渐蔓延到面部、耳目及颈项处，皮肤干燥作痒，日久，可见皮屑脱落。白屑风因皮肤油腻，瘙痒潮红，或起白屑而得名，为风热血燥或肠胃湿热所致。西医学称为“脂溢性皮炎”，是一种在皮脂溢出的基础上引起皮肤渗出性的皮肤病，以皮肤干燥、脱屑、发痒为特征。干性皮损宜养血祛风润燥，可用祛风换肌丸；湿性皮损宜清热化湿通腑，可用茵陈蒿汤等；如果肌肤干燥有裂纹的，应用润肌膏搽擦，效果良好。

秃疮

【原文】　秃疮风热化生虫，瘙痒难堪却不疼。
白痂如钱生发内，宜服通圣擦膏灵。

〖注〗此证头生白痂，小者如豆，大者如钱，俗名钱癣，又名肥疮，多生小儿头上。瘙痒难堪，却不疼痛，日久延漫成片，发焦脱落，即成秃疮，又名癞头疮。由胃经积热生风而成。宜用防风通圣散料，醇酒浸焙为细末，每服一钱或二钱，量其壮弱用之。食后白滚汤调下，服至头上多汗为验。初起肥疮，宜擦肥油膏，用久则效。已成秃疮者，先宜艾叶、鸽粪煎汤洗净疮痂；再用猪肉汤洗之，随擦踯躅花油，以杀虫散风，虫死则痒止，风散则发生，血潮则肌肤润，久擦甚效。

防风通圣散

防风　当归　白芍（酒炒）　芒硝　大黄　连翘　桔梗　川芎　石膏（煅）　黄芩　薄荷　麻黄　滑石各一两　荆芥　白术（土炒）　栀子各二钱五分　甘草（生）二两　共为末。

〖方歌〗防风通圣治秃疮，胃经积热致风伤，连翘栀子麻黄桔，白术归芎滑石防，黄芩甘草石膏芍，薄荷荆芥并硝黄，共末酒拌晒干碾，白汤调服发汗良。

肥油膏

番木鳖六钱　当归　藜芦各五钱　黄柏　苦参　杏仁　野狼毒　白附子各三钱　鲤鱼胆二个　用香油十两，将前药入油内，熬至黑黄色，去渣，加黄蜡一两二钱溶化尽，用布滤过罐收。每用少许，用蓝布裹于手指，蘸油擦疮。

〖方歌〗肥油膏能治肥疮，散风杀虫长发强，黄柏苦参白附子，番鳖野狼毒杏仁良，藜芦当归鲤鱼胆，炸焦入蜡实奇方。

踯躅花油方

踯躅花根四两捣烂，用菜油一碗，炸枯去渣，加黄蜡少许，布滤候冷。青布蘸擦，日用三次。毡帽戴之，勿令见风。

〖方歌〗踯躅花油疗秃疮，驱虫止痒擦之良，踯躅花根研极烂，菜油炸枯入蜡强。

【提要】秃疮的病因、症状及治疗。

【白话文】秃疮多由热毒炽盛化虫而成，症见头皮瘙痒难堪，却不觉疼痛，头发处见痂皮，色白，小者如蚕豆，大者如铜钱。治疗宜用防风通圣散，外擦肥油膏，用久则效。

【解读】本病又名白秃疮，俗称“白鬎病”（音辣利）。生在头上，初起白痂，瘙痒难忍，蔓延成片，久则发枯脱落，形成秃斑，但愈后毛发常可再生。多由不洁的理发工具或梳、帽等传染而致。本病类似于白癣。小儿患本病者较多，患处剧痒难忍，却不觉疼痛。治疗宜用防风通圣散药料，用好酒浸湿拌匀，再用文火烘干，研为细末，每次服一钱或二钱，根据病人体格的强弱，斟酌服用，于饭后用白开水调服，要吃到头上多汗，才算有效。外治方面，初起时宜搽肥油膏，外用较长时间才会起效；已经成为秃疮者，可用艾叶、鸽粪煎汤，滤清后作为洗剂，先将疮痂清洗干净，然后再用猪肉汤外洗，洗毕，随擦踯躅花油杀虫散风，虫死痒止，风散发生，气血充足，肌肤得养，长久搽用，效果较好。

蝼蛄疖

【原文】

蝼蛄疖即蟮拱头，势小势大各有由。
胎毒坚小多衣膜，暑热形大功易收。

〖注〗此证多生小儿头上，俗名貉貓，未破如曲蟮拱头，破后形似蝼蛄窜穴。有因胎中受毒者，其疮肿势虽小，而根则坚硬，溃破虽出脓水，而坚硬不退，疮口收敛，越时复发，本毒未罢，他处又生，甚属缠绵难敛。宜用三品一条枪插于孔内，化尽坚硬衣膜，换撒生肌散，贴玉红膏以收之，不致再发也。亦有暑热成毒者，大如梅李，相联三五枚，溃破脓出，其口不敛，日久头皮窜空，亦如蝼蛄窜穴之状。宜贴绀珠膏，拔尽脓毒，将所窜之空皮剪通，使无藏脓之处，用米泔水日洗一次，干撒生肌散，贴万应膏甚效。有因疮口开张，日久风邪袭入，以致疮口周遭作痒，抓破津水，相延成片，形类黄水疮者，宜用败铜散搽之。忌鱼腥、发物。

三品一条枪

白砒一两五钱　明矾三两　砒、矾二味，共研细末，入小罐内，加炭火煅红，青烟已尽，叠起白烟片时，约上、下红彻住火，取罐安地上，一宿取出，约有砒、矾净末一两。加雄黄二钱四分，乳香一钱二分，共研极细，厚糊搓成线条，阴干。疮有孔者，插入孔内；无孔者，先用针通孔窍，早晚插药二条。插至三日后，孔大者，每插十余条。插至七日，孔内药条满足方住。患处四边，自然裂开大缝，共至十四日前后，其坚硬衣膜及疔核、瘰疬、痔漏诸管，自然落下，随用汤洗，搽玉红膏。虚者兼服健脾补剂，自然收敛。

〖方歌〗神奇三品一条枪，能医坚硬衣膜疮，雄乳白砒矾生用，研末煅炼搓条良。

败铜散

化铜旧罐子一个，研为细末，用香油调敷。自能渗湿祛痒，疮口易敛。

〖方歌〗败铜散治溃风伤，瘙痒破津脂水疮，化铜旧罐研细末，香油调敷渗湿良。

生肌散　玉红膏　绀珠膏　万应膏（俱见溃疡门）

【提要】蝼蛄疖的病因、辨证及症状。

【白话文】蝼蛄疖即称蟮拱头，病因不同，肿势不一。如因胎中受毒者，其疮肿势虽小，而根脚坚硬，溃破虽出脓水，但坚硬不退，疮内有坚硬的衣膜；亦由暑热成毒者，肿势较大如梅李，溃破脓出，疮口不收敛，日久头皮窜空，亦如蝼蛄窜穴形状。

【解读】本证多发于小儿头皮。在没有溃破的时候，好像曲蟮（即蚯蚓）拱头似的，故又称蟮拱头。溃破以后，其形状像蝼蛄所窜的洞穴，因此又称蝼蛄疖。发病原因或见胎毒所致，或感受暑热之毒。由胎毒所致者，其疮形虽小，但根脚坚硬，即使溃破出脓，根脚却仍坚硬不消，至疮口收敛，似已愈合，但疮内仍有坚硬的衣膜，积毒并未能排尽，过后仍将复发；同时由于蕴毒较深，原来的疮毒没有完全散除，可此愈彼起。治疗首先宜用三品一条枪插入疮孔，化消坚硬的衣膜。待衣膜化尽后，可改撒生肌散，外贴玉红膏，以生肌收口，可不致复发。蝼蛄疖感受暑热之毒而形成者，疮形如梅子、李子大小，二三颗、四五颗成串相联，待到溃破脓出之后，其疮口却久不收敛，迁延日久，患处头皮窜空，好像蝼蛄窜洞的形状。宜贴绀珠膏拔尽脓毒，并用剪刀将所窜的空皮剪通，便于排脓。疮面要保持清洁。每天用米泔水洗一次，干燥后，撒上生肌散，外贴万应膏，效果很好。也有因为疮口开张，不能收敛，日子一久，风邪从疮口袭入，以致疮口周围瘙痒，抓破之后，流出津水，蔓延成片，病如黄水疮。治疗宜用败铜散搽敷，以渗湿祛痒。忌吃鱼腥等一类发物。蝼蛄疖属西医学的脓肿性穿掘性头部毛囊周围炎。多因暑疖治疗不当，创口太小，脓流不畅，致脓毒潴留，互相蔓延，头皮窜空，多与体虚正气不足有关。

发际疮

【原文】　　发际疮生发际边，形如黍豆痒疼坚。
顶白肉赤初易治，胖人肌厚最缠绵。

〖注〗此证生项后发际，形如黍豆，顶白肉赤坚硬，痛如锥刺，痒如火燎，破津脓水，亦有浸淫发内者，此由内郁湿热，外兼受风相搏而成也。初宜绀珠丹汗之，次用酒制防风通圣散清解之，外搽黄连膏效。惟胖人项后发际，肉厚而多折纹，其发反刺疮内，因循日久不瘥，又兼受风寒凝结，形如卧瓜，破烂津水，时破时敛，俗名谓之肉龟。经年不愈，亦无伤害，常用琥珀膏贴之，可稍轻也。

琥珀膏

定粉一两　血余八钱　轻粉四钱　银朱七钱　花椒十四粒　黄蜡四两　琥珀（末）五分　麻油十二两　将血余、花椒、麻油炸焦，捞去渣，下黄蜡溶化尽，用夏布滤净，倾入瓷碗内。预将定粉、银朱、轻粉、琥珀四味，各研极细，共和一处，徐徐下入油内，用柳枝不时搅之，以冷为度。绵燕脂摊贴，红绵纸摊贴亦可。

〖方歌〗琥珀膏能治诸疮，活瘀解毒化腐良，定血轻朱椒蜡珀，麻油熬膏亦疗疡。

绀珠丹（即万灵丹，见肿疡门）

防风通圣散（见前秃疮）

黄连膏（见鼻部鼻疮）

【提要】发际疮的病位、症状及预后。

【白话文】发际疮常发于颈项后面头际处，疮形初起似黍米或豆粒大小，疮体质地坚硬疼痛，并感瘙痒。初期疮顶色白，肉红，易治愈。肥胖之人因颈项后面肌肉肥厚，病势缠绵，较难痊愈。

【解读】本证常发于颈项后面发际处，疮疡初起形状好像黍米或豆粒，疮体质地十分坚硬，伴刺痛、瘙痒、灼热。疮顶色白，肉红者，则容易治愈。如溃破以后，渗出脓水，逐渐浸淫于头皮内，又可蔓延成疮。肥胖人颈项后面肌肉肥厚，且皱褶较多，头发容易反刺疮内，一般较难痊愈。本证多由内因湿热郁遏，兼外感风邪，二者搏结所致。相当于西医学的“疖病”，多见于炎热季节，往往以头、面、颈、腋下及臀部等常受摩擦的部位为多见，常见于营养不良的小儿或糖尿病病人。

头风伤目

【原文】　　头风引目眉棱痛，风火寒痰有四因。

或由杨梅毒攻顶，或因产后被风侵。

〚注〛此证畏寒、恶风，其痛走注不定，得暖少减者，风痛也；寒热口苦，大渴，二便秘，不眠者，火痛也；手足厥冷，面青唇白，气逆不渴，小水白者，寒痛也；身重肢酸，胸烦作呕，口吐痰沫者，痰痛也。以上四证，旧有古方羌活冲和汤倍川芎加菊花，随经形证，加引治之。倘若因循失治，风攻眉棱酸痛，眼皮跳动，渐攻睛珠，起蓝云遮睛，多致损目。若只眉棱酸痛，以碧云散常吸之甚效。

羌活冲和汤

防风　白芷各一钱　细辛　甘草（生）各五分　生地　苍术　黄芩各一钱　羌活一钱五分　川芎二钱　引加葱头三根、生姜一片、红枣肉二枚，水煎食远服。痛由顶后起，属膀胱经，倍羌活，加藁本；痛由耳后起，属胆经，加柴胡；痛由太阳牵引头额两目，属胃经，倍白芷，加葛根、石膏。头痛兼有腹痛身重，属脾经，倍苍术。头痛兼有足冷，气逆，属肾经，倍细辛；甚者加麻黄、生附子，减黄芩。头痛兼有呕涎沫，手足厥冷者，属肝经，加吴茱萸。头痛有火热渴，倍酒洗黄芩，加生石膏；便秘者加生大黄。头痛吐痰涎，四肢不冷者，加半夏。

〚方歌〛冲和头风风伤目，风火寒痰四因生，日久眉棱酸痛跳，遮睛损目此能清。防风白芷细辛草，生地苍芩羌活芎，详在随加引经药，葱姜红枣水煎成。

碧云散

川芎　鹅不食草各一两　细辛　辛夷各二钱　青黛一钱　共为细末，病人口噙凉水，令人以芦筒吹入左右鼻孔内，取嚏为效。每用少许，鼻常吸之，其效缓。

〚方歌〛碧云散去头风证，眉棱酸痛更堪医，鹅不食草辛夷黛，芎细同研不时吸。

贴两太阳穴法　治头痛如破。

雀脑　川芎　白附子各等份　研末，葱汁调稠，纸摊贴左右太阳穴效。

产后风寒侵脑，头痛不可发汗，宜用四物汤倍川芎加荆芥穗服之，其效缓。

杨梅毒入脑髓，以致头痛者，治在本门。

四物汤（见溃疡门）

【提要】头风伤目的病因及症状。

【白话文】头风可引起眼睛、眉棱骨疼痛。病因常见于风、火、寒、痰四种，或者由杨梅毒上攻头目，或由产后体虚感受风邪所起。

【解读】头风引起眼睛、眉棱骨疼痛，可有风、火、寒、痰四种原因，有的是杨梅毒上攻头目；有的因产后体虚感受风邪。现代本病多在眼科就诊。

面　部

颧疡　颧疽

【原文】　　颧疡颧疽渐榴形，风热积热小肠经。
　　　　　疡起焮红浮肿痛，疽紫漫硬木麻疼。

〖注〗此二证发于颧骨尖处，属小肠经，不论左右，初小渐大如榴。发阳分者，由风热而生，初起焮红，浮肿，疼痛，七日即溃，名为颧疡，毒轻根浅易愈；发阴分者，由积热而生，色紫，漫肿，坚硬，麻木，疼痛，三七方溃，名为颧疽，毒甚根深难愈。疡证初宜仙方活命饮，疽证初宜内疏黄连汤或麦灵丹。其余内外治法，俱按痈疽肿疡、溃疡门。

仙方活命饮　内疏黄连汤　麦灵丹（俱见肿疡门）

【提要】颧疡、颧疽的病因、病机及症状。

【白话文】颧疡与颧疽初发肿势较小，后来逐渐肿大如石榴，多由风热相搏结于手太阳小肠经所致。颧疡者局部灼热红赤，浮肿疼痛，毒势较轻，跟脚较浅；颧疽者局部颜色发紫，肿势漫大质地坚硬，并有麻木疼痛感觉，毒势较重，跟脚较深。

【解读】颧疡与颧疽均发生在颧骨尖处，病位属手太阳小肠经。颧疡通常为阳证，而颧疽常表现为阴证。相当于西医学颧骨部的感染性疾病。

颧　疔

【原文】　　颧疔初起粟米形，证由阳明火毒生。
　　　　　坚硬顶凹根深固，寒热交作麻痒疼。

〖注〗此证生在颧骨之间，属阳明胃经，不论左右，初如粟米黄色小疱，次如赤豆，顶凹坚硬，按似疔头，麻痒疼痛。多因过食炙煿、药酒，以致胃经积火成毒而生。初宜蟾酥丸，或麦灵丹汗之，次服黄连消毒饮清之。外治法同疔门。凡疔皆属迅速之证，初觉即当急治，迟则毒火攻心，令人昏愦谵语，恶证悉添，多致不救。

蟾酥丸（见疔疮门）

麦灵丹（见肿疡门）

黄连消毒饮（见头部百会疽）

【提要】颧疔的病因、病机及症状。

【白话文】颧疔初起时皮疹像粟米样，多由胃经郁火成毒所致。疮疡质地坚硬，疮顶凹陷，根脚较深，并有麻木、瘙痒、疼痛等感觉，同时可伴有恶寒、发热等全身症状。

【解读】疔是一种发病迅速，易于变化而危险性较大的急性化脓性疾病。多发于颜面和手足等处。其特点是疮形虽小，但根脚坚硬，有如钉丁之状，病情变化迅速，容易造成毒邪走散。如果处理不当，发于颜面部的疔疮很容易走黄而有生命危险；发于手足部的疔疮则易损筋伤骨而影响功能。本病分类颇多，相当于西医学的疖、痈、气性坏疽、皮肤炭疽及急性淋巴管炎等。颧疔系指发生在颧部的疔疮。其症见疔初起如粟米色黄，次如赤豆，顶凹坚硬，麻痒疼痛。本证多因恣食煎炒油炸和肥甘厚腻的食物或某些药酒，胃经郁火成毒所致。

面发毒

【原文】　　面发毒在颊车生，初少渐多赤豆形。
　　　　　　肿硬焮疼津黄水，证属风热客阳明。

〖注〗此证生面上颊车骨间。初生一个，渐发数枚，形如赤豆，色红焮痛，坚硬似疔，时津黄水。由风热客于阳明，上攻而成。初宜服荆防败毒散汗之。若胃火盛，则唇焦口渴，便燥者即服凉膈散下之，外以清凉消毒散敷之即愈。

凉膈散

黄芩　薄荷　栀子（生，研）　连翘（去心）　石膏（生）　甘草（生）　芒硝　大黄各等份　水二盅，苦竹叶二十片，煎八分，加蜂蜜三匙和服。

〖方歌〗凉膈散医肺胃热，口渴唇焦便燥结，芩薄栀翘石膏草，芒硝大黄苦竹叶。

清凉消毒散

白及　乳香　雄黄　天花粉　麝香　乌药　山慈菇　黄柏各等份　共研细末，鸡子清和蜜水调敷。

〖方歌〗清凉消毒去风热，及乳雄黄花粉麝，乌药慈菇黄柏研，鸡清蜜调毒即灭。

荆防败毒散（见项部脑疽）

【提要】面发毒的病位、病因、病机及症状。

【白话文】面发毒发于面部颊车处，初时疮形较小，后逐渐增多增大如红豆大小，局部颜色红赤，质地坚硬如疔疮，并有灼热、疼痛感觉，时常渗出黄水。多由风热侵袭足阳明胃经所致。

【解读】痈之大者为之发，相当于西医学的化脓性蜂窝组织炎。本病多由风热侵袭足阳明胃经，循经上攻面颊所致。本证发于面部颊车（下颌角之前上方）处。

面游风

【原文】 面游风燥热湿成，面目浮肿痒虫行。
肤起白屑而痒极，破津黄水津血疼。

〖注〗此证生于面上，初发面目浮肿，痒若虫行，肌肤干燥，时起白屑。次后极痒，抓破，热湿盛者津黄水，风燥盛者津血，痛楚难堪。由平素血燥，过食辛辣厚味，以致阳明胃经湿热受风而成。痒甚者，宜服消风散；痛甚者，宜服黄连消毒饮；外抹摩风膏缓缓取效。

摩风膏

麻黄五钱 羌活一两 白檀香一钱 升麻二钱 白及一钱 防风二钱 当归身一钱

用香油五两，将药浸五日，文火炸黄，即捞去渣，加黄蜡五钱，溶化尽，用绢滤过，搅冷涂抹疮上。

〖方歌〗摩风膏抹游风证，麻黄羌活白檀升，及防归身香油泡，炸黄去渣加蜡凝。

消风散（见项部钮扣风）

黄连消毒饮（见头部百会疽）

【提要】面游风的病因和症状。

【白话文】面游风多由燥、热、湿邪气所犯。初发时面目浮肿，皮肤瘙痒如虫行皮中，肌肤干燥，常起白屑，而后皮肤极其瘙痒。抓破后，如是湿热重者，渗出黄水；风热重者，渗出血水，则痛楚难忍。

【解读】面游风又名白屑风、钮扣风，是一种皮肤油腻、瘙痒、潮红或起白屑的慢性皮肤病。其皮损形态多种多样，通常分为干性、湿性以及玫瑰糠疹三种类型。其中干性者以潮红、脱屑为主；湿性者以红斑、糜烂、流滋、有油腻性脱屑和结痂为主；玫瑰糠疹型者，有圆形、椭圆形红斑，伴有油腻性脱屑。本病可见于西医学的皮脂溢出症和脂溢性皮炎。治疗上，如果瘙痒剧烈，可内服消风散；疼痛厉害，可服用黄连消毒饮；外部再涂抹摩风膏，可以慢慢痊愈。

痄 腮

【原文】 痄腮胃热是其端，初起焮痛热复寒。
高肿焮红风与热，平肿色淡热湿原。

〖注〗此证一名髭发，一名含腮疮。生于两腮肌内不着骨之处，无论左右，总发端于阳明胃热也。初起焮痛，寒热往来。若高肿、色红、焮热者，系胃经风热所发；若平肿、色淡不鲜者，由胃经湿热所生。始则俱以柴胡葛根汤表之。若口渴便秘，宜四顺清凉饮解之。表里证俱解，肿痛仍作者，势必成脓，宜托里消毒散托之。脓熟者针之，体虚者宜平补之。其余治法，按痈疽溃疡门。此证初起，若过服凉药，令毒攻喉者险。

柴胡葛根汤

柴胡　葛根　石膏（煅）　天花粉　黄芩各一钱　甘草（生）五分　牛蒡子（炒，研）连翘（去心）　桔梗各一钱　升麻三分　水二盅，煎八分，不拘时服。

〖方歌〗柴胡葛根发表证，痄腮肿痛或平形，石膏花粉黄芩草，牛蒡连翘桔梗升。

四顺清凉饮

防风　栀子（生，研）　连翘（去心）　甘草（生）　当归　赤芍　羌活各一钱　大黄二钱　水二盅，灯心五十寸，煎八分，食远服。

〖方歌〗四顺清凉攻里强，口干便秘痄腮疮，防风栀子连翘草，归芍灯心羌大黄。

托里消毒散（见肿疡门）

【提要】痄腮的病因、病机及症状。

【白话文】痄腮多由于温毒邪热侵袭足阳明胃经，毒邪郁结于腮部所致。初起时，可见腮部硬肿、焮红、灼热、疼痛，以及伴有寒热往来等全身症状。如局部肿势高突、色红、灼热较为明显者，多由胃经风热所致；如局部肿胀不明显，颜色亦较淡而不鲜艳者，多由胃经湿热所致。

【解读】痄腮是指因感受风温邪毒，壅阻少阳经脉引起的时行疾病。以发热、耳下腮部漫肿疼痛为临床主要特征。本病一年四季都可发生，冬春易于流行。学龄儿童发病率高，能在儿童群体中流行。一般预后良好。少数儿童由于病情严重，可出现昏迷、惊厥变证；年长儿如发生本病，可见少腹疼痛、睾丸肿痛等症。本病相当于西医学的流行性腮腺炎，不化脓，有传染性。

颊　疡

【原文】　颊疡胃经积热生，初如红粟渐榴形。
脓出肿消易敛愈，脓稀难敛漏因成。

〖注〗此证生于耳下颊车骨间，由阳明胃经积热而生。始发如粟，色红渐大如榴，初起宜犀角升麻汤清解之。若失治，或过敷寒药，以致肌冷凝结，坚硬难消难溃者，宜升阳散火汤宣发之。将溃，宜托里消毒散。脓熟针之，脓出肿退，疮口易敛者则愈。或牙关紧急不开，或旁肿不消，脓水清稀，因而成漏，复被寒侵疮孔，致生多骨，经年缠绵难愈者，服桂附地黄丸，外用豆豉饼垫灸艾壮，初用九壮，以知热痒为止，每日灸之，以朽骨脱出、脓渐少而肌渐平为度。兼用红升丹，捻入疮口内，万应膏盖贴，每日一易。病人当慎起居，戒腥发等物，渐渐收功。

犀角升麻汤

犀角二钱五分　升麻一钱七分　黄芩八分　白附子(面裹煨熟)八分　生甘草五分　白芷八分　川芎八分　羌活一钱二分　防风八分　水三盅，煎一盅，食远热服。

〖方歌〗犀角升麻医颊疡，色红初起服之良，黄芩白附生甘草，白芷川芎羌活防。

升阳散火汤

抚芎(即川芎)六分　蔓荆子　白芍(酒炒)　防风　羌活　独活　甘草(半生，半炙)　人参各一钱　柴胡　香附各一钱五分　葛根一钱　升麻一钱　僵蚕(炒)一钱五分　生姜一片，红枣肉一枚，水三盅，煎一盅，食远温服。

〖方歌〗升阳散火过敷寒，牙叉拘急木痛坚，芎蔓芍防羌独草，参柴香附葛升蚕。

桂附地黄丸

肉桂一两　附子(制)一两　熟地黄六两　山茱萸(制)三两　牡丹皮二两　山药三两　茯苓二两　泽泻二两　辅料为蜂蜜。

〖方歌〗六味滋阴益肾肝，茱薯丹泽地苓丸，再加桂附扶真火，八味功同九转丹。

托里消毒散（见肿疡门）

豆豉饼（见首卷灸法）

红升丹　万应膏（俱见溃疡门）

【提要】颊疡的病位、病因、症状和预后。

【白话文】颊疡发于耳下颊车骨间，多由阳明胃经积热而生。初发时疮形如粟米状，颜色焮红，逐渐变大如石榴。脓出而肿疡自消，疮口就容易收敛而痊愈。肿疡溃破后流清稀的脓水，疮口长期不易收敛而形成漏管，则较难愈合。

【解读】颊疡出自《证治准绳·外科》卷三。系指颊车穴处生痈之病证。又名颊车痈、金腮疮。其病因是阳明经积热。治宜清热解毒，方用犀角升麻汤加减。类似于西医学的颌面部感染性疾病，一般预后良好。

骨槽风

【原文】　骨槽风火三焦胃，耳前腮颊隐隐疼。
腐溃筋骨仍硬痛，牙关拘急夹邪风。

〖注〗此证一名牙叉发，一名穿腮发。乃手少阳三焦、足阳明胃二经风火也。起于耳前，连及腮颊，筋骨隐痛，日久腐溃，腮之里外筋骨，仍然漫肿硬痛，牙关拘急，皆由邪风深袭筋骨故也。此证属在筋骨阴分，故初起肿硬难消，溃后疮口难合，多致不救。

初起热不盛者，内宜服升阳散火汤，外以清胃散擦牙，真君妙贴散敷腮；如初起发表之后，人壮火盛者，用皂角刺、大黄、甘草节、白芷、僵蚕下之，后减大黄，加生石膏以清之。然亦不可过用寒凉之药，恐其凝结也。有硬肿日久失治，不能尽消者，脓势将成，宜用中和汤托之。

已溃按痈疽溃疡门治法。亦有过服寒凉，以致肌肉坚凝腐臭，非理中汤佐以附子不能回阳，非僵蚕不能搜风。如法治之，诸证俱减，惟牙关拘急不开，宜用生姜片垫灸颊车穴二七壮（其穴在耳垂下五分陷中处），每日灸之，兼用针刺口内牙尽处出血，其牙关即开。若寒热不退，形焦体削，痰盛不食，或口内腐烂，甚则穿腮落齿者，俱为逆证。当腐烂之初，治法即同牙疳，亦不过稍尽人事耳。

清胃散

姜黄　白芷　细辛　川芎各等份　共研细末。先以盐汤漱口，擦牙痛处。

〖方歌〗清胃散擦牙肿疼，姜黄白芷细辛芎，同研先以盐汤漱，后擦此药有奇功。

中和汤

白芷　桔梗　人参　黄芪各一钱　藿香五分　肉桂五分　甘草　白术（土炒）　川芎　当归　白芍（酒炒）各一钱　麦冬（去心）五分　水二盅，姜三片，枣二枚，煎八分，加酒一杯食远服。

〖方歌〗中和汤治骨槽风，日久不消欲溃脓，芷桔参芪藿桂草，术芎归芍麦门冬。

升阳散火汤（方见颊疡）

真君妙贴散（见肿疡门）

理中汤（见溃疡门）

【提要】骨槽风的病因、病机及症状。

【白话文】骨槽风多由手少阳三焦及足阳明胃两经风火炽盛所致，症见耳前腮颊部隐隐作疼。脓肿破溃后，疮口很难愈合，腮部里外的筋骨仍然肿大、质地坚硬、疼痛，牙关出现拘挛紧急，多由邪风深袭筋骨阴分。

【解读】骨槽风，病在牙槽骨，以牙槽骨腐坏，甚或有死骨形成为其特征。症见耳前腮颊之间红肿、疼痛，溃口流脓，脓中带有腐骨，日久难愈。《重楼玉钥》卷上曰："凡骨槽风者，初起牙骨及腮内疼痛，不红不肿，惟连及脸骨者，是骨槽风也。"又称穿腮毒、附骨、穿珠。相当于颌骨骨髓炎。临床上，以发于下颌骨为多见。本病应与牙痈鉴别。牙痈的病变在牙龈处，局限性高突，虽可有腮颊红肿疼痛症状，但病尚未侵入牙槽骨，牙槽骨无腐坏，无死骨形成，故证情较轻，可资鉴别。

发颐

【原文】

发颐肿痛结核般，经属阳明身热寒。
伤寒疹毒汗失表，肿至咽喉调治难。

〖注〗此证又名汗毒，发于颐颔之间，属足阳明胃经。初起身发寒热，肿如结核，微热微痛，渐肿如桃如李，疼痛倍增。由伤寒发汗未尽，或疹形未透，壅积而成。初起宜荆防败毒散汗之，外以二味拔毒散敷之即消。如消之不应者，肿痛日增，势必溃脓，宜服托里透脓汤，溃后按痈疽溃疡门治法。若此证失于调治，或误投寒凉克伐之药，毒必内陷，肿至咽喉，痰涌气堵，汤水难咽者逆。

荆防败毒散（见项部脑疽）

二味拔毒散（见肿疡门）

托里透脓汤（见头部侵脑疽）

【提要】发颐的病因、病机及症状。

【白话文】发颐肿胀如结核，局部微热微痛，病位属足阳明胃经。初起可伴恶寒发热，多由伤寒发汗未尽，或疹形未透，热邪壅积而成。疾病发展可引起咽喉肿胀，痰涎壅盛，呼吸被阻，甚至产生汤水不进、吞咽困难等症状，属逆证，预后不良。

【解读】本证又名汗毒，是指热病后余毒结于颐颌（即腮颊）间引起的急性化脓性疾病。其临床特点是常发生于热病后期，多一侧发病，颐颔部肿胀疼痛，张口受限，全身症状明显，重者可发生内陷。本证经属阳明少阳，阳明者胃火上壅，少阳者肾阴虚而相火上攻，多交互而作，内外合邪，故颐肿为表，脏腑虚实为本。本病相当于西医学的化脓性腮腺炎。初起治疗应服用荆防败毒散发汗透邪，外用二味拔毒散涂敷。如局部肿痛不消退，反而有加剧趋势，则有化脓溃破的倾向，应内服托里透脓汤。破溃以后，可按照痈疽溃疡门的方法处理。

时　毒

【原文】

时毒初发类伤寒，漫肿无头在项间。
因感四时不正气，治分壮弱疏解痊。

〖注〗此证初起，状类伤寒，憎寒发热，令人恍惚不宁，肢体酸疼，或兼咽痛，一二日间，发于项腮、颔颐，作肿无头，渐渐焮赤疼痛，或似结核有根，漫肿色赤。俱由感冒四时不正邪气，客于经络，酿结而成，非发于病后之颐毒也。惟在医者，精察疮色，辨别虚实。治法须宜疏解，不可骤用寒凉，致毒不外发，而内攻咽喉者险矣。初服荆防败毒散汗之，其肿不消者，宜服连翘消毒饮；肿仍不消，脓势将成，壮者宜服透脓散，弱者宜服托里透脓汤，外敷二味拔毒散，脓熟针之。溃按痈疽溃疡门治法。

荆防败毒散（见项部脑疽）

连翘消毒饮（见背部酒毒发）

透脓散　**二味拔毒散**（俱见肿疡门）

托里透脓汤（见头部侵脑疽）

【提要】时毒的病位、病因、症状及治疗。

【白话文】时毒初起时，症状很像伤寒，恶寒发热，症见项腮、面颊部位疮疡漫肿而无头。病因多是外感四时不正的邪气。治疗时应区别病人体质的强弱，治法须疏解得法。

【解读】本证多由外感四时不正的邪气，侵袭经络，邪毒壅结所致。初起时，症状很像伤寒，症见恶寒发热，精神恍惚，全身及四肢酸痛，或者兼有咽痛等；一二天后，见项腮、面颊部位疮疡漫肿而无头，并有灼热疼痛等症状出现，肿块有的像结核一样，肿大有根，颜色红赤。成脓后，治疗应充分考虑病人体质的强弱来治疗，治法须疏解得法。本病类似发颐，又称“时毒发颐”。临床上要与伤寒后所引起的颐毒有所鉴别，主要是观察疮肿的颜色，辨清虚实，才不致混淆。时毒的治疗，初起应该疏解，不可马上用寒凉的药物，以免使邪毒不能透发而内攻咽喉。

凤眉疽

【原文】

凤眉疽生两眉棱，形长如瓜漫肿红。
膀胱小肠肝胆热，烦闷呕逆不食凶。

〖注〗此疽亦名眉发，生于眉棱，无论左右，俱属足太阳膀胱、手太阳小肠、足厥阴肝、足少阳胆四经积热所致。形长如瓜，疼痛引脑，二目合肿，坚硬色赤，按之有根。六日内刺之得脓则吉，无脓则险。甚则十四日不溃，烦闷、呕逆、不食者凶。初宜服仙方活命饮，次服托里透脓汤。速溃为妙，迟则恐攻眼损睛矣。其余内外治法，按痈疽溃疡门。

仙方活命饮（见肿疡门）

托里透脓汤（见头部侵脑疽）

【提要】凤眉疽的病位、病因、病机、症状及预后。

【白话文】凤眉疽发于两侧眉棱部位，肿势外形如瓜，漫肿无边，色红，多由足太阳膀胱经、手太阳小肠经、足厥阴肝经以及足少阳胆经等积热所致。如出现烦躁满闷、呕吐、不进饮食等症状，多属凶证。

【解读】本证又名眉发，发在两侧眉棱部位，不论左侧或右侧，都因足太阳膀胱经、手太阳小肠经、足厥阴肝经以及足少阳胆经等积热所致。症见局部红肿热痛，两目肿胀而不能睁开。相当于西医学的眉棱部位的感染性疾病。

眉心疽

【原文】

眉心疽生在印堂，硬肿为疽浮肿疡。
督经风热气凝滞，根坚木痛当疔防。

〖注〗此证生于两眉中间。疽名曰印堂疽，毒初起色暗根平，肿硬疼痛，至二十一日，腐溃出稠脓者顺，无脓黑陷者逆。疡名曰面风毒，疡毒初起，色赤浮肿，焮痛易治，七日溃脓。若色黑木痛，麻痒太过，根硬如铁钉之状，寒热并作，即眉心疔也。俱由督脉经风热壅结气滞所成。疽疡二证，俱按百会疽；眉心疔治法同疔。

【提要】眉心疽的病位、病因、病机、症状及辨证。

【白话文】眉心疽发于两眉中间的印堂处。疽毒初起时，局部肿块坚硬疼痛，颜色暗淡，根脚平坦；疡毒初起，浮肿色红，疼痛易治。多由于督脉风热壅结，气血凝滞所形成的。如果肿疡根脚坚硬如铁钉，局部感麻木疼痛者，注意本病为眉心疔。

【解读】本证出自《证治准绳·外科》卷二。是指生于眉心处的有头疽。眉心疽即眉心疔，又名印堂疔、面风毒、印堂疽。生于两眉中心印堂穴。色黑木痛、麻痒太过，根硬如铁钉之状，寒热并作，治法见疔疮；若毒初色暗根平，肿硬疼痛，无脓黑陷者同疽，治同百会疽。

龙泉疽

【原文】

龙泉疽起在人中，麻痒坚疼赤豆形。
上焦风热攻督脉，憎寒壮热治同疔。

〖注〗此证生在水沟穴，即人中是也，属督脉经。形如赤豆，势小根深，坚硬木痛，色紫顶焦，寒热交作，不时麻痒。由上焦风热，攻于督脉而成。宜按疔门急速治之。迟则毒气内攻，令人烦闷，恶心干呕，神乱昏愦，腮项俱肿，多致不救。

【提要】龙泉疽的发病部位、病因、病机、症状及治疗。

【白话文】龙泉疽发于人中穴部位，疮疡大小如赤豆，范围虽小，但根脚较深，且有坚硬木痛或者麻痒感觉，多因上焦风热侵袭督脉所致，可伴交替性的恶寒发热等全身症状。可按照疔疮的治法及时治疗。

【解读】本病出自《疡医准绳》卷二，即人中疔。又名走黄疔、龙泉疔、闭口疔。人中为阳明络脉经行之地，易发生走黄而成险证。人中，位于人体鼻唇沟的中点，上嘴唇沟的上 1/3 与下 2/3 交界处，为急救昏厥要穴。主治癫狂痫、中风昏迷、小儿惊风、面肿、腰背强痛等证。亦指人体“重心”之所在。

虎髭毒

【原文】　　虎髭毒在颏下生，胃肾积热入任经。
痈焮肿痛速溃易，疽坚硬痛麻痒疔。

〖注〗此毒一名颏痈，肿痛焮赤，速溃易治；一名承浆疽，坚硬痛肿，迟溃难治。若根深，形小似豆，麻痒痛甚，恶寒发热，心烦作呕者，疔也，当从疔治。皆由过食炙煿，以致胃肾二经积热上攻任脉而成。痈疽二证初起，宜服仙方活命饮，加升麻、桔梗消之。若便秘、唇焦、大渴者，宜内疏黄连汤清之。其余内外治法，俱按痈疽肿疡、溃疡门。初起麻痒如疔，治法按疔门。

仙方活命饮　内疏黄连汤（俱见肿疡门）

【提要】虎髭毒的病位、病因、病机、症状及辨证。

【白话文】虎髭毒发于颏下承浆穴处，多由各种病因导致胃肾二经积热上攻任脉而成。如症见疮疡红肿灼热疼痛，并很快溃破出脓者为痈；如症见疮疡坚硬肿胀疼痛，而且溃破出脓很迟者为疽；如症见根脚很深，形状很小像豆，并有麻木瘙痒剧痛者为疔。

【解读】本证又名颏痈，又因为发于任脉承浆穴又名承浆疽。承浆穴是任脉与足阳明胃经的交会穴，在面部，当颏唇沟的正中凹陷处。

燕窝疮

【原文】　　燕窝疮在下颏生，如攒粟豆痒热疼。
形类黄水疮破烂，此证原来湿热成。

〖注〗此证生于下颏，俗名羊胡子疮。初生小者如粟，大者如豆，色红热痒微痛，破津黄水，形类黄水疮，浸淫成片，但疙瘩如攒。由脾胃湿热而成。宜服芩连平胃汤，外搽碧玉散即效。

芩连平胃汤

黄芩一钱五分　黄连一钱　厚朴（姜炒）一钱　苍术（炒）二钱　甘草（生）五分　陈皮一钱　水二盅，姜一片，煎八分，食后服。

〖方歌〗芩连平胃燕窝疮，除湿清热服更良，姜炒厚朴苍术草，陈皮同煎引生姜。

碧玉散

黄柏末　红枣肉（烧炭存性）各五钱　共研极细末，香油调搽患处。

〖方歌〗碧玉散搽燕窝疮，色红疙瘩津水黄，枣炭柏末香油拌，消疼止痒渗湿方。

【提要】燕窝疮的病位、病因及症状。

【白话文】燕窝疮发于下颏部位，初起时疮形如粟米、黄豆大小，颜色红赤，并有灼热瘙痒及疼痛等感觉；肿疡破溃后，脓出黄水。该病多因脾胃湿热所致。

【解读】本证发于下颏部位，俗称羊胡子疮，多因脾胃湿热所致。相当于下颏部多发性毛囊炎。

雀斑

【原文】 雀斑淡黄碎点形，火郁孙络血风成。
犀角升麻丸常服，正容散洗渐无踪。

〖注〗此证生于面上，其色淡黄，碎点无数。由火郁于孙络之血分，风邪外搏，发为雀斑。宜常服犀角升麻丸，并治一切粉刺、酒刺、黖黵靥子等证。外用时珍正容散，早晚洗之，以泽其肌，久久自愈。亦有水亏火滞而生雀斑者，宜服六味地黄丸。

犀角升麻丸

犀角一两五钱　升麻一两　羌活一两　防风一两　白附子五钱　白芷五钱　生地黄一两　川芎五钱　红花五钱　黄芩五钱　甘草（生）二钱五分　各为细末，和匀，蒸饼为小丸。每服二钱，食远临卧用茶清送下。

〖方歌〗犀角升麻治雀斑，黖黵靥子亦能痊，犀升羌防白附芷，生地芎红芩草丸。

时珍正容散

猪牙皂角　紫背浮萍　白梅肉　甜樱桃枝各一两　焙干，兑鹰粪白三钱，共研为末，每早晚用少许，在手心内，水调浓搓面上，良久以温水洗面。用至七八日后，其斑皆没，神效。

〖方歌〗正容散洗雀斑容，猪牙皂角紫浮萍，白梅樱桃枝鹰粪，研末早晚水洗灵。

六味地黄丸

怀熟地八两　山茱萸　怀山药（炒）各四两　白茯苓　牡丹皮　泽泻各三两　共为细末，炼蜜为丸，如梧桐子大。每服二钱，空心淡盐汤送下。

〖方歌〗六味地黄善补阴，能滋肾水并生津，萸苓山药丹皮泻，研末蜜丸服最神。

【提要】雀斑的病因、病机、症状及治疗。

【白话文】雀斑斑块颜色淡黄，形状是很多细碎的小点，多由火郁于孙络之血分，风邪外搏而成。治疗可常服用犀角升麻丸，外用时珍正容散。

【解读】雀斑是发生于面部的黑褐色小斑点，通常在 5 岁左右出现皮损，青春期前后常加重。表现为浅褐或深褐色点状色素沉着斑，圆形、卵圆形或不规则形，边界清楚，直径一般在 2mm 左右，表面光滑，孤立而不融合，分布疏密不一。无任何自觉症状。本病是常染色体显性遗传性疾病，且与日晒关系明显，其色素斑点的数目、大小、颜色取决于吸收日光的量及个体对日光的耐受性。夏季雀斑的数目多、形体大，为深褐色；冬季则减轻。

黑 痣

【原文】

黑痣生面霉点斑，小如黍粒豆形圆。
孙络之血阳束结，挑破水晶膏点痊。

〖注〗此证生于面部，形如霉点，小者如黍，大者如豆，比皮肤高起一线。有自幼生者，亦有中年生者。由孙络之血，滞于卫分，阳气束结而成。宜用线针挑破，以水晶膏点之，三四日结痂，其痣自落，用贝叶膏贴之，兼戒酱醋，愈后无痕。

水晶膏

矿子锻石水化开，取末五钱，又用浓咸水多半茶盅，浸于锻石末内，以咸水高锻石二指为度。再以糯米五十粒，撒于灰上，如咸水渗下，陆续添之，泡一日一夜，冬天两日一夜，将米取出，捣烂成膏。挑少许点于痣上，不可太过，恐伤好肉。

〖方歌〗水晶膏能点黑痣，咸水浸灰入糯米，一日一夜米泡红，取出捣膏效无比。

贝叶膏（见溃疡门）

【提要】黑痣的病因、病机、症状及治疗。

【白话文】黑痣生于面部，斑疹形状像霉点，小的如高粱米，大的如豆，多因孙络之血郁滞于卫分，与阳气相搏结所致。治疗可先用细针挑破，然后用水晶膏点在上面，不久即可痊愈。

【解读】本证是由痣细胞组成的良性新生物，又名痣细胞痣、细胞痣、黑素细胞痣、痣。本病常见，几乎每人都有，从婴儿期到年老者都可以发生，随年龄增长数目增加，往往青春发育期明显增多。女性的痣趋向比男性更多，白人的痣比黑人更多。偶见于黏膜表面。临床表现有多种类型。颜色多呈深褐或墨黑色，少数没有颜色的无色痣。基本损害一般为直径＜6mm 的斑疹、丘疹、结节、疣状或乳头状，多为圆形，常对称分布，界限清楚，边缘规则，色泽均匀。数目多少不等，单个、数个甚至数十个，有些损害处可有一根至树根短而粗的黑毛。由于痣细胞的色素含量不同，临床上可呈棕色、褐色、蓝黑色、黑色或正常肤色、淡黄色、暗红色。日晒可增加暴露部位色素痣的数量。根据痣细胞的分布部位，分为交界痣、皮内痣和混合痣。

黧黑皯䵳

【原文】 皯䵳如尘久炲暗，源于忧思抑郁成，
大如莲子小赤豆，玉容久洗自然平。

〖注〗此证一名黧黑斑。初起色如尘垢，日久黑似煤形，枯暗不泽，大小不一，小者如粟粒赤豆，大者似莲子、芡实，或长，或斜，或圆，与皮肤相平。由忧思抑郁，血弱不华，火燥结滞而生于面上。妇女多有之。宜以玉容散早晚洗之，常用美玉磨之，久久渐退而愈。戒忧思、劳伤，忌动火之物。

玉容散

白牵牛　团粉　白蔹　白细辛　甘松　白鸽粪　白及　白莲蕊　白芷　白术　白僵蚕　白茯苓（各一两）　荆芥　独活　羌活各五钱　白附子　鹰条白　白扁豆各一两　防风五钱　白丁香一两　共研末。每用少许，放手心内，以水调浓搽搓面上，良久再以水洗面，早晚日用二次。

〖方歌〗玉容散退黧皯䵳，牵牛团粉蔹细辛，甘松鸽粪及莲蕊，芷术僵蚕白茯苓，荆芥独羌白附子，鹰条白扁豆防风，白丁香共研为末，早晚洗面去斑容。

【提要】黎黑皯䵳的病因、病机、症状及治疗。

【白话文】黎黑斑初起色如尘垢，日久黑似煤形，枯暗不泽。多因忧郁思虑，情志抑郁而成；或血虚不荣肌肤，燥火结滞所致。斑疹形状大小不一，小的像粟米或赤豆，大的像莲子或芡实。治疗宜用玉容散早晚洗面部，会渐渐消退而痊愈。

【解读】黧黑斑是一种发生于颜面部的色素沉着性疾病，临床表现为颧颊、前额、鼻、唇周、颏部皮肤对称出现淡褐色或黄褐色斑片，呈蝴蝶形或不规则形，大小不一，表面平滑，边缘清楚，无自觉症状。日晒后斑色加深。男女均可罹患，但以女性多见，部分病人伴有其他慢性疾病。多因脾气不足，气血不能润泽肌肤所致；或因忧思抑郁，肝气郁结，气滞血瘀，肤失濡养而发；也可因肾阴亏损或肾阳不足，以致血虚不荣而成。

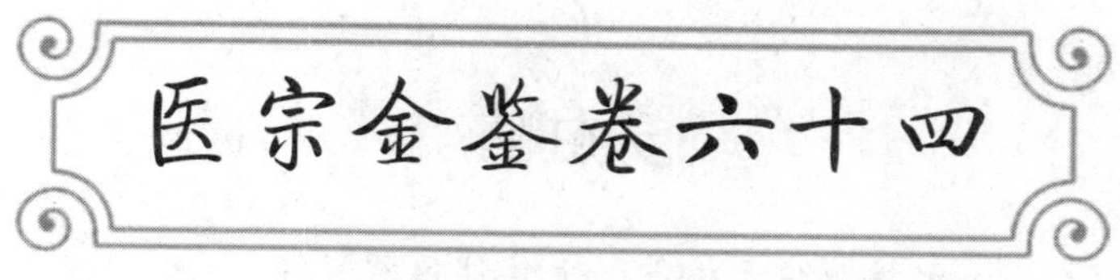

医宗金鉴卷六十四

项　部

脑疽　偏脑疽

【原文】　　脑疽项正属督脉，左右偏脑太阳经。
　　　　　阳正阴偏分难易，治与痈疽大法同。

〖注〗此疽有正有偏，正属督脉经，入发际名为脑疽，俗名对口；偏属太阳膀胱经，名为偏脑疽，俗名偏对口。正脑疽系阳亢热极而生，其证多焮赤肿痛，色鲜红活，根束顶尖，时痛时止。督脉纯阳，起于尾闾，上贯巅顶，挟毒上升，故易脓、易腐、易敛，多属顺证。若偏脑疽，系寒热错杂所生，其证漫肿，色暗，平塌，坚硬。然足太阳经外阳内阴，从头走足，阳降阴凝，难脓、难腐、难敛，多属逆证。更有兼风湿者，其疮根又易于散大旁流。故顺逆二证，治法当辨别是痈是疽。脑痈者，皮薄易破；脑疽者，皮厚难破。初起有表证，令人寒热往来，宜服荆防败毒散；有里证，令人口唇焦紫，大渴，大便结燥，宜服内疏黄连汤。若疮势已成，按痈疽肿疡、溃疡门大法治之。

荆防败毒散

荆芥　防风　羌活　独活　前胡　柴胡　桔梗　川芎　枳壳（麸炒）　茯苓各一钱　人参　甘草各五分　姜三片，水二盅，煎八分，食远服。寒甚加葱三枝。

〖方歌〗荆防败毒治初疮，憎寒壮热汗出良，羌独前柴荆防桔，芎枳参苓甘草强。

内疏黄连汤（见肿疡门）

【提要】脑疽、偏脑疽的病位、症状、治疗及预后。

【白话文】凡发生在项后、入发际正中的，属于督脉经，名为脑疽；如果病位偏左或右的，属足太阳膀胱经，名为偏脑疽。因脑疽属阳证，偏脑疽属阴证，故脑疽易治，而偏脑疽难治。治疗上与痈疽治法相同。

【解读】此疽病位有正有偏，正属于督脉经，发病在发际处称为脑疽，指生于脑后发际正中的有头疽，发病部位正好和口的位置相对，所以叫对口疽；如果偏于左或右的，属足太阳膀胱经，俗称偏对口。

天柱疽

【原文】　天柱疽生天柱骨，上焦郁热蓄督经。
灸之有疱方为顺，色黑形陷逆而凶。

〖注〗此疽生于项后高骨，名天柱骨，即大椎骨也。疽之初起，形如卧蚕，由上焦郁热，蓄于督脉，以致肩背拘急，极痒入骨。宜于疽上以艾灸之，若灸之有疱者顺，无疱者逆，甚至色黑形陷、血出不止、溃烂神昏、呕哕恶心等证，是为大凶。其内、外治法同脑疽。

【提要】天柱疽的病位、病因、病机及预后。

【白话文】天柱疽生于天柱骨，多由于上焦的郁热蕴积于督脉经所致。如果灸后有疱出现，则为顺证，预后良好；如果灸后疮色灰黑塌陷，则为逆证，病情凶险。

【解读】本病出自《疡医准绳》卷三，是指生于项后高骨大椎穴处的有头疽。

有头疽是以局部初起皮肤上有粟粒脓头，红肿热痛，易向深部及周围扩散，脓头相继增多，溃烂后状如莲蓬、蜂窝为主要表现的急性化脓性疾病。因其初起患部即有单个或多个白色粟米样的疮头而得名。以中老年病人多发，尤其是消渴病病人多见，易出现内陷之证。

鱼尾毒

【原文】　鱼尾毒生后发角，在左在右浅而轻。
膀胱湿热七日溃，脓出肿消痛自宁。

〖注〗此毒生于项后发际两旁角处，由足太阳膀胱经湿热凝结而发。其毒或在左，或在右，皆属轻浅。初起宜荆防败毒散；脓将成，宜服托里排脓汤。其外治之法，同痈疽肿疡、溃疡诸证。

托里排脓汤

当归　白芍（酒炒）　人参　白术（土炒）　茯苓　连翘（去心）　金银花　浙贝母（去心）各一钱　生黄芪二钱　陈皮八钱　肉桂六分　桔梗（胸之上加一钱）　牛膝（下部加八分）　白芷（项之上加五分）　甘草四分　姜一片，水三盅，煎一盅，食远温服。

〖方歌〗托里排脓治溃疮，排脓消肿实称强，归芍四君翘桂芷，银芪贝桔膝陈良。

荆防败毒散（见脑疽）

【提要】鱼尾毒的病位、病因及症状。

【白话文】本病位于项后头发外缘两侧部位，在左侧或右侧，病位浅，病情轻，多由于湿热蕴结膀胱所致。一般 7 天化脓破溃，肿胀消散后则疼痛自行缓解。

【解读】本病发生于项后头发外缘两侧部位，多由于湿热蕴结膀胱经所致。毒邪生在左侧或右侧，均病情较轻浅，易于治疗。相当于西医学的毛囊炎或蜂窝组织炎。

百脉疽

【原文】

百脉疽生肿色形，引耳绕颈色紫红。
痛热不食气逆嗽，刺出脓吉血出凶。

〖注〗此疽初发，漫肿大小数块，环绕颈项，其色紫红，痛热不食，气逆咳嗽，其发引耳。十五日可刺，迟则毒攻咽喉。刺见脓者顺，见血者逆。余治法按痈疽肿疡、溃疡门。

【提要】百脉疽的病位、症状及预后。

【白话文】百脉疽的发病特点为环绕着颈项部而生，颜色紫红，患部常感疼痛灼热，并伴有食欲不振、气逆咳嗽等症状。如果流出脓毒则为顺证；倘若不见脓而出血者，则为逆证。

【解读】本病出自《刘涓子鬼遗方》卷一，即颈部痈。初起时，漫肿数个，大小不一，多环绕着颈项部而生。疮色紫红，表面疼痛灼热，常伴随食欲不振、气逆咳嗽等症，疼痛灼热可牵引至耳部。一般在 15 天左右成脓，即可切开排脓，如若迁延日久，则可毒攻咽喉，而发生危险。切开排脓时，如流出脓毒则为顺证；倘若不见脓而出血者，则为逆证。本病的治疗方法，可参照痈疽肿疡、溃疡的治法。相当于西医学的颈部蜂窝组织炎。

结喉痈

【原文】

结喉痈发项前中，肝肺积热塞喉凶。
脓成若不急速刺，溃穿咽喉何以生。

〖注〗此痈发于项前结喉之上，又名猛疽，以其毒势猛烈也。盖项前之中，经属任脉兼肝、肺二经积热忧愤所致。肿甚则堵塞咽喉，汤水不下，其凶可畏。若脓成不针，向内溃穿咽喉者则难生矣。初宜服黄连消毒饮，外敷二味拔毒散。将溃调治之法，按痈疽肿疡、溃疡门。

黄连消毒饮（见头部百会疽）

二味拔毒散（见肿疡门）

【提要】结喉痈的病位、病因、病机及预后。

【白话文】结喉痈好发于颈前正中，多由于肝肺郁积化热堵塞咽喉所致。脓成熟后，如果不及时切开排脓，将会导致痈毒向内溃穿咽喉部，甚则危及生命。

【解读】结喉痈出自《证治准绳·外科》卷三："问当谓喉生痈何如？曰：是名喉痈，又名猛疽。以其势毒，猛烈可畏也。"即疽生颈前正中，结喉之上，颏以下者。症见红肿灼痛，颈肿胀，甚则肿塞咽喉，汤水难咽，伴寒战发热等。多因肝肺积热壅痰，上冲塞喉所致。治宜解毒、泻火、化痰、消肿。方选黄连解毒汤、普济消毒饮、清瘟败毒饮加减。若脓已成，宜速刺破排脓。

夹喉痈

【原文】

夹喉痈生喉两旁，肝胃毒热发其疮。
疮与结喉痈同治，尤嫌痰壅不时呛。

〖注〗此痈一名夹疽，生于结喉之两旁，属足厥阴肝经、足阳明胃经火毒上攻而致。其治法与结喉痈同。

【提要】夹喉痈的病位、病因、病机、症状及治疗。

【白话文】夹喉痈好发于结喉两旁，多由于肝、胃两经火毒上攻所致。其症状及治法，与结喉痈基本相同。本病的病情较为轻而缓，常伴咳嗽、咳痰等症状。

【解读】本病又名夹疽，系指痈发于喉之两旁，夹喉而生，故名。多由肝胃火毒上炎所引起。治宜解毒、清热、消肿。方用仙方活命饮、黄连消毒饮等加减。

瘰　疬

【原文】

小瘰大疬三阳经，项前颈后侧旁生。
痰湿气筋名虽异，总由恚忿郁热成。
更审缠绵诸证治，成劳日久不收功。

〖注〗此证小者为瘰，大者为疬。当分经络：如生于项前，属阳明经，名为痰瘰；项后属太阳经，名为湿瘰；项之左右两侧，属少阳经，形软，遇怒即肿，名为气疬；坚硬筋缩者，名为筋疬；若连绵如贯珠者，即为瘰疬；或形长如蛤蜊，色赤而坚，痛如火烙，肿势甚猛，名为马刀。瘰疬又有子母疬，大小不一。有重台疬，疬上堆累三五枚，盘叠成攒。有绕项而生者，名蛇盘疬；如黄豆结篓者，又名锁项疬；生左耳根，名蜂窝疬；生右耳根，名惠袋疬。形小多痒者，名风疬。颔红肿痛者，名为燕窝疬。延及胸腋者，名瓜藤疬。生乳旁两胯软肉等处者，名瘰疬疬。生于遍身，漫肿而软，囊内含硬核者，名流注疬。独生一个，在囟门者，名单窠疬。一包生十数个者，名莲子疬。坚硬如砖者，名门闩疬。形如荔枝者，名石疬。如鼠形者，名鼠疬，又名鼠疮。以上诸疬，推之移动为无根，属阳，外治宜因证用针灸、敷贴、蚀腐等法；推之不移者为有根且深，属阴，皆不治之证也，切忌针砭及追蚀等药，如妄用之，则难收敛。

瘰疬形名各异，受病虽不外痰、湿、风、热、气、毒结聚而成，然未有不兼恚怒、忿郁、幽滞、谋虑不遂而成者也。有外受风邪，内停痰湿，搏于经络，其患身体先寒后热，疮势宣肿微热，皮色如常，易消、易溃、易敛，此为风毒也，如防风羌活汤、海菜丸，拣择用之。有天时亢热，暑湿偶中三阳经，兼过食膏粱厚味，酿结而成，其患色红微热，结核坚硬缓肿，难消、溃迟、敛迟，此为热毒也，如升阳调经汤、柴胡连翘汤、鸡鸣散，随证轻重，拣择用之。有感冒四时杀疠之气而成，其患耳项胸腋，骤成肿块，宣发暴肿，色红皮热，令人寒热，头眩项强作痛，此为气毒也，如李杲连翘散坚汤、散肿溃坚汤，俱可因证治之。有肝伤恚忿，血虚不能荣筋，其患核坚筋缩，推之不移者，此筋瘰也，初服舒肝溃坚汤，次服香贝养荣汤治之。有误食汗液、虫蚁鼠残、陈水宿茶不净之物，其患初小后大，累累如贯珠，连接三五枚，不作寒热，初不觉疼，久方知痛，此为误食毒物也，如杨氏家藏治瘰疬方、法制灵鸡蛋，随证虚实，拣择用之自愈。其项后两旁湿瘰疬，经属膀胱寒水，外感风邪与湿凝结，漫肿疼痛，皮色如常，有日久将溃，皮色透红，微热痛甚，其内外治法，用药总不宜寒凉，初肿宜用附子败毒汤，外敷神功散；将溃已溃，俱按痈疽溃疡内外治法。用药首尾得温暖即效，误犯寒凉，令人项背拘强，疮势塌陷，毒气攻里，便泻者逆。但凡生瘰疬者，男子不宜太阳青筋暴露，潮热咳嗽，自汗盗汗；女人不宜眼内红丝，经闭骨蒸，五心烦热。男妇有此，后必变疮劳，俱为逆证，难收功也。

防风羌活汤 治风毒瘰疬，初发寒热者。

防风 羌活各一钱 连翘（去心）二钱 升麻七分 夏枯草二钱 牛蒡子（炒，研）一钱 川芎一钱 黄芩（酒浸）一钱 甘草五分 昆布（酒洗）一钱 海藻（酒洗）一钱 僵蚕（酒炒）二钱 薄荷一钱 水煎服。

〖方歌〗*防风羌活驱瘰方，风毒发热最为良，芎芩昆布翘蒡草，夏枯海藻薄升僵。*

海菜丸 治风痰瘰疬，绕项而生，无寒热者，宜常服，消尽为止。

海藻菜（荞麦同炒过，去麦不用） 白僵蚕（微炒去丝） 上等份为细末，用白梅肉泡汤为丸，如梧桐子大。饭后或临卧时，每服六七十丸，米汤送下，兼忌鱼腥厚味。

〖方歌〗*海菜丸治风痰疬，海藻菜与白僵蚕，梅汤为丸如桐子，米汤送下病可痊。*

升阳调经汤（丸） 治热毒瘰疬绕于项下，或至颊车，此证由阳明胃经中来也。若其疮深远，隐曲肉低，俱作块子，坚硬大小不等，并皆治之。或作丸服亦可。

升麻八钱 连翘（去心） 龙胆草（酒炒） 桔梗 黄连（去须，酒炒） 京三棱（酒炒） 葛根 甘草（炙）各五钱 知母（酒洗） 广茂术（酒炒）各一两 条黄芩（酒洗）六钱 黄柏（去粗皮，酒炒）七钱 上㕮一剂，称一半为细末，炼蜜为丸，如梧桐子大。每服一百丸，或一百五十丸。一半研粗末，每用五钱。若胃强能食，大便干燥者，可旋加至七八钱，用水二盅，先将粗末浸半日，煎至一盅，去渣热服。服时仰卧，伸脚置高处，去枕头，噙药一口，作十次咽之。一盅将吃完，可留一口，将丸药送下，服药毕，卧如常，此治法也。

〖方歌〗升阳调经医毒热，项颊瘰疬坚如铁，升葛甘芩知柏棱，黄连胆草翘莪桔。

柴胡连翘汤　治男妇热毒，马刀瘰疬，兼气寒血滞、经闭等证。

柴胡　连翘（去心）　知母（酒炒）　黄芩（炒）各五钱　黄柏（酒炒）　生地　甘草（炙）各三钱　瞿麦穗六钱　牛蒡子（炒，研）二钱　当归尾一钱五分　肉桂三分　上共研粗末，每服三钱或五钱。水二大盅，煎至一盅，去渣，食后热温服。

〖方歌〗柴胡连翘医瘰疬，马刀血滞与经闭，黄芩牛蒡归柏知，瞿麦肉桂甘生地。

鸡鸣散　治瘰疬疼痛，及热毒结核，或多烦闷，热而不寒者。

黑牵牛一两　胡粉（即定粉）一钱　生大黄二钱　朴硝（炼成粉者）三钱　上共为细末，每服三钱。鸡鸣时井花水调服，以二便利为度，如未利再服。

〖方歌〗鸡鸣散治瘰疬疼，结核烦闷热相乘，粉牵硝黄为细末，井水调服便利通。

李杲连翘散坚汤　治气毒瘰疬，耳下或至缺盆，或至肩上，生疮坚硬如石，推之无根者，名马刀疮。从手、足少阳经中来也。或生两胁，或已流脓，或未破，并皆治之。

当归（酒洗）　连翘（去心）　莪术（酒炒）　京三棱（酒炒）各五钱　土瓜根（酒炒）　龙胆草（酒洗）各一两　柴胡一两二钱　黄芩（一半生用，一半酒炒）一两二钱　炙甘草六钱　黄连（酒炒）　苍术（炒）各三钱　赤芍一钱　上以一半为细末，炼蜜为丸，如梧桐子大。每服一百丸，或一百五十丸。一半研粗末，每用五钱，水一盅八分，先浸半日，煎一盅，去渣热服。临卧头低脚高，去枕而卧，每口作十次咽之，留一口送下丸子，服毕如常安卧。

〖方歌〗李杲连翘散坚汤，气毒瘰疬马刀疮，归芍柴芩棱莪草，土瓜龙胆黄连苍。

舒肝溃坚汤

夏枯草　僵蚕（炒）各一钱　香附子（酒炒）　石决明各一钱五分　当归　白芍（醋炒）　陈皮　柴胡　抚芎　穿山甲（炒）各一钱　红花　片子姜黄　甘草（生）各五分　引灯心五十寸，水三盅，煎一盅，食远热服。便燥者，加乳香一钱。便溏者，加牡蛎一钱。

〖方歌〗舒肝溃坚汤开郁，筋疬石疽柴决当，夏枯陈蚕香附抚，红花芍草甲姜黄。

散肿溃坚汤　治气毒瘰疬，一切马刀，结硬如石，推之有根者。如证从耳下串至缺盆，或至肩上，或至胁下者，皆属手、足少阳经二经所发也。若瘰疬遍生下颏，或至颊车，坚而不溃者，属足阳明经所发也。或二证已破，及流脓水者，并皆治之。服药多少，临证斟酌，量病患饮食多少，大便软硬，以意消息之。

柴胡梢四钱　龙胆草（酒炒）　黄柏（去粗皮，酒炒）　知母（炒）　天花粉　昆布（去土，酒洗）　桔梗各五钱　甘草根（炙）　京三棱（酒炒）　广莪术（酒炒）　连翘（去心）　当归各三钱　白芍（酒炒）　葛根　黄连各二钱　升麻六钱　黄芩梢（一半酒炒，一半生用）八钱　海藻五钱　上共研末，每用六钱，或七钱。水二盅，先浸半日，煎至一盅，去渣热服。

服时于卧处伸脚在高处，头微低，每噙一口，作十次咽之，至服毕依常安卧，取药在胸中多停留之意也。另攒半料作细末，炼蜜为丸，如梧桐子大，每服一百丸。此汤药预留一口，以送丸药。

〖方歌〗散肿溃坚气毒滞，马刀瘰疬耳肩交，遍颏或至颊车骨，结硬如石用之消。知藻三棱归芍草，升芩花粉柴胡梢，葛根黄连广莪桔，昆布龙胆柏连翘。

杨氏家藏治瘰疬方 治误食毒物，致成瘰疬，其功甚速。

荆芥 白僵蚕（炒，去丝） 黑牵牛各二钱 斑蝥（去头、翅、足，大米炒）二十八个 上为末，卧时先将滑石末一钱，用米饮调服，半夜时再一服。五更初即用温酒调药一钱或二三钱，量人之强弱用之。服后如小水并无恶物行下，次日早再用一服；仍不行，第三日五更初，先吃白糯米粥，再服前药一服，更以灯心汤，调琥珀末一钱服之，以小水内利去恶物为愈。如尿孔痛，用青黛一钱，以甘草汤调下，其痛即止。

〖方歌〗杨氏家藏治瘰方，误食毒物成疬疮，牵牛斑蝥僵荆芥，为末酒服量弱强。

法制灵鸡蛋 治误食毒物，致腋下生马刀瘰疬者，其功稍缓。

斑蝥（去头、足、翅）七个 上将鸡子一个，顶上敲开小孔，入斑蝥在内，纸封固了，于饭上蒸熟，取出去壳，切开去斑蝥，五更空心和米饭嚼服。候小水通如米泔水或如脂，即其验也。如大便、小水不通，即服琥珀散三二贴催之，然后常服妙灵散、内消连翘丸尤佳。

〖方歌〗制灵鸡蛋治马刀，鸡子一个入斑蝥，纸封蒸熟去壳药，同饭嚼服疬可消。

琥珀散

琥珀 黄芩 白茯苓 乌药 车前子 瞿麦 茵陈蒿 石韦 紫草 茅根 连翘（去心）各等份 上为极细末，每服三钱。用灯心汤调下，不拘时服。

〖方歌〗琥珀散能利二便，泻毒清热最称奇，芩苓乌药车瞿麦，茵韦紫草茅翘宜。

妙灵散 服灵鸡蛋后，却将此药与内消连翘丸相兼常服，疮愈方止。

海藻二两 川牛膝 何首乌（生） 当归（酒洗） 海螵蛸 桑寄生各一两 海带 青葙子（酒洗） 昆布（酒洗） 甘草（节）各五钱 木香三钱 沉香二钱 上为细末，每服二钱。食后温酒调下。

内消连翘丸

连翘（去心）二两 核桃仁 白及 射干 夏枯草 土瓜根 泽兰叶 沙参 漏芦各一两五钱 上为细末，入核桃仁研匀，酒糊为丸，如梧桐子大。每服三五十丸，空心食前或酒下，或盐汤送下。

〖方歌〗内消连翘解瘰疬，妙灵与此两兼服，核桃及射夏枯草，土瓜泽兰沙漏芦。

附子败毒汤 治湿毒瘰疬。

羌活一钱 川附子（制）一钱 白僵蚕（炒）三钱 前胡一钱 连翘（去心）一钱五分 生黄芪一钱五分 蔓荆子一钱五分 陈皮一钱 防风一钱 白茯苓一钱五分 金银花二钱 甘草（节）五分 引用生姜一片，水三盅，煎一盅，食远温服。

〖方歌〗附子败毒太阳经，湿毒瘰疬漫肿疼，陈苓前草芪羌活，银花僵蔓翘防风。

消核散 治颈项痰凝瘰疬，不论男妇小儿，用之无不神效。

海藻三两 牡蛎 玄参各四两 糯米八两 甘草（生）一两 红娘子（同糯米炒胡黄色，去红娘子，用米）二十八个 共研细，酒调服一钱或钱半，量人壮弱。

〖方歌〗消核散治诸瘰疬，男妇小儿用之愈，红娘糯米炒胡黄，甘草玄参藻牡蛎。

犀角丸 治诸般瘰疬，心火上攻，两目赤涩，服之有效。

犀角 青皮 黑牵牛（半生，半炒） 陈皮各一两 连翘（去心）五钱 薄荷二斤 皂角二枚 前五味，共研细末，用皂角去子、皮、弦，泡捶，以布绞取汁一碗，又用新薄荷捣取汁，同熬成膏，和入药末内为丸，如梧桐子大。每服三十丸，食后滚汤送下。

〖方歌〗犀角丸能除心火，诸般瘰疬兼目红，牵牛半生半炒用，陈薄皂角连翘青。

夏枯草膏 治男妇小儿忧思气郁，瘰疬坚硬，肝旺血燥，骤用迅烈之剂，恐伤脾气，以此膏常服消之。

京夏枯草一斤半 当归 白芍（酒炒） 黑参 乌药 浙贝母（去心） 僵蚕（炒）各五钱 昆布 桔梗 陈皮 抚芎 甘草各三钱 香附（酒炒）一两 红花二钱 煎药共入砂锅内，水煎浓汤，布滤去渣。将汤复入砂锅内，慢火熬浓，加红蜜八两，再熬成膏，瓷罐收贮。每用一二匙，滚水冲服。兼戒气怒、鱼腥。亦可用薄纸摊贴，瘰疬自消。

〖方歌〗夏枯草膏医诸疬，化硬消坚理肝虚，血燥忧思肝木旺，烈药伤脾服此宜。归芍贝僵香附桔，昆红参草抚陈皮，乌药同熬加红蜜，滚水冲服戒怒急。

瘰疬未溃敷贴方

金倍散 治瘰疬坚硬难消、难溃，敷之神效。

整文蛤（攒孔）一枚 金头蜈蚣（研粗末）一条 将蜈蚣末装入文蛤内，纸糊封口，外再用西纸糊七层，晒干，面麸拌炒，以纸黑焦为度，去纸，研极细末，加麝香一分，再研匀，陈醋调稠。温敷坚硬核处，外用薄纸盖之，每日一换。

〖方歌〗金倍散敷坚瘰疬，蜈蚣末入文蛤中，纸糊晒干同麸炒，加麝研之醋调灵。

神功散 治湿毒瘰疬，敷之神效。

制川乌头 嫩黄柏各等份 共研细末，米醋调稠。温敷肿处，每日一换。

〖方歌〗神功散敷湿瘰疬，嫩黄柏与川乌头，等份为末加米醋，调涂肿处即能瘳。

李杲龙泉散 治诸般瘰疬，未成者消，已成者溃。

瓦粉（即定粉） 龙泉粉（即磨刀石上粉也） 莪术（酒浸炒干） 京三棱（酒浸炒干） 昆布（去土，酒洗）各五钱 上共研极细，滚水调涂患处，用此消坚尤速。

〖方歌〗李杲龙泉敷诸疬，瓦粉龙泉莪术棱，昆布共研为细末，滚水调涂速又灵。

朱震亨贴瘰疬饼 治项间瘰疬，不辨肉色，不问大小及日月深远，或有赤硬肿痛，并皆贴之效。

生山药 蓖麻子肉 上等份，捣匀摊贴之。

〖方歌〗震亨贴瘰疬可移，蓖麻山药共研泥，不问日久并肿硬，作饼贴之效更奇。

神效瘰疬方　治瘰疬初起，消肿止痛。

白胶香　海螵蛸　降真香（心无土气者）　上等份，研末，温水调稠，薄纸摊贴。

〖方歌〗神效瘰疬实良方，疏滞消肿止痛强，未破已前用之效，白胶海螵降真香。

龙珠膏

龙牙草（即马鞭草）五两　棘枣根五钱　海藻二钱五分　苏木五钱　上细切，水二十碗，煎至十二三碗，去渣，又用桑柴灰、苍耳草灰、锻石各二碗半，纸两层，先铺箩底，次置三种灰于箩内，用滚水热淋取灰汁十碗，澄清，同前汤入锅内熬成膏；用巴豆霜、白丁香、石膏、麝香、轻粉各少许，研细入膏内搅匀，瓷罐收贮。取敷核上，再敷时，去旧药，其核即溃。根小者，但涂于根上，其核自溃。

〖方歌〗龙珠膏敷疬毒疮，溃迟未溃敷之良，海藻苏木龙牙草，再加枣根共煎汤，桑石苍耳灰淋水，同煎成膏添麝香，石膏白丁轻巴豆，研入膏内涂瘰强。

瘰疬溃后方

蟾酥捻子

蟾酥黄豆大一块　白丁香十五粒　寒水石黄豆大一块　巴豆（去壳）十粒　寒食面黄豆大一块　上各研细，共和一处再研匀，炼蜜搓成捻子。每用一根，用针将瘰疬当顶针一孔，插捻子入孔内，用绿云膏盖贴。连插三日后，单换膏药，俟数日后，顽根自脱，以脓净硬退为效。如硬未尽再用，以尽为度。

〖方歌〗蟾酥捻子化坚方，瘰疬将溃纳入疮，寒水石共巴豆肉，寒食面与白丁香。

五云膏　专贴鼠疮、马刀、瘰疬已溃。

银黝子（捶碎）四两　黄丹（飞过）八两　香油二十两　用砂锅一口盛香油，火温，候油热，将黝子投入油内，用桃、柳、桑、槐、枣五样树枝搅之，候起珍珠花时，捞去渣，用布滤净；复将油下入锅内，慢慢将黄丹筛入油内，用五枝不住手搅之，以滴水成珠为度，取出收贮。用时勿令见火，以重汤炖化，红缎摊贴。

〖方歌〗五云膏贴鼠疮证，瘰疬溃后共马刀，银黝油熬渣滤净，黄丹五枝搅成膏。

绿云膏

黄连　大黄　黄芩　玄参　黄柏　木鳖子（去壳）各一钱　上药共切片，用香油一两，炸焦色，去渣；入净松香五两，再熬成膏，倾入水中，扯拔令金黄色，入铫内再熬数滚，候温；将猪胆汁三枚，铜绿三钱，预用醋一两，浸一宿，涓滤去渣；同入膏内，用柳枝搅之，候冷为度。用时以重汤炖化，薄纸摊贴甚效。

〖方歌〗绿云疬破贴最神，军柏连鳖玄参芩，油炸滤渣加松脂，胆汁铜绿入搅匀。

蛇蜕膏

蜜蜂二十一个　蛇蜕七分半　蜈蚣（端午前收者佳）二条　上用香油四两，将前三药入油，用文武火炸枯，捞去渣；入定粉二两，用如箸粗桑枝七条，急搅候冷，出火气七日夜。方用纸摊贴患处。

〖方歌〗**蛇蜕膏贴溃后疬，专消余毒功效极，蜈蚣蜜蜂炸去渣，定粉油熬出火气。**

凡治瘰疬马刀溃破之后，应用方药。气血两虚，宜八珍汤；坚硬未消者，宜香贝养荣汤；食少便泻者，宜香砂六君子汤；血虚肝热，或疮口出血，或红脓者，宜逍遥散加丹皮、炒栀子；疮口敛迟，宜用十全大补汤加白蔹；虚烦不寐者，宜归脾汤调理。但药剂大小，量人岁数、虚实，斟酌用之。

八珍汤　香砂六君子汤　十全大补汤（俱见溃疡门）

香贝养荣汤（见石疽门）

逍遥散（见背部上搭手）

归脾汤（见乳部乳中结核内）

益元散（即六一散加朱砂少许，见胸部蠹疽）

【提要】瘰疬的分类、症状、病因、病机及预后。

【白话文】本证多数生于三阳经所经过的部位，多发于颈前、项后侧等部位。有痰瘰、湿瘰、气疬、筋疬等不同的名称，究其病因，不外乎痰、湿、风、热、气、毒等邪结聚，兼忧郁、恼怒、思虑过度等内伤，两者相结而发病。本病易发展成缠绵难愈之疾，若成“疮劳”则致久不收口。

【解读】瘰疬又称老鼠疮，是生于颈部的一种感染性外科疾病。在颈部皮肉间可扪及大小不等的核块，互相串连，其中小者称瘰，大者称疬，统称瘰疬，俗称疬子颈。多见于青少年及原有结核病者，好发于颈部、耳后，也有的缠绕颈项，延及锁骨上窝、胸部和腋下。瘰疬发病多由三焦、肝、胆等经风热气毒蕴结而成，肝肾两经气血亏损、虚火内动所致，可分为急性、慢性两类。急性多因外感风热、内蕴痰毒而发；慢性多因气郁、虚伤而发。该病常愤怒忿郁，谋虑不遂，精神颓靡。

本病相当于西医学的淋巴结核，多是由于结核杆菌侵入颈部所引起的特异性感染，严重时可溃破流脓。结核杆菌可通过淋巴或血行途径感染颈部淋巴结，鼻咽部、口腔、喉部结核多通过黏膜下淋巴回流感染到淋巴结，肺部结核则可通过血行或淋巴途径感染淋巴结。而民间医者常说此病发病原因：由于病人常和家人或邻里生气过多，脾气暴躁引起。该病早期并无明显症状，病情发展后可有全身症状如疲乏、食欲不振、消瘦、低热等，还有病变器官的局部症状。

上石疽

【原文】　石疽生于颈项旁，坚硬如石色照常。
肝郁凝结于经络，溃后法依瘰疬疮。

〖注〗此疽生于颈项两旁，形如桃李，皮色如常，坚硬如石，𤷪痛不热。由肝经郁结，以致气血凝滞经络而成。此证初小渐大，难消难溃，既溃难敛，疲顽之证也。初起气实者，宜服舒肝溃坚汤；气虚者，宜服香贝养荣汤，外用葱白、蜂蜜，捣泥敷贴。日久不消者，以阳燧锭每日灸之，以或消、或软、或将溃为度。既溃法同瘰疬。

香贝养荣汤

白术（土炒）二钱　人参　茯苓　陈皮　熟地黄　川芎　当归（去心）　香附（酒炒）　白芍（酒炒）各一钱　桔梗　甘草各五分　姜三片，枣二枚，水二盅，煎八分，食远服。

胸膈痞闷，加枳壳、木香。饮食不甘，加厚朴、苍术。寒热往来，加柴胡、地骨皮。脓溃作渴，倍人参、当归、白术，加黄芪。脓多或清，倍当归、川芎。胁下痛或痞，加青皮、木香。肌肉生迟，加白蔹、肉桂。痰多，加半夏、橘红。口干，加麦冬、五味子。发热，加柴胡、黄芩。渴不止，加知母、赤小豆。溃后反痛，加熟附子、沉香。脓不止，倍人参、当归，加黄芪。虚烦不眠，倍人参、熟地，加远志、枣仁。

〖方歌〗香贝养荣用四君，四物贝桔香附陈，气血两虚宜多服，筋瘰石疽效如神。

阳燧锭（见首卷烙法）

舒肝溃坚汤（见瘰疬门）

【提要】上石疽的病位、病因、病机、症状及治疗。

【白话文】上石疽常发病于颈项两旁，质地坚硬如石，皮肤颜色正常，多由于肝郁气滞毒邪凝于经络所致，溃破后的治疗方法可参照瘰疬的治法。

【解读】本病生于颈项两旁（或左或右，常为单个），为较大的淋巴结肿块，形如桃李般大小，皮肤颜色正常，质地坚硬如石，感觉疼痛，但无灼热感。这是因为肝气郁结不舒，气血凝滞于经络所致。

【医案助读】

上石疽　吴某某，男，53 岁，住本县新沟公社定兴大队。病人于 1972 年 2 月、3 月间，右侧耳下靠近下颌角部生一肿块，初起如蚕豆大小，并不在意，仅 20 余天内，迅速增至如梨大。3 月 8 日到本县人民医院外科就诊，检查：右颌下颈部触及质硬包块如小儿拳头大小，无压痛，稍有活动。初步印象：腮腺混合瘤。因病人不愿手术，改就中医诊治。诊得病人右侧颈项部肿块，其大如梨，坚硬如石，推之不移，表面有高低不平感，皮色如常，不热，时觉抽痛；因肿块压迫气管而产生呼吸不畅。其余未见异常。病人面色红润，形体壮实，脉弦滑，舌苔正常。考虑此病与中医书籍中记载之“上石疽”相符合，用《医宗金鉴》舒肝溃坚汤加减治疗。处方：柴胡 4.5g，白芍 3g，川芎 2.5g，当归 9g，白芷 4.5g，桔梗 6g，玄参 9g，山慈菇 9g，牡蛎 3g，漂昆布、海藻各 9g，炮穿山甲片 9g，皂角刺 9g，夏枯草 12g，僵蚕 9g。嘱服 5 剂。另服小金丹片（市售成药）每次 2 片，每日 2 次。外贴麝香回阳膏。共服药 18 剂，肿块完全消散，追访至今 3 年余未复发。[叶明广. 上石疽. 新中医，1976，(2)：23.]

失荣证

【原文】失荣耳旁及项肩，起如痰核不动坚。
皮色如常日渐大，忧思怒郁火凝然。
日久气衰形削瘦，愈溃愈硬现紫斑。
腐烂浸淫流血水，疮口翻花治总难。

〖注〗失荣证，生于耳之前后及肩项。其证初起，状如痰核，推之不动，坚硬如石，皮色如常，日渐长大。由忧思、恚怒、气郁、血逆与火凝结而成。日久难愈，形气渐衰，肌肉削瘦，愈溃愈硬，色现紫斑，腐烂浸淫，渗流血水，疮口开大，胬肉高突，形似翻花瘤证。古今虽有治法，终属败证，但不可弃而不治。初宜服和荣散坚丸，外贴阿魏化坚膏，然亦不过苟延岁月而已。

和荣散坚丸 治失荣，调和荣血，散坚开郁。

川芎 白芍（酒炒） 当归 茯苓 熟地 陈皮 桔梗 香附 白术（土炒）各一钱 人参 甘草（炙） 海粉 昆布 贝母（去心）各五钱 升麻 红花各三钱 夏枯草（熬汤，再加红蜜四两，再熬成膏）一斤 共研细末，夏枯草膏合丸，如梧桐子大。每服三钱，食远白滚水送下。

身热，加黄芩、柴胡。自汗、盗汗，去升麻，倍人参，加黄芪。饮食无味，加藿香、砂仁。饮食不化，加山楂、麦芽。胸膈痞闷，加泽泻、木香。咳嗽痰气不清，加杏仁、麦冬。口干作渴，加知母、五味子。睡眠不宁，加黄柏、远志、枣仁。惊悸健忘，加茯神、石菖蒲。有汗恶寒，加薄荷、半夏。无汗恶寒，加苍术、藿香。妇人经事不调，加延胡索、牡丹皮。腹胀不宽，加厚朴、大腹皮。

〖方歌〗和荣散坚丸消郁，开结益虚理肝脾，八珍贝桔陈香附，昆海升红枯草宜。

阿魏化坚膏

用蟾酥丸药末一料，金头蜈蚣五条，炙黄去头足，共研匀；将太乙膏二十四两，重汤炖化，离火入前药末，搅冷为度。每用时以重汤炖化，用红绢摊贴，半月一换。轻者渐消，重者亦可少解，常贴可保不致翻花。

〖方歌〗阿魏化坚消结聚，蟾酥丸料研末细，蜈蚣炙黄太乙膏，炖化搅匀功速极。

太乙膏（见溃疡门）

蟾酥丸（见疔疮门）

【提要】失荣证的病位、病因、病机及症状。

【白话文】失荣证常发于耳旁及项肩等部位，初起如结核一般，推之不动，质地坚硬，皮肤颜色正常，随着时间的推移肿势逐渐增大，多由于忧思郁怒凝结所致。

日久出现形体消瘦，越是破溃质地越是坚硬，颜色出现紫斑，溃后腐烂浸淫，分泌大量的血性渗出物，疮口似翻花状，此时治疗此病变得非常困难。

【解读】失荣证是一种以颈部硬块坚硬如石，肤色不变，面容憔悴，身体瘦弱，状如树木失去荣华为特征的肿瘤性疾病。相当于西医学颈部原发性恶性肿瘤和恶性肿瘤的淋巴转移，如淋巴肉瘤，霍奇金病，鼻咽癌、喉癌的颈淋巴结转移和腮腺癌等。多发于 40 岁以上的男性，是古代外科四大致命疾病之一。

钮扣风

【原文】 钮扣风生胸颈间，风湿结聚瘙痒难。
延及成片浸汁水，因地而名当癣看。

〖注〗此证生于颈下天突穴之间。因汗出之后，邪风袭于皮里。起如粟米，瘙痒无度，抓破津水，误用水洗，浸淫成片。轻者外敷独胜散、冰硫散，甚者宜服消风散即愈。

独胜散

芥菜花一味研细，醋调患上。

〖方歌〗独胜散治钮扣风，已破未破用俱灵，内只芥菜花一味，止痒消肿有奇功。

冰硫散

硫黄一两　潮脑　川椒　生白矾各二钱　共为细末，先用白萝卜一个，掏空将药填满，用萝卜皮盖之，纸包三四层，灰火内煨半时许，待冷将药取出，同熟猪脂油调稠，搽患上自愈。

〖方歌〗冰硫散内首硫黄，潮脑椒矾用最良，萝卜掏空药填满，油调专搽钮扣疮。

消风散　治钮扣风，瘙痒无度，抓破津水，亦有津血者。

荆芥　防风　当归　生地　苦参　苍术（炒）　蝉蜕　胡麻仁　牛蒡子（炒，研）　知母（生）　石膏（煅）各一钱　甘草（生）　木通各五分　水二盅，煎八分，食远服。

〖方歌〗消风止痒散风湿，木通苍术苦参知，荆防归蒡蝉膏草，胡麻生地水煎之。

【提要】钮扣风的病因、病位及症状。

【白话文】纽扣风多发于胸颈之间，多因风湿结聚而致瘙痒难耐，可见成片的皮损处浸淫流水。因其病位而命名，并常视作癣类疾病。

【解读】钮扣风一词首见于《外科正宗》。对于钮扣风对应的现代皮肤病名，后世医家存在不同的看法，有接触性皮炎、神经性皮炎、脂溢性皮炎、脂溢性湿疹、湿疹等不同之说。作者通过查阅钮扣风发展史的相关文献，参照钮扣风的皮疹特点、好发部位、治疗原则，结合现代皮肤病学，认为“钮扣风”当作脂溢性皮炎。

背　部

上中下发背

【原文】　　三发火毒发督经，中发属肝对心生。
上发属肺天柱下，下发属肾脐后凝。

〖注〗上、中、下三发背，俱属督脉经，皆由火毒而成。上发背火毒伤肺，生天柱骨下，一名脾肚发，其形横广如肚。中发背火毒伤肝，生于背心，一名对心发，其形中阔，两头有尖如瓜。下发背火毒伤肾，生于腰中，一名对脐发，其形平漫如龟。其初起皆形如粟米，焮痛麻痒，周身拘急，寒热往来，因循数日，突然大肿。气实者多焮痛，气虚者多麻痒。

初起治法，不论虚实，即宜隔蒜艾灸，灸之不应，则就患顶当肉灸之，至知痛为效，以大化小，移深居浅。灸后用针当疮顶点破一孔，随用拔法，务使毒气内外疏通，庶不致内攻。如有表证，发热、恶寒、无汗者，宜荆防败毒散汗之；如有里证，发热、恶热、大便燥者，宜内疏黄连汤下之；表里证兼有者，宜神授卫生汤双解之，以减疮势。脓将成，必行托里。如溃破腐肉不去，外贴巴膏以化之。其余治法，俱按痈疽肿疡、溃疡门。盖此三证，无论老少，总以高肿红活、焮痛者为顺；若漫肿塌陷、焦枯紫黑者为逆。

荆防败毒散（见项部脑疽门）

内疏黄连汤　神授卫生汤（俱见肿疡门）

巴膏（见溃疡门膏药类方）

【提要】发背的病因、病机及病位。

【白话文】上中下发背多发于背脊部督脉部位，多因火毒而生。中发背属火毒伤肝，生在正对前胸心的部位；上发背属火毒伤肺，生在天柱骨之下；下发背属火毒伤肾，多生于腰部正中间，正对腹部肚脐处。

【解读】上中下发背出自《刘涓子鬼遗方》卷三，系背部生痈疽之较重者。多发于背脊部督脉部位，多因火毒而生。起初有一二个疮头，数天后迅速高肿，大如手掌，甚如碗口，红肿剧痛，伴有高热、烦渴、脉洪数等。此证多因七情内伤、膏粱厚味、醇酒炙煿，火毒郁积而成。初起疮头如粟，根盘散漫，不甚高肿，色不红活，疼痛稍轻，伴有烦闷、口渴、便秘、尿赤、脉细无力等。数天后疮头甚多，上有脓点，形如莲蓬，故又称莲蓬发，或称蜂窝疽。上发背，属火毒伤肺，生于天柱骨之下，因其形状横阔如肚，故又称脾肚发。中发背属火毒伤肝，多发于正对前胸心的部位，又称为对心发，其形状中间阔而两端尖，好似一只瓜的形状。下发背属火毒伤肾，多发于腰部正中间，正对腹部肚脐处，又称为对脐发。

上搭手

【原文】 上搭手生肺俞穴，左右名同经有别。
右属肺兮左属肝，总由气郁痰热结。

〖注〗此证生于足太阳膀胱经肺俞穴，在两肩骨之动处。无论左搭手、右搭手，其名虽同，而偏在左者属肝，偏在右者属肺，故曰：经有别也。总由气郁痰热凝结而成。初宜神授卫生汤双解之，次以逍遥散清之，兼以六郁汤调之。其余内外治法，俱按痈疽肿疡、溃疡门。

逍遥散

当归（酒洗） 白芍（酒洗） 白茯苓 白术（土炒） 香附（酒炒）各一钱 柴胡八分 黄芩五分 陈皮一钱 薄荷五分 甘草（生）六分 水二盅，煎八分，食远服。

〖方歌〗逍遥散能和气血，开郁行滞又消结，归芍苓术香柴芩，陈薄甘草清毒热。

六郁汤

香附（酒炒） 茯苓 陈皮 半夏（制） 川芎 栀子各一钱 苍术（炒） 缩砂仁 甘草（生）各五分 姜三片，水二盅，煎八分服。

〖方歌〗六郁汤能开六郁，取其消痰又行气，芎缩二陈苍山栀，香附生姜兼化滞。

神授卫生汤（见肿疡门）

【提要】上搭手的病位、病因及病机。

【白话文】上搭手多生于肺俞穴两旁，左、右搭手虽病名相同但亦有区别，右侧属肺左侧属肝，多由于气郁痰热互结所致。

【解读】本病出自《外科证治准绳》卷三，系痈疽之发于肩背，由病人手可以搭着部位者而命名。又名上鼠疽、肩后疽、左右串，相当于肺俞穴部位之蜂窝组织炎。

肺俞穴为足太阳经背部的腧穴，俞同“输”，因其内应肺脏，是肺气转输、输注之处，为治疗肺脏疾病的重要腧穴，故名肺俞，位于第三胸椎棘突旁开 1.5 寸。

中搭手

【原文】 中搭手生近膏肓，经属膀胱脊骨旁。
七情不和愤怒火，虚实寒热细参详。

〖注〗此证生在脊骨两旁，属足太阳膀胱经膏肓穴，一名龙疽。由七情不和，愤怒火凝而生。遇气寒而实，便燥不渴者，宜一粒金丹温下之；若气热而实，便燥大渴者，宜内疏黄连汤寒下之；若气血虚，疮不能发长者，宜内托黄芪散托补之。其余内外治法，俱按痈疽肿疡、溃疡门。

一粒金丹

木香　乳香各五分　巴豆霜一钱五分　沉香五分　各为细末，和匀，用肥胶枣个半，去皮核捣烂，和药末为丸，如芡实大。每服一丸，细嚼，用白滚水一口将药送下。少顷，再饮白滚水一口，即泻一次；若饮滚水二口，即泻二次。遇胃气壮实，兼毒滞盛者，服药后连饮滚水三四口，即泻三四次，不可太过。毒滞泻尽，即以米饮补之。

〖方歌〗一粒金丹疗恶疮，寒实不渴便燥良，木乳沉香巴豆肉，枣肉为丸服即康。

内托黄芪散

当归　白芍（炒）　川芎　白术（土炒）　陈皮　穿山甲（炒，研）　皂角刺　黄芪各一钱　槟榔三分　紫肉桂五分　水二盅，煎八分，食前服。

〖方歌〗内托黄芪治疡虚，托里诸疮用最宜，归芍芎术陈皮桂，山甲槟榔皂刺芪。

内疏黄连汤（见肿疡门）

【提要】中搭手的病位、病因、病机及治疗。

【白话文】本病多发于膏肓穴脊骨旁，属膀胱经。多因七情不和，怒火凝结所致。治疗应根据病人体质的强弱虚实、证候的寒热来处理。

【解读】本病出自《外科证治准绳》卷四，系背中部膏肓穴部位之痈疽。又名龙疽、青龙疽。由于痈疽发于第四、五胸椎棘突间，脊柱旁开 3 寸处，正位于手由中部向后背搭着之部位，故称之为中搭手。

下搭手

【原文】　下搭手生经膀胱，穴在肓门腰窝旁。
房劳过度生毒火，紫陷腐烂透膜肠。

〖注〗此证发于腰窝旁开三寸，属足太阳膀胱经肓门穴。由房劳过度，有伤肾水，水竭不能制火，火旺以致荣卫不和，逆于肉里而生也。初发红活焮肿，令人寒热往来，口渴烦躁，百节疼痛，宜服仙方活命饮，宣解毒火；次服内托黄芪散，托毒发长。将溃内外治法，俱按痈疽肿疡、溃疡门。若初肿腰痛如折，不能俯仰者险；若色紫塌陷，腐烂孔深，透膜透肠者逆。

仙方活命饮（见肿疡门）

内托黄芪散（见前中搭手）

【提要】下搭手的病位、病因、病机及症状。

【白话文】本病多发于腰窝部位，足太阳膀胱经的肓门穴附近。多因房劳过度，虚火内扰所致。常见皮肤青紫，肿势内陷，腐烂至肠腔处。

【解读】本病出自《外科证治准绳》卷四，系腰部肓门穴部位之痈疽。又名肾俞发、腰疽、连肾发。证即有头疽之发于第二、三腰椎棘突之间，脊柱旁 3 寸处者。因疮生于病人手指由下可搭着之部位而命名。

莲子发

【原文】 莲子发名取象形，胆与膀胱毒化成。
形斜平塌侵督重，形长高肿半背轻。

〖注〗此证一名太阴疽。生于脊背及两胁，属胆与膀胱经，火毒合化凝结而成。若形斜平塌，头侵督脉，尾站肋骨者，属毒重；若形长高肿，偏于半背，中不过督脉，旁不过肋骨，属毒轻。遇气实之人，初宜蟾酥丸，或麦灵丹汗之；次宜一粒金丹下之。遇气虚之人，初宜仙方活命饮宣解之，次宜内托黄芪散托补之。其余内外治法，俱宜按痈疽肿疡、溃疡门。

蟾酥丸（见疔疮门）

麦灵丹　仙方活命饮（俱见肿疡门）

一粒金丹　内托黄芪散（俱见前中搭手）

【提要】莲子发的病因、症状及预后。

【白话文】本病为取象而取名，多因胆与膀胱二经火毒凝结所致。疮形横斜、平塌，侵及督脉经病情较重；若呈长形，半背高肿，则病情较轻。

【解读】本病出自《仙传外科集验方》卷九。为取象而得名，又称为太阴疽。此疮名莲子者，比蜂窝头少之称也，不过一二十头，故名之，指发生于肩、背部皮肤肌肉之急性化脓性疾患。此病中医学属有头疽范围，因其状似莲蓬，故称之为莲子发。

蜂窝发

【原文】 蜂窝发似蜂房形，每在肩后脊旁生。
此证最忌头向上，急清心火免内攻。

〖注〗此证多生肩后及脊旁，形似蜂房。由脾经积热，更兼心火凝结成毒。初起高肿如龟形，胖胀半背者轻；疮势横斜漫大者重。宜服内疏黄连汤。若头尖向上，属心火热极，防毒火内攻脏腑。亦有疮形长若尺许，根横满背，名为竟体疽，属毒甚险。初觉宜急服黄连消毒饮，清心解毒，庶免内攻。其余内外治法，俱按痈疽肿疡、溃疡门。

内疏黄连汤（见肿疡门）

黄连消毒饮（见头部百会疽）

【提要】蜂窝发的病因、病位、症状及预后。

【白话文】本病多发于肩后及背脊骨旁部位，因疮形像蜂房而得名。本病最忌疮头尖部向上，属心火热极，急需清心解毒防止毒火内攻脏腑。

【解读】本病同莲子发，但范围较其广。

阴阳二气疽

【原文】 阴阳二气疽脊旁，肿消软硬变不常。
七情内乖逆荣卫，如期脓溃自无妨。

〖注〗此证生于脊背之旁，乍肿乍消，时软时硬。由七情内乖，荣卫不和而生也。初发令人寒热往来，若大渴神清，高肿脉洪，二七脓成，溃破者顺；若不渴神昏，漫肿脉细，应期无脓，饮食不思者逆。初服夺命丹以退寒热，次服仙方活命饮。其余内外治法，俱按痈疽肿疡、溃疡门。

夺命丹

轻粉 麝香 白砒（面裹，火煨）各五分 白矾 辰砂（为衣） 血竭各一钱 雄黄二钱 蟾酥（干者，酒化入药）二钱 乳香 没药 寒水石（煅） 铜绿各二钱 蜗牛（连壳）二十一个

上为细末，先将蜗牛研烂如泥，匀合前药。丸如不成，加好黄酒少许，打三五百下为丸，如绿豆大。每服二三丸，每用葱白一寸，令病者嚼烂，自吐于手心内，男用左手，女用右手，将药丸裹入葱泥内，用无灰酒一大盅，温热送下，被盖汗出为度。重者不过三服，不可多用。

〖方歌〗夺命丹中粉麝香，砒矾砂竭共雄黄，蟾酥乳没兼寒水，铜绿蜗牛用最良。

仙方活命饮（见肿疡门）

【提要】阴阳二气疽的病因、病位、症状及预后。

【白话文】本病多发于背脊骨两旁，肿势时大时小，质地时硬时软，多因七情内伤，营卫失调所致，到一定时期脓成熟外溃，则无大碍。

【解读】王肯堂曰："阴阳二气疽，广阔满背，或大或小，不常肿热胀大。十日可刺，导引出脓，不拘深浅多少，发渴体倦。十日外不见脓不治。"

串 疽

【原文】　串疽生于背胁间，连发相串色依然。
漫肿渐红多睾痛，积愤郁火是其原。

〖注〗此证生于背胁之间，初发一处，其后挨次发出二三处，形虽不同，而色仍同也。溃后多相串通，故又名老鼠钻，又名游走血脾痈。初发漫肿无头，皮色如常，渐肿渐透红色，多疼牵引旁处痛，因积愤郁火而成也。初服仙方活命饮，宣解郁毒。其次内外治法，俱按痈疽肿疡、溃疡门。

仙方活命饮（见肿疡门）

【提要】串疽的病位、病因、病机及症状。

【白话文】本病多发于背与胁部之间，呈串珠状发病，皮肤颜色正常，逐渐出现弥漫性肿胀及疼痛感。多因恼怒刺激，郁火不泄所致。

【解读】本病系痈疽之发于胸壁而游串者，又名老鼠钻、游走血脾痈（《证治准绳·外科》）。多因七情郁结、积愤而成火毒，遇气血虚而发。初起多见于胸胁，症见漫肿，肌肤皮色正常，无顶无头；其发多先见一处，渐有邻近者发至二三处者，或见扩散缠绵于一者。若成脓溃破，其间多相互串通，疼痛多牵胁引背，病势日重。治宜清热解毒，或补益气血。内服于早期可选黄连解毒汤，或仙方活命饮加理气之药，或按证选用紫金丹。若体尚健壮者，可考虑用一粒金丹；若老弱气血虚者，则应选用黄芪木香散补托之。其疮面红活者，治同外痈；若脓稀久治不愈者，治参流痰之类。本病相当于胸壁结核病，或肋骨结核病等。

酒毒发

【原文】　酒毒发生满背间，皮色不变如弹拳。
坚硬麻木痛彻内，药酒厚味使之然。

〖注〗此证生于脊背，皮色不变，累累如弹如拳，坚硬如石，时麻时木，痛彻五内，二便涩滞，周身拘急，数日后头面手足虚肿，泄泻似痢。总由过饮药酒，更兼厚味积毒所致。初起宜服连翘消毒饮，次服内疏黄连汤。其证或消或溃，须宜速治为顺；若迁延日久，不消不溃，必腐烂筋骨，即成逆证。其余内外治法，俱按痈疽肿疡、溃疡门。

连翘消毒饮

连翘（去心）　栀子　桔梗　赤芍　当归　玄参　射干　黄芩　红花　葛根　陈

皮各一钱　甘草（生）五分　大黄（初起便燥者加一钱）　天花粉一钱　水二盅，煎八分，食远服。有痰者，加竹茹一钱。

〖方歌〗连翘消毒疗诸疮，能解酒毒葛大黄，红花栀桔玄参草，芍芩花粉射陈当。

内疏黄连汤（见肿疡门）

【提要】酒毒发的病因、病位及症状。

【白话文】本病多发于背脊部位。皮肤颜色不变，疮形如弹丸或拳头一般大小，质地坚硬，感麻木及疼痛，多因过食热性的药酒及肥甘厚味所致。

【解读】本病多发于背脊部位，皮色不变，疮形如弹丸或拳头一般，坚硬如石，时常感发麻或发木，疼痛剧烈，大小便不畅，全身出现拘急感。数天后头面及手足部浮肿，大便溏泻似痢疾。本病多因过食热性药酒及肥甘厚味所致。王肯堂曰："酒毒发背当心而痛，麻木不常，累累如弹如拳，坚硬如石，痛彻五内，遍身拘急，由饥饱劳伤，炙煿厚味所致。神昏脉乱，大渴狂言，有妨饮食者死。二便闭结者死。有因寒变而内陷者，用托里温中汤。"

连珠发

【原文】

连珠毒发贯珠形，在背微疼色淡红。
发时尿闭少腹满，阴囊作肿百节疼。

〖注〗此证生于背，不论左右，连肿三五块，形若贯珠。由荣血火毒，或酒色过度而成。其疮微痛，皮色淡红，发时少腹胀满，小水闭涩，阴囊作肿，百节疼痛。初起宜服神授卫生汤加木通、车前。其余内外治法，俱按痈疽肿疡、溃疡门。

神授卫生汤（见肿疡门）

【提要】连珠发的病位及症状。

【白话文】本病多发于背部，好似一串珠子的形状，皮色淡红，微微作痛。发作时小便闭涩不通，并感小腹胀满疼痛，伴阴囊肿胀、骨节疼痛等症。

【解读】本病多发于背部，或左或右，多连肿三五块，累累如串珠状。多因血分火毒蕴结所致，或过度沉迷酒色所致。该病临床表现常为疮部稍有疼痛，皮肤颜色呈淡红，并感少腹胀满、小便闭塞不通、阴囊肿胀、骨节疼痛等。古代外科学家有谓其"由酒色过度所致"者。为并发泌尿系症状之发背。初起可服用神授卫生汤加利尿药木通、车前子。

丹毒发

【原文】　　丹毒发如汤火伤，细瘤赤晕渴非常。
丹石刚剂致此证，红活者生紫暗亡。

〖注〗此证生于背，形如汤火所伤，细瘤无数，赤晕延开，发时其渴非常。由素服丹石刚剂所致。初服黄连消毒饮，兼国老膏服之，外用牛肉薄片贴之。其色红活鲜润，神清者生；若紫暗神昏，更兼脉躁、膨胀、呕哕者亡。

国老膏

甘草（大者）二斤　捶碎，河水浸一宿，揉令浆汁浓，去尽筋渣，再用绢滤过；银器内慢火熬成膏，用瓷罐收贮。每服三钱，无灰温酒调下，或白滚水亦可。

〖方歌〗国老膏解丹石毒，诸疮用此肿即消，甘草二斤河水泡，取汁熬膏温酒调。

黄连消毒饮（见头部百会疽）

【提要】丹毒发的病因、病位、症状及预后。

【白话文】本病多发于背部，如水火烫伤一般，颜色鲜红，常感口渴。多因食入丹石刚燥性热等药物所致。若皮色红活者，则预后好；若皮色紫暗，则预后较差。

【解读】本病多发于背部，是因服食丹药中毒引起之痈疽。又名丹毒发疽。形如水火烫伤，出现大量斑丘疹，逐渐红晕蔓延扩大，发作时自觉异常口渴。其患多见于长期服用丹药，引起慢性中毒而致的背部痈疽。

禽疽

【原文】　　禽疽毒由时气成，数块似疹色紫红。
背生形如拳打状，拘急麻木不作疼。

〖注〗此疽之毒，由时气风热而成。始发，数块如疹，其色紫红，在背而生，形如拳打之状，脊背麻木拘急，并不作痛。神清脉和，服药得汗者顺；若神昏脉躁，或微或代，发寒齿噤者逆。初宜急服仙方活命饮加羌活、独活汗之；外敷二味拔毒散，或蝌蚪拔毒散消之。若漫肿不溃，即服托里透脓汤。其余内外治法，俱按痈疽肿疡、溃疡门。

仙方活命饮　二味拔毒散　蝌蚪拔毒散（俱见肿疡门）

托里透脓汤（见头部侵脑疽）

【提要】禽疽的病因、病位及症状。

【白话文】本病多因感受时气风热所致，可见背部发出数块斑疹，颜色紫红，形态好似被拳打伤，并感背脊部麻木、牵强拘急但不作痛。

【解读】本病出自《刘涓子鬼遗方》卷一。禽疽是指背部的丹毒（一种急性感染性疾病，特点是病起突然，恶寒发热，局部皮肤忽然变红，焮热肿胀，迅速扩大）。多因感受时气风热所致。症见：初起呈散在疹块，发于背，色赤红，如拳击状，脊背麻木，拘急不疼，神清脉和。服药得汗者顺；若神昏脉数，或微或代，身振寒，齿如噤欲痉者逆。初宜仙方活命饮加羌活、独活，外敷二味拔毒散。

痰注发

【原文】 痰注发如布袋形，按之木硬觉微疼。
其发不红亦不热，湿痰七情郁滞成。

〖注〗此证发于脊背，长形如布袋，短形如冬瓜，按之木硬，微觉疼痛，不热不红，皮色如常。由湿痰、七情郁滞，凝结于肌肉之分，日积深久而成。初起宜服疮科流气饮，外贴金凤化痰膏消之。如此证久远疲顽，治之不消者，届期要溃。治法俱按痈疽溃疡门。

疮科流气饮

人参　厚朴（姜制）　桔梗　防风　紫苏　黄芪（盐水炒）　枳壳（麸炒）　当归　白芍（酒炒）　肉桂　乌药　甘草各七分　川芎　南木香　白芷　槟榔各五分　引加生姜一片，水二盅，煎八分温服。

〖方歌〗流气饮舒痰涎壅，人参朴桔芷防风，苏芪壳桂木香草，乌药槟榔归芍芎。

金凤化痰膏

凤仙花（去青蒂，研末）一捧　大葱自然汁一茶盅　好米醋一茶盅　广胶（切如米粒大，入葱汁内泡之）三钱　人中白（火微煅存性，研末）八钱　先将葱汁、米醋、广胶投入锅内熬化，次下凤仙花共末熬成膏，再入人中白末，将锅离火不时搅匀。用时以重汤炖化，量痰包之大小，薄纸摊贴，候膏自落，再换新膏。

〖方歌〗金凤化痰消硬坚，湿痰串注贴更痊，凤仙中白广胶醋，葱汁同熬用纸摊。

【提要】痰注发的病因、病机及症状。

【白话文】本病外形似一只布袋，按之质感木硬，微有疼痛，疮形不红不热。多因七情内伤，气郁痰湿凝结所致。

【解读】本病出自《外科大成》卷二，“痰注发，形如布袋，坚硬如石，不红不热……”指生于脊背处之无头疽。

黄瓜痈

【原文】　　黄瓜痈在背旁生，脾火色红黄瓜形。
　　　　　　肿高寸余长尺许，四肢麻木引心疼。

〖注〗此证生于背旁，一名肉龟，由脾火积毒而成。皮肉色红，状若黄瓜，肿高寸余，长可尺许，四肢麻木，疼痛引心。红活速溃者顺；紫陷脉微，自汗谵语，坚硬溃迟者逆。初起宜服仙方活命饮，加羌活、柴胡或夺命丹治之。其余内外治法，俱按痈疽肿疡、溃疡门。

仙方活命饮（见肿疡门）

夺命丹（见阴阳二气疽）

【提要】黄瓜痈的病因、病位及症状。

【白话文】本病多发于背脊两旁，皮肉色红，状若黄瓜。多因脾经火毒所致。可见患处皮肉红肿高突一寸左右，长度可有尺许，并感四肢麻木疼痛，牵引至前心。

【解读】本病出自《证治准绳·外科》卷四，指生于背部脊旁的痈。亦名黄瓜疽、肉龟。该病因脾火积毒而生。症见皮肉色红，疮肿如黄瓜状，肿高寸余，长可尺许，局部疼痛剧烈；同时伴见四肢麻木等症。治宜清热解毒凉血。申斗垣曰："黄瓜痈，长尺余，高起二寸。上头小者谓之逆毒难治，下头小者谓之顺毒可治。"（《外科启玄》）

腰　部

肾俞发

【原文】　　肾俞发生肾俞穴，单者酒色兼湿热。
　　　　　　房劳怒火则双生，红活黑陷顺逆别。

〖注〗此证生肾俞穴，在腰骨两旁陷肉处，有单有双。单者由酒色湿热而成，双者由房劳怒火而发。若疮形红活高肿，十四日生脓属顺；若疮形紫黑，干枯坚硬，应期无脓属逆。或脓稀伤膜者，系真阳血气大亏，初宜服人参养荣汤，或加减八味丸以救其源。其顺逆内外治法，俱按痈疽肿疡、溃疡门。

人参养荣汤　加减八味丸（俱见溃疡门）

【提要】肾俞发的病位、病因、病机、症状及预后。

【白话文】本病多发于腰脊骨两旁的肾俞穴部位，单侧生者大多因酒色湿热所致，双侧生者大多因房劳怒火所致。若疮色红活则为顺证，若疮色紫黑塌陷则为逆证。

【解读】本病多发于腰脊骨两旁的肾俞穴部位，即腰脊骨两旁软陷处，有的单侧生，有的双侧而生。该病病因、病机及治疗同“下搭手”，但其症状较下搭手为重。

中石疽

【原文】 石疽寒凝瘀血聚，生于腰胯最缠绵。
坚硬如石皮不变，时觉木痛消溃难。

〖注〗此证由寒气瘀血凝结，生于腰胯之间，缠绵难以收功。其疽时觉木痛，难消难溃，坚硬如石，皮色不变。初宜内服没药丸；外用鲜商陆捣烂，贴于患处治之；随用艾壮当顶灸之，以软为度。溃后按痈疽溃疡治法。

没药丸

桃仁（炒）一两　乳香　没药　川芎　川椒（去目及合口者）　当归　赤芍各五钱　自然铜（火烧醋淬七次）二钱五分

共研细末，用黄蜡二两，火化开，入药末，不住手搅匀，丸如弹子大。每用一丸，以好酒一盅，将药化开，煎至五分，乘热服下。

〖方歌〗没药丸治中石疽，乳没桃芎归芍宜，川椒自然铜黄蜡，用酒服之行血瘀。

【提要】中石疽的病位、病因、病机及症状。

【白话文】本病多因寒气夹瘀血凝结而成，多生于腰胯软肉部位，病势缠绵。坚硬如石，皮色不变，时感麻木疼痛，亦难以消散与溃脓。

【解读】本病相当于西医学中的腰椎结核、骨肉瘤、骨癌等，多因寒气夹瘀血凝结而成，多生于腰胯软肉之间，难以消散、溃脓及收口，质地坚硬如石，皮色正常。本病治疗可服用没药丸，外治用鲜商陆捣烂后贴于患处；随后可用艾炷在疮顶上灸，直至硬块逐渐软化为度。溃后的治疗可参照痈疽溃疡的治法。

缠腰火丹

【原文】 缠腰火丹蛇串名，干湿红黄似珠形。
肝心脾肺风热湿，缠腰已遍不能生。

〖注〗此证俗名蛇串疮，有干湿不同，红黄之异，皆如累累珠形。干者色红赤，形如云片，上起风粟，作痒发热；此属肝心二经风火，治宜龙胆泻肝汤。湿者色黄白，水疱大小不等，作烂流水，较干者多疼；此属脾肺二经湿热，治宜除湿胃苓汤。若腰肋生之，系肝火妄动，宜用柴胡清肝汤治之，其间小疱，用线针穿破，外用柏叶散敷之。若不速治，缠腰已遍，毒气入脐，令人膨胀、闷呕者逆。

龙胆泻肝汤

龙胆草 连翘（去心） 生地 泽泻各一钱 车前子 木通 黄芩 黄连 当归 栀子（生，研） 甘草（生）各五分 生大黄（便秘加之）二钱 水二盅，煎八分，食前服。

〖方歌〗龙胆泻肝火丹生，形如云片粟多红，芩连栀胆车归尾，生地军翘泻木通。

除湿胃苓汤

苍术（炒） 厚朴（姜炒） 陈皮 猪苓 泽泻 赤茯苓 白术（土炒） 滑石 防风 栀子（生，研） 木通各一钱 肉桂 甘草（生）各三分 水二盅，灯心五十寸，煎八分，食前服。

〖方歌〗除湿胃苓火丹疮，脾肺湿热疱白黄，胃苓汤用通栀子，滑石防风共作汤。

柏叶散

侧柏叶（炒黄为末） 蚯蚓粪（韭菜地内者佳） 黄柏 大黄各五钱 雄黄 赤小豆 轻粉各三钱 上为细末，新汲水调搽，香油调搽更效。

〖方歌〗柏叶散搽火丹方，大黄赤豆柏雄黄，柏叶轻粉蚯蚓粪，研末香油调更良。

柴胡清肝汤（见头部鬓疽）

【提要】缠腰火丹的病位、病因、病机及症状。

【白话文】本病缠腰而生，故称为蛇串疮。干者疮色红赤，湿者疮色黄白，两种疮形都累累如串珠状。本病多因肝心两经风火或湿热蕴于脾肺两经所致，若缠腰遍生、毒气深入脐腹，则病情凶险。

【解读】本病相当于西医学的带状疱疹，是由水痘-带状疱疹病毒引起的急性感染性皮肤病。对此病毒无免疫力的儿童被感染后，发生水痘。部分病人被感染后成为带病毒者而不发生症状。由于病毒具有亲神经性，感染后可长期潜伏于脊髓神经后根神经节的神经元内，当抵抗力低下或劳累、感染、感冒时，病毒可再次生长繁殖，并沿神经纤维移至皮肤，使受侵犯的神经和皮肤产生强烈的炎症。皮疹一般有单侧性和按神经节段分布的特点，有集簇性的疱疹组成，并伴有疼痛；年龄愈大，神经痛愈重。本病好发于成人，春秋季节多见。发病率随年龄增大而呈显著上升。

医宗金鉴卷六十五

眼 部

眼胞菌毒

【原文】　　菌毒生于眼睫边，如菌黄亮水疱圆。
头大蒂小渐垂出，脾湿郁热结凝坚。

〖注〗此证生于上下眼胞睫边，初如菌形，头大蒂小，黄亮水疱；或有头小蒂大者，渐长垂出，坚凝不痛；有缠绵经年不愈者，以致目病。盖眼胞属脾，其经素有湿热，思郁气结而生也。初起宜用清凉丸洗即消。有经年皮厚，消之不应者，法当用软绵纸蘸水润眼皮菌毒处，少顷，用左手大指甲垫于患根，右手持铍针尖头齐根切下，血出不妨，即用翠云锭磨浓涂之，其血即止，内服凉膈清脾饮。忌海腥、煎炒。

清凉丸

当归尾　石菖蒲　赤芍各二钱　川黄连（生）　地肤子　杏仁（生）各一钱　羌活五分　胆矾二分　共研粗末，以大红绸包之，如樱桃大，甜滚水浸泡，乘热蘸洗，勿见尘土。

〖方歌〗清凉丸内用川连，归尾菖蒲芍胆矾，羌活杏仁地肤子，菌毒初起洗之痊。

翠云锭子

杭粉五两　铜绿　黄连各一两　轻粉一钱　共为细末，用糯米百粒，水一碗，煎半碗去米；再煎至三分，和药作锭，阴干。用时不磨令浓，以鸡翎蘸涂患处。

〖方歌〗翠云锭子能止血，铜绿轻杭黄连强，共为细末和成锭，菌毒切后涂之良。

凉膈清脾饮

生地黄　连翘（去心）　栀子（生，研）　薄荷　荆芥　防风　石膏　黄芩　赤芍各一钱　甘草（生）五分　水二盅，灯心二十根，煎八分，食远服。

〖方歌〗凉膈清脾生地黄，连翘栀子薄荆防，石膏芩芍兼甘草，医治菌毒服即康。

【提要】阐述了眼胞菌毒的病位、病因、病机及症状。

【白话文】眼胞菌毒多长于睑缘上下边缘，起病初起期呈现菌蕈样的圆形肿胀，其颜色多光亮的黄色，兼有水疱，其形状见头大蒂小，并且渐渐伸长下垂。发病病机多是脾经湿热郁结而成。

【解读】眼胞菌毒部位在上下睑缘。眼胞为太阴脾经所属，因而发病多由于脾经湿热，又兼顾思虑伤脾，脾伤气郁致气结所形成。它的形状类似于菌状，因而命名为眼胞菌毒。病程早期可用清凉丸磨成粉后蘸洗患处治疗，该药物有清热解毒、除湿蚀疮之效，可以使菌毒消除；若眼胞经久不愈，难以消除者，可选用软绵纸蘸水润眼皮菌毒处，随后用左手大拇指指甲垫于患根，右手持铍针尖头齐根切下，即用翠云锭子涂之，其血即止，并同时内服凉膈清脾饮。

眼　丹

【原文】　　眼丹眼胞上下生，红热肿痛软偏风。
　　　　　　焮热紫硬偏于热，荆防败毒服有功。

〖注〗此证由脾胃湿热，受风而成，红肿疼痛。若肿软下垂，不能视物者，偏于风盛也，浮肿易消；若焮红色紫坚硬者，偏于热盛也，肿硬难消。初起俱宜荆防败毒散散其风；口渴便燥者，宜内疏黄连汤泻其热。有日久消之不应者，宜服透脓散，脓熟针之。肿用如意金黄散洗之，溃用琥珀膏或白膏药贴之。此证宜速溃，迟则溃深穿透眼胞，成漏难敛。

荆防败毒散（见项部脑疽）

内疏黄连汤　**如意金黄散**　**透脓散**（俱见肿疡门）

琥珀膏（见头部发际疮）

白膏药（见溃疡门）

【提要】阐述了眼丹的病位、症状及治疗。

【白话文】眼丹病部位多在上下胞睑处，临床症状为局部的红肿疼痛。按之柔软者属风盛；热盛者则按之灼热色红，甚至紫暗红色，触之硬结。临床可以选用荆防败毒散，用之多验。

【解读】眼丹是指胞睑红肿如涂丹，焮痛严重，后期则化脓溃破，且常伴显著的全身反应，如恶寒、发热、头痛的一种眼病。又名眼痈、覆杯。可见于西医学之眼睑蜂窝组织炎、眼睑丹毒。本病病因、部位等与针眼相同，但病情较重，胞睑可漫肿赤痛，有硬结拒按、睁眼困难，重者同侧面颊亦肿胀，甚至伴有恶寒、发热、头痛及全身不适等。眼丹位于头面，切忌挤压，以免挤压成疔，而铸成恶证。“眼丹”一词，首见于明代《疮疡经验》，称之为“上下眼丹”。《外科正宗》称为“眼丹”。眼丹多因过食辛辣厚味或炙煿之品，致使脾胃蕴热，复受外邪，风热相搏，营卫失和，热毒结于胞睑，内外合邪上攻胞睑所致；也可因心火偏旺，火毒上冲于目，壅滞胞睑所致。

针眼

【原文】　针眼眼睫豆粒形，轻者洗消脓不成。
甚则赤痛脓针愈，破后风侵浮肿生。

〖注〗此证生于眼皮毛睫间，由脾经风热而成，形如豆粒有尖。初起轻者，宜用如意金黄散，盐汤冲洗，脓不成即消矣。风热甚者，色赤多痛，洗之不消，脓已成也，候熟针之，贴黄连膏。亦有破后邪风侵入疮口，令人头面浮肿、目赤涩痛者，外仍洗之，内服芎皮散即愈。

芎皮散

川芎二两　青皮一两　共为末，每服二钱，菊花汤调服。

外以枯矾末、鸡子清调敷肿处。

又用南星末，同生地黄捣膏，贴太阳穴自消。

〖方歌〗芎皮散内用川芎，青皮减半用最灵，为末菊花汤调服，医治针眼自成功。

如意金黄散（见肿疡门）

黄连膏（见鼻部鼻疮）

【提要】针眼的病位、症状、治疗及预后。

【白话文】针眼多形成于眼睑睫毛处的根部，其肿起呈豆粒状。病情轻缓的用外洗就能消脓；病重者见红赤肿痛，甚则成脓，则需要用针挑破脓肿。若脓成破溃后，又兼感风邪，则会出现颜面浮肿等表现。

【解读】本病是眼科疾病里面比较常见的症状之一，主要因内热外毒攻窜上炎导致。其主要特点是胞睑近睑缘部生小疖肿，局部红肿、疼痛、起硬结，易于溃脓，本病与季节、气候、年龄、性别无关。可单眼或双眼发病。针眼相当于西医学的睑腺炎，又称麦粒肿。睫毛毛囊或附属的皮脂腺感染称外麦粒肿；睑板腺感染称内麦粒肿。均为细菌感染所致，多见于葡萄球菌感染。

眼胞痰核

【原文】　眼胞痰核湿气郁，核结如枣如豆形。
皮里肉外推之动，皮色如常硬不疼。

〖注〗此证结于上下眼胞，皮里肉外，其形大者如枣，小者如豆，推之移动，皮色如常，硬肿不疼。由湿痰气郁而成。宜服化坚二陈丸，外用生南星蘸醋磨浓，频涂眼皮，日数浅者即消。日数深者虽不能即消，常涂令皮薄，微微拨损，以手指甲挤出如白粉汁即消，贴贝叶膏收口。

从眼皮里溃破者难敛。

化坚二陈丸

陈皮　半夏（制）各一两　白茯苓一两五钱　甘草（生）三钱　白僵蚕（炒）二两　川黄连三钱　共研细末，荷叶熬汤和丸，如梧桐子大。每服二钱，白滚水送下。

〖方歌〗化坚二陈丸消痰，周身结核服更痊，陈皮半夏茯苓草，僵蚕荷叶川黄连。

贝叶膏（见溃疡门）

【提要】眼胞痰核的病因、病机及症状。

【白话文】眼胞痰核多为湿痰气郁凝结而成。临床可见痰核结于眼睑的中间层或皮下，大小类似枣核或豆粒，推之活动度好，该病部位的皮色不变，质地较硬，自觉无痛。

【解读】本病多因胃肠蕴热与湿痰相结，以致阻塞经络，起于胞睑之间。其症状可见胞睑内有核状硬结（多生于上胞），按之不痛，推之移动，日久隆起发红，眼胞重坠胀涩。本证又名目疣，即睑板腺囊肿，必要时可采用手术彻底治疗。

椒疮　粟疮

【原文】　椒疮粟疮生胞里，脾胃血热是根苗。
粟疮黄软湿易散，椒疮赤硬热难消。

〖注〗此二证生于眼胞之里，虽皆由脾胃血热所致，然粟疮偏于湿盛，故色黄形软，其证易愈；椒疮偏于热盛，故色赤形硬，其疮难消。俱宜服清脾凉血汤，外以清凉丸洗之。若眼皮里有红丝堆累者，乃血热有瘀也，法以灯草刮疮处，令血出即愈。

清脾凉血汤

荆芥　防风　赤芍　黑参　陈皮　蝉蜕　苍术（炒）　白鲜皮各一钱　连翘（去心）　生大黄（酒洗）各一钱五分　厚朴（姜炒）　甘草（生）各五分　竹叶三十片，水煎，食远服。

〖方歌〗清脾凉血椒粟疮，厚朴陈皮翘芍苍，蝉蜕黑参荆防草，白鲜皮与生大黄。

清凉丸（见菌毒）

【提要】椒疮、粟疮的病位、病因、病机及鉴别。

【白话文】椒疮和粟疮都生长在眼睑内，均初起为脾胃湿热内蕴，日久则热搏血分而成。粟疮颜色偏黄，质软，易于消散；椒疮热盛更甚，色红质硬，难于消退。

【解读】“椒疮”病偏于热盛，色多发红，质较硬，但自觉症状不明显，常被病人忽视而耽误治疗，等病情加重，出现并发症与后遗症时，常常造成严重的刺激症状，影响视力。本病见胞睑内面红色细小颗粒密集丛生，状若椒粒，故名椒疮。分布以大小眦及穹窿部为重，常与粟疮并生，痒涩流泪，若及黑睛可致赤膜下垂、血翳包睛；若及胞睑，终为拳毛倒睫、黑睛生翳。该病与眼乳头增生基本一致。西医学病名称沙眼，是由沙眼衣原体所引起的一种颗粒状慢性传染性结膜炎。

“粟疮”属于西医学的滤疱性结膜炎范畴，为接触性传染性眼病，应避免接触传染。颜色发黄，呈现半透明，疮质较软，形似粟粒，故名粟疮。“粟疮”是以胞睑内面疱样颗粒丛生，状如粟米为主要表现的眼病。多见于下睑，大小均匀，排列整齐，境界清楚，愈后睑内不留瘢痕，且无并发症及后遗症，每与椒疮（沙眼）同时发生，沙涩痒痛。重症可因粟粒摩擦眼球诱发翳膜而影响视力。

皮翻证

【原文】 皮翻证系眼胞翻，状如舌舐唇一般。
翻因胞肿睫紧故，血壅气滞胃经原。

〖注〗此证由胃经血壅气滞而成，小儿多有之。眼皮外翻，如以舌舐唇之状。又如痘风眼烂，胞肿弦紧者，则眼皮亦翻。治宜泻脾胃之积热，以泻黄散服之即愈。亦有内翻者，即目科拳毛倒睫。弦弛不内外翻者，即目科胞垂难视之证也。

泻黄散

石膏（煅）五钱　栀子仁（生）一两　甘草（生）三两　防风（酒拌，微炒香）二两　豨莶草（酒蒸，晒干）四两　共研细末。壮人二钱，弱人一钱，小儿六七分，白滚水调下。

〖方歌〗泻黄散治皮翻证，石膏栀子草防风，豨莶草同研细末，滚水调下有奇功。

【提要】皮翻证的症状、病因及病机。

【白话文】皮翻证是眼睑内翻之证，其形状似伸舌舔唇样，因眼睑瘢痕牵拉绷紧导致，多是胃经血壅气滞所致。

【解读】本证多见于小儿，脾胃积热，血壅气滞，致使眼睑内外松紧失调所致。此外，痘后感受风邪，兼有余毒未清，导致眼胞肿胀湿烂，睑边缘紧缩。根据眼睑翻转的方向，分为：①睑外翻。眼睑外翻形状像舌头舔嘴唇，眼睑糜烂、发红、流泪，久则干燥；②睑内翻。眼睑内翻，睫毛倒刺眼珠，又称倒睫拳毛，可使眼睛赤烂，流泪怕光，难于睁开；③眼睑不内外翻。系眼睑松弛下垂，遮盖瞳仁，妨碍视线，不属本病范畴。治疗都用泻黄散内服。

漏睛疮

【原文】　　漏睛疮在大眦生，肝热风湿病睛明。
红肿痛溃脓稠易，青黑脓稀难长平。

〖注〗此证生于目大眦，由肝热风湿病，发于太阳膀胱经睛明穴。其穴之处，系藏泪之所，初起如豆如枣，红肿疼痛，疮势虽小，根源甚深。溃破出黏白脓者顺；出青黑脓或如膏者险。初宜服疏风清肝汤；溃后用黄灵药，捻入疮口，兼贴万应膏，其口渐渐收敛。有脓从大眦内出者，成漏难敛。亦有疮口过出泪液，以致目内干涩者，收敛更迟；若溃断眼边弦者不治。

疏风清肝汤

当归尾　赤芍　荆芥穗　防风　川芎　菊花　生栀子　薄荷各一钱　柴胡　连翘（去心）各一钱五分　金银花二钱　甘草（生）五分　灯心五十寸，水煎，食远服。

〖方歌〗疏风清肝漏睛疮，又除肝热散风强，归芍银花芎菊草，柴翘栀子薄荆防。

黄灵药　万应膏（俱见溃疡门）

【提要】阐述了漏睛疮的病位、病因、病机、症状及预后。

【白话文】漏睛疮好发内眦部，位于足太阳经睛明穴位置。多为肝经有热与风湿郁蒸所致。以红肿疼痛为主，溃脓后见脓稠厚易治，脓青黑而稀难治。

【解读】本证生于眼睛的内眦，位于睛明穴，这是泪腺所在，且和鼻窍相连，感染后容易成漏，所以又名眦漏。漏睛疮多是肝经有热与风湿郁蒸所致。一般早期发不甚坚硬而速溃的，治疗上较易治；但是出现脓自内眦排出而成漏的，难敛。若溃后脓出黏白或黄白色的属顺；脓出青黑色，或质黏如膏而腥臭的属逆；脓出清稀则转为慢性，正虚邪衰，缠绵难愈。若溃烂使得眼睑缘断裂成为皮翻证的，病情较重，较为难治。该病急性发病迅猛，治疗上以消散为主，以免溃后成漏；慢性则病情缠绵，治疗上用泪道冲洗、泪道探通术或各种术式的手术，多数病人失去排泪功能，终身溢泪。此外，病患处属危险三角区，急性发作时切不可挤压患处，以免脓毒扩散，造成走黄，毒陷心包而成危证。

临床分期辨证施治。未溃时，宜用疏风清肝汤，以清解肝经风热；破溃后，宜扶正托毒，以养阴清热为主。

目中胬肉

【原文】　　目中胬肉心火成，实火大眦色紫红。
小眦红丝淡虚火，胬肉时觉或胀疼。

〖注〗此证生于目两眦，瘀肉努出，时觉疼痛，总属心火所成。然火有虚实，如大眦红肉色深红者，心经实火也，宜黑参汤服之；小眦红丝色淡红者，心经虚火也，宜决明散主之。外俱用清凉丸泡洗，久久自愈。

黑参汤

黑参　苦参　栀子(研)　菊花　黄连　枳壳(麸炒)　草决明　车前子　防风　大黄(炒)　升麻各二钱　水煎，食后服。

〖方歌〗黑参汤治大眦疼，内生胬肉实火成，苦参栀菊黄连壳，草决车防大黄升。

决明散

玉竹　黄连　枳壳(麸炒)　川芎　甘草(生)　羚羊角(镑)各一两　车前子　青葙子　草决明各五钱　共研细末，每服三钱。食后服，卧时再用一服。

〖方歌〗决明胬肉虚火攻，玉竹黄连枳壳芎，车前青葙羚羊草，研末水调最有功。

清凉丸（见菌毒）

【提要】目中胬肉的病因、病机、病位及症状。

【白话文】目中胬肉多由心火上炎所致。大眦部充血色紫红多为实火；小眦部充血淡红色多是虚火引发，常有胀痛感觉。

【解读】目中胬肉又叫胬肉攀睛，相当于西医学的翼状胬肉。多发生于眼大眦，由内向中央缓慢生长，可侵入黑睛，颜色黄赤色如脂状或似膏膜状，有韧性，小眦发生的较少见。胬肉病初起则小而薄，有时感觉微微痒痛，久则逐渐生长增大而厚，逐步向中央瞳仁伸展，以致妨碍视线。究其病因，则是心火上炎，经络阻塞。心火分为心经实火与心经虚火。胬肉生于眼大眦，颜色深红者，则为实火上炎，治宜清热泻火、疏风明目；胬肉生于眼小眦，呈丝状，颜色淡红者，则为心经虚火，治宜清心平肝、祛风明目。临床均可用清凉丸外用泡洗患处，使胬肉慢慢萎缩。

鼻　部

鼻　疽

【原文】　鼻疽生于鼻柱间，肺经郁火发督原。
坚硬色紫常木痛，《千金》仙方托里痊。

〖注〗此证生于鼻柱，属督脉经。鼻为肺窍，故又属肺。由肺经郁火凝结而成。坚硬色紫，时觉木痛。初宜服《千金》漏芦汤，宣解郁毒；次用仙方活命饮加栀子、木通、薄荷、桔梗消之。若肿痛不减，势欲作脓，则宜托里透脓汤主之。外治法按痈疽溃疡门。

《千金》漏芦汤

漏芦一两　枳壳（麸炒）一两　朴硝一两　大黄一两五钱　甘草（生）一两　麻黄一两　黄芩一两　白蔹一两　连翘（去心）一两　升麻一两　共研细末，每服二钱，用水一小碗，加姜三片，薄荷叶一钱，煎至半碗，温服，以大便通利为度。

〖方歌〗《千金》漏芦鼻疽发，色紫坚疼效更嘉，漏芦枳壳硝黄草，麻芩白蔹翘升麻。

仙方活命饮（见肿疡门）

托里透脓汤（见头部侵脑疽）

【提要】鼻疽的病位、病因病机、症状及治疗。

【白话文】鼻疽生长于鼻柱上，是肺经郁热化火而发。鼻柱又为督脉经所主。见鼻柱肿大坚硬，疼痛且有麻木感，疮疖色紫。选用《千金》漏芦汤或仙方活命饮治疗。

【解读】鼻疽为鼻柱部位的疮疖。鼻疽属于人兽共患病，其病原体是不运动的革兰阴性鼻疽假单胞菌。人对鼻疽十分易感，主要是接触感染动物引起。其症状是在鼻腔、喉头、气管黏膜或皮肤形成特异的鼻疽结节、溃疡或瘢痕，在肺脏、淋巴结或其他实质性器官产生鼻疽结节。可通过病原学及血清学方法进行诊断。单蹄类家畜是保存本菌的宿主。鼻疽病马的鼻液及溃疡分泌物中，含有大量的鼻疽杆菌。可以通过消化道、损伤的皮肤和黏膜感染，还可以通过气溶胶经呼吸道感染。

鼻　疔

【原文】

鼻疔生在鼻孔中，鼻窍肿引脑门疼。
甚则唇腮俱浮肿，肺经火毒蟾离宫。

〖注〗此证生于鼻孔内，鼻窍肿塞，胀痛引脑门，甚则唇腮俱作浮肿。由肺经火毒凝结而成。宜蟾酥丸汗之，再用蟾酥丸研细末，吹入鼻窍。若肿硬外发，用离宫锭涂之。此证初起之时，须当速治，迟则毒气内攻，以致神昏、呕哕、鼻肿如瓶者逆。

蟾酥丸（见疔疮门）

离宫锭（见肿疡门）

【提要】鼻疔的病位、症状、病因病机及治疗。

【白话文】鼻疔发于鼻孔内的鼻前庭部位，表现多见鼻部肿胀，痛引头脑，严重则口唇及腮颊部肿胀。辨证上多认为是肺经火毒上犯鼻孔，治疗选用蟾酥丸与离宫锭。

【解读】鼻疔是鼻腔前半部皮肤的毛囊、皮脂腺或汗腺局限性的急性化脓性炎症，致病菌多为金黄色葡萄球菌。由于鼻疔位于鼻部危险三角区内，面部的静脉没有静脉瓣膜，三角区的静脉血可通过内眦静脉、眼静脉汇入颅内海绵窦。若挤压脓肿，使细菌、脓栓循血流逆向流动直入海绵窦，可引发严重的颅内并发症——海绵窦栓塞性静脉炎。此病死亡率高。因此，鼻疔一旦形成，严禁挤压，对未成熟者忌行切开，以免炎症扩散。

鼻 渊

【原文】 鼻渊浊涕流鼻中，久淋血水秽而腥。
胆热移脑风寒火，控脑砂因蚀脑虫。

〖注〗此证内因胆经之热移于脑髓，外因风寒凝郁火邪而成。鼻窍中时流黄色浊涕，宜奇授藿香丸服之。若久而不愈，鼻中淋沥腥秽血水，头眩虚晕而痛者，必系虫蚀脑也，即名控脑砂，宜天罗散服之。但此证久则必虚，当以补中益气汤兼服之即效。

奇授藿香丸

藿香连枝叶八两 研细末，雄猪胆汁和丸，如梧桐子大。每服五钱，食后苍耳子汤下，或黄酒送下。

〖方歌〗奇授藿香鼻渊流，浊涕淋漓久不休，猪胆汁合藿香末，苍耳汤下患可瘳。

天罗散

丝瓜藤（近根处者，烧存性） 为末，每用三钱，食后黄酒送下。

〖方歌〗天罗虫蚀脑髓中，头痛鼻流血水腥，丝瓜根烧研细末，黄酒调服惯杀虫。

补中益气汤（见溃疡门）

【提要】鼻渊的症状、病因及病机。

【白话文】鼻渊是以鼻中流浊涕，甚者脓涕秽浊腥臭，伴有血水，日久不止为主症。多是胆经郁热，上移至脑；或外受风寒，郁而化火所致。此病为有虫侵蚀脑髓，故又称控脑砂。

【解读】鼻渊是指鼻流浊涕，如泉下渗，量多不止为主要特征的鼻病。常伴头痛、鼻塞、嗅觉减退、鼻窦区疼痛，久则虚眩不已。是鼻科常见病、多发病之一。亦有“脑漏”“脑砂”“脑崩”“脑渊”之称。多因外感风热邪毒，或风寒侵袭，久而化热，邪热循经上蒸，犯及鼻窍；或胆经炎热，随经上犯，蒸灼鼻窍；或脾胃湿热，循胃经上扰等引起。急鼻渊治疗不当，邪毒传入于脑，蒙蔽心窍，则可出现热入心包的危重症。

【医案助读】

慢性鼻窦炎 朱素琴等选择 54 例慢性鼻窦炎病人，有不同程度的鼻阻、脓涕多、头痛、嗅觉减退等症，并经上颌窦穿刺获脓液者。病人均接受过上颌窦穿刺冲洗、冷冻、鼻息肉摘除术、中隔矫正术、变压置换疗法、理疗及药物治疗等多种疗法，且疗效皆不满意。治以奇授藿香丸：藿香叶 8 份，苍耳子 5 份，猪胆汁 9 份，蜂蜜适量。先将藿香叶研成粉末；将苍耳子分煎数次，取浓汁；将猪胆汁煎煮浓缩；最后再将粉、汁混合；加入适量蜂蜜炼蜜为丸，如绿豆大小。成人每日 2 次，每次 15g，小儿酌减，饭后温开水吞服，5 周为 1 个疗程。痊愈者 17 例（31.5%），有效者 26 例（48.1%），无效者 11 例（20.4%），总有效率为 79.6%。［朱素琴，刘公汉，马铭钧．奇授藿香丸治疗慢性鼻窦炎 54 例．中医杂志，1999，40（8）：505.］

鼻䘌疮

【原文】　　鼻䘌疮多小儿生，鼻下两旁斑烂形。
　　　　　　总由风热客于肺，脓汁浸淫痒不疼。

〖注〗此证多生于小儿鼻下两旁，色紫斑烂，由风热客于肺经。脓汁浸淫，痒而不痛，宜服泽泻散，外搽青蛤散即愈。

泽泻散

泽泻　郁金　栀子（生）　甘草（生）各一钱　共研末，每服一钱，甘草煎汤调下。

〖方歌〗泽泻散治鼻䘌患，脓汁浸淫肺火毒，泽泻郁金栀草末，甘草煎汤调送服。

青蛤散

蛤粉（煅）一两　青黛三钱　石膏（煅）一两　轻粉　黄柏（生，末）各五钱　共研细末，先用香油调成块，次加凉水调稀，薄涂疮处。

〖方歌〗青蛤散涂鼻䘌消，蛤粉青黛煅石膏，轻粉黄柏研极细，香油拌块凉水调。

【提要】鼻䘌疮多发人群、病位、症状、病因及病机。

【白话文】鼻䘌疮多见于小儿，部位处于鼻部下方两旁处，是风热之邪客于肺经所致。甚者可见脓水渗出，浸润周围皮肤，自觉瘙痒但不痛。

【解读】本证多发生于小儿，又称鼻疳，患处在鼻部鼻前庭处。是指湿热邪毒上犯或血虚生风化燥而致的，以鼻前孔及其附近皮肤红肿、糜烂、渗液、结痂、灼痒或皲裂为主要特征的鼻部疾病。常反复发作，经久不愈。

鼻　疮

【原文】　　鼻疮肺热生鼻中，燥干如火微肿疼。
　　　　　　内服黄芩外定痛，燥干黄连膏润灵。

〖注〗此证生于鼻窍内，初觉干燥疼痛，状如粟粒，甚则鼻外色红微肿，痛似火炙。由肺经壅热，上攻鼻窍，聚而不散，致成此疮。内宜黄芩汤清之，外用油纸捻粘辰砂定痛散，送入鼻孔内。若干燥者，黄连膏抹之立效。

黄芩汤

黄芩（酒炒）二钱　甘草（生）五分　麦冬（去心）一钱　桑白皮（生）一钱　栀子（连皮，酒炒）一钱五分　连翘（去心）　赤芍　桔梗　薄荷　荆芥穗各一钱　水煎，食后服。

〖方歌〗黄芩汤医肺火盛，鼻内生疮赤肿疼，芩草麦冬桑栀翘，赤芍桔梗薄荷荆。

辰砂定痛散

辰砂（末）五分　冰片二分　胡黄连（末）二两　石膏（煅）一两　共研细末。

〖方歌〗辰砂定痛鼻疮干，冰片胡连膏煅研，油纸捻药入鼻孔，消疼散热效通仙。

黄连膏

黄连三钱　当归尾五钱　生地一两　黄柏三钱　姜黄三钱　香油十二两，将药炸枯，捞去渣；下黄蜡四两溶化尽，用夏布将油滤净，倾入瓷碗内，以柳枝不时搅之，候凝为度。

〖方歌〗黄连膏润诸燥疮，归尾生地柏姜黄，油炸去渣加黄蜡，布滤搅凝涂抹强。

【提要】鼻疮的病位、病机、症状及治疗。

【白话文】鼻疮多是肺热上蒸于鼻，以鼻内干燥肿痛，似火烧灼为主要表现。治疗上则是内用黄芩汤，外以辰砂定痛散。若兼见鼻内干燥明显，可加用黄连膏内涂滋润。

【解读】本证见鼻孔内刺疼，色红，甚则鼻毛脱落，干燥易结痂。多由肺热引起。治宜祛风清肺。该病类似于鼻前庭疱疹，预后较良好，治愈率高。

【医案助读】

慢性鼻前庭炎　姜志辉等将 82 例病人依据随机原则分为中药治疗组 42 例和西药对照组 40 例。中药治疗组外敷黄连膏（黄连、黄柏、姜黄各 20g，当归尾 30g，生地 60g，麻油、凡士林各 500g 熬制而成），西药对照组外敷环丙沙星软膏，疗程 5 天。通过临床观察鼻痛、鼻干等主要症状和鼻前庭部充血、渗出等典型体征的改善情况，并对治疗结果作统计学分析。结果显示中药治疗组有效率为 93%，西药对照组有效率为 70%，两组比较有显著性差异（$P<0.01$）。得出结论：复方黄连膏是治疗慢性鼻前庭炎的有效药物。［姜志辉，刘树春. 复方黄连膏治疗慢性鼻前庭炎 42 例临床观察. 中国临床医生杂志，2010，38（11）：43－44.］

鼻　痔

【原文】　鼻痔初起榴子形，久垂紫硬碍气通。
肺经风湿热郁滞，内服辛夷外点平。

〖注〗此证生于鼻内，形如石榴子，渐大下垂，色紫微硬，撑塞鼻孔，碍人气息难通。由肺经风湿热郁，凝滞而成。内服辛夷清肺饮，以清肺热；外以硇砂散，逐日点之，渐化为水而愈。宜戒厚味、暴怒，庶不再发。

辛夷清肺饮

辛夷六分　甘草（生）五分　石膏（煅）　知母　栀子（生，研）　黄芩各一钱　枇杷叶（去毛，蜜炙）三片　升麻三分　百合　麦冬（去心）各一钱　水二盅，煎八分，食远服。或加羌活、防风、连翘、薄荷。

〖方歌〗鼻痔辛夷清肺饮，辛草膏知栀子芩，枇杷升麻百合麦，或加羌活翘薄斟。

硇砂散（见耳部耳痔）

【提要】鼻痔的症状、病因、病机及治疗。

【白话文】鼻痔位于鼻孔内，初起形状如石榴状的小肉，久则可表现为紫色质硬，会妨碍鼻腔的通气。多乃肺经风湿热郁滞鼻中所致。治疗可内服外用，内以辛夷清肺饮，外用药点涂以期消平。

【解读】本证见于鼻孔内，是风湿热邪犯肺，上炎鼻窍所致，形似石榴子状突出的小肉，又称鼻息肉。该证一般病程较长久，初起是息肉样变时，治疗上外涂药末及蒸气吸入配合内服中药可治。如内服辛夷清肺饮，以清肺通窍；若见风湿重者，可选择羌活、防风、连翘等药物。外涂硇砂散于患处，每天二三次，则其患处会渐渐消失。如息肉较大，可选择手术治疗，或用激光疗法等。

肺风粉刺

【原文】　肺风粉刺肺经热，面鼻疙瘩赤肿疼。
破出粉汁或结屑，枇杷颠倒自收功。

〖注〗此证由于肺经血热而成。每发于面鼻，起碎疙瘩，形如黍屑，色赤肿痛，破出白粉汁，日久皆成白屑，形如黍米白屑。宜内服枇杷清肺饮，外敷颠倒散，缓缓自收功也。

枇杷清肺饮

人参三分　枇杷叶（刷去毛，蜜炙）二钱　甘草（生）三分　黄连一钱　桑白皮（鲜者佳）二钱　黄柏一钱　水一盅半，煎七分，食远服。

〖方歌〗枇杷清肺枇杷叶，参草黄连桑白皮，黄柏同煎食远服，肺风粉刺尽皆宜。

颠倒散

大黄　硫黄各等份　研细末，共和一处，再研匀，以凉水调敷。

〖方歌〗颠倒散敷功效极，大黄硫黄各研细，等份再匀凉水调，专医酒渣肺风刺。

【提要】肺风粉刺的病因病机、病位、症状和治疗。

【白话文】肺风粉刺是由于肺经血热所致。其症状可见鼻及面颊部的皮肤上疙瘩样突起，红肿疼痛，挤破可见粉渣状浆汁，日久可有脱屑现象。内治可服枇杷清肺饮，外敷用颠倒散。

【解读】本病即痤疮，是毛囊皮脂腺单位的一种慢性炎症性皮肤病，主要好发于青少年，对青少年的心理和社交影响很大，但青春期后往往能自然减轻或痊愈。临床表现以好发于面部的粉刺、丘疹、脓疱、结节等多形性皮损为特点。

【医案助读】

痤疮、酒渣鼻和面部脂溢性皮炎 赵炳南临床运用古方颠倒散（大黄、硫黄各15g，共研成粉末；石灰水 200ml）治疗痤疮、酒渣鼻和面部脂溢性皮炎，效果显著。先将石灰和清水混合，澄清后取中间水 200ml，再将大黄、硫黄粉末倒入石灰水中混备用，取上清液待用。临床可以患部湿敷也可做面膜。颠倒散湿敷：先清洁病人面部，再用 75%乙醇消毒皮疹，用颠倒散，或在做面膜之前涂于局部。用一层脱脂纱布，浸上颠倒散上清液 20 分钟后将纱布去除，无需清洗。颠倒散石膏面膜：先用卫生纸盖住眼部和面部以外四周，再将医用生石膏或专用生石膏调成糊状涂抹于面部露出眼鼻孔和口唇。15 分钟左右，待石膏干燥发热之后将石膏小心地从面部揭下来。当石膏从面部揭下来时，同时也将毛孔中的浅表微小粉刺一起拔出。1 周治疗 1 次，1 个月为 1 个疗程，一般进行 10 个疗程。［张怀亮，陈正琴，张新翠. 赵炳南颠倒散古方痤疮、酒渣鼻和面部脂溢性皮炎传承治疗经验介绍. 时珍国医国药，2012，23（8）：2106－2108.］

酒皶鼻

【原文】 酒皶鼻生准及边，胃火熏肺外受寒。
血凝初红久紫黑，宣郁活瘀缓缓痊。

〖注〗此证生于鼻准头，及鼻两边。由胃火熏肺，更因风寒外束，血瘀凝结。故先红后紫，久变为黑，最为缠绵。治宜宣肺中郁气，化滞血，如麻黄宣肺酒、凉血四物汤俱可选用，使荣卫流通，以滋新血。再以颠倒散敷于患处。若日久不愈，以栀子仁丸服之，缓缓取愈。

麻黄宣肺酒

麻黄 麻黄根各二两 头生酒五壶，将药入酒内，重汤煮三炷香，露一宿。早晚各饮三五杯，至三五日出脓成疮；十余日则脓尽，脓尽则红色退，先黄后白而愈。

〖方歌〗麻黄宣肺酒皶鼻，血热上注外寒瘀，麻黄并根入酒泡，重汤煮饮效不虚。

凉血四物汤

当归 生地 川芎 赤芍 黄芩（酒炒） 赤茯苓 陈皮 红花（酒炒） 甘草（生）各一钱 水二盅，姜三片，煎八分，加酒一杯，调五灵脂末二钱，热服。气弱者，加酒炒黄芪二钱，立效。

〖方歌〗凉血四物皶鼻红，散瘀化滞又调荣，芩苓四物陈红草，姜煎加酒入五灵。

栀子仁丸

栀子仁研末，黄蜡熔化和丸，如弹子大。每服一丸，茶清嚼下。忌辛辣之物。

〖方歌〗栀子仁丸皶鼻赤，紫黑缠绵皆可施，栀子为末黄蜡化，丸似弹子茶清食。

颠倒散（见肺风粉刺）

【提要】酒皶鼻的病位、病因、病机、症状及治则。

【白话文】酒皶鼻好发在鼻尖及鼻翼两旁，病因是内有胃火熏蒸于肺，外感风寒束闭于表，血凝而成。初起病变处潮红，日久渐转暗红紫黑。治疗上宣肺气、行郁滞、活血祛瘀，病情可渐渐痊愈。

【解读】酒皶鼻又名玫瑰痤疮，是发生于面部中央和鼻部的慢性皮肤病。病因不十分明确，可能在皮脂溢出基础上，由于某些内环境因素而致面部血管运动神经失调，血管长期扩张所致。嗜酒、辛辣食物、高温、严寒、风吹日晒、精神紧张、内分泌失调、胃肠功能障碍及慢性病灶等均可作为诱因。多见于嗜酒的人，因酒热熏蒸于鼻所致。开始时，鼻准及鼻翼见两旁潮红，渐转暗红色，表面油腻多脂，时有起瘰如粉刺状，逐渐发展皮肤渐变粗糙增厚，毛孔会开大，血络出现。病程多较长，疗效缓慢，治则应遵从宣利肺气、清解胃热、活血化瘀。

【医案助读】

酒渣鼻　任彩红选取60例酒渣鼻病人，治以凉血四物汤：甘草5g，红花9g，牡丹皮12g，川芎6g，当归12g，黄芩9g，赤芍12g，生地黄24g。临床辨证加减：心烦易怒者加白芍、柴胡、莲子心；便秘者加火麻仁、大黄；口渴及鼻干者加麦冬、沙参；红斑期病人加白茅根、桑白皮、枇杷叶；丘疹脓疱期病人加野菊花、连翘、金银花。1天1剂，分早晚2次服用。4周为1个疗程，连续治疗4周后，总有效率达98.33%。[任彩红. 观察凉血四物汤联合西药治疗酒糟鼻的临床疗效. 中国医学文摘：耳鼻咽喉科学，2017,（2）：83－85.]

耳　部

黑　疔

【原文】　黑疔[①]暗藏耳窍生，色黑根深椒目形。
痛如锥刺引腮脑，破流血水火毒攻。

〖注〗此证生于耳窍暗藏之处，由肾经火毒所发，亦有因服丹石热药，积毒而成者。色黑根深，形如椒目，疼如锥刺，痛引腮脑，破流血水，急服蟾酥丸汗之，再用蟾酥丸水调浓，滴于耳窍内，立效。毒甚者，以黄连消毒饮疏解之，黄连解毒汤清之即瘥。

黄连解毒汤

黄连　黄芩　黄柏　生栀子（研）各一钱五分　水煎，热服。

〖方歌〗黄连解毒焮痛疮，诸般疔毒烦躁狂，黄连芩柏生栀子，四味煎服保安康。

蟾酥丸（见疔疮门）

黄连消毒饮（见头部百会疽）

【提要】黑疔的病位、症状、病因及病机。

【注释】①黑疔：因耳由肾所主，肾在五行五色中属黑，故将发于耳窍的疔肿称为黑疔。

【白话文】黑疔见于外耳道内，其状似花椒子，颜色暗，根脚深，疼痛剧烈如锥刺感，牵引腮颊部或头顶部，其溃破后，可流出带血样的脓液。多是火毒上攻所致。

【解读】黑疔是中医学对于黑色素瘤的称谓，中医学认为恶性黑色素瘤的发生原因也是与机体内外多种致病因素有关。

耳　疳

【原文】　耳疳时出黑臭脓，青震白缠黄色聤。
胃湿相兼肝经火，红风偏肝血热成。

〖注〗此证耳内闷肿出脓，因脓色不一，而名亦各殊。如出黑色臭脓者，名耳疳；出青脓者，名震耳；出白脓者，名缠耳；出黄脓者，名聤耳。俱由胃湿与肝火相兼而成，宜柴胡清肝汤主之。气实火盛者，以龙胆泻肝汤服之。惟风耳则出红脓，偏于肝经血热，宜用四物汤加丹皮、石菖蒲服之。外俱用酱茄内自然油滴之，俟脓净换滴耳油，时时滴入，肿消生肌自愈。

滴耳油

核桃仁研烂，拧油去渣，得油一钱，兑冰片二分。每用少许，滴于耳内。

〖方歌〗滴耳油治耳疳证，脓净滴之效更深，核桃拧油消肿痛，冰片发散热通神。

柴胡清肝汤（见头部鬓疽）

龙胆泻肝汤（见腰部缠腰火丹）

四物汤（见溃疡门）

【提要】耳疳的症状、病因、病机及命名。

【白话文】耳疳症状是外耳道内经常流出黑色臭脓，或青色，或白色，或黄色，或红色等脓液，分别称为震耳、缠耳、聤耳、风耳等。多是胃经湿热与肝火上炎所致。

【解读】耳疳类似于西医学的化脓性中耳炎，又称“脓耳”。症状为耳内（中耳）流脓，根据流出脓液颜色的不同，可有不同名称：流出黑色腥臭脓液的名为耳疳；流出青绿色脓液的叫震耳；白色脓液的叫缠耳；黄色脓液的叫聤耳；血色脓液的叫风耳；等等。除耳内流脓外，可兼伴有耳窍及周围肿痛、耳鸣、听力下降或重听、耳部发冷或发热等表现。多为肝火血热与胃经湿热上炎导致。本病初起时治宜清热和营为主，选用柴胡清肝汤；病势加重时，治宜清热泻火，选用龙胆泻肝汤；风耳多偏于肝经血分有热，治宜清热凉血，选用四物汤加牡丹皮、石菖蒲。本病外治均可用酱茄调自然油滴耳，脓液干净后换滴耳油。若脓耳邪毒炽盛，腐蚀骨质，或邪毒扩散，可出现变证，如耳根毒、脓耳、口眼㖞斜和黄耳伤寒等，变证病情较重，甚可危及生命。

耳衄

【原文】

耳衄上焦血热成，鲜血时流耳窍中。
肝火柴胡清肝治，胃热生地麦门冬。

〖注〗此证由上焦血热所致，耳窍中时流鲜血。若肝脉弦数者，以柴胡清肝汤服之；肾脉虚数者，以生地麦冬饮主之。总以凉血为急，乃抽薪止沸之法也。外以神塞丸塞之即瘥。

生地麦冬饮

生地黄　麦冬（去心）各五钱　水二盅，煎八分，食后服。

〖方歌〗生地麦冬耳衄鲜，上焦血热是其原，各用五钱煎食后，清肺降火保平安。

神塞丸

麝香一分　生白矾一钱　沉香三分　糯米五十粒　共研细末，面糊为丸，如梧桐子大。每丸薄绵裹之，如左耳出血塞右鼻，右耳出血塞左鼻；左鼻出血塞右耳，右鼻出血塞左耳；两耳俱出血塞两鼻，两鼻俱出血塞两耳。

〖方歌〗神塞麝香生白矾，沉糯同研面糊丸，大如梧子薄绵裹，塞入耳鼻衄血痊。

柴胡清肝汤（见头部鬓疽）

【提要】耳衄的病因、病机、症状及治疗。

【白话文】耳衄以耳窍中流出鲜血为主，是因上焦血热而成。如为肝经有热，治以柴胡清肝汤；如为胃中有热，宜内服生地麦冬饮。

【解读】本证多因上焦实热内盛，迫血妄行所致。以凉血止血方药治疗为主。肝经郁热证，治宜清肝泻热，选用柴胡清肝汤。胃经有热，或肾脉虚数的，表示胃阴不足、胃热亢盛证，或肾阴不足、虚火上炎证，治宜滋阴降火，选用生地麦冬饮。

外治宜收敛止血，用神塞丸塞鼻。

耳痔　耳蕈　耳挺

【原文】　耳痔蕈挺耳窍生，肝肾胃火凝结成。
微肿闷疼皮损破，塞久令人必重听。

〖注〗此三证皆生耳内，耳痔形如樱桃，亦有形如羊奶者；耳蕈形类初生蘑菇，头大蒂小；耳挺形若枣核，细条而长，努出耳外。俱由肝经怒火、肾经相火、胃经积火凝结而成。微肿闷疼，色红皮破，不当触犯偶犯之，痛引脑巅。皆宜服栀子清肝汤，外用硇砂散点之，渐渐消化。

栀子清肝汤

栀子（生，研）　川芎　当归　柴胡　白芍（酒炒）　牡丹皮各一钱　甘草（生）五分　石膏（煅）　牛蒡子（炒，研）各一钱　黄芩　黄连各五分　水二盅，煎八分，食后服。

〖方歌〗栀子清肝蕈痔挺，肾肝胃火忿怒成，芎归柴芍丹皮草，膏蒡芩连用有功。

硇砂散

硇砂一钱　轻粉　雄黄各三分　冰片五厘　共研细末，水调浓，用谷草细梗咬毛，蘸点痔上。

〖方歌〗硇砂散实有奇功，痔蕈挺在耳内生，轻片雄黄研为末，水调点痔消缩形。

【提要】耳痔、耳蕈、耳挺的病位、病因、病机及症状。

【白话文】耳痔、耳蕈、耳挺都生长于外耳道内。肝经郁火，或肾经相火，或胃经积火凝结都可形成。症状为微肿闷痛，皮肤破损，日久可出现重听。

【解读】耳痔是形如樱桃或似羊奶头的；耳蕈是形如磨菇样，头大蒂小的；耳挺是形似枣核细长条状，突出耳道口外的。其形状都是生长在耳道内的一种增生的小肉（赘生物），只是因其形状不同而有不同的称呼。发病原因，则是由于肝经郁火，或肾经相火，或胃经积火凝结所致。症见色红鲜活湿润，微肿，病人自觉闷痛；患处触之剧烈疼痛，牵引巅顶部；病久肿痛不消，耳痔逐渐长大，阻滞耳道，引起听力障碍。临床治宜清热泻火，选用栀子清肝汤内服，硇砂散点涂外用。

旋耳疮

【原文】　旋耳疮生耳后缝，疮延上下连耳疼。
状如刀裂因湿热，穿粉散搽即成功。

〖注〗此证生于耳后缝间，延及耳折，上下如刀裂之状，色红，时津黄水，由胆、脾湿热所致。然此疮月盈则疮盛，月亏则疮衰，随月盈亏，是以又名月蚀疮也。宜穿粉散搽之，即可成功。

穿粉散

轻粉（研，隔纸微炒） 穿山甲（炙） 铅粉 黄丹（水飞过）各三钱 共研极细，香油调敷。

〖方歌〗穿粉散敷旋耳疮，清热渗湿油调良，轻粉研细隔纸炒，穿山甲共铅粉黄。

【提要】旋耳疮的病位、症状、病因及治疗。

【白话文】旋耳疮生于耳后的折缝之间，可以蔓延到耳廓上部和下部，形状如刀割样，伴有疼痛。本证多因湿热所致。治疗用穿粉散外搽即可。

【解读】本证常发于耳后，因为它是旋绕耳部而发，故称“旋耳疮”。是指耳朵周围的湿疹类的疾病，也有人称它为月食疮、浸淫疮、黄水疮等。西医诊断一般称为外耳道湿疹或耳后间擦性湿疹等，它主要表现为耳道以及而周围的皮肤的皲裂，部分有渗水、不规则的皮疹等，部分病人可能会伴有局部的瘙痒以及疼痛不适。一般情况下出现外耳道湿疹的时候，建议及时到医院就诊。

【医案助读】

旋耳疮 蒋某某，男，4 岁。2 天前左耳后略发红发痒，今晨症状加重，抓破后流黄水，甚见出血。查体：左侧耳部呈糜烂状，黄水淋漓，耳后折缝处裂开如刀割状。治以穿粉散外敷：轻粉（研细，隔纸微炒）、穿山甲（炮）、铅粉、黄丹各 15g。上述四药，共研细末，用香油调和，搽患处，每日早晚各 1 次。治疗 3 天后瘙痒减轻，黄水减少。5 天后基本控制，12 天痊愈。[魏大本. 穿粉散治疗旋耳疮. 上海中医药杂志，1987，(6)：32.]

口　部

大人口破

【原文】 大人口破分虚实，艳红为实淡红虚。
实则满口烂斑肿，虚白不肿点微稀。

〖注〗此证名曰口疮，有虚火实火之分。虚火者，色淡红，满口白斑微点，甚者陷露龟纹，脉虚不渴；此因思虑太过，多醒少睡，以致心肾不交，虚火上炎；宜服四物汤加黄柏、知母、丹皮，少佐肉桂以为引导，从治之法也，外以柳花散搽之。实火者，色艳红，满口烂斑，甚者腮舌俱肿，脉实口干；此因过食膏粱厚味、醇酒炙煿，以致心、脾实火妄动；宜服凉膈散，外搽赴筵散，吐涎则效。如口疮舌干黄硬作渴者，宜服加减八味丸，以滋化源。俱禁水漱。

柳花散

黄柏（末）一两　青黛三钱　肉桂一钱　龙脑香（即冰片）二分　各研细，再和一处研匀，每用少许，搽于患处。

〖方歌〗柳花散治白口疮，黄柏青黛龙脑香，肉桂共研搽患处，虚火上炎自平康。

赴筵散

黄芩　黄连　栀子（生）　干姜　黄柏（末）　细辛各等份　共研细末，每用少许，搽于患处。

〖方歌〗赴筵散医实火攻，口疮斑烂色多红，芩连栀子干姜柏，细辛同研有神功。

凉膈散（见面部面发毒）

加减八味丸（见溃疡门）

【提要】大人口破的分类及症状。

【白话文】大人口破分为虚实两证，色红鲜艳为实证，见口腔满口黏膜糜烂、白斑、肿胀；淡红为虚证，见口腔黏膜散在糜烂色白，不肿。

【解读】本证又称“口疮”，是一种常见的发生于口腔黏膜的溃疡性损伤病证，多见于唇内侧、舌头、舌腹、颊黏膜、前庭沟、软腭等部位，这些部位的黏膜缺乏角质化层或角化较差。舌头溃疡指发生于舌头、舌腹部位的口腔溃疡。口腔溃疡发作时疼痛剧烈，局部灼痛明显，严重者还会影响饮食、说话，对日常生活造成极大不便；可并发口臭、慢性咽炎、便秘、头痛、头晕、恶心、乏力、烦躁、发热、淋巴结肿大等全身症状。该病具有周期性、复发性及自限性等特点。

【医案助读】

念珠菌性口腔炎　赵纪生用柳花散加味外敷内服，治疗尿毒症合并念珠菌性口腔炎 16 例，获得较好疗效。病人平均年龄 38.2 岁，平均病程 9.4 天。均经咽拭子涂片检查见真菌菌丝或孢子体确诊。治以黄柏 20g，青黛 9g，肉桂 3g，冰片 0.5g，大黄 10g，共研末。外搽口腔黏膜，每次 3～4g，每日 2～3 次。另装入胶囊口服，每次 5g，每日 2～3 次。16 例中，痊愈 9 例，好转 5 例，无效 2 例。治愈好转率为 87.5%，平均治疗时间 4.8 天。［赵纪生，赵翔．柳花散加味治疗尿毒症合并念珠菌性口腔炎 16 例．山西中医，1997，13（6）：6.］

鹅口疮

【原文】　鹅口满口白斑点，小儿心脾热所生。
初生多是胎中热，甚则咽喉叠肿疼。

〖注〗此证小儿多有之，属心、脾二经之热所生。初生小儿则属胎热上攻所致，满口皆生白色斑点作痛，甚则咽喉叠叠肿起，难于乳哺，多生啼叫。法用青纱一条，裹箸头上，蘸新汲水揩去白苔，以净为度，重手血出无妨，随用冰硼散搽之，内服凉膈散即愈。

冰硼散

冰片五分　硼砂　玄明粉各五钱　朱砂六分　共研极细末，用少许搽于疮处。如咽喉肿痛，以芦筒吹之立效。

〖方歌〗冰硼散治咽肿痛，口疮白点满口生，冰硼朱砂玄明粉，研末搽之立见功。

凉膈散（见面部面发毒）

【提要】鹅口疮的症状、病因及病机。

【白话文】鹅口疮表现为整个口腔内白色斑点。此病多由于小儿心脾二经积热上蒸。初生儿多为胎热上攻，严重的可引起咽喉肿胀疼痛。

【解读】本证生于整个口腔内，相当于西医学的白色念珠菌口腔炎，好发人群多为小儿。中医学认为多是心脾二经积热上蒸所致，初生儿则为胎热上攻而发。症状为满口及舌上散布白色如雪似的斑点，融合成片，能够揩去，但随即又生，状似鹅口，故名鹅口疮。治疗可用一条纱布裹在筷子头上，或用棉签蘸新汲水（即清晨所汲之井水，其性清净甘寒，有清热解毒的功效），缓缓抹尽白斑，用力过重可能引起局部出血，不用处理。抹尽白斑后用冰硼散清热解毒、防腐，并内服凉膈散以清涤积热，则愈。小儿体质多为阳热，如病变转向咽喉，肿胀处伴有疼痛，影响哺乳，严重者出现咽喉间反复层层肿起，延及食道，或气管腐物阻隔，容易出现吞咽困难或呼吸困难，病情较重，愈后不好。

【医案助读】

小儿鹅口疮　李某某，女，1 岁 11 个月。咳嗽 20 多天，10 天来发喘，5 天前发热，精神萎靡，曾用青霉素等西药治疗，效果不佳入院。查体：重病容，咽部及两颊黏膜红肿弥漫，两肺有中小滤疱，闻及喘息音，拍片提示小叶肺炎，入院后给予抗生素等治疗肺炎伴发热。入院第 8 天并发鹅口疮，治以冰硼散蜜剂，外涂口腔，每日 4 次，治疗 3 天后，鹅口疮完全消失，其他症状亦随之好转，1 周后痊愈出院。[刘韻远. 应用冰硼散蜜剂治愈小儿鹅口疮 350 例的经验介紹. 中医杂志，1957，(10)：34－35.]

口糜

【原文】　口糜阴虚阳火成，膀胱湿水溢脾经。
湿与热瘀熏胃口，满口糜烂色红疼。

〖注〗此证由阳旺阴虚，膀胱湿水泛溢脾经，湿与热瘀，郁久则化为热，热气熏蒸胃口，以致满口糜烂，甚于口疮，色红作痛，甚则连及咽喉，不能饮食。初起宜服导赤汤。口臭、泻泄，脾虚湿者，宜服连理汤；糜烂延及咽喉，日轻夜重者，服少阴甘桔汤；便秘者服凉膈散。外俱以姜柏散搽之有效。

导赤汤

木通　生地各二钱　甘草（生）一钱　竹叶二十片，水一盅，煎半盅，温服。

〖方歌〗导赤汤医口糜证，脾湿化热熏胃成，木通生地生甘草，竹叶煎服热自平。

加味连理汤

白术（土炒）二钱　人参　白茯苓　黄连　干姜各一钱　甘草（炙）五分　水煎，热服。

〖方歌〗连理胃热脾虚湿，口糜臭气泻泄俱，参苓白术炙甘草，干姜黄连脾胃宜。

少阴甘桔汤

桔梗二钱　甘草（生）一钱　川芎　黄芩　陈皮　玄参　柴胡各六分　羌活　升麻各四分　葱白一根　水二盅，煎八分，食远服。

〖方歌〗少阴甘桔治口糜，芎芩羌活桔陈皮，玄参柴草升麻共，葱白水煎神效奇。

姜柏散

干姜　黄柏（末）各等份　各研末，共和一处研匀，干搽口内，温水漱口。

〖方歌〗姜柏散搽口糜烂，黄柏干姜各细研，等份兑匀搽患处，温水漱口效如仙。

凉膈散（见面部面发毒）

【提要】口糜的病因、病机及症状。

【白话文】口糜是由于阴虚火旺，或膀胱水湿泛滥，满溢脾经，湿热瘀阻，郁久化热，熏蒸口腔所致。主要表现为整个口腔黏膜糜烂，红肿疼痛。

【解读】口糜是指多因湿热内蕴，上蒸口腔所致，以口腔肌膜糜烂成片、口气臭秽等为主要表现的疮疡类疾病。西医学口腔白色念珠菌病可参考本病辨证论治。发生于小儿者，以1岁内婴儿或不满月婴儿多见，又称鹅口疮、燕口疮、白口疮、雪口。发生于成人者，往往继发于伤寒、大面积烧伤或烫伤、泄泻、糖尿病、原发性免疫缺陷，以及长期大量使用抗生素的病人。

【医案助读】

1. 口腔溃疡　张某，男，3岁。1990年4月9日就诊。口腔溃疡3天，疼痛不能进食。查体：流涎，烦躁不安，舌及两颊分布大小不等的溃疡面，周围黏膜充血，舌尖红，脉数。证属心火上炎之口疮，治以导赤汤：生地15g，木通6g，甘草6g，淡竹叶12g。水煎服，日1剂，分两次服。1剂痛止，次日溃疡面愈合，未再复发。本病以实证居多，导赤汤是治疗心火上炎之实证口疮，临床屡用屡效，且只服一二剂便愈。［贺永香. 导赤汤治疗口腔溃疡. 吉林中医药，1991，(6)：24.］

2. 复发性阿弗它溃疡　复发性阿弗它溃疡是指在口腔黏膜上发生的溃疡点，具有明显的灼痛，是口腔黏膜疾病中的常见病。纪道国临床选取30名复发性阿弗它溃疡病人，治以少阴甘桔汤：桔梗 6g，甘草（生）3g，川芎、黄芩、陈皮、玄参、柴胡各 2g，羌活、升麻各 3g。将上药水煎服，1 日 1 剂，6 天为 1 个疗程。25 例痊愈，2 例显效，3 例无效。总有效率达 90%。[纪道国. 少阴甘桔汤在治疗阿弗它溃疡中的应用. 社区医学杂志，2008，6（18）：46.]

3. 口疮（口内糜腐） 杨某，男，8 岁。因舌尖部起小红水疱，破溃后蔓及口腔，渐进食困难。自服“导赤丹”等药无效，后入院治疗，静脉滴注抗生素及外涂甲紫（龙胆紫）无好转而来诊。查患儿口腔内大面积糜腐，色白，形如苔藓。血常规：白细胞 9.8×10^9/L。治以甘桔汤：甘草 10g，桔梗 10g，知母 15g，蒲公英 100g，白芷 10g，玄参 15g，麦冬 15g，鹅不食草 10g，败酱草 50g。上药水煎频频服用。外吹姜柏散（干姜、黄柏等份研末，用纸筒装少许，吹入口中），1 日数次。4 天后能进流食，12 剂痊愈。[张兴臣. 甘桔汤姜柏散治疗口内糜腐. 中国乡村医药，2001，8（5）：43.]

唇 部

反唇疔 锁口疔

【原文】 反唇疔发唇里棱，锁口疔在嘴角生。
粟米坚肿麻痒痛，脾胃心经火毒成。

〖注〗此二证俱由火毒而成。反唇疔生于唇棱偏里，上唇属脾，下唇属胃；锁口疔生于嘴角，系心、脾二经所属。二证初起形如粟米，色紫坚硬如铁，肿甚麻痒木痛，寒热交作，烦闷作呕。反唇甚则令唇外翻，锁口甚则口不能开。俱属迅速之证，须当速治，迟则毒气攻里，令人昏愦、恶心，即名走黄。治法俱按疔门，禁用灸法。

【提要】反唇疔、锁口疔的病位、病因、病机及症状。

【白话文】反唇疔生于上下口唇内侧，锁口疔生于嘴角。两证症见粟米样突起，坚硬肿胀，麻木、瘙痒、疼痛。多为脾胃心经火毒上攻所致。

【解读】反唇疔生于上下唇内侧，其肿能使唇外翻，故称“反唇疔”。锁口疔生于嘴角，其痛可妨碍张口动作，名为“锁口疔”。其发病病机类似，都是由于火毒凝聚所致。但根据分属经络的不同，如在上唇部属脾，下唇部位属于胃，口角则是心脾。病变初期是状如粟米，颜色紫，质地坚硬如铁，根脚小而深；发病迅速，常常有周围红肿灼热感，病人自觉有麻痒、木痛感，或伴见胸闷烦躁、恶寒发热、恶心呕吐等全身症状。本病发病多较迅速，病情多较重，但只要治疗及时，该病预后多较良好。或有少数病人失治或错治，在疾病关键的早期，由于疔头硬结、根深，如用力挤压，或盲目挑刺，造成火毒沿头面脉络扩散，出现疔毒内陷、走黄之逆证时，会出现高热、神志昏迷等危重症，危及生命。治疗方法同“黑疔”，本病禁用灸法。

唇 疽

【原文】　唇疽生于上下唇，寒热交争毒气深。
紫硬时觉木痛甚，脾胃积热乃其因。

〖注〗此证生于唇，无论上下、左右，由脾胃积热所致。色紫有头，大者如李，小者如枣，肿硬如铁，时觉木痛，甚则寒热交作。初宜服神授卫生汤，里实者服双解贵金丸，外用离宫锭涂之即消。若过数日犹不消者，必欲溃破，治法即按痈疽肿疡、溃疡门。

神授卫生汤　双解贵金丸　离宫锭（俱见肿疡门）

【提要】唇疽的病位、病因、病机及症状。

【白话文】唇疽生于上、下嘴唇，有寒热交作者为毒气更甚，症见色紫、肿胀坚硬，自感麻木疼痛。多由脾胃积热所致。

【解读】唇疽又名唇口疽，即指口唇上下所生之疽疡，色紫，肿胀坚硬似铁，感觉麻木疼痛。多由脾胃积热上攻而成。其治初起宜散而消之，仙方活命饮加减；渐大而里热盛者，宜清而消之，服内疏黄连汤加减。外治初以冲和膏掺阴毒内消散；热盛而大，可用紫金锭磨水涂之。

茧 唇

【原文】　茧唇脾胃积火成，初如豆粒渐茧形。
痛硬溃若翻花逆，久变三消定主凶。

〖注〗此证由脾、胃积火结聚而成。初起如豆粒，渐长若蚕茧，坚硬疼痛，妨碍饮食。初起及已成无内证者，用蟾酥饼贴之，陀僧膏盖之，日久渐消。或口渴者，宜服清凉甘露饮；若面赤、口唇燥裂、便秘者，此属气实，宜服凉膈散；若日轻夜重，五心烦热，两颧现红，脉虚数无力者，宜服加减八味丸，以滋水养阴；若溃后如翻花，时津血水者属逆。失于调治，久则变为上消、中消、下消之证，属凶。

清凉甘露饮

麦冬（去心） 知母 黄芩 石斛 枳壳（麸炒） 枇杷叶（去毛，蜜炙） 银柴胡 犀角（镑） 生地 茵陈蒿 甘草（生）各一钱 灯心五十寸，淡竹叶一钱，水二盅，煎八分，食远服。

〖方歌〗清凉甘露医茧唇，润燥止渴又生津，麦冬知草芩斛壳，枇杷银胡犀地茵。

蟾酥饼（见疔疮门）

陀僧膏 加减八味丸（俱见溃疡门）

凉膈散（见面部面发毒）

【提要】茧唇的病因、病机、症状及预后转归。

【白话文】茧唇为脾胃积热化火而成。初起发硬如豆，由小渐大，慢慢成蚕茧样，疼痛坚硬，若溃破后形似翻花，则属逆证。若日久病情转变为消渴证，则也属凶险难治。

【解读】该病好发于嘴唇，是以口唇肿起，皮白皱裂形如蚕茧，溃烂出血为主要表现的肿瘤性疾病。相当于西医学的唇癌，为口腔中常见的恶性肿瘤之一。

唇风

【原文】 唇风多在下唇生，阳明胃经风火攻。
初起发痒色红肿，久裂流水火燎疼。

〖注〗此证多生下唇，由阳明胃经风火凝结而成。初起发痒，色红作肿，日久破裂流水，疼如火燎，又似无皮，如风盛则唇不时瞤动。俱内以双解通圣散服之，外以黄连膏抹之自愈。

双解通圣散

防风 荆芥 当归 白芍（酒炒） 连翘（去心） 白术（土炒） 川芎 薄荷 麻黄 栀子各五钱 黄芩 石膏（煅） 桔梗各一两 甘草（生）二两 滑石三两 共研粗末，每用五钱，水一盅半，煎八分，澄渣，温服。

〖方歌〗双解通圣胃火风，疏表清里膏防荆，归芍连翘芩术桔，麻黄栀草薄滑芎。

黄连膏（见鼻部鼻疮）

【提要】唇风的病位、病因、病机及症状。

【白话文】唇风好发部位在下嘴唇，胃经风火上攻是唇风最主要的原因。患处在开始局部的发痒、红肿，日久则见破溃流滋水，并且有火灼样疼痛。

【解读】本病又称驴嘴风，是多生于下嘴唇而得名，胃经风火凝结上攻所形成。初起在嘴唇处有发痒的表现，以后慢慢红肿，有火烧的感觉；病情日久则会出现破裂、流滋水，伴有疼痛，外表糜烂，表皮脱落，反复唇部剥脱使唇部黏膜增厚，影响唇部功能。若风邪为主，嘴唇则表现为时时抖动，又称唇瞤。治疗上，病初期可以疏表祛风、清热解毒，治以双解通圣散，用黄连膏涂擦，内外合治。若有脾经血燥证，治疗上可选择养血祛风。该病和外来的因素刺激有密切关系，病易复发，在治疗时注意避免外界的刺激，注意巩固治疗，以免复发。

【医案助读】

小儿唇风 某某，男，7 岁。因“反复口唇干裂疼痛 1 年，加重 3 天”，于 2009 年 9 月 2 日初诊。病人平素喜好辛辣、甜食。1 年前起病，初起症见口唇发干，偶有脱皮，时常舔舐，日久逐渐口唇发痒、增厚，甚则口周唇线消失。自行给予红霉素软膏、龙胆紫及多种药膏外涂，症状未见缓解。3 天前食用辛辣之物后上述症状加重，自觉口唇干痛，肿胀，进食时尤甚，伴有心烦口渴，口气酸臭，大便干，2 日一行，小便黄；形体肥胖，面赤，口唇肿胀，唇色暗红、干裂，伴有触痛；心肺腹未见异常，舌红、苔白厚腻，脉滑数。诊断为唇风（心脾积热型）。药用：生栀子 5g，生石膏 20g，生地黄 20g，黄芩 20g，生甘草 5g，陈皮 20g，石斛 20g，连翘 20g，鸡内金 5g，莱菔子 20g，竹叶 20g。4 剂，水煎服。配合院内制剂黄连膏外涂口唇。

二诊：病人口唇溃破处愈合，略有肿胀，痛痒感及口气减轻，舌红、苔白厚腻，脉滑数。原方去生石膏以免苦寒之品日久败胃。4 剂，水煎服。

三诊：口唇无疼痛及肿胀，无口气，饮食、大便、小便正常。查体：精神愉悦，面色淡红，口唇略干，偶有脱皮，唇线显露，舌红、少苔，脉数。治法更为滋阴清热、润燥。方药更为：沙参 20g，生地黄 20g，麦冬 20g，黄芩 20g，枳壳 20g，生甘草 5g，石斛 20g，玉竹 20g，山楂 20g，陈皮 20g，白芍 15g。服 4 剂后，病人口唇无溃破、肿胀及疼痛，口唇淡红、润泽如常儿，大、小便正常。[从欣，孙丽平. 孙丽平教授治疗小儿唇风经验. 中医儿科杂志，2013，(2)：8－10.]

齿部

牙衄

【原文】 牙衄牙缝内出血，胃肾二经虚实热。
实多口臭牙坚牢，虚者反此当分别。

〖注〗此证由热而成。当分虚实，无论大人小儿。若胃经实热者，则血出如涌，口必臭而牙不动，宜服清胃汤，甚则服调胃承气汤，或用酒制大黄末三钱，以枳壳五钱煎汤，少加童便调服，下黑粪即愈。若胃经虚火者，牙龈腐烂，淡血渗流不已，宜服二参汤及补中益气汤加黄连、丹皮。若肾经虚者，血则点滴而出，牙亦微痛，口不臭，而牙动或落者，治宜滋肾，有火者六味地黄丸，无火者七味地黄丸，俱加猴姜，随手应效。若疳积气盛，兼服芦荟丸。外俱用小蓟散擦牙，随用青竹茹醋浸一宿，含漱甚效。

清胃汤

石膏（煅）四钱　黄芩　生地各一钱　牡丹皮一钱五分　黄连　升麻各一钱　水二盅，煎八分，食后服。

〖方歌〗清胃阳明实火结，口臭相兼齿衄血，芩连生地升麻膏，丹皮同煎功效捷。

调胃承气汤

大黄（酒浸）四钱　芒硝三钱　甘草（炙）二钱　水三盅，煎一盅，去渣，少少温服。

〖方歌〗调胃承气实火攻，齿衄口臭用之灵，酒浸大黄芒硝草，胃热煎服立刻清。

二参汤

人参　玄参各等份　水煎，温服。

〖方歌〗二参汤医虚火泛，龈腐渗流血水淡，人参玄参各等份，水煎服下有神验。

芦荟丸

芦荟　子青皮　白雷丸　白芜荑　川黄连　胡黄连　鹤虱草各一两　木香三钱　麝香一钱　共研细末，蒸饼糊丸如麻子大。每服一钱，空心清米汤送下。

〖方歌〗芦荟丸医积气盛，木麝青皮胡黄连，芜荑雷丸鹤虱草，川连同末蒸饼丸。

小蓟散

小蓟　百草霜　蒲黄（微炒）　香附子（醋浸晒干）各五钱　上研细末，用搽牙上，半刻时，温茶漱之。

〖方歌〗小蓟散搽牙衄方，蒲黄微炒百草霜，香附同研为细末，揩牙止血功效强。

补中益气汤（见溃疡门）

六味地黄丸（见面部雀斑）

七味地黄丸（即桂附地黄丸减去附子，见面部颊疡）

【提要】牙衄的症状、病因、病机及分类。

【白话文】牙齿缝内出血称牙衄，其病机多为胃肾二经实热上攻，或虚火上炎，灼伤血络。辨证分虚实二证，实证出血有伴口臭、牙齿坚固不动摇等症状；虚证是出血少，口不臭，但牙齿动摇甚至脱落可辨。

【解读】牙衄多是胃热导致，临床上当注意辨证虚实的不同。若病人表现为出血量大，口有臭气多乃实热所致，在治疗上以清胃经实热为主，当选用清胃汤；若兼见便秘者，可泄热通便为主，以调胃承气汤，或用酒制大黄末三钱、枳壳五钱煎汤，稍加童尿调服，泄热通便。胃经虚火是以牙龈腐烂，渗出淡红色血液，治疗上选用二参汤及补中益气汤，加黄连、牡丹皮；肾经虚者，出血量少，牙有轻微疼痛，口不臭，可见牙齿松动或落者，治宜滋肾，可选用六味地黄丸或七味地黄丸；

若疳积气盛者，加服芦荟丸。无论虚实，都可以外用小蓟散擦牙，随用青竹茹醋浸一宿，用以含漱。

牙宣

【原文】　牙宣初起肿牙龈，日渐腐颓久露根。
恶热恶凉当细别，胃经客热风寒侵。

〖注〗此证牙龈宣肿，龈肉日渐腐颓，久则削缩，以致齿牙宣露。总由胃经客热积久，外受邪风，寒凉相搏而成。有喜凉饮而恶热者，系客热遇寒凉，凝滞于龈肉之间；有喜热饮而恶凉者，系客热受邪风，稽留于龈肉之内。客热遇寒者，牙龈出血，恶热口臭，宜服清胃汤；客热受风者，牙龈恶凉，遇风痛甚，宜服独活散。外有牙龈腐臭，齿根动摇者，属胃中虚火，而兼肾虚，齿乃肾之余，宜服《三因》安肾丸。又有牙龈腐臭，时津白脓者，属胃中湿热，宜服犀角升麻汤。外俱用胡桐泪散擦之，以食盐冲汤漱口。惟牙龈动摇，或兼疼痛者，日以李杲牢牙散擦之，夜用固齿白玉膏贴之，缓缓取效。若龈肉腐烂，露牙床骨者逆。

独活散

独活　羌活　防风　川芎各一钱六分　薄荷　生地　荆芥各一钱　细辛七分　上为粗末，每用二钱，水煎澄清，食后服，日用三服。

〖方歌〗独活风毒注牙根，龈肿嫌凉痛莫禁，羌活防风共生地，薄荷荆芥合芎辛。

《三因》安肾丸

补骨脂（炒）　胡芦巴（炒）　茴香（炒）　川楝子（炒）　续断（炒）各三两　山药　杏仁（炒）　白茯苓　桃仁（炒）各二两　共研细末，炼蜜为丸，如梧桐子大。每服二钱，空心淡盐汤送下。

〖方歌〗《三因》安肾虚火烁，牙龈腐臭齿根摇，山药杏茴苓骨脂，胡芦巴续川楝桃。

胡桐泪散

胡桐泪　细辛　川芎　白芷各一钱五分　寒水石（煅）二钱　生地一钱　青盐二分　共研细末，干搽牙龈患处，待顿饭时，以温水漱去，少时再上。

〖方歌〗胡桐泪散牙龈肿，津血宣露或出脓，细辛寒水石生地，青盐白芷共川芎。

李杲牢牙散

龙胆草（酒浸）一两五钱　羌活　地骨皮各一两　升麻四分　共研末，先以温水漱口，用少许搽之。

〖方歌〗李杲牢牙擦齿病，牙龈摇动或兼疼，胆草升麻羌地骨，研末漱口搽有功。

固齿白玉膏

官粉（研）一两　珍珠（末）二钱　阳起石（用僵蚕四十九条，防风、当归、川芎、牙皂、青盐、升麻、白芷、地骨皮各五钱，细辛、藁本各三钱，共研粗末。长流水五碗，同药入砂锅内，以桑柴火熬药至三碗，去渣；再入砂锅内，煎至一碗。将龙骨、阳起石火煅通红，入药汁内淬之。如此七次，去药汁，将龙骨、阳起石焙干，研末）一两　麝香（末）二钱　龙骨二两　象牙（末）五钱　用黄蜡三两，熔化滤净，再化，离火候温，方入前药和匀，乘热摊纸上。如膏冷，将熨斗烧热仰放，纸铺熨斗底上摊之。用时先以温水漱口，将膏剪一小条，贴于患处，闭口勿语。

〖方歌〗固齿白玉贴牙效，一切牙疼及动摇，官粉珍珠阳起麝，龙骨象牙黄蜡熬。

清胃汤（见牙衄）

犀角升麻汤（见面部颊疡）

【提要】牙宣的症状、病因、病机及辨证。

【白话文】牙宣初起时见牙龈肿胀，日久则牙龈逐渐腐烂，以至牙龈萎缩，牙根外露。临床要仔细辨别病人对冷热的好恶。多是胃经客热，或有风寒所致。

【解读】牙宣是慢性的、破坏性的牙周疾病，表现在牙龈浮肿疼痛，渐渐腐烂，后会萎缩，使牙齿宣露于外。究其原因多是胃经积热日久，又受风邪寒凉相搏所致。但临床上可见其他证型：如胃经客热又感受寒凉之邪，凝滞于齿龈之间，表现为喜冷饮而恶热食，齿龈出血，怕热，口气臭；若是喜热食而恶冷饮，这是胃经客热，又受邪风滞留于龈肉之内，其症状是牙龈怕冷，受风则痛甚；如齿龈腐臭，齿根动摇，乃胃中虚火兼夹肾虚所致；如齿龈腐臭，且时时流出白色脓汁，这是胃有湿热。该病需要积极治疗，若失治，病情加重，会出现齿龈退缩，牙齿松动、脱落等症状。严重者，会导致其他病变，如牙痈、牙瘘等。本病通过积极治疗，病人多病情能缓解，牙周组织溢脓、出血停止，牙龈囊袋变浅，牙齿松动减轻，咀嚼功能改善。

钻牙疳

【原文】　钻牙疳在牙根生，突出硬骨锐而锋。
痛如针刺殊难忍，证由肝胃积热成。

〖注〗此证由肝、胃二经积热所致。乃牙根肉内钻出骨尖如刺，疼痛异常，小儿多有之。法用铍针就患处刺开好肉，连牙齐根取出。若血出不止者，以湿纸换贴二次即止。内服芦荟消疳饮，外以冰硼散搽之。戒厚味，其牙复生如旧。

芦荟消疳饮

芦荟（生）　胡黄连　石膏（煅）　羚羊角（镑）　栀子（生，研）　牛蒡子（炒，研）

银柴胡　桔梗　大黄（生）　玄参各五分　薄荷叶四分　甘草三分　水二盅，淡竹叶一钱，煎六分，食远服。

〖方歌〗芦荟消疳清胃肝，羚膏栀子蒡胡连，银胡桔梗大黄薄，甘草玄参竹叶煎。

冰硼散（见口部鹅口疮）

【提要】钻牙疳的病位、症状、病因及病机。

【白话文】钻牙疳好发牙根部位，齿龈根部有锋利的骨尖突出，疼痛难以忍受，如针刺样感觉。肝胃二经积热是该病的发病原因。

【解读】本病症状是齿龈红肿、溃烂、腐败，牙槽骨外露，灼热疼痛难忍。病情严重时，需要手术治疗。若手术后出血不止的，用湿纸换贴 2 次或棉球压迫即可止住。忌食油腻煎炒的食物。该病多是肝胃二经积热所致。

牙　疔

【原文】　牙疔牙缝胃火成，大肠湿热亦可生。
肿如粟米连腮痛，若兼麻痒即黑疔。

〖注〗此证由胃经火毒，或大肠经湿热，皆可致之。每生于两旁牙缝，肿起一粒，形如粟米，痛连腮项。若兼麻痒，破流血水，疼痛异常者，即黑疔也，属肾火毒。俱用银簪尖挑破，以见血为度，搽拔疔散，再以蟾酥丸噙化，徐徐咽之。若烦躁口渴者，宜服黄连解毒汤即愈。若失治毒反攻心，令人烦躁、昏愦者逆。

拔疔散

硇砂　白矾　朱砂　食盐（用铁锈刀烧红，将白矾食盐放于刀上煅之）　各等份，择丁日午时，研为细末，收之。

〖方歌〗拔疔散治诸疔毒，硇砂白矾食盐朱，等份研末搽患处，化硬搜根功效殊。

蟾酥丸（见疔疮门）

黄连解毒汤（见耳部黑疔）

【提要】牙疔的病位、病因、病机、症状及变证。

【白话文】牙疔生于牙齿龈缝中，由胃火上灼或大肠湿热结聚而成。其症可见肿胀突起如粟米状，痛连腮颊部。若兼有麻木发痒感觉的，即属黑疔。

【解读】牙疔发于牙龈之间，症状是初起肿起如粟米大小一粒，疼痛剧烈可牵引腮颊或颈项疼痛；若兼有麻木微痒感觉，且溃破后流出血水，疼痛异常剧烈的，又称为黑疔，是为变证，多是胃经火毒炽盛引发。本病的常见病因是胃经火毒上攻，或大肠经湿热壅结，热毒上灼牙龈所致。治疗上可采用银簪尖挑破出血，外用拔疔散，内服蟾酥丸。若有烦躁口渴者，可用黄连解毒汤，清热解毒。本病若是失治误治，会出现毒邪攻心，令人烦躁、昏愦者逆。

牙痈

【原文】 牙痈胃热肿牙床，寒热坚硬痛难当。
破流脓水未收口，误犯寒凉多骨妨。

〖注〗此证由阳明胃经热毒所致。生于牙床，坚肿疼痛，身发寒热，腮颊浮肿。初宜服荆防败毒散，若大渴、烦呕者，蟾酥丸汗之；便秘者，双解贵金丸下之；肿处宣软刺破，搽冰硼散。若初时坚肿，破流血水，久不收口，过食寒凉者，必生多骨。俟骨尖刺出，摇则内动，始可取出，其口方能收敛而愈。

荆防败毒散（见颈部脑疽）

蟾酥丸（见疔疮门）

双解贵金丸（见肿疡门）

冰硼散（见口部鹅口疮）

【提要】牙痈的病位、病因、病机及症状。

【白话文】牙痈生于牙床牙龈的根部，临床上是以恶寒发热，牙龈肿胀突起，质坚硬，疼痛难忍为表现。若病久不治，出现溃破流脓后，又感寒凉之邪，会损伤牙床骨。该病多是由于胃经热毒所致。

【解读】牙痈多是胃经热毒上攻牙龈导致，类似于急性根尖脓肿或牙周脓肿，好发于牙床牙龈的根部。病初期可见高起一小块或如豆大，坚硬红肿疼痛，或出现恶寒发热、脸颊浮肿等症状，但牙关仍能开合；3～4 天后成脓，溃后即消。治疗上，早期以表散透邪，可用荆防散毒散；若出现大渴、烦呕的症状，用蟾酥丸；兼有便秘时，用双解贵金丸可清热泻下通便；若肿处软时可用针刺破，外用冰硼散，促使其消散。若是肿处质地坚硬日久不溃，或溃破后流血水，久不收口，或过多饮食寒凉，寒邪外侵的，就有损伤牙床骨的可能。

走马牙疳

【原文】 走马牙疳证不轻，癖积疹痘毒火攻。
牙根腐臭随变黑，顽肉难脱不食凶。

〖注〗此证多由癖疾积火、疹痘余毒上攻，最为迅速，总因积火热毒而成。牙根作烂，随变黑腐，臭秽难闻。若癖积毒火攻牙者，初宜服芦荟消疳饮；脾胃虚者，兼服人参茯苓粥。若疹痘余毒所中者，宜服清疳解毒汤。外势轻者，俱用尿白散擦之。若坚硬青紫，渐腐穿腮，齿摇者，宜芦荟散擦之；如牙缝黑腐不尽，及腐烂深坑，药不能到，宜用勒马听徽线塞之，再用手法，去其黑腐，内见红肉流鲜血者吉。其取时顽肉难脱，坚硬腐烂渐开，以致穿腮破唇，宜贴青莲膏，身热不食者逆。但此证惟癖积攻牙成疳者，好后易犯，由积火时时上攻也。惟在调理饮食得宜，如山药、栗子、鹅、蟹、甜、辣等物，俱当禁忌。若稍有疏忽，必致复发，慎之，慎之。

人参茯苓粥

人参一钱　白茯苓六钱　共研末，同粳米一茶盅，熬成粥。先以盐汤将口漱净，后再食粥。

〖方歌〗人参茯苓善扶脾，饮食短少服之宜，二味研末加粳米，熬粥食之理胃虚。

清疳解毒汤

人中黄　川黄连（生）　柴胡各五分　知母（生）　连翘（去心）　牛蒡子（炒，研）　犀角（镑）　黑参　荆芥　防风各一钱　石膏（煅）一钱五分　淡竹叶一钱，灯心五十寸，水二盅，煎八分，食远服。呕加芦苇根五钱。

〖方歌〗清疳解毒牙疳证，疹痘余毒化热成，中黄知连柴翘蒡，犀角参膏荆芥风。

尿白散

尿垢（即妇人尿桶中白碱，火煅）五钱　白霜梅（烧存性）　枯白矾各二钱　上研细末，先用韭根、松萝茶，煎成浓汁，乘热以鸡翎蘸洗患处，去净腐肉，见津鲜血，再敷此药，日敷三次。若烂至咽喉，以芦筒吹之。

〖方歌〗尿白散搽走马疳，尿垢白霜梅白矾，韭根茶叶煎汤涤，蘸洗腐肉敷药痊。

芦荟散

芦荟一钱　黄柏（末）五钱　人言（用红枣五枚，去核，每枣纳人言一分，火烧存性）五分　共研细末，先用米泔水漱净疳毒，后敷此药于坚硬及腐处。

〖方歌〗芦荟散搽牙疳烂，色紫牙摇腮硬穿，枣裹人言烧存性，再加黄柏末同研。

勒马听徽丝

白砒（末）一分　麝香（末）三分　青绵（撕碎）　青黛（飞末）各一两　用香油拌匀。用时先以清米泔水漱口，次用镊尖将丝挑少许，塞于牙根缝内，日三易之。

〖方歌〗勒马听徽疳渐蚀，牙缝腐黑急速施，油调砒麝青绵黛，泔水漱口后塞之。

青莲膏

青黛二钱　乳香　轻粉各一钱　麝香五分　白砒（即人言）一分　上为细末，用香油调稠，薄摊纸上，用锤捶实，阴干收之。每于卧时，以泔水漱净口，拭干，随疳证大小，剪膏药贴之，至晓揭去，再以泔水将口漱净吐之，至晚再贴。

〖方歌〗青莲膏贴腐疳宜，化腐消坚效更奇，乳麝白砒轻粉黛，研末油调纸摊之。

芦荟消疳饮（见钻牙疳）

【提要】走马牙疳的病因、病机、症状及转归。

【白话文】走马牙疳多是癖疾积火上灼，或麻疹痘疮余毒未尽，火热上攻所致。病情多严重。其症状见牙根龈肉腐烂、发臭、变黑，甚则肌肉腐烂脱落，后期若腐肉不能脱落，饮食不进，则预后凶险。

【解读】该病发于齿龈龈肉，又称走马牙疳风，类似于现在所说的坏疽性龈口炎，好发于小儿，是因其腐烂迅速，势如走马所得名。病先是牙龈红肿疼痛，后腐烂，颜色呈现灰白，会有暗紫色脓血水，臭秽难闻，病程日久则会出现大块肌肉腐烂、脱落，颊部或口唇出现穿破见骨，还有牙落、骨槽露出、鼻梁塌陷等表现。在腐烂时多兼有全身症状，如神志昏沉、恶寒发热、饮食不进、气喘泄泻等。该病的愈后差，容易死亡。当表现腐肉脱落，有红肉与流出鲜血，身热渐退，或可好转。病因多是癖疾积火，或患时病后内热炽盛，或麻疹痘疮余毒未尽、积火热毒上攻，等等。

治疗上若癖积毒火攻牙，以清热解毒杀虫为主，宜用芦荟消疳饮；若病人脾胃虚的，以益气健脾，加以人参茯苓粥；因麻疹或痘疮余毒所导致的以清解余毒为主，宜清疳解毒汤。在外治上，若外症病轻的，尿白散外擦，以解毒去腐；若腐烂穿过颊部，以致牙齿动摇，宜搽芦荟散；如牙缝黑腐不尽及腐烂很深，药力不能直达病所时，可手术刮去腐烂的龈肉；若手术时腐肉坚硬且不易脱下，而腐烂蔓延，穿破颊部或口唇，青莲膏贴患处，以化腐消坚。总之，本病危重，愈后较差。本证如因为积火未尽，癖积所发，或其他原因促其上攻复发，在食物上要注意选择，忌食栗子、鹅肉、虾蟹、甜、辣等食物。本证愈后多留后遗症，如面颊缺损畸形、颌间瘢痕挛缩等，会影响外观或正常的生理功能。

齿 䘌

【原文】　　齿䘌[①]齿内生小虫，胃经瘀湿风火凝。
　　　　　　口臭只缘胃火盛，齿根腐烂出血脓。

〖注〗此证系齿内生虫，由胃经瘀湿风火凝聚而成。齿根胀痛腐烂，时出脓血。若口臭甚者，胃火盛极上攻所致也，宜服玉池散。外用雀麦连梃一把、苦瓠三十片洗净，将麦剪长二寸，以瓠叶裹作五包，广一寸，厚五分，三年陈醋渍之，至日中时，以两包火中炮炙令热，纳口中熨齿外，冷更易之。取包置水中，解视之即有虫长三分，老者黄色，新者白色，其效如神。

玉池散

当归　白芷　升麻　防风　甘草　地骨皮　川芎　细辛　藁本　槐花各一钱　生姜三片　黑豆三十粒　水煎去渣，候温含漱，冷则吐之。若用此方煎服，更效。

〖方歌〗玉池疏风疗虫牙，津脓根烂漱服佳，归芷升防甘地骨，芎辛姜藁豆槐花。

【提要】齿䘌的病因、病机及症状。

【注释】①䘌：nì，音匿。虫咬的病。

【白话文】齿䘌为牙齿内生小虫，多由于胃经湿热、风火积聚上凝所致。口臭者多为胃火炽盛。临床可见齿根腐烂、流出脓血等。

【解读】本证是指齿内生虫，病机多是胃经湿热、风火积聚上攻，久则生虫所致。该病的主要表现为：齿根部胀痛腐烂，或见有流出脓血。如果兼有口臭难闻的，则为胃火盛极上攻，应服玉池散；后用 30 片苦瓠（为浆果的果实）、一把雀麦（为野生之麦，常被燕雀所食，故称雀麦）洗净，然后将麦剪成 2 寸长，以瓠叶分作 5 份包裹，宽约 1 寸，厚 5 分，浸入三年陈醋中，当中午时，取两包用火炮炙，使其灼热后放入口腔内熨齿外，待冷却后更换一包。

齿䘌

【原文】　齿䘌风热客阳明，牙龈肿痛出臭脓。
遇风痛甚久宣露，白马悬蹄塞入灵。

〖注〗此证由风热客于手、足阳明二经而成。初起牙龈宣肿觉痛，遇风痛甚，常作歪口吸气之状，牙龈腐孔，时出臭脓，久则龈齿宣露。初宜服清胃汤加羌活；外用白马悬蹄少许，以绵裹之，塞入脓孔甚效。

清胃汤（见牙衄）

【提要】齿䘌的病因、病机、症状及治疗。

【白话文】齿䘌表现为牙龈肿胀疼痛，流出臭脓，遇风邪外侵则疼痛加剧，日久可引起齿龈萎缩而牙根暴露。多是感受风热之邪客于阳明经所致。治疗上用少许白马的悬蹄，以绵包裹塞入蛀孔。

【解读】本证初起时，牙龈肿胀疼痛，遇风加剧，常作歪口吸气，后可表现为牙龈腐烂成孔，孔中有流出臭脓，日久可引起齿龈萎缩而牙齿宣露。病因病机则多是阳明经风热邪气相搏所致。治疗上，初以清泻胃火为主，可用清胃汤治疗；外则用少量白马悬蹄，用绵布包裹，塞入脓孔，效果非常灵验。

医宗金鉴卷六十六

舌部

紫舌胀

【原文】　紫舌胀属心经火，热盛血壅肿硬疼。
舌肿满口宜针刺，血色紫重色红轻。

〖注〗此证由心经火盛血壅，以致舌肿满口，坚硬疼痛。宜用衣针扎箸头上，露锋分许，当舌刺数十刺，令血出，红色者轻，紫色者重。随以温水漱口，搽冰硼散；内用凉膈散去朴硝、大黄，加牛蒡子、荆芥，倍用栀子，服之甚效。

冰硼散（见口部鹅口疮）

凉膈散（见面部面发毒）

【提要】紫舌胀的病因、病机、症状、治疗及预后。

【白话文】紫舌胀乃心经火盛所致。火热亢盛，血气壅塞以致舌体肿胀、坚硬、疼痛。舌体肿胀满口的，治疗宜行针刺。若针刺后流出紫暗色血液的为重证；流出的血液呈鲜红色，此乃轻证。

【解读】紫舌胀即垂痈，是指小儿初生六七日间，喉里舌上有物，状如悬痈。本病可单独发生，也可伴发于其他疾病过程中。主要由于胎毒上冲、肺胃之热上蒸、心经火盛血壅所致。《备急千金要方》记载本病“可以绵裹长针，留锋粟许，以刺决之，令气泄，刺出青赤黄汁，一刺止。如未消，次日又刺。三刺自消。刺后用盐汤洗之，掺一字散，甚者服金朱散。如生于舌下者为重舌；生于颊里及上腭者为重腭；生齿龈者名重齿，皆刺敷如前”。

痰包

【原文】

痰包每在舌下生，结肿绵软似匏[①]形。
痛胀舌下妨食语，火稽痰涎流注成。

〖注〗此证生于舌下，结肿如匏，光软如绵，塞胀舌下，有妨饮食言语，色黄木痛，由火稽痰涎流注而成。宜用立剪当包上剪破，出痰涎如鸡子清，稠黏不断，拭净，搽冰硼散，服加味二陈汤。忌煎炒、火酒等物。

加味二陈汤

陈皮　半夏（制）　白茯苓　黄芩各八分　黄连　薄荷　甘草（生）各五分　水二盅，姜三片，煎八分，食前服。

〖方歌〗加味二陈疗痰包，结肿舌下形如匏，二陈汤加芩连薄，姜煎服下自然消。

冰硼散（见口部鹅口疮）

【提要】痰包的病位、症状、病因及病机。

【注释】①匏：Páo，指匏瓜，葫芦的一种。

【白话文】痰包多生于舌下，肿胀似匏瓜，柔软如绵。舌下肿甚者，可有舌下胀痛感，妨碍饮食和言语。多因火毒稽留，痰涎流注舌下所致。

【解读】痰包之名首见于《外科正宗》，指发生于舌下的痰包，其云："痰包，乃痰饮乘火流行，凝注舌下，结如匏肿，绵软不硬，有碍言语，作痛不安。用利剪刀当包剪破，流出黄痰，若鸡子清，稠黏难断。捺尽，以冰硼散吹之。"痰包是因痰湿流聚于口舌所致。以口腔或舌下出现圆滑柔韧囊肿为主要表现的痰包类疾病。本病多见于西医学所指舌下腺囊肿及口腔黏液腺囊肿。治疗方面，外治法宜行手术，剪开痰包，具体步骤如下：手术剪刀消毒后对准肿包中间部位剪破，连续流出黏稠鸡蛋清样的液体后，用无菌的纱布，擦拭干净从痰包中流出来的黏液，然后用冰硼散涂擦局部，并且内服加味二陈汤，痰包即可消失不见。如舌下腺有瘢痕狭窄，或有结石者，不久即可反复，致缠绵日久。所以最好是行手术完整摘除整个囊肿（包括囊壁），以免复发。嘱病人饮食宜清淡，禁饮酒，忌食辛辣、鱼腥等发物。此病经及时而恰当的治疗，一般都能够痊愈，预后良好，但部分病人易复发。痰包过大者，可影响纳食、言语，甚至是呼吸。因口腔卫生不良可诱发化脓性炎症，增加病人的痛苦，故手术后还需注意保持口腔清洁。

舌衄

【原文】　舌衄心火血分炎，舌上生孔似铁尖。
或如箸头其色紫，甚黑腐烂血出泉。

〖注〗此证系舌上忽生孔，小者如针尖，大者如箸头。其孔色紫属热甚，色黑防腐烂，血出如泉涌。由心火上炎，以致血热妄行而成。宜服升麻汤，兼搽必胜散甚效。

升麻汤

升麻　小蓟根　茜根各一两五钱　艾叶七钱五分　寒水石三两　共研，每三钱，水一盅，煎七分澄去渣，入生地黄汁一羹匙，再煎二滚，温服。或加炒侧柏叶五钱亦可。

〖方歌〗升麻舌衄心火炎，小蓟茜根各两半，艾叶七钱五分加，寒水三两同研烂。

必胜散

螺青（另研）　蒲黄（炒）各一钱　共和一处研细，搽于患处，后用温盐汤漱口。

〖方歌〗必胜心热血妄行，舌生小孔涌血红，螺青研末蒲黄炒，同匀搽之自归经。

【提要】舌衄的病因、病机及症状。

【白话文】舌衄乃心火上炎，血热妄行所致。此证见舌上突然生出许多孔，小似针尖，大似紫色筷头，严重者出现黑色腐烂物，血液如泉水般涌出。

【解读】舌衄的发病原因，多由心火上炎，血热妄行所致。临床可见舌体上突然长出许多部位较深、大小不一的孔眼，小的似针尖一样，大的像筷头，属坏死性溃疡，病人感觉剧烈疼痛。如果孔眼呈紫暗色，证属热极；若出现了黑色腐烂坏死组织，则会有一股恶臭味，溃烂面可有渗血渗液，而且血液如泉水一般流出来。治疗方面，宜内外治结合。升麻汤内服，以清热凉血止血；同时配合必胜散外擦，效果显著。本病相当于西医学的坏死性龈口炎发生在舌体上的病变。

重舌　痰核　重腭　舌疔

【原文】　舌证发于心脾经，其证皆由积热成。
重舌舌下血脉胀，痰核舌上一核生。
重腭生于口上腭，时觉心烦梅子形。
舌疔舌上生紫疱，其形如豆寒热增。

〖注〗此证无论大人、小儿，俱可以生。重舌者，由心脾蕴热，循经上冲舌本，遂令舌下血脉胀起，如小舌状，故名重舌，宜用冰硼散搽之。痰核者，心脾痰涎郁热，舌上生核，强硬作痛，宜用衣针点破，搽冰硼散，内服加味二陈汤。重腭者，心脾有热，以致上腭生疮，形如梅子，外无寒热，内时作烦，此属热极，禁用针刺，宜服黄连解毒汤加桔梗，不时用紫雪散噙化。舌疔者，心脾火毒，舌生紫疱，其形如豆，坚硬寒热，疼痛应心，初起宜用蟾酥丸含于舌下，随化随咽，或再服三粒，以解内毒；甚者刺之，服黄连解毒汤，兼搽紫雪散，及徐徐咽之即愈。

紫雪散

犀角（镑）　羚羊角（镑）　石膏　寒水石　升麻各一两　玄参二两　甘草（生）八钱　沉香（锉）　木香（锉）各五钱　水五碗，煎药剩汤一碗，将渣用绢滤去，将汤再煎滚，投提净朴硝三两六钱，文火慢煎，水气将尽，欲凝结之时，倾入碗内，下朱砂冰片各三钱，金箔一百张，各预研细和匀，将药碗安入凉水盆中，候冷凝如雪为度。大人每用一钱，小儿二分，十岁者五分，徐徐咽之即效。或用淡竹叶、灯心煎汤，化服亦可。咽喉肿痛等证，吹之亦效。

〖方歌〗紫雪散医积热效，沉木犀羚玄参草，寒水升膏朴硝加，朱箔冰研入内搅。

冰硼散（见口部鹅口疮）

加味二陈汤（见痰包）

黄连解毒汤（见耳部黑疔）

蟾酥丸（见疔疮门）

【提要】重舌、痰核、重腭及舌疔的病因、病机及症状。

【白话文】舌证多由心脾积热，循经上攻于舌而成。重舌乃舌下血脉胀起如舌形；痰核症见舌上生核；上腭生疮，形如梅子，时觉烦躁为重腭；舌疔症见舌上长紫疱，形如豆粒，质硬疼痛，兼有寒热往来。

【解读】重舌临床可见舌体下面的腺体肿胀突起，形如小舌状，故叫重舌，患处常出现红肿热痛，可涂擦冰硼散。该病的发病原因，多由心脾两经蕴热化火，火热随经脉向上攻冲舌体所致。本病贵在早期诊断和及时治疗，一般都能肿消热退而痊愈，若失治误治，则较容易染毒溃烂，致缠绵难愈，增加病人的痛楚。

痰核临床可见舌体上面长出包块，颜色微红，使得舌体强硬、伸缩不灵、疼痛不适等。本证多由心脾痰湿蕴热所致。宜内服加味二陈汤以化痰燥湿，清热散结，同时用细针刺破包块，再外敷冰硼散。

口腔上腭上面长疮的是重腭，局部红肿灼热疼痛，呈梅子状，时时感觉内心烦躁，而无明显恶寒发热，此为热极的表现。宜内服黄连解毒汤加桔梗以清热泻火解毒，外治可口中含化紫雪散，而禁止行针刺法。

舌疔临床可见舌体上面长出紫色的水疱，形状似豆粒，质地坚硬，自觉疼痛难忍，全身症状常伴有寒热往来等。舌疔的发病原因多由心、脾经有火毒，上灼舌体所致。发病初起可舌下含化蟾酥丸，随化随咽；或再加服蟾酥丸三粒，以清心脾火毒。如果局部已经化脓，立即用消毒细针将脓疱刺破，放出脓液，再将紫雪散和黄连解毒汤慢慢地咽下，一般能痊愈。

“舌为心之苗”“口为脾之外候”。以上四种常见证候，均是由心脾二经积热，循经上攻舌体而成，小孩、大人都可发生。

舌疳（附：瘰疬风）

【原文】　　舌疳心脾毒火成，如豆如菌痛烂红。

渐若泛莲难饮食，绵溃久变瘰疬风。

〖注〗此证由心脾毒火所致。其证最恶，初如豆，次如菌，头大蒂小，又名舌菌。疼痛红烂无皮，朝轻暮重，急用北庭丹点之，自然消缩而愈。若失于调治，以致焮肿，突如泛莲，或有状如鸡冠，舌本短缩，不能伸舒，妨碍饮食言语，时津臭涎；再因怒气上冲，忽然崩裂，血出不止，久久延及项颔，肿如结核，坚硬𦙶痛，皮色如常，顶软一点，色暗木红，破后时津臭水；腐如烂棉，其证虽破，坚硬肿痛，仍前不退，此为绵溃，甚至透舌穿腮，汤水漏出，是以又名瘰疬风也。盖舌本属心，舌边属脾，因心绪烦扰则生火，思虑伤脾则气郁，郁甚而成斯疾。其证外势，颇类喉风，但喉风咽喉常肿，汤水不能下咽；此证咽喉不肿，可以下咽汤水，胃中亦思饮食，因舌不能转动、迭送硬食，故每食不能充足，致令胃中空虚，而怯证悉添，日渐衰败。初起宜服导赤汤加黄连，虚者服归脾汤，热甚者服清凉甘露饮合归脾汤，便溏者服归芍异功汤。颔下肿核，初起宜用锦地罗蘸醋磨浓敷之，溃后宜水澄膏贴之。自古治法虽多，然此证百无一生，纵施药饵，不过苟延岁月而已。

清溪秘传北庭丹

番硇砂　人中白各五分　瓦上青苔　瓦松　溏鸡矢各一钱　用倾银罐子二个，将药装在罐内，将口对严，外用盐泥封固，以炭火煅红，待三炷香为度；候冷开罐，将药取出，入麝香、冰片各一分，共研细末。用瓷针刺破舌菌，用丹少许点上，再以蒲黄盖之。

〖方歌〗北庭丹点舌菌生，瓦松溏鸡矢人中，瓦上青苔番硇末，罐封火煅入麝冰。

归芍异功汤

人参　白术（土炒）　广陈皮　白芍（酒炒）　当归（身）各一钱　白茯苓二钱　甘草（炙）五分　灯心五十寸，水煎空心服。

〖方歌〗归芍异功扶脾气，健胃又能止泻利，四君归芍广陈皮，引加灯心是良剂。

水澄膏

朱砂（水飞）二钱　白及　白蔹　五倍子　郁金各一两　雄黄　乳香各五钱　上为细末，米醋调浓，以厚纸摊贴之。

〖方歌〗水澄膏贴溃核验，水飞朱砂末二钱，及蔹郁金雄黄乳，五倍同研用醋摊。

导赤汤（见口部口糜）

归脾汤（见乳部乳中结核）

清凉甘露饮（见唇部茧唇）

【提要】舌疳的病因、病机、症状及变证。

【白话文】舌疳多因心脾火毒炽盛，上攻于舌所致。症见舌上长疮，发病初起形似豆粒，渐似菌类，红肿、疼痛、糜烂，可自然消缩而愈。若失治误治，渐致焮肿突如泛莲，妨碍进食，日久破溃腐烂似烂棉而成瘰疬风。

【解读】舌疳常常发生在舌体前 2/3 与舌后 1/3 交界处的边缘。临床可见舌体上面长包块，发病初起呈豆粒大小，渐渐增大呈蕈状突起，头大蒂小，又名舌菌。患处疼痛、灼热红肿、糜烂，症情日轻夜重，治疗宜速涂清溪秘传北庭丹，一般能消退痊愈。如果病情被延误，患处疼痛加剧，肿胀明显，突出表面似浮在水面的莲花，或如鸡冠一样，使得舌体短缩，活动受限，影响进食和言语，口中时时流出一股臭味的唾液。若病人在此阶段因情绪激动，气火冲逆，则会使局部破溃后出血不止。本证如迁延日久，病灶会逐渐蔓延至颏下、下颌、颈项部，出现多处肿块，似结核一样，坚硬而肿痛，这些即淋巴结转移之证。肿块逐渐顶部变软，呈暗红色，破溃后可有一股明显恶臭味的分泌物流出，患处腐烂得像烂棉絮一样，虽然局部已经破溃，但仍像从前一般肿胀疼痛，质地坚硬，皮色正常，日久病灶甚至穿透舌体及腮腺，吃下去的汤水都可从此处漏出，这就是所谓的瘰疬风。瘰疬风的病因病机是舌体属心，舌两边属脾，心情烦躁致心火亢盛，又因思虑伤脾，脾伤则气结，心脾两经气火郁结过甚所致。当症情发展到瘰疬风这一阶段时，外部表现很像喉风。瘰疬风咽喉无明显肿痛，故汤水可以下咽，胃受纳腐熟功能尚可，但因舌体短缩，不能随意活动，所以会影响正常进食量，使病人经常感觉胃中空虚，日久则表现出一派虚损的证候，病人体质也越来越衰弱，至中末期出现恶病质。而喉风是以咽喉红肿疼痛为主，病人汤水难以正常下咽。

瘰疬风病情凶险，缠绵难愈，死亡率很高。治疗：初起宜内服导赤散加黄连，以清泻心火。局部快速点涂清溪秘传北庭丹，尤其针对于小病灶且属实热证者效果明显。若病人出现虚损证候的，则同时配合服用归脾汤；而体虚热甚的，服清凉甘露饮合归脾汤；兼大便稀溏的，加服归芍异功汤。若下颌出现包核，在包核溃破之前可用锦地罗蘸醋磨浓汁外敷，以解毒消肿；溃破之后，患处用水澄膏贴敷，以镇痛消炎解毒、收敛生肌。本病类似于西医学的舌癌。现代治疗多首选手术疗法，多配合放疗与化疗。本病若能早期诊断和及时治疗的话一般愈后还算良好。但本病较容易出现颈部转移，甚至是血行转移，而且局部复发率较高，病灶可累及全舌，病人最后多死于元气衰竭。

喉　部

紧喉风（附：缠喉风）

【原文】　　紧喉膏粱风火成，咽喉肿痛难出声。
　　　　　　声如拽锯痰壅塞，穴刺少商吐下功。

〖注〗此证由膏粱厚味太过，致肺胃积热，复受邪风，风热相搏，上壅咽喉肿痛，声音难出，汤水不下，痰涎壅塞之声，颇似拽锯。初发暴速，急刺手大指内侧少商穴，出紫黑血，以泻其热。痰盛者，以桐油饯导吐之，吐痰后随用甘草汤漱之，以解桐油之气；内服雄黄解毒丸吐下之。喉中吹白降雪散，俟关开之后，内宜服清咽利膈汤。按法调治，随手应效者顺；若面青唇黑，鼻流冷涕者逆。若兼项外绕肿，即名缠喉风，其治法虽与此证相同，然终属险恶难治。

桐油饯

温水半碗，加桐油四匙，搅匀，用硬鸡翎蘸油，探入喉内捻之，连探四五次，其痰壅出，再探再吐，以人醒声高为度。

〖方歌〗桐油饯法导痰壅，一切喉风用最灵，半碗温水桐油入，鸡翎蘸探吐喉通。

雄黄解毒丸

雄黄一两　郁金一钱　巴豆（去皮、油）十四粒　共研末，醋糊为丸，如黍粒大。每服五分，津液送下。

〖方歌〗雄黄解毒紧喉风，开关通闭火能平，巴豆去油郁金末，醋糊为丸黍粒形。

白降雪散

石膏（煅）一钱五分　硼砂一钱　焰硝　胆矾各五分　玄明粉三分　冰片二分　共研极细末，以笔管吹入喉内。

〖方歌〗白降雪散喉风证，肿痛声难风火凝，煅石膏与胆矾末，焰硝硼片共玄明。

清咽利膈汤

牛蒡子（炒，研）　连翘（去心）　荆芥　防风　栀子（生，研）　桔梗　玄参　黄连　金银花　黄芩　薄荷　甘草（生）各一钱　大黄　朴硝各一钱　水二盅，淡竹叶二钱，煎八分，食远服。

〖方歌〗清咽利膈喉痛消，疏风清热蒡连翘，荆防栀桔参连草，银花芩薄大黄硝。

【提要】紧喉风的病因、病机、症状及治疗。

【白话文】紧喉风多因过食膏粱厚味，风热火毒相搏而成。症见咽喉肿痛，声音嘶哑，并可闻及痰涎壅塞之声似拉锯。治疗宜取肺经少商穴急刺，或用吐、下之法以收功。

【解读】紧喉风多是由于过食膏粱厚味，以致肺胃热盛，复感风邪，风热火毒相搏，蕴结咽喉不散而成。临床可见咽喉肿痛，声音嘶哑，甚至声音难出，难以吞咽，更因喉头痰涎壅塞，可闻及颇似拉锯般的痰声。因发病急骤，外治法初起宜选取手太阴肺经之少商穴（在手指，拇指末节桡侧，指甲根角侧上方 0.1 寸处）急刺放出紫黑色的血液以泄热，同时用白降雪散吹喉以清泻胃火。如果是痰涎壅盛的，立即用桐油饯催吐，等痰吐出后，用甘草汤漱口，以消除口中的桐油味。再内服雄黄解毒丸，以清热解毒，降火通便。若能够进食，则加服清咽利膈汤，以疏风清热，利膈通便。具体治疗方案应根据病情变化而定。经治疗后，症状较前减轻的为顺证；而出现面青唇黑，呼吸困难，鼻流清冷涕的为逆证。若颈项肿胀明显，压迫气道，致气道狭窄，阻塞气道的，可引起病人最后窒息而死亡。治疗宜立即行气管切开术和吸氧支持，以解除气道严重阻塞，抢救病人生命，随后再对症处理。本证若兼环绕颈项弥漫性焮红肿胀的称缠喉风，西医学名为急性喉梗阻和颈深部弥漫性蜂窝织炎，治法与紧喉风大致一样，但属险恶难治之证，疗效较差。

慢喉风

【原文】 慢喉发缓体虚生，微肿咽干色淡红。
或由暴怒五辛火，或因忧思过度成。

〖注〗此证有因平素体虚，更兼暴怒，或过食五辛而生者；亦有忧思太过而成者，俱属体虚病实。其发缓，其色淡，其肿微，其咽干，舌见滑白苔，大便自利，六脉微细，唇如矾色。若午前痛者，服补中益气汤，加以清凉，如麦冬、黑参、桔梗、牛蒡子服之；若午后作痛、作渴，身热足冷者，阴阳两虚也，忌用苦寒，宜少阴甘桔汤，以宣达之；若面赤咽干不渴者，其脉必虚大，以甘露饮服之必效。俱兼用冰硼散一钱，加灯草煅灰存性三分，吹之立验。

甘露饮

天冬（去心） 麦冬（去心） 黄芩 生地 熟地 枇杷叶（蜜炙） 石斛 枳壳（麸炒） 茵陈蒿 甘草各等份

水二盅，煎八分，食后服。

〖方歌〗甘露饮清内热侵，面赤咽干生液津，天麦冬芩生熟地，枇杷斛草枳茵陈。

补中益气汤（见溃疡门）

少阴甘桔汤（见口部口糜）

冰硼散（见口部鹅口疮）

【提要】慢喉风的病因、病机及症状。

【白话文】慢喉风发病较缓，多由体虚，兼或暴怒，或过食五辛，或过度忧思等外邪而成。症见咽轻微肿胀、色淡红、咽干燥等。

【解读】慢喉风起病较缓慢，起病的原因，多因病人久病体虚，或素体虚弱，再加上大怒，或过食辛辣之物，过嗜烟酒，或过度忧思等刺激所致。无论是哪种因素，一般都属虚实夹杂，本虚标实。临床可见咽喉部有轻微充血和肿胀，黏膜干燥，色淡红，喉部有异物感和发痒感，疼痛不适，甚至声音嘶哑，二便通畅，舌苔白滑，脉象微细。本病西医学称之为慢性咽炎。治疗宜根据具体证候表现而定。发生在午前疼痛的为气虚证，宜内服补中益气汤加入麦冬、玄参、桔梗、牛蒡子等；若午后作痛兼有口渴、身热足冷等症状的，属阴阳两虚证，宜内服少阴甘桔汤以清热宣肺，忌用苦寒之药物；若面红，咽喉干燥，却不口渴，脉象虚大的属肺肾阴虚，宜养阴清热，内服甘露饮，疗效显著。外治法均可选用冰硼散一钱，加灯心草煅灰存性三分吹喉。

喉闭（附：酒毒喉闭）

【原文】

喉闭肝肺火盛由，风寒相搏肿咽喉。
甚则肿痛连项外，又有酒毒当细求。

〖注〗此证由肝肺火盛，复受风寒，相搏而成。咽喉肿痛，面赤腮肿，甚则项外漫肿，喉中有块如拳，汤水难咽，言语不出，暴起身发寒热。急刺少商穴或针合谷穴，以开咽喉。初宜疏散，服荆防败毒散；寒热已退，即用清咽利膈汤，兼吹紫雪散；随以姜汁漱口，以宣其热，或用醋漱，以消积血。痰壅塞者，桐油饯探吐痰涎。若肿发于项外，脓胀痛者，防透咽喉，不可轻针，急用皂角末吹鼻取嚏，其肿即破；或兼用皂角末醋调，厚敷项肿，须臾即破。初肿时用生羊肉片贴之。喉闭声鼾者，肺气将绝，急宜独参汤救之。若卒然如哑，吞吐不利，系寒气客于会厌也，宜蜜炙附子片含之，勿咽。初、终忌用苦寒之药，恐难消难溃。又有酒毒喉闭，由酒毒蒸于心、脾二经，热壅咽喉，喉肿色黄，其人面赤，目睛上视，以桐油饯导吐痰涎，宜服鼠粘子解毒汤，亦用紫雪散吹之。

鼠粘子解毒汤

鼠粘子（炒，研）　桔梗　青皮　升麻　黄芩　天花粉　甘草（生）　玄参　栀子（生，研）　黄连　连翘（去心）　葛根　白术（土炒）　防风　生地各等份　水煎，食后服。

〖方歌〗鼠粘解毒酒毒闭，桔梗青皮能降气，升芩花粉草玄参，栀连翘葛术防地。

荆防败毒散（见项部脑疽）

清咽利膈汤　**桐油饯**（俱见紧喉风）

紫雪散（见舌部重舌）

独参汤（见溃疡门）

【提要】喉闭的病因、病机、症状及临床注意事项。

【白话文】喉闭多由肝肺火盛，复感风寒，火毒与风寒之邪搏结于咽喉所致。症见咽喉肿痛，甚则肿痛波及颈项部。另外又有酒毒引起喉闭一证，当细细分辨。

【解读】本证多由于肝肺火毒炽盛，又外感风寒之邪，使得风、湿、热相互搏结所致。临床可见咽喉部红肿疼痛，面红耳赤，腮部下颌肿胀，严重的甚至波及颈项部，呈弥漫性肿胀，自觉喉中有像拳头大小的东西梗塞，声音嘶哑，汤水难以下咽，语言不清，等等。因发病初起多兼有恶寒发热、头痛体倦等全身症状，故此时可急刺肺经之少商穴或大肠经之合谷穴，以开咽喉。再内服荆防败毒散，以疏散表邪；若表邪已解的，宜内服清咽利膈汤，同时紫雪散吹喉，吹后用姜汁漱口，以宣散其热。现代则可用复方硼砂漱口液。如有痰涎壅塞气道的，用桐油饯探吐痰涎。如颈项部肿胀初起，尚未酿脓，可用生羊肉片外贴。如见颈项部肿胀已到酿脓阶段，跳痛剧烈，必须要防止穿透咽喉壁层，不可在脓尚未熟透之时轻易针刺排脓。古籍上有记载宜快速应用皂角末吹鼻来促发打喷嚏，则脓肿便可破溃；或同时用醋调皂角末厚敷于脓肿之上，也很快就会破溃。但现代认为古籍上介绍的两种方法均有可能因脓出不彻底，继发进一步感染而加重病情，现代医学多应用切开引流法以促进脓液的充分排出。如出现咽喉梗阻影响正常呼吸功能的，提示肺气将绝的危险，宜急用独参汤抢救。如突然像哑巴不能言语，咽喉吞吐不利，此为寒邪之气客于会厌部，宜用蜜炙附子片含服（千万不可咽下）。在发病起初和最后的阶段，不可乱投苦寒之药，不然导致咽喉部肿胀难以消散和脓肿难以破溃。另外还有酒毒喉闭一证，它的发病原因，多是由于过度饮酒，以致酒毒循心脾两经上蒸壅塞咽喉。多表现为咽喉部色黄肿胀，而面红耳赤，两眼上视。可用桐油饯导吐痰涎，并内服鼠粘子解毒汤，也可外用紫雪散吹喉。

哑瘴喉风

【原文】 哑瘴喉风肿痛咽，牙关紧急不能言。
风痰涌塞咽膈上，火盛生痰风搏源。

〖注〗此证颇类紧喉，由肺胃蕴热，积久生痰，外复受风邪，与痰热相搏，涌塞咽膈之上，而成斯疾。初起咽喉肿塞疼痛，汤水难咽，语言不出，牙关紧急，此属险候。急用雄黄解毒丸，水化，用细竹管将药水吹入鼻孔，直达咽喉，药入作呕，即令病人吐之，其牙关顿松，咽喉即稍开通。先与米饮饮之，次服清咽利膈汤，兼吹冰硼散。用药不应者险，若唇黑、鼻流冷涕者逆。

雄黄解毒丸　清咽利膈汤（俱见紧喉风）

冰硼散（见口部鹅口疮）

【提要】哑瘴喉风的症状、病因及病机。

【白话文】哑瘴喉风症见咽喉肿痛，牙关紧急，声音嘶哑，甚至言语不能。病多由火盛酿津为痰，复感风邪，与痰热相搏，风痰上涌，阻塞咽膈之上所致。

【解读】哑瘴喉风的症状类似紧喉风，又称锁喉风。发病初起咽喉肿胀，壅塞，疼痛，汤水难咽，声音嘶哑，甚则言语不能，牙关紧急，此属凶险征象。宜速将雄黄解毒丸溶化，用细管吹药液到鼻子里面，并直达咽喉局部，随后病人呕吐。吐后牙关张口，咽喉部也较前舒服，此刻给予米汤慢慢咽下，再内服清咽利膈汤，同时喉部吹入冰硼散。如果上述积极治疗后，症状仍不得缓解的属险证。更严重的是，若嘴唇发黑、鼻流冷涕的属于逆证，预后较差。此证相当于西医学咽喉部疾病所引起的急性喉梗阻重证，属险恶之证，病情进展迅速。若能得到及时有效的救治，则愈后良好。若失治误治，以致咽喉部剧烈的肿胀、壅塞、疼痛，甚至是阻塞气道，可引起窒息而死亡。本病的发病机制，多是由于肺胃湿热久蕴，蒸津生痰，又感受风邪，风邪与痰热相搏，涌塞于咽膈之上所致。

喉疳

【原文】　　喉疳初觉阴虚成，嗌干刺痛色淡红。
　　　　　　肾火炎上金受克，破烂失音臭腐疼。

〖注〗此证一名阴虚喉疳。初觉咽嗌干燥，如毛草常刺喉中，又如硬物隘于咽下，呕吐酸水，哕出甜涎，淡红，微肿微痛，日久其色紫暗不鲜，颇似冻榴子色。由肾液久亏，相火炎上，消烁肺金，熏燎咽喉。肿痛日增，破烂腐衣，叠若虾皮，声音嘶哑，喘急多痰，臭腐蚀延，其疼倍增，妨碍饮食，胃气由此渐衰，而虚火益盛。烦躁者，宜服知柏地黄汤；若吐酸哕涎者，宜服甘露饮加川黄连；便燥者，兼服万氏润燥膏；面唇俱白，不寐懒食者，宜归脾汤加酒炒川黄连；肿吹紫雪散，腐吹八宝珍珠散，其证投方应病，或者十全一二，否则难救。

万氏润燥膏

猪脂一斤，切碎炼油去渣，加炼过白蜂蜜一斤，搅匀候凝，挑服二匙，日服三五次。

〖方歌〗万氏润燥膏神验，降火清金滋便干，猪脂炼油加白蜜，挑服失音也能痊。

八宝珍珠散

儿茶　川黄连末　川贝母（去心，研）　青黛各一钱五分　红褐（烧灰存性）　官粉　黄柏末　鱼脑石（微煅）　琥珀末各一钱　人中白（煅）二钱　硼砂八分　冰片六分　京牛黄　珍珠（豆腐内煮半炷香时取出，研末）各五分　麝香三分　各研极细末，共兑一处，再研匀，以细笔管吹入喉内烂肉处。

〖方歌〗八宝珍珠喉疳腐，冰麝儿茶连贝母，红褐官粉黛牛黄，脑石中白柏硼琥。

知柏地黄汤（即六味地黄丸加知母、黄柏。见面部雀斑）

甘露饮（见慢喉风）

归脾汤（见乳部乳中结核）

【提要】喉疳的症状、病因及病机。

【白话文】喉疳多由阴虚所致，主要是肾中虚火上炎，肺阴津受灼所致。症见咽干刺痛，咽喉部黏膜色淡红，病久见溃烂，声音嘶哑，甚至失音，口中腐臭，疼痛剧烈。

【解读】喉疳又名阴虚喉疳。发病机制，多是由于肾阴亏虚日久，相火上炎，消灼肺金，肺阴津虚损，咽喉失于正常濡养所致。发病初起，仅仅觉得咽干舌燥，喉咙内经常感觉似有扎人的毛草，又好像是有东西堵在咽腔，呕吐酸水，时不时口中溢出有甜味的唾液，局部黏膜颜色淡红，肿胀及疼痛轻微。病久以后，局部黏膜颜色由淡红变成紫黑，像冻坏的石榴一样，咽喉肿痛逐日加重，咽喉部黏膜甚至发生坏死糜烂，而且上面还覆盖有重叠排列、灰白色的假膜，像虾皮一样，呼吸急促，喉中痰多，局部溃烂面积逐渐扩大蔓延，口腔里边还有一股腐臭之味，疼痛难忍，妨碍进食，声音嘶哑，甚至有可能失音，胃气也因此逐渐衰败，气血也日益亏虚，而虚火日渐炽盛。如有虚烦少寐的，宜内服知柏地黄汤（即六味地黄丸加知母、黄柏而成），以滋肾水、泻虚火；如呕吐酸水和甜味涎沫，宜内服甘露饮加川黄连；兼有大便干结的，加服万氏润燥膏以润肠通便；如夜间难以入眠，又不愿进食致面色苍白，宜内服归脾汤加酒炒川黄连，以健脾、养心、泻火。对于局部病灶，如肿胀疼痛，可用紫雪散吹喉；如患处黏膜已经溃烂，换用八宝珍珠散吹喉。如出现声音嘶哑，甚至是失音，多属喉结核，贵在早期诊断和及时应用抗结核药物治疗，并加强全身营养支持。本病相当于西医学的咽喉部结核。

喉 癣

【原文】　喉癣咽干生苔藓，初痒时增燥裂疼。
过饮药酒五辛火，霉烂延开蚁蛀形。

〖注〗此证一名天白蚁。咽嗌干燥，初觉时痒，次生苔藓，色暗木红，燥裂疼痛，时吐臭涎，妨碍饮食。由过食炙煿、药酒、五辛等物，以致热积于胃，胃火熏肺而成斯疾。宜服广笔鼠粘汤，未溃吹矾精散，已溃吹清凉散。病人清心寡欲，戒厚味发物，或者十全一二；若失治兼调理不谨，致生霉烂，延漫开大，叠起腐衣，旁生小孔，若蚁蛀蚀之状，多致不救。

广笔鼠粘汤

生地黄　浙贝母（去心，研）各三钱　玄参　甘草（生）各二钱五分　鼠粘子（酒炒，研）天花粉　射干　连翘（去心）各二钱　白僵蚕（烧，研）一钱　苦竹叶二十片，水二盅，煎八分，饥时服。

〖方歌〗广笔鼠粘喉癣干，初痒生苔裂痛添，生地玄参花粉贝，连翘射草白僵蚕。

清溪秘传矾精散

白矾（不拘多少研末，用方砖一块，以火烧红，洒水于砖上，将矾末布于砖上，以瓷盘覆盖，四面灰拥一日夜，矾飞盘上，扫下用）二钱　白霜梅（去核）二个　真明雄黄　穿山甲（炙）各一钱　共研细末，以细笔管吹入喉内。

〖方歌〗矾精散用火烧砖，水湿布矾上覆盘，扫霜再兑雄梅甲，研末吹喉癣自痊。

清凉散

硼砂三钱　人中白（煅）二钱　黄连末一钱　南薄荷六分　冰片五分　青黛四分　共研极细末，吹入喉癣腐处。

〖方歌〗清凉散吹天白蚁，胃火熏金成此疾，薄黛冰硼中白连，腐裂疼痛皆可去。

【提要】喉癣的病因、病机及症状。

【白话文】喉癣初见咽喉干燥，时觉发痒，咽部黏膜肿突，似生苔藓，燥裂疼痛，日久致生霉烂，蔓延扩大，似白蚁蛀蚀之状。多由过食药酒及五辛之物生火所致。

【解读】喉癣又名天白蚁。发病机制，多是由于过食药酒、辛辣炙煿等刺激性食物，以致热积于胃，胃火犯肺所致。发病初起咽喉干燥，时觉发痒，咽喉部黏膜发生苔藓样变化，颜色暗红，黏膜干燥，因破裂而疼痛，时时吐出带腥臭味的涎液，影响饮食。治疗宜内服广笔鼠粘汤，以滋阴降火。肿胀突起尚未破溃之时，可外用矾精散吹喉；若已溃破，宜用清凉散吹喉。同时嘱咐病人静心修养，禁食膏粱厚味。如果因失治误治，致使咽喉黏膜发生霉烂，病灶蔓延扩大，形成大小不等、边缘不齐的溃疡，上覆一层灰白色膜，似白蚁蛀蚀的样子，则病情险恶。本病相当于西医学的慢性溃疡型咽结核，应早期诊断，予抗结核治疗，局部应用烧灼法等促进溃疡面愈合。因喉癣病人多是肺结核病人在咽喉部的局部表现，因此治疗还必须从整体出发。对肺结核病人，应着重进行全身的治疗。但喉癣又是肺结核病病情恶化的表现之一，病人并常因疼痛和进食困难，导致病人全身情况极度糟糕。

上腭痈

【原文】

上腭痈若葡萄形，少阴三焦积热成。
舌难伸缩鼻红涕，口难开合寒热增。

〖注〗此证又名悬痈，生于口中上腭，由心、肾经与三焦经积热而成。形若紫葡萄，舌难伸缩，口难开合，鼻中时出红涕，令人寒热大作，宜黄连消毒饮加桔梗、玄参服之，兼吹冰硼散。

或日久肿硬下垂，不溃者，以烧盐散日点三五次，兼服射干丸。过时失治，饮食不入、烦躁神昏者逆。

烧盐散

食盐（火烧） 枯白矾各等份 二味研细，以箸头蘸点患上。

〖方歌〗烧盐散治上腭痈，悬似葡萄色紫形，枯矾烧盐等份末，箸头蘸点消热壅。

射干丸

射干 川升麻 杏仁（去皮、尖，麸炒） 甘草（炙）各五钱 木鳖子 川大黄（炒）各二钱 上研细末，炼蜜为丸，如小弹子大。每用一丸，口中含化徐咽。

〖方歌〗射干丸疗悬痈患，热聚成形口开难，大黄升草木鳖杏，蜜丸弹状口中含。

黄连消毒饮（见头部百会疽）

冰硼散（见口部鹅口疮）

【提要】上腭痈的症状、病因及病机。

【白话文】上腭痈症见上腭肿胀，形似葡萄，舌体伸缩困难，鼻流带血的分泌物，甚至口难开合，兼见全身寒热加重。病因病机多由心、肾、三焦三经积热所致。

【解读】上腭痈又名悬痈，病位是口中上腭。临床可见咽喉局部肿胀，呈紫红色，如葡萄一样，因肿胀使得舌体伸缩困难，鼻子里边常常流出血性分泌物，甚至张口闭口都困难，兼见全身发热怕冷的症状加重。治疗宜内服黄连消毒饮加桔梗、玄参，以清热解毒；同时外用冰硼散吹局部。或者病久之后原肿胀部位出现发硬下垂，始终难以化脓溃破的，宜内服射干丸以清火消肿；同时用烧盐散点搽，每日三五次。如果因为失治，出现食物不能咽下、高热谵语、烦躁不安、神志不清等证候，属逆证，预后不良。本病的病因病机，多是由于手少阴心经、足少阴肾经、手少阳三焦经均素有积热，日久化为火毒所致。逆证表现为败血症或脓毒血症的临床征象，应积极抢救治疗。

锁喉毒

【原文】

锁喉毒生因积热，外感风寒耳前结。
外似瘰疬渐攻喉，心与小肠听会穴。

〖注〗此证由心与小肠积热，外感风寒，凝结而成。初生于耳前听会穴，形如瘰疬，渐攻咽喉，肿塞疼痛，妨碍饮食。证须速治，宜服牛黄清心丸开关解热，兼服清咽利膈汤，吹冰硼散。投方应效，方能成功。

牛黄清心丸

九转胆星一两 雄黄 黄连末各二钱 茯神 玄参 天竺黄 五倍子（末） 荆芥

防风　桔梗　犀角末　当归各一钱　冰片　麝香　珍珠（豆腐煮）各五分　京牛黄　轻粉各三分　各研极细末，共和一处，再研匀，甘草熬膏和丸，如龙眼大，朱砂为衣，日中晒干，收入瓷瓶内，将瓶口堵严，勿另出气。临服时一丸，薄荷汤磨服。

〖方歌〗牛黄清心锁喉毒，茯轻冰麝参雄竺，珍倍荆防桔胆星，犀角归连热退速。

清咽利膈汤（见紧喉风）

冰硼散（见口部鹅口疮）

【提要】锁喉毒的病因、病机及症状。

【白话文】锁喉毒病因多由心、小肠、胆三经素有蕴热，复感风寒，致使血气凝聚于耳前所致。其临床可见耳前听会穴处有似瘰疬样肿块长出来，逐渐蔓延至咽喉。

【解读】锁喉毒发病初起可见耳朵前面听会穴处出现结节样肿块，疼痛色红，形状如瘰疬一样，病灶逐渐蔓延至咽喉部，致咽喉局部出现肿块疼痛，甚至阻塞气道而致呼吸不畅，吞咽进食困难。肿块可化脓，破溃流出黏稠血脓性分泌物。因本病属急症，宜速服牛黄清心丸以开关（喉）解毒，兼服清咽利膈汤，同时用冰硼散吹喉。如用药后症状较前减轻，便能痊愈。发病机制，多是由于手少阴心经、手太阳小肠经与足少阳胆经内热郁积，又复外感风寒，蕴热与风寒凝结，致使血气凝聚于耳前所致。

乳　蛾

【原文】

乳蛾肺经风火成，双轻单重喉旁生。
状若蚕蛾红肿痛，关前易治关后凶。

〖注〗此证由肺经积热，受风凝结而成。生咽喉之旁，状如蚕蛾，亦有形若枣栗者，红肿疼痛，有单有双，双者轻，单者重。生于关前者，形色易见，吹药易到，手法易施，故易治；生于关后者，难见形色，药吹不到，手法难施，故难治。俱宜服清咽利膈汤，吹冰硼散。易见者脓熟针之，难见者用鸡翎探吐脓血。若兼痰壅气急声小，探吐不出者险，急用三棱针刺少商穴，出紫黑血，仍吹、服前药，缓缓取效。

清咽利膈汤（见紧喉风）

冰硼散（见口部鹅口疮）

【提要】乳蛾的病因、病机、症状及预后转归。

【白话文】乳蛾多由肺经积热，复感风邪，风火上熏咽喉所致。本病生于咽喉两侧喉核，有单有双，双侧发症情轻，而单侧发较重；患处红肿灼痛，状如蚕蛾；若生于关前容易治疗，而生于关后难治。

【解读】乳蛾的发病机制，多是由于肺经积热，又复感风邪，风火上熏咽喉所致。该病病位主要在咽喉两侧喉核处（即现代的扁桃体），患病部位红肿，形似蚕蛾，故名乳蛾。自觉灼热刺痛；可一侧单发，亦可两侧同时发病，双侧发病病情较轻，而单侧发病较重；病变局部上覆有黄白色渗出物，病重的甚至影响正常吞咽功能，并且疼痛可逐渐放射至耳颈部。发生在喉关前的，因外用药吹入易到病灶而预后较好；而生于喉关后的则证属凶险，预后不良。

治疗方面，不论单侧或双侧患病，关前或关后患病，均宜内服清咽利膈汤，以清热解毒、利膈消肿，同时吹冰硼散至局部。在关前可以看清楚具体病灶的，可行针刺法，或采用切开排脓；而不容易看清楚病灶的，可试用鸡毛探吐，使脓血吐出。但应时刻注意脓血分布情况，千万不可让脓血阻塞气道，导致呼吸急促、痰涎壅塞、声低语弱等症状，此时用鸡毛探吐的办法已经无效，属险证，立即用三棱针点刺少商穴，放出紫黑色血液，外用药及内服药同前，慢慢收效。本病相当于西医学的急性（化脓性）扁桃体炎，对反复发作的，宜在炎症控制后行扁桃体摘除手术。

喉　瘤

【原文】　喉瘤郁热属肺经，多语损气相兼成。
形如圆眼红丝裹，或单或双喉旁生。

〖注〗此证由肺经郁热，更兼多语损气而成。形如圆眼，红丝相裹，或单或双，生于喉旁。亦有顶大蒂小者，不犯不痛，或醇酒炙煿，或因怒气喊叫，犯之则痛。忌用针、刀，宜服益气清金汤以消瘤，碧玉散点之即效。

益气清金汤

苦桔梗三钱　黄芩三钱　浙贝母（去心，研）　麦冬（去心）　牛蒡子（炒，研）各一钱五分　人参　白茯苓　陈皮　生栀子（研）　薄荷　甘草（生）各一钱　紫苏五分　竹叶三十片，水三盅，煎一盅，食远服。渣再煎服。

〖方歌〗益气清金肺热攻，注喉成瘤圆眼形，陈蒡芩苏苦桔贝，麦冬栀薄草参苓。

清瘤碧玉散

硼砂三钱　冰片　胆矾各三分　共研细末，用时以箸头蘸药，点患处。

〖方歌〗消瘤碧玉点喉瘤，开结通喉热可搜，君以硼砂冰片兑，胆矾末入患皆瘳。

【提要】喉瘤的病因、病机及症状。

【白话文】喉瘤多由肺经郁热，加之多语损伤肺气而成。症见瘤体生于喉的两旁，可单侧发病，或双侧发病，瘤体形似桂圆，表面充血如被红丝包裹。

【解读】喉瘤的发病机制，多是由于肺经郁热，加上讲话过多，损伤肺气，气虚痰凝所致。瘤体长在咽喉的两旁，可以单侧发病，或双侧发病，形如桂圆大小，肿胀而不破裂，边缘整齐，表面充血，满布细血管；基底部有的带有长蒂，质地坚硬或柔软，平时无明显疼痛，常常因吃辛辣刺激的食物、喝酒，或因发怒大声叫喊后而发生疼痛。瘤体较大者，可造成喘息、呼吸急促、难以下咽等症状。治疗宜内服益气清金汤、逍遥散，以清解肺热，疏肝解郁，化痰散结；同时局部点涂消瘤碧玉散。本病不可采用针、刀等进行局部治疗。本病相当于西医学的喉部、咽喉部的纤维瘤，属良性肿瘤。现代多采用手术切除或电凝固术。

胸乳部

甘疽

【原文】　甘疽忧思气结成，膺生谷粒紫蒌形。
寒热硬痛宜速溃，溃迟须防毒陷攻。

〖注〗此证由忧思气结而成。生于膺上，即胸膛两旁肉高处，属肺经中府穴之下，无论左、右皆能为患。初如谷粒色青，渐若瓜蒌色紫，坚硬疼痛，憎寒壮热，速溃稠脓者顺；若过十日寒热不退，信脓不生，脉见浮数，防毒内陷攻里，致生恶证属逆。初宜服荆防败毒散，以疏散寒热，次服内托黄芪散。应期不溃者，急服十全大补汤托之。其余内外治法，按痈疽肿疡、溃疡门。

荆防败毒散（见项部脑疽）

内托黄芪散（见背部中搭手）

十全大补汤（见溃疡门）

【提要】甘疽的病因、病机、症状及预后。

【白话文】甘疽是由过度思虑、脾气郁结所致。病位在膺上，症见初起如青色谷粒，渐若紫色瓜蒌，坚硬疼痛，憎寒壮热。速溃稠脓者为顺；若迟迟不溃破，须防毒内陷攻里。

【解读】甘疽的发病机制，多是由于忧思过度、脾气郁结所致。而准确的病位是在胸壁两侧肌肉发达的地方，属肺经中府穴的下面，无论左右，均可患病。本病发病初起可见形似谷粒一样，颜色发青，病势逐渐发展，变成好像紫色瓜蒌一样，质地坚硬，自觉疼痛，恶寒高热，迅速溃破流脓的为顺；如果病久仍恶寒高热，不酿脓溃破，见浮数脉，须要防止脓毒内陷，导致证候凶险。根据其发病特点，初起病邪在表，宜内服荆防败毒散，以疏散寒热，又因该病的发病原因是忧思气结，所以治疗还宜开郁散结；表邪已退后，再内服内托黄芪散，促使局部酿脓；如久久不能溃破的，速服十全大补汤，以补托排脓。其他一些内外治法，可参考痈疽肿疡、溃疡等。

据古书记载，如膻中疽、脾发疽、井疽等均是根据胸前部位特定经穴部位所发的疽来命名，而临床所见胸前部位的疽，有一些并非都发生在特定经穴部位，因为症状和发病特点大致相同，所以治疗上也无太大差别。

膻中疽

【原文】 膻中疽起粟粒形，色紫坚硬渐焮疼。
七情火毒发任脉，急随证治缓成凶。

〖注〗此证生于心窝之上，两乳中央，属任脉经膻中穴。由脏腑不和，七情不平，火毒凝结而成。初起如粟，色紫坚硬，渐生焮热肿痛，憎寒壮热，宜急服仙方活命饮加苏叶、薄荷叶汗之。或烦躁作呕，唇焦大渴，宜夺命丹清之，俟表证已退，急服托里透脓汤；若疮势不起属虚，宜十全大补汤托之。但膻中为气海气之所居焉，施治贵早，若迟则毒陷攻里，伤膜透气者逆。其余内外治法，俱按痈疽肿疡、溃疡门。

仙方活命饮（见肿疡门）

夺命丹（见背部阴阳二气疽）

托里透脓汤（见头部侵脑疽）

十全大补汤（见溃疡门）

【提要】膻中疽的病位、症状、病因、病机及治疗原则。

【白话文】膻中疽生于心窝之上，两乳中央，属任脉经穴，症见初起形如粟米，色紫坚硬，逐渐出现焮热肿痛。此病多由七情不和，火毒凝结所致。宜急早施治，迟则毒陷攻里。

【解读】膻中疽的病位在两乳头连线的中央，属于任脉膻中穴。发病初起可见像粟米一样，呈紫色，触之坚硬，逐渐出现灼热肿痛，恶寒高热。治疗宜急服仙方活命饮加紫苏叶和薄荷叶，以宣解热毒，和营消肿。如出现烦躁、呕恶、唇焦、口大渴等症状，须用夺命丹清热解毒，消肿止痛；等到恶寒发热等表证解除后，急服托里透脓汤，促其成脓。如用药之后久不化脓的属虚证，宜服十全大补汤以托毒成脓。

《洞天奥旨》指出：“（膻中）属任脉之经络，在心之外郭，凡邪不可犯心，一犯心辄死。”况且，“任脉名阴脉之海，周流诸阴，循环无已”“苟不速为星散，则火毒归心，死亡顷刻”。所以本病贵在早期施治，防止疽毒内陷攻里，成为逆证。《外科大成》提出灸法，“灸阴谷穴三七壮，艾如绿豆大”。其他一些内外治法，均可参照痈疽肿疡、溃疡门。膻中为气海，气之所居，主分布阴阳，所以本病的发病机制，多是由脏腑阴阳失调，情志不畅，郁而化火，气郁与火毒凝结，则外透膻中发痈疽肿疡所致。

脾发疽

【原文】 脾发疽生心下旁，炙煿毒酒火为殃。

初如粟粒时寒热，渐增肿痛溃脓昌。

〖注〗此证生于心窝下两旁，属脾经食窦穴，无论左右俱生之，皆由过食炙煿、厚味、药酒，以致脾经积火成毒而发。初起形如粟粒，寒热往来，渐增肿痛。若顶尖、根束，红活鲜润，应期即溃稠脓者顺；若顶平、根散，色紫坚硬，届期不溃，即溃脓如蟹沫者逆。初服荆防败毒散汗之。唇焦大渴、烦躁者，宜服太乙紫金锭，次服内疏黄连汤清之。其余内外治法，按痈疽肿疡、溃疡门。

太乙紫金锭（一名紫金丹，一名玉枢丹）

雄黄（鲜红大块者，研末）三钱 朱砂（有神气者，研末）三钱 麝香（拣净皮毛，研末）三钱 川五倍子（一名文蛤，捶破，研末）二两 红芽大戟（杭州紫大戟为上，江南土大戟次之。北方绵大戟色白者，性烈峻利，弱人服之反致吐血，慎之勿用。取上品者去芦、根，洗净，焙干为末）一两五钱 山慈菇（洗去毛皮，焙干，研末）二两 千金子（一名续随子。仁白者，去油）一两 以上之药，各择精品，于净室中制毕，候端午、七夕、重阳，或天月德天医黄道上吉之辰，凡入室合药之人，三日前俱宜斋沐，更换新洁衣帽，临日方入室中，净手熏香，预设药王牌位，主人率众焚香拜祷事毕，各将前药七味，称准入于大乳钵内，再研数百转；方入细石臼中，渐加糯米浓汁，调和软硬得中，方用杵捣千余下，极至光润为度，每锭一钱。每服一锭，病势重者连服二锭，以取通利，后用温粥补之。修合时，除合药洁净之人，余皆忌见。此药惟在精诚洁净方效。

〖方歌〗太乙紫金诸疮毒，疔肿痈疽皆可除，雄朱倍麝千金子，红芽大戟山慈菇。

（1）一切饮食药毒、蛊毒，瘴气恶菌，河豚中毒，自死牛、马、猪、羊六畜等类之肉，人误食之，必昏乱卒倒，或生异形之证。并用水磨灌服，或吐或泻，其人必苏。

（2）南方山岚瘴气，烟雾疠疫，最能伤人，感之才觉意思不快，恶寒恶热，欲呕不呕，即磨一锭服之，得吐利便愈。

（3）痈疽发背，对口疔疮，天蛇无名肿毒，蛀节红丝等疔，及杨梅疮，诸风瘾疹，新久痔疮，并用无灰淡酒磨服，外用水磨涂搽疮上，日夜数次，觉痒而消。

（4）阴阳二毒，伤寒心闷，狂言乱语，胸膈塞滞，邪毒未出，瘟疫烦乱发狂，喉闭喉风，俱用薄荷汤，待冷磨服。

（5）赤白痢疾，肚腹泄泻急痛，霍乱绞肠痧及诸痰喘，并用姜汤磨服。

（6）男子妇人急中癫邪，喝叫奔走，鬼交鬼胎，鬼气鬼魇，失心狂乱，羊儿猪癫等风，俱用石菖蒲煎汤磨服。

（7）中风中气，口眼歪斜，牙关紧急，言语謇涩，筋脉挛缩，骨节风肿，遍身疼痛，行步艰辛，诸风诸痫，并用酒磨，炖热服之。

（8）自缢、溺死、惊死、压死、鬼魅迷死，但心头微温未冷者，俱用生姜、续断酒煎、磨服。

（9）一切恶蛇、风犬、毒蝎，溪涧诸恶等蛊伤人，随即发肿，攻注遍身，甚者毒气入里，昏闷响叫，命在须臾，俱用酒磨灌下，再吃葱汤一碗，被盖出汗立苏。

（10）新久疟疾临发时，东流水煎桃、柳枝汤，磨服。

（11）小儿急慢惊风，五疳五痢，脾病黄肿，瘾疹疮瘤，牙关紧急，并用薄荷浸水磨浓，加蜜服之，仍搽肿上；年岁幼者，每锭分作数服。

（12）牙痛，酒磨涂痛上，仍含少许，良久咽下。

（13）小儿父母遗毒，生下百日内皮塌烂斑，谷道眼眶损烂者，俱用清水磨涂。

（14）打仆伤损，用松节无灰酒研服。

（15）年深月远，头胀头痛，太阳痛极，偏头风，及时疮愈后，毒气攻注，脑门作胀者，俱用葱、酒研服一锭，仍磨涂太阳穴上。

（16）妇人经水不通，红花汤下。

（17）凡遇天行疫证，延街阖巷，相传遍染者，用桃根汤磨浓，滴入鼻孔，次服少许，任入病家，再不传染。

（18）又治传尸劳瘵，诸药不能取效。一方士指教服此，每早磨服一锭，至三次后，遂下恶物尸虫、异形怪类，后得脱利。以此相传，活人不计其数。

（19）一女子久患劳瘵，为尸虫所噬，磨服一锭，片时吐下小虫十余条；后服苏合香丸，其病顿失，调理月余而愈。真济世卫生之宝药也。

荆防败毒散（见项部脑疽）

内疏黄连汤（见肿疡门）

【提要】脾发疽的病位、病因、病机、症状及预后。

【白话文】脾发疽生于心窝部下两旁，多由过食辛辣炙煿、药酒，以致脾经火热蕴积化毒所致。本病初起症见局部形如粟粒，寒热往来，逐渐肿痛，如脓成溃破为顺。

【解读】脾发疽的病位在心窝部下两旁处，属足太阴脾经食窦穴，左右两边均可发生，发病初起局部可见似粟粒状，全身恶寒发热，逐渐出现肿胀疼痛。如果患处顶部很尖，根脚收束，颜色红润有光泽，成脓后很快破溃的是顺证；如果疮顶平塌，跟脚散漫，颜色紫暗，质地坚硬，很难破溃，即便破溃，流出像蟹沫一样的黏稠脓液，是逆证。治疗初起宜内服荆防败毒散，以疏散寒热。如口唇焦枯，口大渴，心情烦躁的，属热毒炽盛，宜先服太乙紫金锭，后服内疏黄连汤，以清热解毒。其他内外治法，均可参照痈疽肿疡、溃疡门的相关适宜治法来处理。本病的发病机制，多是由于过食了辛辣烧烤油煎的食物或药酒等，脾经火热蕴积化毒所致。上文所述的脾发疽即是属脾疽，为九发之一，属疽病里面的一种，病位在脾经募穴章门穴（肝经穴）。杨清叟《仙传外科秘方》曰：“章门隐隐而痛者，脾疽也。”

井疽

【原文】 井疽心火发中庭，初如豆粒渐肿疼。
心躁肌热唇焦渴，红活易治黑陷凶。

〖注〗此证生于心窝，属任脉中庭穴，由心经火毒而成。初如豆粒，肿痛渐增，心躁如焚，肌热如火，自汗唇焦，大渴饮冷，急服内疏黄连汤或麦灵丹。若烦闷作呕，发热无汗者，夺命丹汗之。如红活高肿者顺，黑陷平塌者逆。其余内外治法，俱按痈疽肿疡、溃疡门。若溃后经年不愈者，必成穿心冷瘘，难治。

内疏黄连汤　麦灵丹（俱见肿疡门）

夺命丹（见背部阴阳二气疽）

【提要】井疽的病位、病因、病机、症状及预后。

【白话文】井疽生于心窝之任脉中庭穴，多由心经火毒而成。发病初起局部形如豆粒，肿痛渐增，内心烦躁，肌热如火，唇焦大渴。如患部红活属顺证，易治疗；如暗黑平塌属逆证，难治疗。

【解读】井疽的病位在前胸部任脉中庭穴处，多由心经火毒而致。症状初起可见局部像豆粒一样，肿胀疼痛逐渐加重，出现心情烦躁如焚、肌肤大热、口唇干裂、渴欲饮冷等明显的全身症状，宜急服内疏黄连汤或麦灵丹。如内心烦躁，胸闷，恶心欲吐，却发热无汗的，宜用夺命丹以发汗退热。局部病灶如颜色红润有光泽，肿胀高突的为顺证，较容易救治；如颜色暗黑，疮顶内陷平塌的为逆证，治疗方面较困难。其他一般内外治法，均可按照痈疽肿疡、溃疡的治疗方法处理。由于本证特殊的病位——心窝部中庭穴处，如局部病灶溃破以后，长时间不愈合的，一般都有可能导致穿心冷瘘，治疗较困难。

蜂窝疽

【原文】 蜂窝疽形似蜂窝，胸侧乳上疮孔多。
漫肿紫痛心火毒，黑陷者逆顺红活。

〖注〗此证生于胸侧乳上，亦有遍身而发者，由心火毒盛而成。色紫漫肿疼痛，身发寒热，初起六七孔，渐渐延开有三五寸，亦有六七寸者，形似蜂房，即有数十窍，每窍出黄白脓，宣肿疮面全腐。腐脱有新肉，色红鲜润者顺；若出黑水，气秽平塌者逆。始终内、外治法，俱按痈疽肿疡、溃疡门。遇气寒之人，至八九日不溃，以神灯照每日照之，应期即溃。

神灯照法（见首卷）

【提要】蜂窝疽的病位、症状、病因、病机及预后。

【白话文】蜂窝疽生于胸侧乳上，症见局部色紫，漫肿疼痛，溃后见诸多细孔，形似蜂房。色红鲜润为顺证，色黑平塌为逆证。本病多由心经火毒炽盛所致。

【解读】蜂窝疽的病位多在侧胸部乳房的上面，无论左右，均可发生。其实除乳房外，其他肌肉丰厚的地方亦常发生。临床可见局部颜色紫暗，肿胀弥漫，剧烈疼痛；初起可能仅有六七个脓头，以后逐渐蔓延开来，脓头直径三五寸，有的可达六七寸，局部病灶出现数十个脓头，好像蜂房一样。脓头破溃以后都流出黄白色的黏稠脓液，疮面肿胀明显，上覆许多腐烂坏死组织，腐烂坏死物脱落后，长出一些新鲜肉芽组织，颜色红润有光泽的属顺证；如疮面颜色发黑，流出带有秽臭味的脓液，疮顶平塌内陷属逆证。本证的相关内外治法，均可参照痈疽肿疡、溃疡门。如遇到气虚体寒的病人，病程到八九天还不破溃的，需要每天照神灯治疗，可促使局部病灶早日破溃。本病的发病机制，多是由心经火毒炽盛所致。蜂窝疽类似于西医学的痈。

蠹疽

【原文】　蠹疽生于缺盆中，初豆渐李坚紫疼。
寒热尿涩宜蒜灸，证由胆胃积热生。

〖注〗此证一名缺盆疽，又名锁骨疽，生在胸上项下，锁子骨内软陷中缺盆穴，属胆、胃二经积热而发。初发寒热往来，筋骨拘急，饮食不思，胸腹膨胀，小水短涩；初发如豆，渐大如李，色紫，坚硬疼痛。初宜艾壮隔独头蒜片灸之，内服夺命丹汗之，次服六一散，通利小水。脓势将成，宜服内托黄芪散。气血虚甚者，宜服十全大补汤托补之。其余内外治法，俱按痈疽肿疡、溃疡门。此证宜急托治，若失治腐烂内陷，疮口难敛，必成败证。

六一散

滑石六两　甘草（生）一两　共为末，每服三钱，灯心煎汤调服。

〖方歌〗六一散医小水癃，能除燥湿热有功，滑石甘草研成末，灯心汤调服立通。

夺命丹（见背部阴阳二气疽）

内托黄芪散（见背部中搭手）

十全大补汤（见溃疡门）

【提要】蠹疽的病位、症状、病因、病机及治疗。

【白话文】蠹疽生于缺盆穴（属胆、胃二经），症见局部病灶初起如豆大，渐大如李，色紫暗，坚硬疼痛，伴有恶寒发热，小便涩赤。宜用艾壮隔蒜片灸患处。此病多由胆胃二经积热所致。

【解读】蠹疽发生在胸部与颈项部之间的缺盆穴处，缺盆穴属胆胃二经，又称缺盆疽、锁骨疽。临床可见患处肿胀初起如豆粒一样大，逐渐扩大如李子，颜色紫暗，质地坚硬，剧烈疼痛；多伴有恶寒发热、筋脉拘急挛缩、饮食差、胸腹部膨胀不舒、小便短赤等全身症状。该阶段治疗宜用艾壮隔蒜片灸局部病灶，并且内服夺命丹以疏散寒热，再内服六一散以通利小便。若局部将化脓，宜内服内托黄芪散。若气血极度亏虚，宜内服十全大补汤以补托而促脓成。其他内外治法都可按照痈疽肿疡、溃疡门处理。但本证治疗贵在早期及时托脓，如因失治误治导致腐烂内陷，则疮面难以收口。本证的发病机制，多是由胆胃二经积热所致。相当于西医学的锁骨上窝脓肿、锁骨结核。

瘨疬痈

【原文】　　瘨疬痈在乳旁生，结核红肿硬焮疼。
　　　　　　包络痰凝脾气郁，治宜温舒化坚凝。

〖注〗此证生于乳旁，初肿坚硬，形类结核，发长缓慢，渐增焮肿，色红疼痛。由包络寒痰，脾气郁结而成，系寒证非热证也。治宜温和舒郁化坚，以内补十宣散服之，外敷回阳玉龙膏消之，如不消，脓势将成也。内外治法，即按痈疽肿疡、溃疡门。

内补十宣散

人参　黄芪　当归各二两　桔梗　厚朴（姜制）　川芎　白芷　肉桂　防风　甘草（炙）各一两　共研末，每服三钱，热黄酒调服。不饮酒者，木香煎汤调下。

〖方歌〗内补十宣诸肿毒，已成令溃未成消，参芪桔朴芎归草，芷桂防风热酒调。

回阳玉龙膏（见肿疡门）

【提要】瘨疬痈的病位、症状、病因、病机及治则。

【白话文】瘨疬痈生于乳房旁边，初肿坚硬，形似结核，渐致肿痛，焮红灼热。多由心包寒痰，脾郁气结所致。治疗宜温和舒郁化痰凝。

【解读】瘨疬痈发生在乳房的周边，临床可见肿块初起好像结核一样，触之坚硬，病势进展缓慢，逐渐出现红、肿、疼痛。该病的发病机制，多是由心包络素有寒痰蕴积，脾气郁结所致。本证属寒证而非热证，所以治疗宜以温化舒郁化坚为主，内服内补十宣散，外敷回阳玉龙膏以促肿消，如不能消散，则局部即将化脓。其他内外治法均可按照痈疽肿疡、溃疡门处理。

内外吹乳

【原文】　吹乳乳毒乳肿疼，内吹胎热痛焮红。
外吹子鼻凉气袭，寒热烦渴结肿疼。

〖注〗乳房属胃，乳头属肝，而有内吹、外吹之分。内吹者，怀胎六七月，胸满气上，乳房结肿疼痛，若色红者，因多热也；不红者，既因气郁，且兼胎旺也。多热者，宜服柴胡清肝汤；气郁者，宜服逍遥散，外俱敷冲和膏必消。或初肿失于调治，或本人复伤气怒，以致大肿大痛，其势必欲成脓，宜用逍遥散加黄芪、白芷、连翘以养血排脓治之。脓溃之后，宜调养血气，待生产后，按溃疡治法，方得收口。妊娠用药禁忌，另有歌诀，详载首卷。外吹者，由乳母肝、胃气浊，更兼子吮乳睡熟，鼻孔凉气，袭入乳房，与热乳凝结，肿痛，令人寒热往来，烦躁口渴。初宜服荆防牛蒡汤，外用隔蒜灸法；俟寒热退仍肿者，服橘叶瓜蒌散，外敷冲和膏消之。其肿消之不应者，将欲作脓，即用透脓散。其余内服、外敷之法，俱按痈疽肿疡、溃疡门。又有至如内未怀胎，外未行乳而生毒者，系皮肉为患，未伤乳房，此肝、胃湿热凝结而成乳毒也，法当按疮疖治之，无有不效者。

荆防牛蒡汤

荆芥　防风　牛蒡子（炒，研）　金银花　陈皮　天花粉　黄芩　蒲公英　连翘（去心）　皂角刺各一钱　柴胡　香附子　甘草（生）各五分　水二盅，煎八分，食远服。

〖方歌〗荆防牛蒡乳外吹，寒热肿疼俱可推，银花陈草柴香附，花粉芩蒲翘刺随。

橘叶瓜蒌散

橘叶二十个　瓜蒌（量证用半个或一个）　川芎　黄芩　栀子（生，研）　连翘（去心）　石膏（煅）　柴胡　陈皮　青皮各一钱　甘草（生）五分　水二盅，煎八分，食远服，渣再煎服。紫肿焮痛用石膏，红肿者去之。

〖方歌〗橘叶瓜蒌吹乳证，凉袭热乳凝结成，芎芩栀草连翘等，石膏柴与陈皮青。

柴胡清肝汤（见头部鬓疽）

逍遥散（见背部上搭手）

冲和膏　**透脓散**（俱见肿疡门）

隔蒜灸法（见首卷灸法）

【提要】内外吹乳的病因、病机及症状。

【白话文】内外吹乳是乳房部感受毒邪致乳房肿痛，内吹是因胎热致乳房肿痛焮红，外吹是由乳儿鼻中呼出的冷气侵袭乳房所致。症见恶寒发热、烦渴、结块肿痛等症状。

【解读】乳房属足阳明胃经，乳头属足厥阴肝经，乳房肿痛有内吹、外吹的区别。所谓内吹，是指发生在妊娠期的乳房肿痛，其发病的原因，一般是在妊娠六七个月之时，胎位将要平脐水平，这样就造成孕妇胸腹胀满气逆而上，乳房出现结块肿胀疼痛，如患乳颜色鲜红，属内有积热；如不红的，多是肝气郁结，兼胎热炽盛的因素。多热的，宜内服柴胡清肝汤以清肝泄热；肝气郁结的，宜内服逍遥散，以疏肝解郁。无论是多热还是气郁，均可外敷冲和膏，肿痛很快便可消退。如本证在初发之时未及时给予诊治，或虽经治疗而病人情绪大怒，而使局部肿胀疼痛更为严重，并且势必会化脓的，宜内服逍遥散加黄芪、白芷、连翘，以养血排脓。因为很多药物在妇女妊娠期间都得慎重，所以脓肿破溃以后，宜以调气养血为主，等到生产以后再按照溃疡的常规疗法来治疗，这样伤口才有可能愈合。

所谓外吹，是由于乳母肝胃气郁滞，以及乳儿吮乳熟睡后，由鼻孔中呼出的冷气，侵入乳房，冷气与热乳汁相互凝结而成。临床可见患乳局部肿胀疼痛，并伴有发热恶寒、内心烦躁、口渴等全身症状。初起宜内服荆防牛蒡汤，并外用隔蒜灸法；等表证寒热退尽，而局部乳房仍然肿胀的，宜服橘叶瓜蒌散，并用冲和膏外敷，以消散肿胀。如局部外用药治疗肿胀难消散，而即将化脓的，则用透脓散以托脓。其他内外治法，均可按照痈疽肿疡、溃疡门处理。

如病人既不是处于妊娠期，又没哺乳，而乳房肿痛化脓，这是由于肝胃二经湿热凝结酿毒的缘故。如病变达皮肉，还没有伤到乳房，治法可按照疮疖的处理，疗效明显。本病发生于妇女，西医学称为急性乳腺炎。

乳疽　乳痈

【原文】

乳疽乳痈乳房生，肝气郁结胃火成。
痈形红肿焮热痛，疽形木硬觉微疼。
痈发脓成十四日，疽发月余脓始成。
未溃托里排脓治，已溃大补养荣灵。

〖注〗此证总由肝气郁结，胃热壅滞而成。男子生者稀少，女子生者颇多，俱生于乳房。红肿热痛者为痈，十四日脓成；若坚硬木痛者为疽，月余成脓。初起寒热往来，宜服瓜蒌牛蒡汤；寒热悉退，肿硬不消，宜用复元通气散消之。若不应，复时时跳动者，势将溃脓，宜用托里透脓汤；脓胀痛者针之，宜服托里排脓汤；虚者补之，如人参养荣、十全大补等汤，俱可选用。外敷贴之药，俱按痈疽肿疡、溃疡门。

瓜蒌牛蒡汤

瓜蒌仁　牛蒡子（炒，研）　天花粉　黄芩　生栀子（研）　连翘（去心）　皂角刺　金银花　甘草（生）　陈皮各一钱　青皮　柴胡各五分　水二盅，煎八分，入煮酒一杯和匀，食远服。

〖方歌〗瓜蒌牛蒡胃火郁，憎寒壮热乳痈疽，青柴花粉芩翘刺，银花栀子草陈皮。

复元通气散（见肿疡门）

托里透脓汤（见头部侵脑疽）

托里排脓汤（见项部鱼尾毒）

人参养荣汤　十全大补汤（俱见溃疡门）

【提要】乳疽、乳痈的病因、病机、症状及治疗。

【白话文】乳疽、乳痈生于乳房上，多由肝气郁结，胃火蕴积所致。症见痈形焮热红肿疼痛，疽形木硬微觉疼痛。痈大约 14 天脓成，疽于 1 个多月脓成。如尚未溃脓治宜托里排脓汤，已溃则宜人参养荣汤，疗效灵验。

【解读】乳疽、乳痈的发病，多是由肝失疏泄，气机郁滞，加上胃火蕴积所致。此病女子的发生率较高，而男子很少发生，其病位均位于乳房，无论左右，皆可患病。临床上可见局部病灶红肿热痛的属痈，而局部坚硬麻木、自觉疼痛轻微的属疽。痈一般病程到半个月开始酿脓，疽却得 1 个月余才酿脓。初起伴有见恶寒发热的，宜内服瓜蒌牛蒡汤以清热；等到寒热皆已退尽，而乳房肿痛坚硬不消的，宜用复元通气散消散。如还是不见疗效，而局部脓肿常常有跳动感的，是脓肿将要溃破的征象，宜内服托里透脓汤，以促脓肿早破早排尽。如局部脓肿胀痛明显的，可行针刺法，并内服托里排脓汤。如病人素体虚弱，宜采用补法以使脓肿早日成熟，类似人参养荣汤、十全大补汤等都可选用。局部外敷药，均可按照痈疽肿疡、溃疡门处理。

乳发　乳漏

【原文】　　乳发如痈胃火成，男女皆生赤肿疼。
　　溃久不敛方成漏，只为脓清肌不生。

〖注〗此证发于乳房，焮赤肿痛，其势更大如痈，皮肉尽腐，由胃腑湿火相凝而成。治法急按乳痈，未成形者消之，已成形者托之，腐脱迟者黄灵药撒之，以免遍溃乳房，致伤囊膈，难以收敛。若久不收口，外寒侵袭，失于调养，时流清水者，即成乳漏。外用红升丹作捻，以去腐生肌；再兼用豆豉饼灸法，缓缓灸之以祛寒；内当大补气血。节劳烦，慎起居，忌发物，渐可生肌敛口而愈。

黄灵药　红升丹（俱见溃疡门）

豆豉饼灸法（见首卷灸法）

【提要】乳发、乳漏的病因、病机及症状。

【白话文】乳发症似乳痈，病势较乳痈更大，男女皆可罹患。局部病灶红赤肿痛，若溃脓后脓液清稀、久不收口者属乳漏。其病多由胃火壅滞所致。

【解读】乳发的症状类似于乳痈，乳发的病灶范围较乳痈更大，病情较乳痈更严重，发病迅猛，男女都可患病。本病的发病特点是局部红赤肿胀热痛，皮肉迅速腐败坏死；如脓肿溃破后久久不得收口，又因外邪侵袭，加上失于调理，疮面流出稀薄液体的则为乳漏，严重时可能导致热毒内陷。

乳发总的治疗方法与乳痈相同：局部脓肿尚未成形的采用消法；如脓肿已形成，则采用托脓法；如脓肿溃破后腐肉脱尽缓慢的，可用黄灵药撒局部，防止整个乳房溃烂，导致损伤乳房囊膈而不易收口。乳发、乳痈、乳疽等病证久治不愈，可致乳房部乳漏。乳漏的中医药疗法可采用红升丹作药线，以去腐生肌；同时兼用豆豉饼灸法，灸的过程宜缓慢温和，以散寒邪。内治选择采用大补气血之剂，避免劳倦心烦，休息规律，忌辛辣刺激等发物。外治法则可在成脓期切开排脓引流，并清除坏死组织，切口常呈放射状。现代多数学者认为，乳漏宜采用切开法来治疗，因为乳房位于体表，即使漏管较深，切开所有管道，但不作周围组织广泛切除，一般愈后较好。这样一方面减轻了病人的痛苦，一方面又节省了治疗时间。乳发的发病，多是由胃火壅滞所致。乳发西医学称之为乳房部蜂窝织炎或乳房坏疽，而乳漏西医学称为乳房部窦道或乳管瘘。

乳中结核

【原文】　乳中结核梅李形，按之不移色不红。
时时隐痛劳岩渐，证由肝脾郁结成。

〖注〗此证乳房结核坚硬，小者如梅，大者如李，按之不移，推之不动，时时隐痛，皮色如常。由肝、脾二经气郁结滞而成。形势虽小，不可轻忽。若耽延日久不消，轻成乳劳，重成乳岩，慎之慎之！初起气实者，宜服清肝解郁汤；气虚宜服香贝养荣汤；若郁结伤脾，食少不寐者，服归脾汤。外俱用木香饼熨法消之甚效。

清肝解郁汤

当归　生地　白芍（酒炒）　川芎　陈皮　半夏（制）各八分　贝母（去心，研）　茯神　青皮　远志（去心）　桔梗　紫苏叶各六分　栀子（生，研）　木通　甘草（生）各四分　香附（醋炒）一钱　水二盅，姜一片，煎八分，食远服。

〖方歌〗清肝解郁贝茯神，四物青皮远夏陈，栀桔通苏香附草，能消乳核气郁伸。

归脾汤

人参　白术（土炒）　枣仁（炒，研）　龙眼肉　茯神各二钱　黄芪一钱五分　当归（酒洗）一钱　远志（去心）　木香（末）　甘草（炙）各五分　生姜三片，红枣肉二枚，水煎服。

〖方歌〗归脾汤治脾胃怯，食少怔忡夜不安，枣远龙眼参归草，茯神芪术木香煎。

木香饼

生地黄（捣烂）一两　木香（研末）五钱　共和匀，量结核大小，作饼贴肿上，以热熨斗间日熨之；坚硬木痛者，每日熨之。

〖方歌〗木香饼消乳核方，舒通结滞功倍强，生地研烂木香末，和饼贴患熨之良。

香贝养荣汤（见项部上石疽）

【提要】乳中结核的症状、病因、病机及预后。

【白话文】乳中结核质硬，形如梅李，按之不移，推之不动，色不红，时时隐痛；病久则成乳劳，重者成乳岩。本证多由肝脾郁结所致。

【解读】乳中结核又称乳癖，临床上可见乳房组织中有肿块，触之坚硬，小的像梅子，大的像李子，用手按局部肿块几乎难移动，皮肤颜色正常，局部病灶常常隐痛不舒。明《外科启玄》中记载："妇人近五十以外，气血衰败，当时郁闷，乳中结核，天阴作痛，名曰乳核。"陈实功在《外科正宗》中指出："乳癖乃乳中结核……其核随喜怒消长。"总而言之，本病的发病机制，一则为肝郁痰凝，壅滞于乳房；二则为冲任失调以致气血瘀滞而见乳房结块。肝郁气滞和冲任失调在乳癖发病过程中既可单独致病，又是彼此相关，难以截然分开。总的治疗原则是疏肝理脾，调理冲任。本病的病灶范围虽然不是很大，但决不可忽视。如病情耽搁致肿块难以消散，轻者则变成乳劳，重者发展成乳岩（癌），所以必须谨慎再谨慎！如患病初起病人体质壮实的，宜内服清肝解郁汤，以疏理气机；如病人素体虚弱的，宜内服香贝养荣汤，以补养气血。见肝之病，知肝传脾，如见脾胃受损，致胃口较差，夜里难以入睡的，宜内服归脾汤。不论哪种情况，局部病灶均可采用木香饼灸法，疗效不错。本病西医学称为乳腺增生病。现代医学认为本病的发病机制主要与周期性的激素分泌失调有关。治疗方面，中医中药较西医有更大的优势，在对改善内分泌失调、消除疼痛和肿块方面已取得良好的临床疗效。

乳　劳

【原文】　乳劳初核渐肿坚，根形散漫大如盘。
未溃先腐霉斑点，败脓津久劳证添。

〖注〗此证即由乳中结核而成。或消之不应，或失于调治，耽延数日，渐大如盘如碗，坚硬疼痛，根形散漫，窜延胸胁腋下，其色或紫、或黑，未溃先腐，外皮霉点、烂斑数处，渐渐通破，轻津白汁，重流臭水，即败浆脓也。日久溃深伤膜，内病渐添，午后烦热、干嗽、颧红、形瘦、食少、阴虚等证俱见，变成疮劳。初结肿时，气实者宜服蒌贝散，及神效瓜蒌散；气虚者逍遥散，及归脾汤合而用之。阴虚之证已见，宜服六味地黄汤，以培其本。外治法按痈疽溃疡门。然此疮成劳至易，获效甚难。

蒌贝散

瓜蒌　贝母（去心，研）　南星　甘草（生）　连翘（去心）各一钱　水二盅，煎八分，澄渣，加酒二分，食远服。一加青皮、升麻。

〖方歌〗蒌贝散治乳结核，渐大失调变乳劳，初肿气实须服此，南星甘草共连翘。

神效瓜蒌散

大瓜蒌（去皮，焙为末）一个　当归　甘草（生）各五钱　没药　乳香各二钱　共研粗末，每用五钱，醇酒三盅，慢火熬至一盅，去渣，食后服之。

〖方歌〗神效瓜蒌没乳香，甘草当归研末良，乳劳初肿酒煎服，消坚和血是神方。

逍遥散（见背部上搭手）

归脾汤（见乳中结核）

六味地黄汤（即六味地黄丸改作煎剂。见面部雀斑）

【提要】乳劳的症状及预后。

【白话文】乳劳症见初起乳中结核，病久渐肿大坚硬，根脚散大如盘，局部病灶尚未溃破时先见多处霉点、烂斑，溃败时流出脓津。病伤日久会出现一系列阴虚症状，变成疮痨。

【解读】乳劳临床可见初起乳房部出现肿块，类似结核，因失于调理，或治疗无效，病程迁延日久，逐渐变得肿大坚硬，肿块根部散漫扩大，像盘子一样，颜色紫黑，局部病灶在尚未溃破时就已经腐烂，上覆许多霉点及烂斑，渐渐地等到溃破，轻者则流出津液白汁，严重的流出腐臭味的液体，即败浆脓液。最后因溃烂部位较深，甚至损伤筋膜，则会出现午后烦热、干咳、两颧潮红、形体日渐消瘦、食少等一系列阴虚证候，变成疮痨。《外科大成》记载："乳房结核，初如梅子，数月不疗，渐大如鸡子，窜延胸胁，破流稀脓白汁而内实相通，外见阴虚等症"，指出了本病也有阴虚的表现。本病的发病机制，多是因素体阴虚（肺肾），或气血亏虚，复感外邪，肝郁气滞，化火灼津成痰，痰火凝结而成，或因肺痨、肾痨、瘰疬等病所继发。初起局部硬结肿胀时，如病患体质壮实的，宜内服蒌贝散及神效瓜蒌散，以调和气血、化痰降浊；如病患体质虚弱的的，宜内服逍遥散合归脾汤，以疏肝解郁、健脾益气；如已经出现阴虚征象，宜内用六味地黄汤（即六味地黄丸煎剂）培补真阴。乳劳的其他外治法与痈疽肿疡、溃疡门相同。然而本病发展迅猛，易趋于恶化，所以治愈较难。乳劳因溃后脓液稀薄如痰，故又名"乳痰"。西医学称之为乳房部结核。现代多采用中西医结合的综合疗法来治疗本病。中医讲究辨证施治与辨病施治；现代医学抗结核药物选用的基本原则是应坚持早期、足量、联合、规律、全程，可选用利福平、异烟肼、链霉素等常规抗结核药。

乳 岩

【原文】 乳岩初结核隐疼，肝脾两损气郁凝。
核无红热身寒热，速灸养血免患攻。
耽延续发如堆栗，坚硬岩形引腋胸。
顶透紫光先腐烂，时流污水日增疼。
溃后翻花怒出血，即成败证药不灵。

〖注〗此证由肝、脾两伤，气郁凝结而成。自乳中结核起，初如枣栗，渐如棋子，无红无热，有时隐痛。速宜外用灸法，内服养血之剂，以免内攻。若年深日久，即潮热恶寒，始觉大痛，牵引胸腋，肿如覆碗坚硬，形如堆栗，高凸如岩，顶透紫色光亮，肉含血丝，先腐后溃，污水时津，有时涌冒臭血，腐烂深如岩壑，翻花突如泛莲，疼痛连心。若复因急怒，暴流鲜血，根肿愈坚，期时五脏俱衰，即成败证，百无一救；若患者果能清心涤虑，静养调理，庶可施治。初宜服神效瓜蒌散，次宜清肝解郁汤，外贴季芝鲫鱼膏，其核或可望消。若反复不应者，疮势已成，不可过用克伐峻剂，致损胃气，即用香贝养荣汤。或心烦不寐者，宜服归脾汤；潮热恶寒者，宜服逍遥散，稍可苟延岁月。如得此证者，于肿核初起，即加医治，宜用豆粒大艾壮，当顶灸七壮，次日起疱，挑破，用三棱针刺入五六分，插入冰螺散捻子，外用纸封糊，至十余日其核自落，外贴绛珠膏、生肌玉红膏，内服舒肝、养血、理脾之剂，生肌敛口自愈。

季芝鲫鱼膏

活鲫鱼肉　鲜山药（去皮）各等份　上共捣如泥，加麝香少许，涂核上，觉痒极，勿搔动，隔衣轻轻揉之，七日一换，旋涂即消。

〖方歌〗鲫鱼膏贴乳岩疾，肿如覆碗似堆栗，山药同研加麝香，涂于患处七日易。

冰螺捻

硇砂二分　大田螺（去壳，线穿晒干）五枚　冰片一分　白砒（即人言。面裹煨熟，去面用砒）一钱二分　将螺肉切片，同白砒研末，再加硇片同碾细，以稠米糊，搓成捻子，瓷罐密收。用时将捻插入针孔，外用纸糊封，贴核上勿动，十日后四边裂缝，其核自落。

〖方歌〗冰螺捻消诸核疬，硇砂螺肉煨白砒，再加冰片米糊捻，乳岩坚硬用之宜。

神效瓜蒌散（见乳劳）

香贝养荣汤（见项部上石疽）

清肝解郁汤　**归脾汤**（俱见乳中结核）

逍遥散（见背部上搭手）

绛珠膏　**生肌玉红膏**（俱见溃疡门）

【提要】乳岩的症状、病因、病机、治疗及预后。

【白话文】乳岩多从乳中结核起，由肝脾两伤，气郁凝结而成。临床可见初起乳房内有硬结，如枣栗大小，渐增大如棋子，局部皮肤颜色不红，触之不热，时时自觉隐痛不舒。日久迁延，多伴有怕冷、发热的全身症状。治疗宜速用灸法，并且内服补养血气之剂，以免延误病情。如果耽搁，则乳房部肿块进一步增大，形如一堆栗子，触之坚硬，高凸好像岩石一样，疼痛难忍，痛引胸腋；肿块顶部隐隐透出紫色光亮，先腐烂后溃破，时时流出秽臭的脓液，有时甚至涌出腥臭的血液。溃破后疮口翻出，凸如泛莲，疼痛彻心；加上情绪急躁暴怒，导致疮口不停地流出鲜红色的血液。等到五脏均衰败后，就形成败证，难以救治。

【解读】乳岩，多自乳中结核逐渐发展而来。乳中结块，形似岩穴者，故名乳岩。本病的发病机制，主要有以下几个方面：① 情志失调；② 饮食不节；③ 冲任失调。此外在经气虚弱的情况下，感受毒邪之气，阻塞经络，气滞血瘀，日久停痰结瘀，亦可导致乳岩。总而言之，乳岩的发病是情志失调、饮食不节、冲任失调或先天禀赋不足引起机体阴阳平衡失调、脏腑失和而发病。若病人能清心寡欲，静心调理，尚有治疗的希望。

在古代，多采用中药内服加外敷综合治疗。初起宜内服神效瓜蒌散，次服清肝解郁汤，外贴季芝鲫鱼膏，乳中硬结有消散的可能。如果无效，局部疮面已经形成，不可过用克伐峻剂，以免损伤胃气，此时可内服香贝养荣汤，养营理气。如心情烦躁、难以入睡的，宜内服归脾汤；潮热怕冷的，内服逍遥散，尚可延缓几年生存时间。如果知道患了该病，在乳房硬块初起阶段，就进行积极治疗，可采用豆粒大小的艾壮，在肿块顶部灸七壮，灸后第二天局部皮肤起疱，将疱刺破后，局部用三棱针刺入五六分，出针后再用冰螺散捻子从针孔插入，然后贴上橡皮膏；至十余天，肿核自行消失，绛珠膏、生肌玉红膏外贴患处，内服舒肝养血理脾之剂，疮口便会逐渐生肌收口愈合。

本病相当于西医学的乳癌。现代临床治疗采用中西医结合综合治疗，如手术、放疗、化疗、内分泌治疗、生物调节治疗和中医药治疗等。

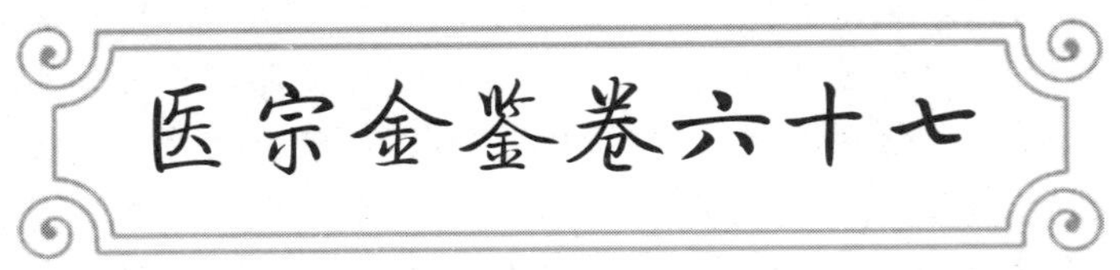

医宗金鉴卷六十七

腹　部

幽　痈

【原文】　　幽痈脐上七寸生，初小渐大肿硬疼。
忧思厚味火毒发，切牙寒战毒陷攻。

〖注〗此证生脐上七寸，初起如粟，渐增漫肿疼痛，形如鹅卵，甚则坚硬，痛牵胸肋。由过食膏粱厚味，忧思气结，肠胃不通，火郁成毒，自内而外发也。初起肿痛，皮色未红，时若心烦呕哕，脉沉实者，当疏火毒，以绝其源，宜内疏黄连汤服之。焮肿痛甚，邪气实也，宜服托里散，外用艾壮隔蒜片灸之。脉见沉迟，其脓未成，用补中益气汤托之；脉见洪数，其脓已成，用托里透脓汤。脓熟胀痛不溃，系气血虚也，急用十全大补汤温补之，外兼用卧针开。卧针者，斜入斜出，防伤内膜也。或误行汗下，或误敷寒凉，以致肿而不溃，溃而不敛者，急用十全大补汤，加干姜、附子以救之。已溃朝寒暮热者，气血虚也；食少作泻，脾胃虚也；胸痞痰涌，脾肺虚也，俱服六君子汤。服后诸证悉退，换十全大补汤调理即愈。外治之法，按痈疽肿疡、溃疡门。无论已溃未溃，忽切牙寒战，系气虚不能胜毒，毒陷攻里之兆；或溃后脓水忽多忽少，疮口如蟹吐沫者，系内膜已透，俱为逆证。

托里散

皂角刺　金银花　黄芩　牡蛎（煅）　当归　赤芍　朴硝　大黄　天花粉　连翘（去心）各等份　共研粗末，每用五钱，酒、水各一盅，煎八分，去渣服。

〖方歌〗托里散医诸疮毒，肿甚焮疼煎服消，皂刺银花芩牡蛎，归芍硝黄花粉翘。

内疏黄连汤（见肿疡门）

隔蒜灸法（见首卷灸法）

托里透脓汤（见头部侵脑疽）

补中益气汤　十全大补汤　六君子汤（即香砂六君子汤减去藿香或木香、砂仁）（俱见溃疡门）

【提要】幽痈的病位、症状、病因、病机及预后。

【白话文】幽痈发在脐上7寸处，初起时如粟粒大小，渐渐变大，伴有肿胀、坚硬、疼痛之感。主要是由于病人平素忧思过多，过食肥甘厚腻之味，致脾胃火毒内生，外发肌肤而成。若邪毒内陷攻里则会出现咬牙、怕冷及浑身发抖等症。

【解读】本病属西医学的皮肤浅表脓肿范畴。病初起时，局部仅有肿痛，皮色尚未发红，病人可出现心烦、呕吐等症，脉象多沉实，应内疏火热之毒，予内疏黄连汤内服以清热解毒、消肿散结。若局部进一步红肿疼痛，是邪气内盛的表现，宜内服托里散扶正托毒，外用隔蒜灸温灸于患部以托毒外出。脉象沉迟，提示脓未形成，可予补中益气汤益气托毒；脉象洪数，则提示脓已成，可予托里透脓汤透脓外出。若脓已成熟，局部高度肿痛但久不能溃，这是由于气血虚弱，脓不得外出，应急用十全大补汤加干姜、附子内服以回阳救逆、温补气血。当脓已溃后，病人可出现早晨恶寒、夜晚发热的症状，这是气血虚弱的表现；若出现食欲下降、腹泻的症状，则是脾胃虚弱的表现；出现胸中满塞而痛、咳痰量多，是肺脾气虚的表现。以上症状，均予服用六君子汤。服药后，当所有症状都消退的时候，换予十全大补汤补益气血即可痊愈。外治法上，按照痈疽肿疡、溃疡治疗。无论脓溃或未溃，若忽然出现咬牙伴寒战等症状，此乃邪气太盛，气虚不能战胜邪毒，毒邪入里的征兆；或者溃破后脓性分泌物忽多忽少，疮口流脓水像螃蟹吐沫一样，此时毒邪已穿透内膜。二者均为逆证，属难治之证，预后差。

中脘疽

【原文】　中脘疽由胃火生，脐上四寸隐隐疼。
坚硬漫肿无红热，不食呕哕毒内攻。

〖注〗此证一名胃疽，发于心胸之下，脐上四寸，任脉经中脘穴。隐痛日久，向外生疽，坚硬漫肿，皮色无红无热，由过食炙煿，以致胃腑火毒而成。人迎脉盛，是毒气攻里。作呕不食，咳嗽脓痰者逆。初宜服仙方活命饮；色紫坚硬，宜服山甲内消散。脓势将成，内外治法，俱按痈疽肿疡、溃疡门。若起长脓迟，或疮不焮痛者，急用艾壮隔独头蒜片，置患上灸之回阳。

山甲内消散

穿山甲（炒）三大片　当归尾　大黄　甘草节各三钱　木鳖子三个　黑牵牛　僵蚕（炒）各一钱　酒、水各一盅，煎八分，空心服，渣再煎服。大便行三四次，方食稀粥淡味调理。

〖方歌〗山甲内消火毒积，色紫坚疼中脘疽，归尾大黄僵草节，木鳖牵牛加酒宜。

仙方活命饮（见肿疡门）

【提要】中脘疽的病因、病机、病位及症状。

【白话文】中脘疽因胃火炽盛而起，多发于脐上4寸。初起患处隐隐作痛，日久触之坚硬，肿势漫肿，皮色不发红也不发热。若出现呕吐不欲食的症状，是毒气内攻于里的表现。

【解读】中脘疽属西医学上腹部蜂窝织炎范畴，也称胃疽。发于心胸以下脐上4寸处，属任脉中脘穴。初起一般可见脐上4寸隐隐作痛，病久毒邪向外生疽，出现局部坚硬，肿势散漫，皮色可不发红也不发热。主要是由于嗜食辛辣发物，导致胃火炽盛，内积于里所致。初期可服仙方活命饮以消肿散结止痛；若皮色发紫且触之坚硬，可服山甲内消散以散瘀消肿。脓势将成时，内治法与外治法均按照痈疽肿疡、溃疡门治疗。若疮疡成脓慢，或无肿痛的现象，须急用艾灸行隔蒜（独头蒜）灸，于患处温灸以回阳。

吓 痈

【原文】 吓痈七情郁火成，脐上三寸粟微红。
暴肿焮痛二七溃，顶陷色黑溃迟凶。

〖注〗此证由七情郁火凝结而成。生脐上三寸，属任脉经建里穴。初如粟米，痒痛相兼，其肿迅速，寒热往来，甚则呕哕，牵引脐痛。初肿微红，顶尖根束，渐透赤色，时痛时止，十四日溃脓者顺；若顶陷紫黑，根脚漫肿，面赤大渴，脉见浮数而散大者逆。内治与幽痈参考，外治法按痈疽肿疡、溃疡门。

【提要】吓痈的病因、病机、病位、症状及预后。

【白话文】吓痈是由七情郁而化火所致，多发于脐上3寸处。初起患处肿胀如粟米大小，颜色微红，其后肿势迅速发展，红肿疼痛，一般14天后溃破出脓。若疮顶塌陷，皮色发黑，迟迟不得溃破，属逆证，预后凶险。

【解读】吓痈属西医学腹部疖、痈范畴。因七情郁而化火，凝结于里所致。发于脐上3寸处，属任脉建里穴。初起时肿胀如粟米大小，伴痒伴痛，肿势迅速发展，出现寒热交替的症状，甚至出现呕吐、肚脐痛。初期时多微微红肿，渐渐转为鲜红色，时痛时止，14天脓溃的话属顺证；若疮顶塌陷，发紫发黑，根脚散漫，面红口渴，脉浮数而散大者，属逆证。内治法，参考幽痈一病。外治法，按照痈疽肿疡、溃疡门治疗。

冲 疽

【原文】 冲疽脐上二寸生，心火毒炽入肾红。
高肿焮痛速溃吉，若见七恶定然凶。

〖注〗此证生于任脉，脐上二寸下脘穴。一名中发疽，又名壅肾疮。由心火炽盛，流入肾经而成。色赤高肿，应在二十一日溃破，脓稠受补者顺。初宜疮科流气饮，或仙方活命饮消之。脓将成时，内外治法，俱按痈疽肿疡、溃疡门。其证若平塌紫黑，脓水清稀，七恶证见者逆。

疮科流气饮（见背部痰注发）

仙方活命饮（见肿疡门）

【提要】冲疽病位、病因、病机、症状及预后。

【白话文】冲疽多发于脐上 2 寸处，因心火炽盛，毒邪入肾所致。症见局部高度红肿疼痛，迅速破溃出脓者为顺证，预后良好。若出现七恶之证，属逆证，预后凶险。

【解读】冲疽发于脐上 2 寸，属任脉下脘穴。又名中发疽、壅肾疮，属西医学腹壁痈、蜂窝组织炎范畴。心火炽盛，流于肾经而成。患处可见颜色鲜红，高度肿痛，在 21 日内破溃，脓稠厚者为顺证。初起服疮科流气饮或仙方活命饮促进脓肿消散。脓将成的时候，内外治法都按痈疽肿疡、溃疡施治。如果出现脓肿平塌陷下，疮顶发黑，脓性分泌物清冷稀薄，并出现七恶之证，此为逆证，预后凶险。

脐痈（附：脐中出水）

【原文】

脐痈毒发在脐中，肿大如瓜突若铃。
无红无热宜蒜灸，稠脓为吉污水凶。

〖注〗此证由心经火毒，流入大肠、小肠所致。生于脐中，属任脉经神阙穴，此穴禁针。肿大如瓜，高突若铃，无红无热，最宜隔蒜灸之。初宜服仙方活命饮加升麻消之；便结实者，内疏黄连汤通利之；将欲成脓，内外治法，俱按痈疽肿疡、溃疡门。溃后得稠脓者顺，时出污水臭秽者逆。亦有脐中不痛、不肿，甚痒，时津黄水，此属肠胃湿热积久，宜服黄连平胃散，外用三妙散干撒渗湿即愈。当忌酒、面、生冷、果菜，不致再发。若水出不止者，亦属逆。

黄连平胃散

黄连五钱　陈皮　厚朴（姜炒）各三钱　甘草（生）二钱　苍术（炒）一两　共研细末，每服三钱，白滚水调服。

〖方歌〗黄连平胃散陈甘，厚朴苍术共细研，专除湿热兼消积，能令脐水立时干。

三妙散

槟榔　苍术（生）　黄柏（生）各等份　共研细末，干撒肚脐，出水津淫成片，止痒渗湿。又治湿癣，以苏合油调搽甚效。

〖方歌〗三妙散用槟榔苍，黄柏同研渗湿疮，苏合油调治湿癣，收干止痒效称强。

隔蒜灸法（见首卷灸法）

仙方活命饮　内疏黄连汤（俱见肿疡门）

【提要】脐痈病位、症状、治疗及预后。

【白话文】脐痈多发于脐中，患处肿胀，像瓜一样大，向外突起，像铃铛一样。患处若不红不热，适宜用隔蒜灸。脓液稠厚为顺证，预后良好；脓液污浊为逆证，预后凶险。

【解读】脐痈相当于西医学的脐部化脓性感染，分为新生儿和成人两种。脐痈主要病因病机是心火旺盛，毒邪下注至大肠、小肠；病位在脐中，属于任脉神阙穴（禁止针刺）。局部肿胀突起，不红不热者，可予隔蒜灸温灸。内治法上，本病初起时应服用仙方活命饮加升麻消肿散结；若大便硬结不通，予内疏黄连汤清泻里热；局部脓将成时，内治外治法均可按照痈疽肿疡、溃疡施治。肿块破溃后脓液稠厚者为顺证，预后好；溃后脓液污浊且散发臭味者，为逆证，预后差。也有的病人脐中无明显肿痛，仅有强烈的瘙痒感，且时常流出黄水，这是肠胃湿热蕴积所致，需内服黄连平胃散清热除湿，外用三妙散干撒于患处以清热燥湿，保持局部干燥。本病治疗期间，必须忌食酒、面、生冷食物、蔬菜等，如此才能防止疾病复发。如果脐中水出不止，也是逆证，预后凶险。

【医案助读】

脐部感染　秦某，男，28 岁，工人。无明显诱因脐中出水，证经半年余，时轻时重，半月前经门诊以“脐部感染”收住院治疗 10 余天，经外科局部处置、静脉滴注大量抗生素等治疗未见明显好转而出院，后来中医科门诊诊治。症见：形体高大健壮，肥胖，面色红润，脐中不痛、不肿，甚痒，时流黄水而浸湿内裤，饮酒嗜好，小便黄，大便饮食尚可，舌红、苔薄黄，脉滑数。辨证：胃肠湿热，积久外溢。治则：清热燥湿。方药：黄连平胃散（改汤）加味。药用：黄连 15g，陈皮 10g，厚朴 10g，生甘草 10g，苍术 20g，苦参 15g。水煎服，日 1 剂，服药期间，忌酒、辛辣饮食。共服上方 6 剂，病告痊愈。随访 1 年，本病未再复发。［王克俭. 脐中出水证一例治验. 内蒙古中医药，1993（3）：43.］

少腹疽

【原文】　少腹疽生脐下边，证由七情火郁缠。
高肿红疼牵背痛，漫硬陷腐水脓难。

〖注〗此证由七情火郁而生。每发于气海、丹田、关元三穴。气海在脐下一寸五分，丹田在脐下二寸，关元在脐下三寸，皆属任脉经。此三穴或一穴发肿，即为少腹疽。高肿红活，疼痛牵背，易溃稠脓者易治；若漫肿坚硬，绵溃腐烂，脓稀如水者难治。凡遇此证初起，急用艾灸肿顶，七壮至三七壮，以痛痒通彻为度，宜服仙方活命饮。气实之人，大渴便秘者，宜服内疏黄连汤通利之；老弱之人，宜服内补十宣散，令其速溃，若溃迟恐透内膜。外治法同痈疽肿疡、溃疡门。

仙方活命饮　内疏黄连汤（俱见肿疡门）

内补十宣散（见胸部瘰疬痈）

【提要】少腹疽病位、病因、病机、症状及预后。

【白话文】少腹疽发生在脐下，多因七情郁而化火所致。症见高度红肿疼痛，牵引至背部疼痛；肿势散漫，疮顶塌陷，疮面腐烂，脓液稀薄如水者，难治。

【解读】本病是指生于少腹部的痈疽，属西医学的少腹部疖、痈及蜂窝组织炎。其特点是局部初起皮肤上即有粟粒样脓头，焮热红肿疼痛，易向深部及周围发生扩散，脓头亦相继增多，溃烂之后状如蜂窝。本病一般预后良好。

腹皮痈

【原文】

腹皮痈生腹皮内，皮里膜外肿隐疼。
腹痛不止脓成候，证由膏粱郁火生。

〖注〗此证生于腹皮里膜外，无论左右，隐疼日久，后发痈肿于皮外，右关脉见沉数，而腹痛甚者，是其候也，由膏粱火郁而成。初起壮实者，用双解贵金丸下之；虚弱者减半，用之不应，再服半剂。凡下之后，腹痛不止，脓将成也，急用托里透脓汤。溃后，与痈疽溃疡门治法相同。不可过用克伐之剂，若希图消散，过伤胃气，则肿不能溃，溃不能敛，立见危亡矣。

双解贵金丸（见肿疡门）

托里透脓汤（见头部侵脑疽）

【提要】腹皮痈的病位、症状、病因、病机及预后。

【白话文】腹皮痈见于腹部的皮里膜外之间。患处初起可见肿胀伴隐痛，之后肿胀逐渐发出皮外，伴腹部疼痛不止。多因平素嗜食膏粱厚味，郁而化火所致。

【解读】本病属于西医学的腹部疖、痈。腹皮痈发生在腹部的皮里膜外之间，左右均可发生，初起一般可见局部隐隐作痛，日久肿胀渐渐发于皮外，此时右手关部脉象可见沉数，且腹痛加剧不止。本病初起时，体形壮实者，内服双解贵金丸攻逐泻热；体质虚弱的病人减半服用，服用之后若无效，可再加服半剂。服药后出现泻下之症，然腹痛仍不止，说明脓液将成，宜内服托里透脓汤托毒排脓。肿疡溃破之后，按痈疽溃疡施治。治疗中不可过量使用克伐正气的药物，如果一味消肿散结，容易损伤胃气，脓肿很难溃破，或者溃破后迟迟不得收敛，病情凶险，这都是由于功伐太过，正气不足所致。

缓疽

【原文】 缓疽脾经气积凝，少腹旁生坚又疼。
数月不溃生寒热，食少削瘦效难成。

〖注〗此证由太阴脾经气滞寒积而成。生于少腹之旁，坚硬如石，不红不热，痛引腰腿，数月不溃；若兼食少削瘦者，终属败证，不可弃而不治。初宜服山甲内消散，不应不可强消，徒损胃气，以十全大补汤加乌药、附子、胡芦巴温补之，外用木香饼熨之，兼用独头蒜捣烂，铺于患上艾壮灸之，以知热为止，次日再灸，以或消或溃为效。若溃后，即按痈疽溃疡门治法。

山甲内消散（见中脘疽）

十全大补汤（见溃疡门）

木香饼（见乳部乳中结核）

【提要】缓疽的病因、病机、病位、症状及预后。

【白话文】缓疽是由于脾经气滞，积于少腹所致。症见少腹部的外侧又坚硬又疼痛，不红不热，几个月不见溃破。若食欲减退，身体消瘦的话，往往预后不良。

【解读】本病主要是由于太阴脾经气滞寒凝结于少腹部而成。肿胀多见于少腹部的外侧，坚硬疼痛，局部不发红也不发热，疼痛可牵引至腰腿部，常常好几个月也不见溃破。此时病人饮食下降伴身体消瘦迅速的话，属败证，预后差，但不可就此放弃而不治疗。本病初起时宜内服山甲内消散散瘀消肿。如果服药后效果不明显，不可勉强再用消法，不然就会徒劳耗伤胃气。此时可予内服十全大补汤加乌药、附子、胡芦巴温补气血；外治法上，予木香饼熨帖于患处，同时将独头蒜捣烂，铺在患处用艾灸之，灸到皮肤有热感为止。第二天再灸，直到患处溃破或者消散为止。当肿胀溃破后，按痈疽溃疡施治。

腋 部

腋痈

【原文】 腋痈暴肿生腋间，肿硬焮赤痛热寒。
肝脾血热兼忿怒，初宜清解溃补痊。

〖注〗此证一名夹肢痈，发于腋际，即俗名胳肢窝也，属肝脾血热兼忿怒而成。初起暴肿焮硬，色赤疼痛，身发寒热，难消必欲作脓。初宜服柴胡清肝汤，外敷冲和膏；疼痛日增，宜服透脓散加金银花、甘草节、桔梗；脓胀痛者，针之。已溃，内外治法俱按痈疽溃疡门。此证首尾忌用寒凉。中年易愈，老弱之人难痊。

柴胡清肝汤（见头部鬓疽）

冲和膏　透脓散（俱见肿疡门）

【提要】腋痈的病位、症状、病因、病机及治疗。

【白话文】腋痈常突然在腋窝之间发生剧烈肿胀，症见局部肿胀坚硬，灼热，色红，疼痛，伴全身恶寒发热。多因肝脾两经内有郁热，兼愤怒郁而化火所致。初起宜清热解毒为主，溃后宜补益气血，方可痊愈。

【解读】本病也叫夹肢痈，属西医学的腋窝化脓性淋巴结炎，发生在腋窝下（俗称胳肢窝），主要由于肝脾二经素有火热之邪，再加上情志不畅，易怒导致肝气上逆而致。本病初起时可见局部高度肿胀、疼痛、坚硬，皮肤色红，全身恶寒发热，如果长时间不消散的话就一定在向化脓发展。初起时应该内服柴胡清肝汤疏肝清火，同时外用冲和膏敷于患处行气消肿。如果疼痛逐渐加重，是要化脓的迹象，宜内服透脓散加金银花、甘草节、桔梗三味以托毒溃脓。已成脓后，伴胀痛者，行针刺排脓。脓溃后，内外治法均按照痈疽溃疡门治疗。本病自始至终都忌用寒凉药。一般中年人容易痊愈，年老体弱或体虚之人常常难以痊愈。所以脓溃之后，气血两虚者，需要大补气血，以促其脓腐早脱，新肉易生，早日痊愈。如气血两虚之证，失其调补，则易造成瘘管缠绵难愈。调摄上，应注意休息，患肢宜用三角巾悬吊。

腋　疽

【原文】　腋疽初起若核形，肝恚脾忧气血凝。
漫肿坚硬宜蒜灸，日久红热溃先疼。

〖注〗此证一名米疽，又名疚疽，发于胳肢窝正中，初起之时，其形如核。由肝、脾二经，忧思恚怒，气结血滞而成。漫肿坚硬，皮色如常，日久将溃，色红微热疼痛也。初宜艾壮隔蒜片灸法，内服柴胡清肝汤加乌药消之；虚弱之人，宜服香贝养荣汤，外用乌龙膏敷之。早治或有全消者，迟则脓成，宜服托里透脓汤；脓胀痛者，针之；脓出痛减，随病人虚实补之。其余内外治法，俱按痈疽溃疡门。此证初终，内外治法，禁用寒凉。中年易愈，衰老难痊。

隔蒜灸法（见首卷灸法）

柴胡清肝汤（见头部鬓疽）

香贝养荣汤（见项部上石疽）

乌龙膏（见肿疡门）

托里透脓汤（见头部侵脑疽）

【提要】腋疽的症状、病因、病机及治疗。

【白话文】腋疽初起的时候，形状似一个果核，主要因为忧愁、思虑、忿怒影响肝脾，致肝脾二经气血凝滞所致。初起症状可见局部肿势散漫、坚硬，适宜隔蒜灸。日久出现红肿热痛时，就是脓即将溃破的征象。

【解读】本病也叫米疽、疚疽，属于西医学的腋窝部淋巴结炎，多发于腋窝（俗称胳肢窝）正中间。初起的时候，形状似一个果核。主要因肝脾二经气血凝滞不通所致。初起的时候一般仅见局部肿势散漫、坚硬，皮色不变，日久脓将溃的时候，皮色变红，伴局部红肿疼痛。初起宜用艾灸隔蒜片进行温灸，同时内服柴胡清肝汤加乌药疏肝健脾清火；体虚之人，宜内服香贝养荣汤扶正托邪，同时外用乌龙膏敷于患处消肿散结。本病及早治疗的话可能完全消散，若病情被拖延，容易化脓，宜内服托里透脓汤补益气血、透脓托毒。脓成后，若伴局部肿胀疼痛，行针刺排脓，一般脓出后疼痛感会减轻，此时再按照病人体质的虚实来辨证。其他的内外治法，按痈疽溃疡门治疗。本病由始至终都禁用寒凉药物。中年病人一般容易痊愈，年老的病人难以痊愈。

黯疔

【原文】

黯疔藏于腋下生，肝脾火毒痒而疼。
寒热拘急色紫黑，急按疔门治即宁。

〖注〗此证生于腋下，由肝、脾二经火毒而成。坚硬势若钉头，痒而且痛，寒热往来，四肢拘急，其色紫黑，烦躁作呕，痛引半身，宜服麦灵丹。其次内外急按疔门治之即愈。

麦灵丹（见肿疡门）

【提要】黯疔的病位、病因、病机、症状及治疗。

【白话文】黯疔发生在腋窝内，多因肝脾二经火毒蕴结所致。症见局部又痒又痛，伴全身恶寒发热，四肢筋脉拘急，皮色发紫发黑。按照疔疮门治疗即可。

【解读】黯疔是长在腋窝下的疔疮，由肝脾火毒蕴积所致。局部肿势坚硬，像铁钉一样，伴有瘙痒感、疼痛感，牵引至半个身子，并可见心情烦躁、欲呕等症。宜内服麦灵丹解毒散结。其他内外治法，按照疔疮门治疗即可痊愈。

肋　部

肋疽

【原文】　肋疽始发属肝经，火毒郁怒结肿形。
紫痛梅李甚如碗，急宜针砭免内攻。

〖注〗此证一名夹荧疽，生于肋条骨间，由肝经火毒郁怒结聚而成。初如梅李，渐大如碗，色紫焮痛，连及肩肘。患在左，痛牵右肋；患在右，痛牵左肋。二十一日之内，脓溃稠黏者顺；届期不溃，既溃出清水者逆。初肿急宜瓷针砭出紫血，庶免毒气攻里；砭后赤肿痛甚，烦躁脉实作呕，为有余之证，宜服双解贵金丸下之；肿硬不溃，宜服透脓散；脉弱作呕，此胃虚也，宜服香砂六君子汤补之。亦有痛伤胃气而作呕者，即同胃虚治之；若感受寒邪，及偶触秽气而作呕者，虽肿时尤宜壮胃助气为主。盖肿时作呕，因毒气内侵者十有一二，停饮内伤者十有八九，惟医人临证详辨之。脓熟用卧针开之，余按痈疽溃疡门治法。

双解贵金丸　透脓散（俱见肿疡门）

香砂六君子汤（见溃疡门）

【提要】肋疽的病因、病机、症状及治疗。

【白话文】肋疽初发的时候是由于情志郁怒，肝经火毒蕴结而成。初起时，皮色发黑，伴疼痛，形状像梅子或李子一样，甚至肿大得像一个大碗，宜急用针砭治疗，防止毒邪内攻。

【解读】本病见于《外科大成》卷二。又称夹荧疽，是指发生于肋部的流痰。由肝经火毒郁怒结聚而成。相当于西医学的肋骨结核、肋骨骨髓炎等。

渊疽

【原文】　渊疽肝胆忧恚成，生于肋下硬肿疼。
溃破有声内膜透，未溃当服护膜灵。

〖注〗此证因忧恚太过，以致肝胆两伤而成。生于肋下，初起坚硬，肿而不红，日久方溃，得稠白脓者顺，如豆浆水者险。疮口有声，似乎儿啼，此属内膜透也。即于阳陵泉穴，灸二七壮，其声即止，穴在膝膑骨外廉下一寸陷中，蹲坐取之即得。内外治法，皆同肋疽。凡肋、胸、胁、腰、腹空软之处发痈疽者，当在将溃未溃之际，多服护膜散，可免透膜之患。

护膜散

白蜡　白及各等份　共研细末，轻剂一钱，中剂二钱，大剂三钱，黄酒调服，米汤亦可。

〖方歌〗护膜散内二味药，白蜡白及为细末，或酒或以米汤调，将脓预服不透膜。

【提要】渊疽的病因、病机、病位、症状及治疗。

【白话文】渊疽多因忧郁或愤怒太过，郁而化火，伤及肝胆而成。病位在肋下，可见肋下坚硬、肿胀、疼痛。溃破时，若疮口有声响的话，是穿透内膜的征象。肿胀未溃破的时候服用护膜散，效果好。

【解读】本病出自《外科大成》卷二，是指发生于腋下的流痰，为无头疽生胁部腋下3寸者。多因忧思太过，以致肝胆两伤而成。渊疽初起坚硬，肿而不红，日久方溃，脓稠色白者顺，脓液如豆浆水者逆。

内发丹毒

【原文】

丹毒肝脾热极生，肋上腰胯赤霞形。
急宜砭出紫黑血，呕哕昏胀毒内攻。

〖注〗此证由肝、脾二经，热极生风所致，生于肋骨，延及腰胯，色赤如霞，游走如云，痛如火燎。急向赤肿周遭，砭出紫黑血，以瘦牛肉片贴之（羊肉片亦可），其毒即可减半。初服双解贵金丸汗之，次服化斑解毒汤，投方应病者顺；若呕哕昏愦，胸腹膜胀，遍身青紫者，则为毒气内攻属逆。

化斑解毒汤

升麻　石膏　连翘（去心）　牛蒡子（炒，研）　人中黄　黄连　知母　黑参各一钱　竹叶二十片，水二盅，煎八分服。

〖方歌〗化斑解毒热生风，致发丹毒云片红，升膏翘蒡中黄等，黄连知母黑参同。

双解贵金丸（见肿疡门）

【提要】内发丹毒的病因、病机、症状、治疗及预后。

【白话文】内发丹毒主要是由于肝脾二经热极生风引起。多见于肋骨上，甚至蔓延至腰胯部，可见大片皮肤颜色发红，像红霞一样。此时应急用针砭刺出紫黑色的血。如果出现干呕、神志昏乱、腹胀的话，是毒邪内攻的表现。

【解读】内发丹毒指发生在胸腹腰胯部的丹毒。丹毒是皮肤及其网状淋巴管的急性炎症，好发于下肢和面部。其临床表现为起病急，局部出现界限清楚之片状红疹，颜色鲜红，并稍隆起，压之褪色；皮肤表面紧张炽热，迅速向四周蔓延，有烧灼样痛；伴高热畏寒及头痛等。

【医案助读】

丹毒 吴某，女，65岁。1987年9月25日初诊。丹毒高热38℃～40℃，双侧下肢红肿反复发作已7个月左右。今年2月开始发病，其间3次发作，3次住院。每隔1个月左右发作一次，经输液、抗生素等治疗，热虽退而下肢红肿始终未完全消退。这次复发，发热已3天。症见：发热（体温39.5℃）汗出，口渴喜饮，食欲不佳；双侧下肢外侧、膝下1/3处，皮肤暗红而肿，肿势延及足背，按之凹陷；脉细数，舌质鲜红、舌苔薄黄。证属湿热毒邪内蕴肌肤、热伤胃阴，治宜清热解毒、凉血化斑、养阴利湿。方用化斑解毒汤加减。药用：升麻4g，生石膏30g，知母10g，玄参15g，牛蒡子10g，生地10g，麦冬10g，黄柏10g，木通10g，鲜芦根30g。11剂。

二诊（10月5日）：上方共服11剂，服药至第八天，体温逐渐降至正常，下肢红肿消退其半，口渴喜饮，饮食不佳，脉沉细缓，舌质鲜红、少苔。热邪虽退，胃阴未复，湿邪未尽；继予养阴开胃，佐以化湿。方用益胃汤加减。药用：沙参10g，麦冬10g，玉竹10g，鲜芦根30g，金石斛10g，太子参15g，橘叶10g，砂仁4g（后下），滑石30g（包煎）。3剂。

三诊（10月9日）：病人又发热2天，体温39℃，口渴，纳差。继服9月25日方3剂热退，又继服原方10剂。家人代诉，10天未发热，但仍口渴，纳差，舌质鲜红。改用清养胃阴，佐以利湿；10月5日方服11剂。11月6日又发热，体温39℃，口渴，纳差，舌质仍鲜红；继以9月25日方加大青叶15g、连翘10g，7剂。

四诊（11月15日）：代述，服上药后热降已10天左右，饮食仍差，精神不振，下肢微肿，舌质仍红、稍有白苔。系气阴两虚，湿邪未尽。治宜益气养阴、健脾利湿。方用参橘煎加味。药用：太子参15g，橘叶10g，砂仁4g（后下），滑石30g（包煎），木通10g，鲜芦根30g，黄精10g，天花粉10g，知母10g，黄芪10g。7剂。

五诊（1988年1月15日）：自去年11月中旬至现在没有发热，双侧下肢红肿消退，胃纳一般，大便干燥，脉缓，舌质淡红、舌苔薄白。继以上方加减以善后。药用：太子参10g，橘叶10g，砂仁4g（后下），黄精10g，金石斛10g，火麻仁10g，郁李仁10g。5剂。［施汉章. 验案三则. 中医函授通讯，1990，(6)：27-28.］

胁痈（附：疽）

【原文】 胁痈焮红高肿疼，疽坚塌漫冷不红。
皆属肝胆怒火结，迟溃败浆冷虚凶。

〖注〗此证生于软肋，有硬骨者为肋，肋下软肉处为季胁。痈疽二证，皆由肝、胆怒火凝结而成。多生于体虚之人，初如梅李，渐长如碗如盆，色红，焮痛，高肿，二七溃破，脓稠为痈。若坚硬平塌，漫肿木痛，不红不热，月余溃破稀脓为疽。若失治，届期不溃，攻击成脓，肿如鼓胀，破出败浆、腥臭脓者逆。痈疽二证，初肿时俱宜急服柴胡清肝汤解郁泻火；如已成者，服托里透脓汤；脓熟胀痛，俱用卧针开之；已溃，以排余脓、补气血为要。余按痈疽溃疡门治法，投补不应者，难治。

柴胡清肝汤（见头部鬓疽）

托里透脓汤（见头部侵脑疽）

【提要】胁痈、胁疽的症状、病因、病机及预后。

【白话文】胁痈症见局部高度红肿、疼痛。胁疽症见局部按之坚硬，疮顶塌陷，肿势散漫，皮肤发冷，皮色不红。二者都是因肝胆二经郁火内结所致。迟迟不能溃破，溃破后出腐臭的脓水者，是凶险之证。

【解读】本病属于西医学的胁肋部疖痈。有骨头的称为肋，肋下有肉的地方叫做季胁。胁痈和胁疽都是由于情志不畅，肝胆二经郁而化火，凝结于胁肋部所致。胁痈多因肝胆经火毒郁结所成，常见于体质素较虚弱之人。好发于软胁部，其初起形大如梅如李，逐渐生长增大，色红赤，灼热痛，症见迅速，易成脓，易破溃，脓汁黄稠，病程较胁疽短。治宜清热解毒，疏肝泻火。内服可选柴胡清肝汤加减，或以地榆、金银花、川贝母、当归、穿山甲、赤芍、夏枯草、牛蒡子、紫花地丁、鲜菊花根煎服。若已成脓者，宜早作切开引流，可用托里透脓散。

内痈部

肺痈

【原文】

肺痈肺热复伤风，肺脏生痈隐痛胸。
状若伤寒燥咳甚，稠浊痰涎腥臭脓。
未溃射干麻黄汗，壅不得卧葶苈攻。
溃后脓稠能食吉，脓清兼血不食凶。

〖注〗此证系肺脏蓄热，复伤风邪，郁久成痈，以致胸内中府穴隐隐疼痛，振寒脉数，状类伤寒，咽燥不渴，咳而喘满，唾稠黏黄痰，兼臭秽脓血也。治之者，于未溃时乘脓未成，风郁于表者，法宜疏散，用射干麻黄汤以汗之。如气壅喘满，身不得卧者，急服葶苈大枣汤以泻之；如咳有微热，烦满，胸中甲错，脓欲成者，宜《千金》苇茎汤以吐之；若吐脓腥臭，形如米粥者，宜桔梗汤以排余脓；若吐脓腥臭，咳而胸满者，宜《外台》桔梗白散以开瘀塞；若咯吐脓血，兼午后身热烦躁，宜金鲤汤主之，兼饮童便；若溃后胸膈胁肋，隐痛不止，口燥咽干，烦闷多渴，自汗盗汗，眠卧不得，咳吐稠痰腥臭，此系痈脓不尽，而兼里虚，宜宁肺桔梗汤主之；若痈脓已溃，喘满腥臭，浊痰俱退，惟咳嗽咽干，咯吐痰血，胁肋微痛，不能久卧者，此属肺痈溃处未敛，宜紫菀茸汤清补之，渴甚去半夏加石膏服之；若痈脓溃后，咳嗽无休，脓痰不尽，形气虚羸者，宜清金宁肺丸主之。凡治此证，惟以身温脉细，脓血胶黏，痰色鲜明，饮食甘美，脓血渐止，便润者为吉；若手掌皮粗，溃后六脉洪数，气急颧红，污脓白血，懒食及大便结燥者为凶。

中府穴又名肺募，在乳上第三根肋骨间。

射干麻黄汤

射干十三枚或三两　麻黄　生姜各四两　细辛　紫菀　款冬花各三两　大枣七枚　五味子　半夏（洗）各半升　水煎温服。

〖方歌〗射干麻黄咳上气，肺痈喉中水鸡声，射麻生姜辛菀食，五味大枣半款冬。

葶苈大枣汤

苦葶苈轻者五钱，重者一两　大枣（去核）轻者五枚，重者十枚　以水三盅，煎至一盅，服之。

〖方歌〗葶苈大枣治肺痈，咳不得卧有痈脓，葶苈苦寒泻实热，佐枣之甘和胃经。

《千金》苇茎汤

苇茎二升　薏苡仁（炒）　瓜瓣（即冬瓜仁）各半升　桃仁（去皮、尖，炒，研）五十粒　水煎服。

〖方歌〗《千金》苇茎肺痈咳，微热烦满吐败浊，皮肤甲错宜苇茎，薏苡桃仁瓜瓣合。

桔梗汤

苦桔梗一两　甘草（生）二两　水煎服。

〖方歌〗桔梗汤用排余脓，肺痈吐脓米粥形，清热解毒须甘草，开提肺气桔梗功。

《外台》桔梗白散

苦桔梗　贝母各三分　巴豆（去皮熬，研如脂）一分　上三味为散。强人饮服半钱匕，羸者减之。病在膈上者吐脓，在膈下者泻出。若下多不止，饮冷水一杯则定。

〖方歌〗《外台》桔梗白散方，肺痈便秘服之良，桔梗贝母与巴豆，药微力大功速强。

金鲤汤

金色活鲤鱼（约四两重）一尾　贝母二钱　先将鲤鱼连鳞剖去肚肠，勿经水气，用贝母细末掺在鱼肚内，线扎之，用上白童子便半大碗，将鱼浸童便内，重汤炖煮，鱼眼突出为度；少顷取出，去鳞骨，取净肉，浸入童便内，炖熟。肉与童便用二三次，一日食尽一枚，其功效甚捷。

〖方歌〗金鲤汤中效罕稀，法同贝母活鲤鱼，童便浸鱼重汤炖，肺痈烦热善能医。

宁肺桔梗汤

苦桔梗 贝母（去心） 当归 瓜蒌仁（研） 生黄芪 枳壳（麸炒） 甘草节 桑白皮（炒） 防己 百合（去心） 薏苡仁（炒）各八分 五味子 地骨皮 知母（生） 杏仁（炒，研） 苦葶苈各五分 水二盅，姜三片，煎八分，不拘时服。咳甚，倍加百合。身热，加柴胡、黄芩。大便不利，加蜜炙大黄一钱。小水涩滞，加灯心、木通。烦躁痰血，加白茅根。胸痛，加人参、白芷。

〖方歌〗宁肺桔梗肺痈芪，归蒌贝壳甘桑皮，防己百合葶五味，杏知苡仁地骨宜。

紫菀茸汤

紫菀茸 犀角（末） 甘草（炒） 人参各五分 桑叶（用经霜者） 款冬花 百合（去心） 杏仁（炒，研） 阿胶（便润炒用，便燥生用） 贝母（去心） 半夏（制） 蒲黄（生）各七分 引姜三片，水二盅，煎八分，将犀角末调入，食后服。

〖方歌〗紫菀茸汤参犀角，款冬桑叶杏百合，阿胶甘夏贝蒲黄，专医肺痈不久卧。

清金宁肺丸

陈皮 白茯苓 苦桔梗 贝母（去心） 人参 黄芩各五钱 麦冬（去心） 地骨皮 银柴胡 川芎 白芍（炒） 胡黄连各六钱 五味子 天冬（去心） 生地（酒浸，捣膏） 熟地（捣膏） 当归身 白术（炒）各一两 甘草（炙）三钱 上为细末，炼蜜为丸，如梧桐子大。每服七十丸，食远白滚汤送下。

〖方歌〗清金宁肺丸肺痈，陈苓桔贝参二冬，柴芩归芍黄连草，术味生熟地骨芎。

【提要】肺痈的病因、病机、症状、治疗及预后。

【白话文】肺痈是肺经热盛，加上外感风邪而成。症见胸中隐隐作痛，全身怕冷，状如伤寒，伴咽喉干燥，咳嗽，唾出浓稠黏腻伴腥臭味的脓痰。未溃破时，内服射干麻黄汤发汗；肺气壅塞，喘不得卧时，急予葶苈大枣泻肺汤祛痰泻肺。溃后脓液稠厚且能食者，预后好；溃后脓液清稀兼血，且不能食者，预后凶险。

【解读】本病属西医学的肺脓肿。肺痈之证，是由于肺脏积热，复感风邪，郁而化热，久而成痈。肺痈的症状是胸中中府穴（肺之募穴，横平第1肋间隙，锁骨下窝外侧，前正中线旁开6寸）隐隐作痛，全身振振作冷，脉数，状如伤寒之证，咽喉干燥，口不渴，咳嗽，喘促，咳出浓稠黏腻的黄痰，痰中可见脓血，腥臭难闻。治疗的话，在未溃破时，趁脓未成、风邪仍郁在肌表时，治法宜疏风散表，内服射干麻黄汤以发汗。如果肺气壅闭，咳嗽气喘，喘不得卧的话，急内服葶苈大枣泻肺汤泻肺清热。如果咳嗽伴身体微微发热，心烦，胸部满闷，胸部皮肤干燥粗糙，是脓将成的征象，宜内服《千金》苇茎汤清肺化痰、逐瘀排脓。如果吐出的脓液腥臭难闻，像米粥一样，宜内服桔梗汤，以排尽余脓。若脓液腥臭难闻，伴咳嗽、胸部满闷不适，宜内服《外台》桔梗散吐脓豁痰。如果咳出脓血痰，伴有午后身体发热、烦躁不安，宜内服金鲤汤，兼饮童便，以清热除烦。如果溃破之后，胸膈部、胁肋部出现隐痛不止，伴咽喉干燥、心烦不已、口渴、自汗或盗汗时作、夜晚无法入睡、咳出闻之腥臭的脓痰，这是由于肺痈的脓未排尽，兼有肺气虚、不足以排余脓，宜内服宁肺桔梗汤清金保肺。如果肺痈脓溃破之后，气喘、胸闷、腥臭脓痰等症都已消退，仍伴咳嗽、咽喉干燥、咳痰带血、胁肋部微微疼痛、不能长时间平卧，这是由于肺痈溃破的疮口尚未完全收敛，宜内服紫菀茸汤清肺补气、止咳化痰；口渴厉害的话，去半夏加石膏。若肺痈脓肿溃破之后，出现咳嗽不停、脓痰不尽、形体虚弱的症状，宜内服清金宁肺丸清金宁嗽、化痰止喘。肺痈之证，病人身体温和，脉象细，脓血相互交杂黏稠，痰色鲜明，饮食有为，治疗后脓血渐渐消失，大便通润，属顺证，预后好；如果病人手掌部皮肤粗糙，脓溃后，六部脉象洪数，气急，两颧部发红，咳出污白色的脓血，饮食无味，大便干结不通，属逆证，预后凶险。

【医案助读】

1. 大叶性肺炎 刘某某，男，21 岁，农民。时值秋季于田间劳动，汗出乘凉后咽痛咳嗽，自服土霉素一周余不效。咳嗽频繁，吐少许黏痰似脓，发热恶寒，头痛。继则身热不寒，颜面潮红，全身酸疼，咳嗽胸痛如刺，不敢呼吸；痰中带血丝，一夜间吐血痰约 30ml，如铁锈色；小便黄赤，大便干燥 3 天未行，口渴，恶心呕吐；舌红绛、苔黄厚少津，脉数而有力。西医检查：体温 39.8℃；X 线胸透可见纹理增强，右肺下叶呈大片均匀致密阴影。结论为大叶性肺炎。中医诊为肺胀。因风寒束肺，肺失宣降，郁而化热，风热毒邪壅塞肺气所致。方用葶苈大枣泻肺汤开泄肺中壅塞之实邪。药用：葶苈子 30g，大枣 10 枚，三七 10g（为末，分两次冲服）。1 剂咳减。2 剂血痰减少，体温 37.2℃。4 剂胸痛、血痰均止，体温在 37℃以下，除轻微咳嗽外，余症悉除。X 线胸透复查，肺部阴影完全吸收。[隋振寰，宋恩德. 葶苈大枣泻肺汤的临床应用. 国医论坛，1986，(1)：29－30.]

2. 肺脓疡 赵某，男，30 岁。因发热、咳嗽 10 多天，右胸痛 5 天，全身酸痛咳嗽，痰白黏稠，自服感冒药、肌内注射小诺霉素未见效。右胸痛随呼吸咳嗽加剧，即来我院门诊。胸透示：右下肺部炎症。收入住院。入院时，寒战高热呈弛张热，右胸胁剧痛，咳出黄绿色脓痰，腥臭味并混有血液；口苦且干，纳差，舌红、苔黄厚腻，脉象滑数。体检：体温 39.2℃；神清，急性病容，全身浅表淋巴结未触及，气管居中，胸廓对称；右肺叩诊浊音，右下肺闻及湿性啰音，语颤增强。胸片示：右肺大片浓密阴影。白细胞 15×10^9/L，中性粒细胞 0.88。西医诊断：肺脓疡，中医诊断：肺痈。此乃邪热郁肺，肺叶焦腐，络脉受损。治宜当先清肺解毒，着重祛痰排脓。方用桔梗汤合《千金》苇茎汤加味并加用鲜竹沥汁。处方：桔梗 50g，甘草 6g，苇茎 30g，桃仁 10g，薏苡仁 30g，冬瓜仁 15g，浙贝母 15g。每日 2 剂，分 4 次服；每次加服 1 支鲜竹沥汁。治疗 1 周热退，咳瘥，痰少、无臭无血，胸胁痛减轻。继用补肺汤加沙参、麦冬、玉竹、生藕节养阴补肺，每日 1 剂。服药 3 天，症状均减，肺部体征亦消。复查白细胞 6.0×10^9/L，中性粒细胞 0.68；胸片示：右肺病灶消失。痊愈出院，门诊治疗 1 周，未见异常；X 线透视肺部完全恢复正常。

[商娅. 3例肺痈治验. 福建中医药，1995，(5)：31.]

3. 肺脓肿 钱某某，男，28岁，江苏南通人。主诉：咳嗽、胸痛已40多天，近日痰有臭气。病人于一个半月前在田间工作回来，觉怕冷发热，伴有咳嗽、四肢疼痛，即延中医诊治，服药数剂后，怕冷，四肢疼痛而咳嗽不已，并增胸痛，痰色稀白混有血液，痰量不很多，咳嗽甚剧，夜难成寐，发热不退，精神困疲，以致卧床不起。经20多天的中药治疗，咳嗽较减，晚上较能入睡，一般情况较好，乃能离床，但热度时有波动，胸仍有微痛，痰中虽无血液而增臭气，多药调理，效力不佳，闻其亲病为我治愈乃来门诊。体温37.8℃，咳嗽不甚剧，痰色稀黄、量中等、略有臭气，口干，脉数，舌黄腻薄苔，营养较差，诉胸部疼痛。拟诊为肺痈。经予苇茎汤、葶苈大枣泻肺汤、桔梗汤、泻白散加减，以及犀黄醒消丸等治疗，兼注射油剂青霉素50单位3针，经10多日病情持续，未见显著改善，乃停止诊治。

1周后又来门诊，热升至39.2℃，痰中臭气加重，痰量增多，兼有脓状，胸闷不畅，神疲乏力，凡事扫兴，胃口差。见其病势转剧，测其病灶化脓可能正在进行，乃试用桔梗白散之峻剂。巴豆霜0.2g，象贝1g，桔梗1g，共研，开水送服，嘱服后泻不已吃冷粥一碗。下午服药，至晚大便泄泻十多次，服冷粥一碗而泻止。次日病人很高兴地告诉我服药后情况，并诉热已退，咳嗽大减，痰无臭气，胸中甚畅。测体温37.5℃，脉平，舌净，偶有咳嗽，而无臭痰，精神表情都良好，为虑肃肺化痰剂，以搜余患，并嘱隔日再来复诊。但病人未来。后遇病人，谓以久病服药太多，见药生畏，自觉病已好，故最后所虑之方未服，迄今壮健如常人。[王焕庭. 桔梗白散治愈肺痈的经验. 中医杂志，1955，(4)：25.]

大小肠痈

【原文】 大小肠痈因湿热，气滞瘀血注肠中。
初服大黄行瘀滞，脓成薏苡牡丹平。

〖注〗此二证俱由湿热气滞凝结而成。或努力瘀血，或产后败瘀蓄积，流注于大肠、小肠之中。初起发热，恶风，自汗，身皮甲错，关元、天枢二穴隐痛微肿，按之腹内急痛，大肠痈多大便坠肿，小肠痈多小水涩滞，脉俱迟紧，此时痈脓未成，宜大黄汤下之；瘀血利尽，若小水闭涩，仍宜大黄汤加琥珀末、木通利之自效。若痈成日久不溃，身皮甲错，内无积聚，腹急腹痛，身无热而脉数者，系肠内阴冷，不能为脓，宜薏苡附子散主之；若脉见洪数，肚脐高突，腹痛胀满不食，动转侧身则有水声，便淋刺痛者，痈脓已成，宜薏苡汤主之；腹濡而痛，少腹急胀，时时下脓者，毒未解也，宜丹皮汤治之；如脓从脐出，腹胀不除，饮食减少，面白神劳，此属气血俱虚，宜八珍汤加牡丹皮、肉桂、黄芪、五味子，敛而补之。病人转身动作，宜徐缓而勿惊，慎之。如耽延日久，因循失治，以致毒攻五内，腹痛牵阴，肠胃受伤，或致阴器紫黑、腐烂，色败无脓，每流污水，衾帏多臭，烦躁不止，身热嗌干，俱属逆证。

关元穴又名小肠募，在脐下三寸。天枢穴又名大肠募，在脐旁开二寸。

大黄汤

大黄（锉，炒） 牡丹皮 硝石（研） 芥子 桃仁（炒，先以汤浸去皮、尖，双仁勿用） 上各等份，共锉碎，每用五钱，水二盅，煎至一盅，去渣，空心温服。以利下脓血为度，未利再服。

〖方歌〗大黄汤善治肠痈，少腹坚痛脓未成，牡丹皮与大黄炒，芥子桃仁硝石灵。

薏苡附子散

附子（炮）二分 败酱五分 薏苡仁（炒）一钱 上为末，每服方寸匕，以水二合煎，顿服，小水当下。《三因》云：薏苡、附子同前，败酱用一两一分，每四钱水盏半，煎七分，去渣，空心服。

〖方歌〗薏苡附子散甲错，肠痈腹胀痛脉数，附子败酱薏苡仁，为末水煎空心服。

薏苡汤

薏苡仁 瓜蒌仁各三钱 牡丹皮 桃仁（泥）各二钱 水二盅，煎至一盅，不拘时服。

〖方歌〗薏苡汤治腹水声，肠痈便淋刺痛疼，牡丹皮共瓜蒌子，还有桃仁薏苡仁。

丹皮汤

牡丹皮 瓜蒌仁各一钱 桃仁（泥） 朴硝各二钱 大黄五钱 水二盅，煎一盅，去渣入硝，再煎数滚，不拘时服。

〖方歌〗丹皮汤疗肠痈证，腹濡而痛时下脓，硝黄丹蒌桃仁共，水煎服之有奇功。

八珍汤（见溃疡门）

【提要】大小肠痈的病因、病机及治疗。

【白话文】大小肠痈的病因病机，或因湿热蕴积肠间；或肠间气滞，郁而化火；或因瘀血阻于肠中。初起时内服大黄汤逐瘀攻下，脓成之后内服薏苡汤或丹皮汤即可。

【解读】大肠痈和小肠痈二者都因肠间湿热蕴结，气滞凝结而成；或因劳受伤，产生瘀血停留肠间；或因妇女产后，瘀血蓄积肠间不化，流注于大肠、小肠而成。大肠痈多发生在天枢穴（大肠募穴，前正中线上，肚脐下 2 寸），小肠痈多发生在关元穴（小肠募穴，前正中线上，肚脐下 3 寸）。大小肠痈初起时，可见发热、怕风、自汗等症，身上皮肤干燥粗糙，像鱼鳞一样，关元穴或天枢穴隐隐作痛、微微肿胀，腹部伴剧烈压痛。大肠痈多伴大便时有坠胀肿痛的感觉，小肠痈多伴小便不通，二者都见脉迟紧。此时大小肠痈中脓尚未成，宜内服大黄汤逐瘀攻下。瘀血已经下尽之后，仍见小便闭塞不通的话，仍宜内服大黄汤加琥珀末、木通活血化瘀利水。若脓液已成，但时时不得溃破，全身肌肤干燥粗糙像鱼鳞一般，腹部按之未触及肿块，伴腹部拘急疼痛，无发热、脉数的话，是肠中阴寒积聚，无以化脓的原因，宜内服薏苡附子散温阳通经、化瘀消肿。若脉象洪数，肚脐高高向外突出，伴腹部胀痛、满闷不适，饮食不振，身体转动或侧卧时可闻及腹中水声，小便淋沥不畅伴刺痛，是痈中脓已成的征象，宜内服薏苡汤健脾利湿化瘀。若腹部濡软疼痛，少腹部拘急胀痛，常常大便泻下脓液的话，是毒邪尚未排尽的原因，宜内服丹皮汤攻下逐瘀、化瘀排脓。若脓液从肚脐流出，且腹部胀满感不消退，食欲下降，面色发白，精神疲劳的话，是气血两虚的表现，宜内服八珍汤加牡丹皮、肉桂、黄芪、五味子，以温补气血。病人在床上转动身子时，应缓缓进行，勿惊扰病位，必须谨慎处理。如果病情延误治疗的话，或者失治误治，导致毒邪内攻五脏，腹部疼痛牵引至前阴部，肠胃受到损伤，甚至出现阴部发紫发黑、腐烂，形色败坏，虽无脓液渗出，但每每流出污水时，闻之秽臭，伴有心烦不已、身体发热、咽喉干燥等症，都属于逆证，预后凶险。

【医案助读】

急性阑尾炎 邓某，男，22岁，农民。1989年10月7日上午10时始，病人感觉上腹部疼痛，泛恶欲吐，恶寒发热，周身不适，晚9时许转右下腹持续性疼痛，并呕吐胃内容物2次。次日因腹痛加剧而就诊，体温39℃，腹肌紧张，疼痛拒按，麦氏点尤甚，舌质红、舌苔黄薄腻，脉弦洪数。血检：白细胞总数14.85×10^9/L，中性粒细胞0.81，淋巴细胞0.19。处方：生大黄8g（后下），玄明粉5g（冲服），连翘15g，金银花10g，败酱草15g，桃仁（打）6g，赤芍10g，牡丹皮10g，蒲公英10g。服药3剂，大便日行3次，便溏色暗黄，腹痛减轻，体温37.9℃。上方去玄明粉，加川黄连3g、黄芩10g，以增加清热解毒作用，续进3剂，脉症明显好转。守法继进3剂，腹痛消失，脉舌体温如常。血检：白细胞总数5.7×10^9/L。病告痊愈。[陈建雯. 泻下法治疗急性阑尾炎. 南京中医学院学报，1994，(2)：53.]

胃 痈

【原文】 胃痈中脘穴肿疼，不咳不嗽吐血脓。
饮食之毒七情火，候治肠痈大法同。

〖注〗此证初起，中脘穴必隐痛微肿，寒热如疟，身皮甲错，并无咳嗽、咯吐脓血。由饮食之毒，七情之火，热聚胃口成痈。脉来沉数者，初服清胃射干汤下之；若脉涩滞者，瘀血也，宜服丹皮汤下之；脉洪数者，脓成也，赤豆薏苡仁汤排之；体倦气喘作渴，小水频数者，肺气虚也，补中益气汤加麦冬、五味子补之。其候证生死、治法，与大、小肠痈同。

中脘穴又名胃募，在脐上四寸。

清胃射干汤

射干　升麻　犀角　麦冬（去心）　玄参　大黄　黄芩各一钱　芒硝　栀子　竹叶各五钱　水煎服。

〖方歌〗清胃射干汤射干，升麻犀角麦冬全，参芩大黄芒硝等，竹叶山栀胃痈痊。

赤豆薏苡仁汤

赤小豆　薏苡仁　防己　甘草各等份　水二盅，煎八分，食远服。

〖方歌〗赤豆薏苡汤最神，甘己赤豆薏苡仁，胃痈脓成脉洪数，二盅水煎服八分。

丹皮汤（见大小肠痈）

补中益气汤（见溃疡门）

【提要】胃痈的病位、症状、病因、病机及治疗。

【白话文】胃痈多发在中脘穴，症见肿胀疼痛，无咳嗽、咳痰、咳吐脓血。病因病机主要由饮食不节，蕴而化毒，兼情志不畅，郁而化火所致。治疗与大小肠痈相似。

【解读】本病属于西医学的胃溃疡。从广义角度说，胃溃疡是指发生在胃角、胃窦、贲门和裂孔疝等部位的溃疡，是消化性溃疡的一种。消化性溃疡是一种常见的消化道疾病，可发生于食管、胃或十二指肠，也可发生于胃－空肠吻合口附近或含有胃黏膜的 Meckel 憩室内，因为胃溃疡和十二指肠溃疡最常见，故一般所谓的消化性溃疡是指胃溃疡和十二指肠溃疡。它之所以称为消化性溃疡，是因为既往认为胃溃疡和十二指肠溃疡是由于胃酸和胃蛋白酶对黏膜自身消化所形成的，事实上胃酸和胃蛋白酶只是溃疡形成的主要原因之一，还有其他原因可以形成消化性溃疡。由于胃溃疡和十二指肠溃疡的病因和临床症状有许多相似之处，有时难以区分是胃溃疡还是十二指肠溃疡，因此往往诊断为消化性溃疡，或胃、十二指肠溃疡。如果能明确溃疡在胃或十二指肠，那就可直接诊断为胃溃疡或十二指肠溃疡。

【医案助读】

慢性胃炎、反流性食管炎　某某，女，59 岁。2005 年 8 月 2 日初诊。病人胃脘疼痛 1 周，检上中腹压痛明显；伴恶心，纳呆，泛酸至咽，胸骨后烧灼感，胸闷；舌质偏紫、苔黄腻，脉细弦。素有慢性胃炎及反流性食管炎。中医诊断：胃痛（热毒内蕴）。西医诊断：慢性胃炎，反流性食管炎。治则与方药：清热解毒，托毒生肌。清胃射干汤合半夏泻心汤、左金丸化裁：射干 3g，升麻 3g，麦冬 3g，玄参 3g，栀子 15g，竹叶 15g，生大黄 3g（后下），黄连 10g，吴茱萸 2g，半夏 12g，黄芩 12g，党参 10g，干姜 3g，甘草 6g，大枣 7 枚，丹参 12g，降香 10g，蒲公英 30g。予 7 剂。

8 月 9 日二诊：胃脘压痛大减，纳增，泛酸及胸骨后烧灼感明显减轻。原方去生大黄，加姜竹茹 6g、枇杷叶 10g，予 7 剂。2006 年 9 月 5 日又因同疾求诊时告知，当时服药之后，诸症顿失，一年无事。[金采映，朱蕾蕾. 蒋健教授运用后世

时方治疗痈证的临床经验. 中华中医药杂志，2009，24（2）：174－176.］

脾痈

【原文】 脾痈湿热瘀血凝，章门穴肿兼隐疼。
腹胀嗌干小水短，利下湿瘀补收功。

〖注〗此证始发章门穴，必隐疼微肿。由过食生冷，兼湿热，或瘀血郁滞脾经而成。令人腹胀，咽嗌干燥，小水短涩，初宜大黄汤、赤豆薏苡仁汤，二方合而用之，以攻滞郁。二便通利，腹胀全消，宜六君子汤扶脾调理。顺逆看法与胃痈同。

章门穴又名脾募，在脐旁开六寸高上二寸。

大黄汤（见大小肠痈）

赤豆薏苡仁汤（见胃痈）

六君子汤（即香砂六君子汤去藿香或木香、砂仁。见溃疡门）

【提要】脾痈的病因、病机、病位、症状及治疗。

【白话文】脾痈多因湿热瘀血凝结于脾经而成。症见章门穴肿胀伴微微疼痛、腹部胀满、咽喉干燥、小便短少不畅等症。初期应利湿化瘀，后期以补益与收敛并用。

【解读】本病最开始发生在章门穴（脾之募穴，前正中线旁开 6 寸、脐上 2 寸处），初起时必隐隐疼痛，伴轻微肿胀；腹部胀满不适，咽喉干燥，小便短少不畅。多因平素过食生冷，兼内有湿热、瘀血积滞于脾经而成。初起宜内服大黄汤合赤豆薏苡仁汤，以攻下逐瘀、利湿化滞。二便通畅，腹部无明显胀满后，宜内服六君子汤调理脾胃。本病的顺证、逆证和胃痈相似。

肝痈

【原文】 肝痈愤郁气逆成，期门穴肿更兼疼。
卧惊胠满尿不利，清肝滋肾即成功。

〖注〗此证始发期门穴，必隐痛微肿，令人两胠胀满胁痛，侧卧则惊，便尿艰难。由愤郁气逆而成。初服复元通气散，次服柴胡清肝汤；痛胀已止，宜服六味地黄丸；脾虚食少，则佐以八珍汤，滋肾补脾，治之取效。禁用温补、针灸。

期门穴又名肝募，在乳旁一寸半，再直下一寸半。

复元通气散（见肿疡门）

柴胡清肝汤（见头部鬓疽）

六味地黄丸（见面部雀斑）

八珍汤（见溃疡门）

【提要】肝痈的病因、病机、病位、症状及治疗。

【白话文】肝痈多因情志愤怒抑郁，致肝气上逆所致。多发生在期门穴，症见局部肿胀、疼痛，侧卧时则发生惊恐，胁肋部胀满不适，小便不畅。治法宜清肝滋肾即可。

【解读】本病属西医学的肝脓肿，可由溶组织阿米巴原虫或细菌感染所引起。阿米巴肝脓肿的发病与阿米巴结肠炎有密切关系，且脓肿大多数为单发。细菌性肝脓肿的细菌侵入途径除败血症外，可由腹腔内感染直接蔓延所引起，亦可因脐部感染经脐血管、门静脉而入肝脏，胆道蛔虫亦可为引起细菌性肝脓肿的诱因。常见的细菌有金黄色葡萄球菌、链球菌等。此外，在开放性肝损伤时，细菌可随致伤异物或从创口直接侵入引起肝脓肿；细菌也可来自破裂的小胆管。有一些原因不明的肝脓肿，称隐源性肝脓肿，可能与肝内已存在的隐匿病变有关。这种隐匿病变在机体抵抗力减弱时，病原菌在肝内繁殖，发生肝脓肿。有人指出隐源性肝脓肿中25%伴有糖尿病。

【医案助读】

肝脓疡向腹壁溃破 杨某，男，50岁，农民。入院日期：1961年5月24日。主诉：20岁时患痢疾达2年以上。经服椿树根皮治愈，迄今未复发。右季肋隐痛时作，已历14年之久，平时每隔几个月或1年阵发性疼痛一次。近年来逐渐羸瘦，精神疲乏，劳动力大减。最近2个月，右季胁部作痛日甚，结块肿起，高热达1个星期始退，而患部红肿疼痛未见减轻。入院后情况：精神萎靡，胃纳呆滞，右季胁部有深部脓疡，范围大如手掌，局部皮肤呈紫红色，已将穿溃。血象：血红蛋白7.5g/L，红细胞3.9×10^{12}/L，白细胞8.3×10^{9}/L，其中中性粒细胞0.76、淋巴细胞0.24。脓涂片检：阿米巴未找到，红血球（++），脓细胞（+++）。大便常规检查：蛔虫卵（+），钩虫卵（少许）。肝功能正常。X线检查：心肺无异常；右侧横膈膜运动减弱，肝脏阴影增大。西医会诊记录：巩膜无黄染，心音正常，两肺叩诊正常，右肺下部呼吸音减弱；右上腹部肝区局部肿胀，皮肤呈现紫黑色坏死状，触之，皮肤极为坚硬，有压痛，疮口有咖啡色稀淡脓液流出，味极臭；肝大叶尚可触及。初步印象：阿米巴肝脓疡向腹壁溃破。治疗经过：入院后即行切开排脓，排出稀薄液100ml，呈紫酱色，有恶臭味。按胁肋为肝胆经所属，而肝主条达，胆主疏泄；以十多年来，木郁不达，相火时炎，是以攻痛迭发；积久不散，气郁则血凝，热盛则内腐，内腐则为脓，遂至酿成肝壅透膜外溃之证。治当清肝泄热，活血解毒。拟柴胡清肝汤加减，方用：北柴胡、淡黄芩各4.5g，黑山栀12g，炒当归、赤芍、白芍、天花粉、丹参各9g，制香附、牡丹皮、连翘各

12g，忍冬藤 30g，陈皮 6g，麦芽 15g。经排脓后并服汤剂，身热迅速下降。10 剂后，患部跟脚渐软，饮食日增，精神日振，病情即步入坦途。继用八珍汤加减，平补气血以善其后。[吴仲磬. 治疗痈疽溃穿透膜病案 2 则. 上海中医药杂志，1963，(8)：19－20.]

心痈

【原文】　心痈巨阙肿隐疼，酷饮嗜热火毒成。
面赤口渴身作痛，治法阳热总宜清。

〖注〗此证始发巨阙穴，必隐痛微肿，令人寒热，身痛，头面色赤，口渴，随饮随干。由心火炽盛，更兼酷饮嗜热而成。宜服凉血饮。酒毒为病者，宜服升麻葛根汤治之。此证甚属罕有，但治法不可不备。

巨阙穴又名心募，在脐上六寸五分。

凉血饮

木通　瞿麦　荆芥　薄荷　白芷　天花粉　甘草　赤芍　麦冬（去心）　生地　栀子　车前子　连翘（去心）各等份　引用灯心，若潮热加淡竹叶，水煎温服。

〖方歌〗凉血饮善治心痈，瞿荆荷芷草翘通，赤芍山栀干生地，车前花粉麦门冬。

升麻葛根汤

栀子　升麻　葛根　白芍　柴胡　黄芩各一钱　黄连　木通　甘草各五分　水二盅，煎八分，不拘时服。

〖方歌〗升麻葛根汤山栀，酒毒心痈黄连宜，柴芍通芩升葛草，水煎温服不拘时。

【提要】心痈的病位、症状、病因、病机及治疗。

【白话文】心痈多发生在巨阙穴，症见局部肿胀，隐隐作痛。多因平素嗜食辛辣之物，蕴生火热所致。伴面色红赤、口渴、身体疼痛等症。治法针对阳热之证宜予清热之法。

【解读】本病最初发生在巨阙穴（心之募穴，脐上 6.5 寸），症见局部隐隐作痛，且微微肿胀，伴全身恶寒发热，身体疼痛，面色红赤，口渴，饮水不得解。由于心火旺盛，平素喜好辛辣之物引起，宜内服凉血饮清热凉血解毒。因平素喜好饮酒致病的病人，宜内服升麻葛根汤解肌清热。本病临床上属罕见疾病，但治疗方法不得不了解。

肾痈

【原文】 肾痈肾经不足生，京门微肿隐隐疼。
少腹肋下䐜胀满，房劳形寒邪外乘。

〖注〗此证始发京门穴，必隐痛微肿，令人寒热往来，面白不渴，少腹及肋下䐜胀塞满。由肾虚不足之人，房劳太过，身形受寒，邪气自外乘之。初服五积散加细辛；寒尽痛止，宜用桂附地黄丸调理。

京门穴又名肾募，在身侧腰中监骨下肋间。

五积散

苍术（炒）二钱　陈皮　桔梗　川芎　当归　白芍各一钱　麻黄　枳壳（麸炒）　桂心　干姜　厚朴各八分　白芷　半夏（制）　甘草（生）　茯苓各四分　引姜一片，水二盅，煎八分，不拘时服。头痛恶寒者，加连须葱头三个，盖卧汗出甚效。

〖方歌〗五积散苍壳陈苓，麻黄半桔归芍芎，芷朴桂心干姜草，肾痈寒邪服成功。

桂附地黄汤（见面部颊疡）

【提要】肾痈的病因、病机、病位及症状。

【白话文】肾痈多因肾经正气不足所致，发在京门穴，症见局部微微肿胀，伴隐隐作痛，少腹部及肋下胀满闭塞。是由于房劳过度，加上寒邪外袭所致。

【解读】本病属西医学的肾脓肿，系肾皮质化脓性感染，是指身体某一部位化脓性感染灶或细菌经血运到达肾皮质引起局部或全部肾组织感染。早期阶段为水肿，伴有为数不等的小脓肿，小脓肿可联合形成感染性肿块，重者坏死液化明显时即形成典型的肾脓肿。多由血源性感染所致，也可由尿路逆行性感染引起。

【医案助读】

梗阻性隐匿性肾脓肿　刘某，男，46岁。2001年4月7日入院。病人既往有肾结石史10年，间断自服"排石药"治疗，一直未见结石排出。近1年来偶有右腰腹部隐隐不适，1周前发现右腰腹部包块。入院时B超检查示：右肾重度积水，肾皮质变薄，厚约4mm；右肾铸形结石约35mm×30mm×25mm，梗阻于肾盂出口。尿常规：白细胞（－）。血常规：WBC8.8×10^9/L，RBC3.4×10^{12}/L，Hb102g/L。静脉肾盂造影（IVP）：右肾不显影，右肾结石，左肾功能正常。同位素肾图示右肾功能重度损害，左肾功能正常。入院后即行经皮右肾穿刺造瘘术。首次引出脓性液1000ml，以后每天引流量200～400ml。引流尿比重1.015，pH值7.0～7.1。细菌培养：大肠埃希菌生长。予0.9%生理盐水（NS）250ml加先锋霉素Ⅵ3g静脉滴注，每天2次；环丙沙星注射液0.25g静脉滴注，每天2次。中医辨证为肾虚寒侵。治以散寒通络，益气健脾。方用五积散加减。治疗1周，造瘘管尿液脓、白细胞消失。改用益肾固本、扶正祛邪之法，口服中成药桂附地黄丸，每次 6g，每天 2 次。于肾造瘘后 2 周行右肾盂切开取石术及肾折叠缝合术。术后痊愈出院。继续服桂附地黄丸 3 个月，复查尿常规正常，IVP 右肾显影淡。同位素肾图：右肾功能中度损害。B 超：右肾中度积液，肾皮质厚 6～8mm。［黄智峰，赖海标，钟亮，等. 中西医结合治疗梗阻性隐匿性肾积脓 28 例疗效观察. 新中医，2005，37（1）：53－54.］

三焦痈

【原文】　　三焦痈由湿热凝，石门穴上肿隐疼。
　　　　　　寒结治同肠痈法，内痈俱系膜内生。

〖注〗此证始发石门穴，必隐疼微肿，令人寒热往来，二便秘涩。由湿热遇寒凝结而成。治法与大、小肠痈同。凡内痈俱系膜内成患，外皮不腐。

石门穴又名三焦募，在脐下二寸。

【提要】三焦痈的病因、病机、病位、症状及治疗。

【白话文】三焦痈多因湿热与寒邪凝结所致。多发于石门穴。症见局部肿胀伴隐隐作痛，治法与肠痈相同。内痈大多发生在内膜。

【解读】本病初起发在石门穴（三焦之募穴，脐下 3 寸），必隐隐作痛，轻微肿胀。是湿热之邪遇寒邪，相互凝结于三焦而成。除局部之外症外，多伴全身恶寒发热，大小便闭塞不通。

内痈总论

【原文】凡人胸腹有十一募。募者，各脏腑阴会之所也。《灵枢》云：发内痈、内疽者，其本经募上肉必浮肿，募中必时时隐痛，浮肿为痈，隐痛为疽，此即内痈、内疽之验也。兹内痈有治法，内疽无治法何也？盖内痈、内疽，其病原无殊，惟在根浅、根深之别耳。根浅为痈，根深为疽。若临证用药，攻补得宜，无不收效。至募有十一，而内痈仅九证者何也？盖胆府形如膜皮，无出无纳，汁清气洁，不生内痈、内疽。若夫膀胱亦如膜皮，中惟浊水，故古今书籍，并无讲及内痈、内疽者，是以未敢详载。虽然中极穴即膀胱募也，今人间有中极穴或浮肿，或隐痛者，所见证候，竟同小肠痈，治法亦当按小肠痈治之可也。俟后之学人留意焉。

【白话文】人体的胸部和腹部，共计有 11 个募穴。募穴，就是各个脏腑经气聚会的地方。《灵枢》有云：发生内痈或内疽者，本经募穴上的肌肉必定浮肿，募穴中必定经常有隐隐作痛感。浮肿明显的叫痈，而隐痛明显的叫疽，这就是内痈和内疽的区别所在。那么为什么内痈有其治疗方法，而内疽却没有提及呢？原来内痈和内疽，两者的病因并无不同，只是在病根上有着浅、深的分别而已。病位在浅部的为痈，病位在深层肌肉的为疽。在临床用药时，只要攻法和补法运用得当，都能获得良效。那么既然募穴有 11 个，为什么我们提及的内痈只有 9 个证候呢？这是因为胆府的形状像膜皮（囊状），胆汁清稀，胆气纯洁，一般不会发生内痈或内疽的。膀胱，也是状如膜皮，内中只贮藏着浊水，所以古今医书，并未提及膀胱会发生内痈或内疽的，因此本书也未作详细记叙。虽然中极穴，就是膀胱经的募穴，现代有人会出现中极穴或肿胀或疼痛，但其发病征象，与小肠痈相同，因而治疗方法亦当按小肠痈处理。

验内痈法

【原文】凡遇生内痈之人，与生黄豆五粒嚼之。口中无豆味者，是其候也。

【白话文】只要遇到发生内痈的人，拿生黄豆 5 粒，让病人放在嘴里咀嚼，如果他口中没有黄豆气味的话，就是发生内痈的征象。

医宗金鉴卷六十八

肩　部

肩中疽　干疽　过肩疽

【原文】　　肩疽痈发正肩中，疽硬黑陷痈肿红。
干疽肩前过肩后，风湿积热血瘀凝。

〖注〗此疽生于肩中廉，属三焦、胆二经。红活高肿，一名疵痈；坚硬平塌，为肩中疽。肩之前廉，属大肠经，名干疽，一名疔疽。肩之后廉，属小肠经，名过肩疽。疮势无论大小，惟在发源之处命名。总由湿热风邪郁成，亦有负重瘀血凝结而成。高肿红活，焮热速溃者顺；若平塌坚硬，无红无热，溃迟者险；甚则肿痛连及臂胛，口噤寒战，大痛不食，或兼绵溃便泻者逆。治法：初起有表证者，俱宜荆防败毒散汗之；有里证者，内疏黄连汤下之；汗下之后，肿痛不退，脓势将成，宜用托里透脓汤，脓熟开之。至于引经之药，惟在临证时因经加之。溃后，内外治法俱按痈疽溃疡门。

荆防败毒散（见项部脑疽）

内疏黄连汤（见肿疡门）

托里透脓汤（见头部侵脑疽）

【提要】肩中疽、干疽、过肩疽的病位、症状、病因及病机。

【白话文】肩疽、疵痈是发于肩部正中部位，肩疽坚硬而色偏黑，疵痈则红肿明显；干疽发于肩部前缘；过肩疽则发于肩部后侧。大都是因为风湿热邪或瘀血结聚于肩所致。

【解读】本病出自《证治准绳·外科》卷三。又名疵痈、疔疽。又生于肩前廉，即肩峰前侧者，名干疽；若生于肩后廉，即肩峰后侧者，名过肩疽。肩疽发生于肩正中部，坚硬平塌不红者为疽，称肩中疽；高度红肿者为痈，称疵痈。究其缘由，大都是因湿热及风邪郁结而成；也可因负重过度而受伤，致瘀血凝结于肩而成。肩中疽属三焦经和胆经，干疽属大肠经，过肩疽属小肠经。以上三疽若出现红肿热痛明显，且能迅速溃破者，为顺证；若疮形平塌，按之坚硬，不红不热，且迟不溃破者，为险证。严重者，肿痛甚至牵连臂膊或背胛一带，出现牙关紧闭，恶寒发抖，剧烈疼痛，不思饮食，或溃后腐肉软如棉，且大便溏薄者，为逆证。初起兼有表证的，宜用荆防败毒散以发汗；伴里热证者，内疏黄连汤内服以通便泻热。汗下之后，肿痛不消退，为脓将成，宜服托里透脓汤，以透脓托毒。脓已成熟，宜切开排脓。至于引经药的使用，主要在临证时根据患部所属的经络，再加用该经的引经药物。溃破以后的内外治法，均按痈疽溃疡门处理。

髎疽　肩风毒

【原文】　髎疽肩后腋外生，小肠肩贞风火凝。
肩风毒生臑端上，大肠肩髃风湿成。

〖注〗髎疽，生于肩之后下，腋之后外微上，歧骨缝之间，经属小肠肩贞穴，由风火凝结而成。初起如粟，坚硬肿痛，肩臑拘急，不能举扬。初服荆防败毒散；便燥实者，服双解贵金丸双解之。肩风毒生于肩梢臑上骨尖处，经属大肠肩髃穴，由邪风深袭骨缝，与湿稽留，化热而成。初起宣肿色赤，大者如桃，小者如杏，痛连肩臑，更兼拘急。初服蠲痛无忧散汗之即消；若肿痛日深，不能尽消者，脓势将成也，宜服托里透脓汤。二证溃后，内外治法俱按痈疽溃疡门。

蠲痛无忧散

番木鳖（香油炸浮）　当归（酒洗）　甘草（生）各二两　麻黄三两　穿山甲（陈土炒）　川乌（黑豆酒煮，去皮、尖）　草乌（姜汁煮）　苍术（米泔水浸，炒）　半夏（制）各二两　威灵仙一两　各制为末，共和匀，每服五七分至一钱，无灰酒调服，再饮酒以醉为度，盖卧出汗避风。此方加闹羊花四两，亦治头风痛。

〖方歌〗蠲痛无忧肩风毒，风袭骨缝与湿凝，番鳖归草麻黄甲，川草乌苍半威灵。

荆防败毒散（见项部脑疽）

双解贵金丸（见肿疡门）

托里透脓汤（见头部侵脑疽）

【提要】髎疽、肩风毒的病位、病因及病机。

【白话文】髎疽生于肩后腋外侧，在小肠经肩贞穴处，多由风火之邪凝聚而成。肩风毒则生于肩尖端附近，在大肠经肩髃穴周围，多由风湿之邪侵袭所致。

【解读】髎疽发生在小肠经肩贞穴处，即肩关节的后侧下方，腋窝的后外侧，多由风火之邪凝结而成。肩风毒发生的部位属手阳明大肠经肩髃穴处，即肩尖端与上臂骨突之间，多因风邪入骨缝，与内湿胶着，郁而化热所致。髎疽初起如粟粒大小，硬肿、疼痛明显，肩臂筋脉牵强致使不能高举。初起可服荆防败毒散；若里热渐盛，大便燥结者，宜服双解贵金丸，以解表里之邪。肩风毒初起时，红肿显著，大者如桃，小者似杏，疼痛可蔓延至肩及上臂一带，且兼有经脉牵强难以舒展之感。初起以蠲痛无忧散内服发汗，汗出则易散；若肿痛渐重，难以消散者，为脓势即成，宜服托里透脓汤，以透脓托毒。以上二证，溃破后的内外治法，均按痈疽溃疡门处理。

乐疽

【原文】　乐疽肩前腋上生，骨缝开合凹陷中。
坚如鹅卵痛入骨，包络血热气郁成。

〖注〗此证生于肩前腋之上，骨缝开合空凹陷中。初起如椒子，渐肿坚硬，大如鹅卵，按之疼痛入骨，属包络经，血热气郁而成。其证届期溃破，出稠脓，肿消者顺；月余不溃，既溃，出清水，肿硬不退者逆。初宜服神授卫生汤，若恶风太过，倍加葱白汗之；次服托里透脓汤，溃迟者十全大补汤。溃后，内外治法俱按痈疽溃疡门。

神授卫生汤（见肿疡门）

托里透脓汤（见头部侵脑疽）

十全大补汤（见溃疡门）

【提要】乐疽的病位、症状、病因及病机。

【白话文】乐疽生于肩前腋窝上，骨关节缝隙之间，坚硬如鹅卵石，疼痛彻骨。多因心包络经脉血热气郁而致。

【解读】乐疽是指发生在肩关节前侧，腋窝的上方的疽病，当肩关节活动时，病位在骨缝开合显现凹陷的地方。患处坚硬如鹅卵石一般，触痛彻骨。本病多因手厥阴心包络经血热气郁所致。乐疽若溃破及时，脓浆较稠厚，且肿势随即消退的，为顺证；如若一个月甚至数月仍不溃破，或溃破后脓液清稀如清水，患处仍肿硬不消退者，为逆证。本病初起宜服神授卫生汤，以疏通表里。如果恶风严重，宜加倍使用葱白，使汗出；继服托里透脓汤，以透脓托毒。若久不溃破者，宜服十全大补汤，以扶正祛邪。溃破后的内外治法，均可按痈疽溃疡门处理。

臑　部

臑痈（附：藕包毒）

【原文】　臑痈肩肘周匝肿，色赤焮疼粟瘖僵。
藕包毒状鸭鹅卵，臑内三阴外三阳。

〖注〗此证由风瘟或风火凝结而成。生于肩下肘上，周匝漫肿，色赤焮痛。初起状如粟米一攒，亦有起一粒僵疙瘩者，渐次焮肿红热，臖脓痛甚。红肿之外无晕者顺，有二晕者险，三四晕者逆。肿发臑内或臑外结肿一枚，如桃如鸭、鹅卵者，名藕包毒。毒者，痈之轻证也。臑痈、藕包内外治法，俱按痈疽肿疡、溃疡门。此痈毒发苗之处，若在臑内者，属手三阴经；在臑外者，属手三阳经。随证用引经之药，必然获效。

【提要】臑痈、藕包毒的病位、症状、病因及病机。

【白话文】臑痈发于上臂部分，肿势范围大，灼热疼痛明显，如粟米或僵疙瘩一般；藕包毒则如鸭、鹅蛋一般大小。发于上臂内侧者属手三阴经，发于上臂外侧者属手三阳经。

【解读】臑痈是指发生于上臂部分的痈病，局部漫肿，红肿热痛明显，初起似粟米般簇聚在一起，或只起一硬疙瘩小肿块，后逐渐肿大，发红发热，肿胀化脓，疼痛加剧。肿毒不论发生在上臂内侧或外侧，形成肿块大小如桃、鸭蛋、鹅蛋一般者，称为藕包毒。本痈毒若发生在上臂内侧的，属于手三阴经；发于上臂外侧的，属于手三阳经。臑痈多由风温、风火凝结上臂而成。红肿周边无旁晕的，为顺证；有两个旁晕的，为险证；若有三四个旁晕的为逆证。藕包毒症状比臑痈稍轻。臑痈和藕包毒的内外治法，均可按痈疽肿疡、溃疡门施治。随着各经见症的不同，处方中加用适宜的引经药，其疗效将会更为显著。

鱼肚发

【原文】　鱼肚发如鱼肚形，青灵穴生心火凝。
暴肿红活焮热痛，痈疽治法即成功。

〖注〗此证生于臑之后垂肉处，属心经青灵穴，由火毒凝结而成。暴肿色赤，焮热疼痛，形如鱼肚。肿、溃治法，俱按痈疽肿疡、溃疡门。其引经之药，惟在临证加之。

【提要】鱼肚发的病位、症状、病因、病机及治疗。

【白话文】鱼肚发发于青灵穴处，形如鱼肚，肿胀明显，发红灼热疼痛。多由心火凝聚所致，按痈疽之治法即可。

【解读】鱼肚发发于上臂部后侧肌肉丰厚，手少阴心经青灵穴处，肿势形如鱼肚，多因火毒凝结而成。发病后局部迅速肿胀，色红，灼热疼痛显著。不论肿胀未溃或已溃，均可按痈疽肿疡、溃疡门治疗处理。至于引经之药，在临证时，随症加减即可。

石榴疽

【原文】

石榴疽起肘尖上，粟疱根开坚肿疼。
破翻如榴寒热甚，三焦相火与湿凝。

〖注〗此证生于肘尖上寸余，属三焦经天井穴。初起黄粟小疱，根脚便觉开大，色红焮肿，坚硬疼痛，肿如覆碗，破翻如榴，寒热如疟。由三焦相火，与外湿相搏而成。初起宜蟾酥丸汗之；外以艾灸九壮，贴蟾酥饼，用万应膏盖之。焮肿处敷冲和膏，服菊花清燥汤；烦躁热甚者，服护心散。九日后作稠脓，痛减喜食，表里证俱退者顺，反此者逆。破后用菊花蕊煎汤洗之，次以菊花烧灰存性，加轻粉少许兑匀，敷之神效。至透脓、脱腐、生肌时，内外治法，俱按痈疽溃疡门。

菊花清燥汤

甘菊花二钱　当归　生地　白芍（酒炒）　川芎　知母　贝母（去心，研）　地骨皮　麦冬（去心）各一钱　柴胡　黄芩　升麻　犀角（镑）　甘草（生）各五分　竹叶二十片，灯心二十寸，水二盅，煎八分，食后温服。

〖方歌〗菊花清燥石榴疽，肿硬焮红痛可医，四物柴芩知贝草，升麻地骨麦冬犀。

蟾酥丸　**蟾酥饼**（即蟾酥丸料捏成饼。俱见疔疮门）

万应膏（见溃疡门）

冲和膏　**护心散**（俱见肿疡门）

【提要】石榴疽的病位、症状、病因及病机。

【白话文】石榴疽是指发于手肘尖附近的疽病，初起可见粟粒状小疱，根脚散开，局部肿胀疼痛，溃破后疮口外翻如石榴状，寒热往来。因三焦经相火与湿邪凝结而成。

【解读】石榴疽发生在近手肘关节尖端，三焦经天井穴附近。初起见黄色粟米状小疱，患处根脚散开，色红，灼热高肿，按之坚硬，疼痛；溃后疮口外翻，形如石榴，寒热往来。多因三焦相火与外感湿邪互相搏结而成。初起宜内服蟾酥丸以发汗，外治宜艾炷温灸患部9壮，后以蟾酥饼敷贴于上，外盖万应膏。周围红肿发热者可外敷冲和膏，内服菊花清燥汤；烦躁且发热严重的，宜服护心散，以防止毒邪内攻。如果在第九日以后溃破出稠厚脓液，且疼痛症状缓解，食欲好转，表证、里证逐渐消退者，为顺证；反之则为逆证。破溃以后，患部可用菊花蕊煎汤洗涤，接着用菊花烧灰存性，加入少量轻粉，拌匀外敷。至于提脓、去腐、生肌收口时的内外治法，均可按痈疽溃疡门处理。

肘痈

【原文】 肘痈发于肘围绕，高肿焮热赤红疼。
心肺稽留风邪火，势小为疖势大痈。

〖注〗此证生于肘之围绕，暴发高肿，焮热，色红，疼痛。由心、肺风火之邪，稽留凝滞而成。形势小者为疖毒，形势大者为痈。初服荆防败毒散汗之，次服白芷升麻汤清托之，外敷二味拔毒散。将溃治法，俱按痈疽肿疡、溃疡门。

白芷升麻汤

黄芩（半生、半酒炒）二钱　连翘（去心）二钱　黄芪三钱　白芷八分　升麻　桔梗各五分　红花（酒洗）　甘草（炙）各三分　酒、水各一盅，煎八分，食远热服。

〖方歌〗白芷升麻医肿痈，解热除烦托肘痈，芩翘桔梗红花草，黄芪酒水各一盅。

荆防败毒散（见项部脑疽）

二味拔毒散（见肿疡门）

【提要】肘痈的病位、症状、病因及病机。

【白话文】肘痈围绕着肘关节发生，红肿、焮热、疼痛明显，多由心肺二经风火之邪稽留所致。肿势大者为痈，小者为疖。

【解读】肘痈发生于肘关节周围，是指痈疽之发于肘部者。临床特点是肘部高肿，焮热疼痛，肘关节功能障碍。以中年或老年病人为多。相当于西医学的体表浅表脓肿、急性化脓性淋巴结炎，指发生在皮肉之间的急性化脓性疾病。本病一般预后良好。

臂　部

臂痈（附：疽）

【原文】　　臂痈臂疽绕臂生，平紫硬疽红肿痈。
荣卫风邪逆肉理，甚则拳缩彻骨疼。

〖注〗此证生臂外侧，属三阳经；臂里侧，属三阴经。高肿红活，焮痛溃速者为痈；平陷紫暗，坚硬木痛，溃迟者为疽。俱由荣卫不周，感受风邪，逆于肉理而成。初起形如粟粒，憎寒壮热，宜服荆防败毒散汗之；焮痛烦热，宜服白芷升麻汤消之；脓势将成，宜服托里透脓汤，脓熟针之。若疽证木痛，无红无热，此属气血两虚，无论已溃、未溃，宜服十全大补汤托之。溃后，内外治法俱按痈疽肿疡、溃疡门。若拳缩筋不能舒，疼痛彻骨者，系溃深伤脉也，属逆。

荆防败毒散（见项部脑疽）

白芷升麻汤（见臑部肘痈）

托里透脓汤（见头部侵脑疽）

十全大补汤（见溃疡门）

【提要】臂痈、臂疽的病位、症状、病因及病机。

【白话文】臂痈、臂疽生于前臂，红肿热痛者，称之为痈；平塌凹陷，色青紫，触之坚硬者，称为疽。二者皆因荣卫之气被风邪逆乱，瘀滞腠理。属逆证者可出现经脉拘急蜷缩难以舒展或疼痛彻骨。

【解读】臂痈、臂疽发于前臂，凡是疮形肿胀，鲜红，灼热，疼痛，溃破快者，称之为痈；平塌陷下，疮色青紫而无光泽，触之坚硬，麻木疼痛，难以溃破者，称之为疽。两者皆因荣卫之气受风邪侵扰，郁滞肌腠所致。若筋脉蜷缩难以舒展，伴疼痛彻骨者，为溃烂过深，已伤及筋脉，属逆证，预后不良。臂痈、臂疽发于手三阴、三阳经所属部位。初起形似粟粒，恶寒高热，宜内服荆防败毒散以疏风散邪；灼热，肿痛，烦躁不安者，宜服白芷升麻汤以清热除烦、消肿止痛。脓势即成，宜服托里透脓汤以透脓托毒。脓若已成，则宜切开排脓。若是疽证，不红不热，木硬作痛，则证属气血两虚，不论已溃或未溃，皆可服十全大补汤，以补正托毒。溃破后的内外治法，均可按痈疽肿疡、溃疡病之治疗原则施治。

腕痈

【原文】　　腕痈三阳风火凝，手腕背面结痈形。
高肿速溃顺易治，腐烂露骨逆难功。

〖注〗此证生于手腕背面，属手三阳经，由风火凝结而成。高肿红活，在十四日溃破脓出痛减者，顺而易治；手腕乃皮肉浇薄之处，若迁延日久不溃，或漫肿平塌，既溃腐烂露骨者逆，难于收功。初服荆防败毒散汗之，外用太乙紫金锭敷之。脓成将溃，即按痈疽肿疡、溃疡治法。

荆防败毒散（见项部脑疽）

太乙紫金锭（见胸部脾发疽）

【提要】腕痈的病因、病机、症状及预后。

【白话文】腕痈是指生于手腕背面的疾病，多因风火凝聚于此所致。若出现高度肿胀疼痛，破溃迅速者，为顺证，预后良好；若出现局部腐烂严重，深及骨质者，则为逆证，预后不良。

【解读】腕痈出自《外科证治准绳》卷三，又名手腕痈、手屈发、手牛押屈、龟毒、鼓槌风、手腕疽。多因三阳经风火热毒凝结而成。症见患处高肿红赤作痛，腕部功能障碍。若痈疽易成脓，且易溃者为顺，治宜清热解毒、活血化瘀，可内服荆防败毒散，外敷洪宝膏；若溃后则提脓去腐，按溃疡治疗。若患处迁延日久，脓难成且不易溃烂者，或漫肿平塌，或溃而显露筋骨，脓液稀薄者为逆，难以收功，多可转为疽，应按无头疽治疗，内服补托之剂，外用去腐生肌之药。

兑疽

【原文】　　兑疽生腕动脉间，坚硬漫肿兑骨边。
痛彻手膊为险证，本属肺经穴太渊。

〖注〗此证生于手腕里面，横纹前梢动脉之间，兑骨里侧，属肺经太渊穴，由忧思气滞风火结成。坚硬漫肿，疼痛彻骨，手膊不能转动。此动脉处，乃肺经门户，若发此疽，或溃深大泄肺气，最为险候。内外治法，俱按痈疽肿疡、溃疡门。

【提要】兑疽的病位、症状及预后。

【白话文】生于腕关节腕横纹前段动脉之间，兑骨内侧的疽病，称之为兑疽。其肿势散漫，按之坚硬；若疼痛彻骨，痛及手臂者，为险证。本病病位在手太阴肺经太渊穴周围。

【解读】兑疽发生于手腕内侧面，腕横纹前端动脉之间，兑骨的内侧。局部可见肿势散漫，触之坚硬；疼痛彻骨，连及手膊，手臂活动受限者，为险证。部位属手太阴肺经太渊穴。兑疽多是因忧愁、思虑过度，致气机郁滞，夹风火凝结局部而成。因该处为肺经动脉所经过的地方，是肺经之门户，故该处发生疽毒，溃烂可能深入，伤及动脉，使肺气大泄，形成危险的证候。本证内外治法，均可按痈疽肿疡、溃疡病治疗方法施治。

穿骨疽

【原文】　　穿骨疽生间使穴，掌后三寸包络经。
　　　　　　坚硬漫肿因蕴热，毒盛溃深穿骨疼。

〖注〗此证生于间使穴处，在掌后横纹上三寸两筋陷中，属包络经，蕴热凝结而成。初起如粟，渐增坚硬，漫肿微红，焮热疼痛，应期速溃者顺；若溃破迟缓，脓毒溃穿骨缝，从臂外侧出脓者险。内外治法，俱按痈疽肿疡、溃疡门。

【提要】穿骨疽的病位、症状、病因及病机。

【白话文】穿骨疽生于间使穴处，在掌背侧横纹上 3 寸，属心包络经脉。患处肿势散漫，局部触之坚硬，多因邪热蕴结；毒邪若深入骨缝间则疼痛剧烈。

【解读】穿骨疽发生于手掌背侧远端横纹上 3 寸的间使穴附近，归属于手厥阴心包络经。症见局部按之坚硬，肿势散漫，多由邪热之邪凝滞局部而成；毒邪盛者可向深部溃穿至骨缝间，疼痛难忍。若患处红肿热痛明显，且能迅速溃破者，为顺证；如迟迟不溃，脓毒深入甚至溃穿至骨缝之间，脓液从臂外侧流出，属险证。本病内外之治法，均可按痈疽肿疡、溃疡门辨证施治。

骨蝼疽

【原文】　　骨蝼疽生臂外廉，经属阳明忧怒缠。
　　　　　　疮疼根束多善顺，紫晕腐串七恶难。

〖注〗此证生于臂外侧前廉，大骨之后，属手阳明大肠。由忧郁暴怒凝结而成。初如粟豆，旬日大如桃李，肿硬疼痛，疮根收束，多见五善之证者顺；若紫晕开大，腐烂斑点，串通肌肉，抽搐拘急，多见七恶之证者逆。始终内外治法，俱按痈疽肿疡、溃疡门。

【提要】骨蝼疽的病位、病因、病机、症状及预后。

【白话文】骨蝼疽生于前臂外侧前缘，属阳明经循行部位，多因忧思郁怒瘀滞气血所致。所生之疮根脚收束，疼痛明显，五善症见者，为顺证；症见七恶，疮周紫晕围绕，溃烂者，为难治，属逆证。

【解读】骨蝼疽发生于前臂外侧的前缘，为手阳明大肠经循行部位。发病多由于病人平素情志不畅，忧思或暴怒，以致气血凝结所致。薛立斋曰："骨蝼疽生臂外前廉大骨之后，属手阳明大肠经，由忧郁暴怒凝结而成。初如粟豆，旬日大如桃李，肿硬疼痛。若紫晕开大，腐烂斑点，串通肌肉，搐搦拘急，多见七恶者逆。"

蝼蛄串

【原文】 蝼蛄串生臂内中，思伤脾气包络凝。
筋骨如中流矢痛，内溃串孔似漏形。

〖注〗此证生于臂内中廉，属包络经。由思虑伤脾，脾伤则运化迟，故生浊液，流于肌肉，脾气滞郁不舒，凝结而成。此患初起，筋骨如中流矢，疼痛渐增，漫肿坚硬，不红不热，连肿数块，臂膊不能转动，日久其肿块渐次溃破，孔孔时流白浆，内溃串通诸孔，外势肿硬不消，脓水淋沥如漏，虚证悉添，如面黄、食少、削瘦，甚则午后寒热交作，而成败证也。初起宜服逍遥散，外敷太乙紫金锭；次服人参养荣汤，调和气血，扶助脾胃，十中可保二三。溃，按痈疽溃疡治法；若投药不效者，属逆。

逍遥散（见背部上搭手）

太乙紫金锭（见胸部脾发疽）

人参养荣汤（见溃疡门）

【提要】蝼蛄串的病位、病因、病机及症状。

【白话文】蝼蛄串生于前臂内侧中线处，属手厥阴心包经循行部位，多因忧思伤脾，致脾气郁滞心包络经脉而成。若伤及筋骨，疼痛如飞驰而来的箭伤中一般，溃烂者可见相互串通的几个疮口。

【解读】蝼蛄串发生于心包经循行之前臂内侧中间，发病多由于思虑过度伤脾，致使脾气郁滞凝结所致。患于筋骨部分，疼痛感有如中箭一般，肿块溃破后，可见相互串通的疮孔。蝼蛄串相当于西医学的前臂结核。其肿势散漫，按之坚硬，不红不热，常接连发起数个肿块，易致患处所属臂膊不能转动。一段时间后，肿块逐渐溃破，且在疮孔上常可见白色分泌物渗出，疮孔与疮孔之间相互串通，但外部肿胀仍坚硬不消，脓水淋漓不尽，故全身种种虚象会逐渐表现出来，如面色青黄，饮食减少，肌肉瘦削，甚则每当午后出现发寒热往来之症，最终成为不治之证。本病初起宜服逍遥散，以调和气血，开郁行滞；患处可以太乙紫金锭外敷，以消肿毒。过后可服人参养荣汤，以调和气血，扶助脾胃。治疗得当，可以保全二三成病人。溃破以后的治疗，宜按痈疽溃疡门治法。如果投药不见效者，属逆证，预后较差。

手　部

手发背

【原文】　　手发背初芒刺形，三阳风火与湿凝。
坚硬溃伤筋骨险，高肿速溃易收功。

〖注〗此证生于手背，属手三阳经。由风火与湿凝滞而成。初起形如芒刺，渐觉疼痛，高肿红活，焮热溃速为痈；若漫肿坚硬，无红无热，溃迟为疽。其证无论形势大小，但溃深露筋骨者难痊。初俱宜服羌活散汗之，次服内疏黄连汤清之。其余内外治法，俱按痈疽肿疡、溃疡门。

羌活散

羌活　当归各二钱　独活　乌药　威灵仙各一钱五分　升麻　前胡　荆芥　桔梗各一钱　甘草（生）五分　肉桂三分　酒、水各一盅，煎一盅，食远服。

〖方歌〗羌活散医手发背，除湿发汗把风追，升麻前独荆归草，乌药威灵桔桂随。

内疏黄连汤（见肿疡门）

【提要】手发背的症状、病因、病机及预后。

【白话文】手发背初起如芒刺一般，因风火湿邪凝滞于手三阳经所致。按之坚硬，或溃烂，甚至伤及筋骨者为险证；若患处红肿显著，易溃、易敛则易治。

【解读】手发背是指发于手背部的急性化脓性疾病。其特点是全手背漫肿，红热疼痛，手心不肿，日久可损筋伤骨。相当于西医学的手背部皮下疏松结缔组织的化脓性炎症。初起手前部漫肿无头，边界不清，色红灼热，疼痛不适，伴恶寒发热、大便黄等全身症状；经 7～10 天后，肿块中间肿胀高突，色紫红，灼热，疼痛如鸡啄，伴高热、口渴、大便结、小便黄。若按之有波动感者，则内脓已成。溃破时皮肤湿烂，脓水色白或黄，或夹有血水，全身症状随之而减轻。如 2～3 周肿势不趋局限，溃后脓水稀薄，则为损筋伤骨之征。

掌心毒

【原文】　　掌心毒生赤肿疼，经属包络积热成。
偏于掌边名穿掌，初宜发汗次宜清。

〖注〗此证生于手掌心，赤肿疼痛，属包络经劳宫穴，积热而成。若偏于掌边，名穿掌毒，一名穿埂毒，又名鹚痈。初起治同手发背，其余治法，俱按痈疽肿疡、溃疡门。

【提要】掌心毒的症状、病因、病机及治疗。

【白话文】掌心毒多因邪热郁积手厥阴心包络，致局部红肿热痛，若发于手掌边缘称之为穿掌毒。本病初起宜发汗，入里则宜清热解毒。

【解读】掌心毒归经属手厥阴心包络经，常因该经邪热郁积所致。掌心毒发生在手掌心，如发生在手掌边缘处，称为穿掌毒，又称穿埂毒，或鹚痈。相当于西医学的掌中间隙感染。临床以手掌高肿突起，掌心凹陷消失，疼痛显著，不能持物为特点。初起治法与手发背相同；其余情况，均可按痈疽肿疡、溃疡门施治。护理上，脓成时宜尽早切开引流，防止其向深部蔓延而出现内溃，损及筋骨；未溃时应抬高患肢。切开引流后手掌应朝下，以利引流。

虎口疽（附：合谷疔）

【原文】

虎口疽生合谷穴，经属大肠热湿凝。
根深为疔大为疽，坚硬木痛汗针明。

〖注〗此证生于合谷穴，在手大指、次指歧骨间，属大肠经，湿热凝结而成。一名丫叉毒，一名擘蟹毒。初起如豆，漫大色青，木痛坚硬，名虎口疽；若初起黄粟小疱，痒热焮痛，根深有红线上攻腋内，即名合谷疔。无论疔、疽，初俱宜羌活散汗之，内疏黄连汤清之。疽证脓熟针之，余治法按痈疽肿疡、溃疡门。疔证于初起，将疔根挑去；有红丝者，当红丝尽处，用针砭断；其余治法俱按疔门。

羌活散（见手发背）

内疏黄连汤（见肿疡门）

【提要】虎口疽的病位、病因、病机及治疗。

【白话文】虎口疽生于手阳明大肠经之合谷穴周围，由湿热蕴结大肠经所致。根脚深者，称为疔；肿势范围大者，称之疽，按之坚硬，麻木疼痛者。宜发汗或针刺治疗。

【解读】虎口疽出自《证治准绳·外科》卷三。即合谷穴处所生之疔肿。发生于第一、二掌骨之间的中点合谷穴处，是由于湿热凝结于大肠经而成。又名合谷疔、合谷疽、合谷毒、丫刺毒、擘蟹毒、拍蟹毒、病蟹叉、手叉发、虎口百丫、虎口疔、手丫刺、丫叉毒、虎丫毒、丫毒、丫指。根脚较深者为疔，肿势范围大者为疽。

病虾

【原文】 病虾每在手背生，形势如虾赤肿疼。
内宜消毒外汤洗，手三阳经热毒成。

〖注〗此证生于手背，属手三阳经，积热毒盛而成。形势如虾，高埂赤肿疼痛。初宜服黄连消毒饮，外用食盐、酒糟、香油同炒令香，淬以滚汤，淋洗患处即消。如高埂不消，再用蟾酥饼贴之，外用巴膏盖之，以腐尽埂子，次敷生肌散，仍用膏盖收敛。

黄连消毒饮（见头部百会疽）

蟾酥饼（即蟾酥丸作饼。见疔疮门）

巴膏　生肌散（俱见溃疡门）

【提要】病虾的病位、病因、病机、症状及治疗。

【白话文】病虾是指生于手背，肿胀形状犹如虾伏于手背，发红疼痛的疾病。治以清热解毒汤剂内服，辅以汤剂外洗。病因病机为热毒蕴结于手三阳经。

【解读】病虾发于手背，疮形肿胀突起，发红疼痛，形似虾伏于手背，内治宜服药以清火毒，外部可用汤药淋洗，多由手三阳经之热毒积滞所致。病虾初起可内服黄连消毒饮以清泻火毒；外治用食盐、酒糟、香油三物同炒至香气大出，然后以滚汤浸渍，取药汁淋洗患处，可达消散之功。若淋洗后仍高肿不散，可再外敷蟾酥饼；另加巴膏上盖，以腐蚀其肿胀部分；再敷以生肌散，外盖膏药，促进收口。

手丫发

【原文】 手丫发生手指歧，湿火凝结本于脾。
初粟渐豆焮热痛，内外治法按疔医。

〖注〗此证生于手丫歧骨缝间，除大指合谷穴，其余指丫生患，即名手丫发。本于脾经湿火凝结而成。初起如粟色红，渐大如豆，焮热疼痛。溃后疼痛不止者，俟脓塞脱出，其痛方止。内外治法俱按疔证门。

【提要】手丫发的病位、病因、病机、症状及治疗。

【白话文】手丫发生于指缝偏后侧处（除虎口处），多由脾经之湿毒火聚结不散所致。初起如粟米状，后逐渐变为黄豆大小，焮热疼痛。内外治法均可按治疗疔疮之法处理。

【解读】手丫发指手丫部位之痈疽。又名手丫支、手背丫、手丫毒、丫痈、鸦叉、手丫疔、丫指毒。包括了手背丫及掌心丫，即五指丫处结毒焮肿，除虎口外，皆同手丫发。初起形如芒刺，渐觉疼痛，若高肿红活，焮热溃速者为痈；若漫肿坚硬，无红无热，溃迟者为疽。凡溃后筋骨露者难愈。宜服活命饮加黄芩、黄连、山栀、桔梗、升麻；有表证者羌活散汗之；有里证者内疏黄连汤清之。外用梧桐叶、紫花地丁各等份研细末调敷，或用柿根膏外敷。属手背部急性化脓性感染。

调疽

【原文】　调疽大指肺热生，如粟如李青紫疼。
六日刺出脓血吉，黑腐延蔓断指凶。

〖注〗此证生于手大指，由肺经积热而成。初如粟豆，渐肿如李，青紫麻木，痒痛彻心。六日刺破，出稠脓鲜血者吉，出黑血者险。初服麦灵丹汗之，次服仙方活命饮，外敷白锭子。其余内外治法，俱同痈疽肿疡、溃疡门。若黑腐延蔓不痛者，名断指，属逆。治法与足部脱疽同。

麦灵丹　仙方活命饮　白锭子（俱见肿疡门）

【提要】调疽的病位、病因、病机、症状及预后。

【白话文】调疽发于拇指处，属邪热蕴结于手太阴肺经所致。大者如李，小者如粟米状，青紫疼痛。如在病发第六日刺破后流出脓血，则易治；若刺破后可见黑血、腐败组织，或出现断指者，为凶证，预后不良。

【解读】调疽出自《证治准绳·外科》卷三，指疔疮生于大指处者。是由于邪热蕴积于肺经而形成的。初起如粟米或豆粒大小，后逐渐肿大，似李子一般，患处色青紫，麻木，瘙痒疼痛。相当于大指处的感染性化脓性疾病。

蛇头疔　天蛇毒

【原文】　蛇头疔疱紫硬疼，天蛇毒疼闷肿红。
二证俱兼脾经火，看生何指辨专经。

〖注〗此二证俱生于手指顶尖。夫手指虽各有专经，然俱兼脾经火毒而成。蛇头疔自筋骨发出，根深毒重，初起小疱，色紫疼痛，坚硬如钉，初宜服蟾酥丸汗之，外敷雄黄散。天蛇毒自肌肉发出，其毒稍轻，初起闷肿无头，色红，痛如火燎，初宜服蟾酥丸汗之，外敷雄黄牡蛎散。二证脓势将成，俱服仙方活命饮；脓熟开之，外贴琥珀膏煨脓生肌治之；虚不能敛者，补之。但手指系皮肉浅薄之处，不宜灸法，亦不宜开早。若误灸、开早，以致皮裂胬肉翻出，疼痛倍增者，不能速愈，慎之。

手指经络，各详注首卷。

雄黄散

明雄黄二钱　轻粉五分　蟾酥二分　冰片一分　共研细末，新汲水调浓，重汤炖温，敷于患指，用薄纸盖之，日换三四次。

〖方歌〗雄黄散治蛇头疔，紫痛根坚火毒攻，冰片蟾酥轻粉末，汲水调涂用纸封。

雄黄牡蛎散

牡蛎（煅）四钱　明雄黄二钱　另研细，共和一处，再研匀，蜜水调浓，重汤炖温，涂于患指，能止疼痛，日用五六次。

〖方歌〗雄黄牡蛎天蛇毒，指头焮红闷肿疼，二味细研加蜜水，调敷止痛效又灵。

蟾酥丸（见疔疮门）

仙方活命饮（见肿疡门）

琥珀膏（见头部发际疮）

【提要】蛇头疔和天蛇毒的症状、病因、病机及归经。

【白话文】蛇头疔者局部可见水疱，色紫，按之硬痛；天蛇毒者疼痛，漫肿，发红。二者皆可见脾经火盛的表现，根据所发生的手指辨别所属之经络。

【解读】蛇头疔症见局部色紫疼痛，触之坚硬，伴见水疱；天蛇毒则肿胀，而无明显疮头，色红，痛如火燎。二者均是兼夹脾经火毒所致。根据发病于不同手指来辨其归经。蛇头疔与天蛇毒相当于西医学中的化脓性指头炎，多是因手指末节掌面皮下组织化脓感染所引起的一种疾病。初起指端觉麻痒而痛，继而刺痛，灼热疼痛，有的红肿明显，有的红肿不明显，随后肿势逐渐扩大，手指末节呈蛇头状肿胀，红热明显。成脓时有剧烈的跳痛，患肢下垂时疼痛更甚，局部触痛明显，往往影响睡眠和食欲。常伴恶寒、发热、头痛、全身不适等症状。一般10～14天成脓。溃后脓出黄稠，逐渐肿消痛止，趋向痊愈。若处理不及时，任其自溃，溃后脓出臭秽，经久不尽，余肿不消，多为损骨征象。

蛇眼疔　蛇背疔　蛀节疔　蛇腹疔　泥鳅疽

【原文】

蛇眼疔在甲旁生，甲后名为蛇背疔。
蛀节疔生中节骨，蛇腹指内鱼肚形。
泥鳅疽生遍指肿，牵引肘臂热焮疼。
看生何指分经络，总由脏腑火毒成。

〖注〗此证有五：如蛇眼疔生于指甲两旁，形如豆粒色紫，半含半露，硬似铁钉；蛇背疔生于指甲根后，形如半枣，色赤胖肿；蛀节疔又名蛇节疔，生于中节，绕指俱肿，其色或黄或紫；蛇腹疔又名鱼肚疔，生于指中节前面，肿如鱼肚，色赤疼痛；泥鳅疽一指通肿，色紫，形如泥鳅，焮热痛连肘臂。初起俱宜服蟾酥丸汗之，外敷雄黄散，次服仙方活命饮；脓熟开之，贴琥珀膏煨脓生肌；虚不能敛者，补之。但此五证，总不外乎火毒凝结而成。至于属何经脏，临证看生何指以辨之。

手指经络，各详注首卷。

蟾酥丸（见疔疮门）

雄黄散（见蛇头疔）

仙方活命饮（见肿疡门）

琥珀膏（见头部发际疮）

【提要】蛇眼疔、蛇背疔、蛀节疔、蛇腹疔及泥鳅疽的病位、症状、归经、病因及病机。

【白话文】蛇眼疔生于指甲两旁；蛇背疔生于指甲后根处；蛀节疔生于手指第二指节处；蛇腹疔肿势如鱼肚，生于手指的第二指节掌侧；泥鳅疽者则可见整个手指肿胀，焮红灼热，疼痛牵连至一侧肘臂。根据发生于不同的手指进行所属经络的辨别，但总的病因病机均为脏腑火毒炽盛。

【解读】蛇眼疔相当于西医学中的甲沟炎，形似豆粒，色紫，肿胀明显，按之坚硬。蛇背疔形似枣，色红，肿胀较甚。蛀节疔，又名蛇节疔，病指肿大，色发黄或发紫。蛇腹疔，又名鱼肚疔，相当于西医学中的手部化脓性腱鞘炎，其肿胀之形似鱼肚，色赤而疼痛。发泥鳅疽者，其整个患指肿胀，色紫，形似泥鳅，患处发红灼热，疼痛牵连及肘臂一带。以上各证，初起均宜服蟾酥丸以发汗，并以清热解毒之雄黄散外敷，病进则内服仙方活命饮以散瘀消肿；脓液已成者，宜切开排脓，然后外敷琥珀膏以去腐生肌。正气虚弱难以收口的，可用温补之法。

【医案助读】

蛇眼疔　李某某，男，32 岁，工人。2007 年 3 月 10 日就诊。主诉：左手食指指甲两侧红肿作痛 5 天。5 天前不慎外伤，患处继则红肿作痛而来诊。查：患处指甲两侧及甲根四周皆红肿，触之发热。诊断为蛇眼疔。外敷复方雄黄散，1 天换药 1 次，药干则以冷开水润之。第 2 天复诊，红肿痛大减；继用上药外敷 6 天，红肿消散而愈。[袁顺保. 复方雄黄散外治疮疡的临床体会. 中医外治杂志，2008，17（2）：11.]

代　指

【原文】　　代指每生指甲身，先肿焮热痛应心。
轻溃微脓重脱甲，经脉血热是其因。

〖注〗此证生于手指甲身内，由经脉血热凝结而成。初起先肿焮热，疼痛应心，宜用甘草、朴硝各五钱，熬水浸洗即瘥。痛仍不止，三四日后，指甲背面上微透一点黄白色，此系内脓已成，但无门溃出，急用线针在指甲身就脓近处捻一小孔，脓方得出，随手捏尽余脓，用黄连膏贴之易愈。或失治，或过敷凉药，以致肌肉寒凝，脓毒浸淫好肉，爪甲溃空，必然脱落，用琥珀膏贴之，一两月即愈。

黄连膏（见鼻部鼻疮）

琥珀膏（见头部发际疮）

【提要】代指的病位、症状及病因病机。

【白话文】代指发生于手指甲内，症见肿胀，发红灼热，疼痛彻骨，轻者溃后流出少量脓液即愈，重者指甲脱落，是因血分有热凝结于经脉所致。

【解读】本病发生在手指甲之内，局部可见肿胀、灼热、疼痛剧烈，病情轻的，破溃后流出少量脓液，病情重的可见爪甲脱落。究其病因是所属经脉之血分热毒凝结局部而成。代指相当于西医学的甲下脓肿。初起宜以甘草、朴硝各五钱，加水煎煮，后将患指放入药液中浸洗，不日便可痊愈。若洗后疼痛仍不见缓解，隔三四日见手指甲背面微微透露出一点黄白色的东西，则说明脓液已成，只因无孔隙溃出，此时应急用针在手指甲近脓处刺一小孔，助脓液排尽，并外敷黄连膏以清热解毒，即可痊愈。若错过最佳治疗机会，或因过敷寒凉之品，致局部肌肉被寒邪凝结而得不到温煦，脓毒难以排出，反内侵入里，终将使甲内溃烂形成空洞，爪甲必然脱落，此时可外敷琥珀膏以化瘀解毒，一两个月后便会痊愈。

蜣螂蛀

【原文】　蜣螂蛀由痰气凝，指节坚肿蝉肚形。
初起不疼久方痛，溃久脓清痨病成。

〖注〗此证多生于体虚人手指骨节，由湿痰、寒气凝滞而成。初起不红不热不痛，渐次肿坚，形如蝉肚，屈伸艰难，日久方知木痛。初肿时，宜先服六君子汤，益气、除湿、化痰；外以离宫锭姜汁磨敷，或兼阳燧锭于坚痛处灸之自消。若失于调治，肿处渐渐腐烂，脓如清水，淋沥不已，肿仍不消。然在骨节之处，溃久大泄气血，每成疮痨之证。宜预服人参养荣汤补之，外贴蟾酥饼子，陀僧膏盖之。遇壮年人，如法治之可愈；若年老及虚羸之人，不能收功。

六君子汤　**离宫锭**（俱见肿疡门）

阳燧锭（见首卷烙法）

人参养荣汤　**陀僧膏**（俱见溃疡门）

蟾酥饼（见疔疮门）

【提要】蜣螂蛀的病因、病机、症状及预后。

【白话文】蜣螂蛀是因痰湿与寒邪凝滞局部所致，可见局部指节坚硬肿胀如蝉腹，初起疼痛不明显，病久疼痛感才显著。若溃烂时间长，脓液清稀，则易形成疮痨。

【解读】蜣螂蛀是初发时不红不热不痛，渐次肿坚，形如蝉肚，屈伸艰难，日久方知木痛的流痰。形如蝉腹，又似蜣螂，故名。病因多是由于湿痰与寒气凝结不散而成的。症见患指肿大，按之坚硬，形似蝉腹，初起不痛，日久方觉木硬疼痛，溃烂日久，脓出如清水般稀薄的，往往会变成疮痨。蜣螂蛀相当于西医学中的骨与关节结核，多数发生于体质虚弱之人，部位在手指骨节间。

病疮

【原文】　　病疮每发指掌中，两手对生茱萸形。
　　　　　　风湿痒痛津汁水，时好时发久生虫。

〖注〗此证生于指掌之中，形如茱萸，两手相对而生。亦有成攒者，起黄白脓疱，痒痛无时，破津黄汁水，时好时发，极其疲顽，由风湿客于肤腠而成，以润肌膏擦之。若日久不愈，其痒倍增，内必生虫，治以杀虫为主，用藜芦膏擦之甚效。忌动风、鸡鹅、鱼腥等物。

藜芦膏

藜芦　苦参各一两　猪脂油八两，将二味炸枯，滤去渣；入松香一两，溶化开，离火，再加枯矾末、雄黄末各一两，搅匀，候温涂之，以痊为度。

〖方歌〗藜芦膏用苦参良，脂油炸滤入松香，再加枯矾雄黄搅，杀虫止痒抹病疮。

润肌膏（见头部白屑风）

【提要】病疮的病位、症状、病因、病机及预后。

【白话文】病疮发于手掌、手指上，对称发作，如茱萸状，症见瘙痒、疼痛、流滋等，因风湿之邪侵袭肌肤所致，时好时发，病久易致虫病。

【解读】病疮发生在指掌之中，一般两手掌对称发作，形似茱萸，多由风湿之邪侵袭肌肤腠理而形成的。症见瘙痒、疼痛，溃后流滋，时而好转，时而发作，病久则生虫。病疮相当于西医学中的手部湿疹，皮损形态多样性，边界不清，局部表现为潮红、糜烂、流滋、结痂。至慢性时，可见皮肤肥厚粗糙。由于手指经常活动而易致皲裂，病程较长，顽固难愈。本病发病，“湿”是其主要因素，湿性黏腻、重浊、缠绵，病性迁延。治疗时以祛湿为先，或清热疏风利湿，或燥湿健脾，或健脾化湿，或活血除湿，或养阴除湿，等等，随证施治，常能收到预期疗效。黄柏、黄连、苦参、生地、马齿苋、山药、茯苓等利湿之药物系治疗此病之主药。外治可用润肌膏在患部涂搽。若拖延时间过长，瘙痒加重，此为生虫，治疗就当以杀虫为主，宜用藜芦膏外搽。本病忌服动风发物，如鸡、鹅、鱼腥之品。

狐尿刺

【原文】 狐尿刺生手足间，闷肿焮痛红紫斑。
蝗螂精尿流积毒，误触肌肤痛不眠。

〖注〗此证《大成》书名狐狸刺，《外台》、《总录》二书名狐尿刺。由螳螂盛暑交媾，精汁染于诸物，干久有毒，人手足误触之，则成此患。初起红紫斑点，肌肤干燥，闷肿焮痛，不眠，十日后腐开，疮口日宽。内宜服黄连解毒汤，外以蒲公英连根浓煎温洗，若得鲜蒲公英，捣汁涂患处更佳。盖螳螂又名野狐鼻涕，此证取名，盖本于此。将溃治法，按痈疽溃疡门。

黄连解毒汤（见耳部黑疔）

【提要】狐尿刺的病位、症状及病因。

【白话文】狐尿刺生于手足部，患处焮红灼热疼痛，局部可见紫色斑点。病因是由于螳螂的精液沾染于物体上，日久干燥，具有毒性，人皮肤接触后会出现疼痛、难以入眠。

【解读】狐尿刺发生于手部或足部。症见红紫色斑点，患部肌肤干燥，肿胀灼热疼痛，是因人的手足不慎接触了物体上干燥的螳螂精汁所致，出现疼痛难忍，不能入睡。本证在《外科大成》名为狐狸刺，《外台秘要》、《圣济总录》两书名为狐尿刺。本病 10 天左右，可发生腐烂，疮口逐渐扩大。螳螂又名野狐鼻涕，故古人据此而命名本病。治疗上宜内服黄连解毒汤，以清热解毒；外敷带根的蒲公英煎浓汤温洗；若用鲜蒲公英捣汁涂敷患处，疗效更佳。对于将要溃破者，均可按照痈疽溃疡门处理。

鹅掌风

【原文】 鹅掌风生掌心间，皮肤燥裂紫白斑。
杨梅余毒血燥热，兼受风毒凝滞原。

〖注〗此证生于掌心，由生杨梅余毒未尽，又兼血燥，复受风毒，凝滞而成。初起紫白斑点，叠起白皮，坚硬且厚，干枯燥裂，延及遍手。外用二矾散洗之，三油膏擦之，内用祛风地黄丸料，加土茯苓、白鲜皮、当归为佐，作丸服之其效。若年久成癣难愈。又有不因杨梅后，无故掌心燥痒起皮，甚则枯裂微痛者，名掌心风。由脾胃有热，血燥生风，血不能荣养皮肤而成。宜服祛风地黄丸，外用润肌膏，久久擦之即愈。

祛风地黄丸

生地　熟地各四两　白蒺藜　川牛膝（酒洗）各三两　知母　黄柏　枸杞子各二两　菟丝子（酒制）　独活各一两　共研末，炼蜜和丸，如梧桐子大。每服三钱，黄酒送下，夏月淡盐汤下。

〖方歌〗祛风地黄除血热，鹅掌风生服即瘥，知柏蒺藜牛膝菟，独杞同研炼蜜和。

二矾散

白矾　皂矾各四两　儿茶五钱　侧柏叶八两　水十碗，煎数滚听用。先以桐油搽患处，再用纸捻桐油浸透，火点向患处熏片时；次用前汤，乘热贮净木桶内，手架桶上，以布将手连桶口盖严，汤气熏手勿令泄气；待微热将汤倾入盆内，蘸洗良久，一次即愈。七日切不可见水。

〖方歌〗二矾掌起紫白斑，矾与儿茶柏叶煎，先以桐油搽患处，油捻燃熏后洗痊。

三油膏

牛油　柏油　香油　银朱各一两　官粉　麝香（研细）各二钱　将三油共合火化，入黄蜡一两，溶化尽离火；再入朱、麝、官粉等末，搅匀成膏。搽患处，火烘之，以油干滋润为度。

〖方歌〗三油膏润鹅掌风，初斑渐裂燥痒攻，牛柏香油朱粉麝，蜡熬擦患火上烘。

润肌膏（见头部白屑风）

【提要】鹅掌风的病位、症状、病因及病机。

【白话文】鹅掌风发于手掌心，患处皮肤可见紫白色斑点，伴干燥开裂。多因杨梅疮后余毒未尽，血分燥热，复感风毒，邪毒凝滞于局部所致。

【解读】鹅掌风以手掌部及手指生癣，日久皮肤肥厚皲裂、失去弹性，皲裂严重时可见出血，局部改变形似鹅掌而得名。相当于西医学中的手癣，因感染真菌所致，本病具有传染性。中医学认为本病多由外感湿热之邪蕴积于肌肤，病久湿热化燥伤血。初起患部可见紫白色斑点，渐出现白屑堆叠的现象，厚而坚硬，干枯燥裂，可蔓延至整个手掌。治疗时应抓住湿毒、血热两个要点，可外用二矾散熏洗，或三油膏涂搽；内服以祛风地黄丸加土茯苓、白鲜皮、当归为佐，做成丸药吞服。若多年不愈，变成癣疮，则更难治愈。非杨梅疮余毒未清所致者，掌心干燥瘙痒，白屑较厚，甚至干枯燥裂，伴轻微痛感的，名为掌心风。这是由于脾胃两经有郁热，加之血燥生风，血燥不能荣养肌肤所致。治疗宜服祛风地黄丸以滋阴凉血，外搽润肌膏以除肌肤之燥痒不适。

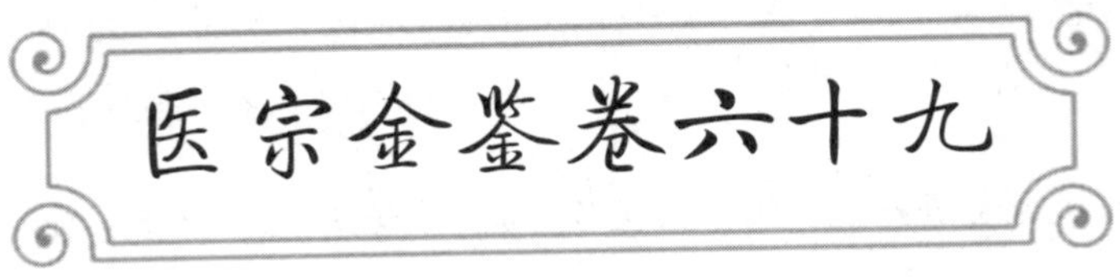

医宗金鉴卷六十九

下　部

悬　痈

【原文】　悬痈毒生会阴穴，初如莲子渐如桃。
三阴亏损湿热郁，溃久成漏为疮劳。

〖注〗此证一名骑马痈，生于篡间，系前阴之后、后阴之前屏翳穴，即会阴穴，系任脉经首穴也。初生如莲子，微痒多痛，日久焮肿，形如桃李。由三阴亏损，兼忧思气结，湿热壅滞而成。其色红作脓欲溃，若破后溃深，久则成漏，以致沥尽气血，变为疮劳。初起气壮实，尚未成脓，小水涩滞者，宜用九龙丹泻去病根；稍虚者，仙方活命饮，利去湿热。如法治之，遇十证可消三四。如十余日后，肿势已成，不能内消，宜服托里消毒散，或托里透脓汤自破；如不破，肿高、光亮、胀痛者，用卧针开之，稠脓一出，其肿全消者顺。朝服六味地黄丸，午服十全大补汤，温补滋阴。又有过食膏粱厚味，气实者初服龙胆泻肝汤，溃服滋阴八物汤。又有房劳过度，羸弱者，初服八珍汤，溃服十全大补汤，脾虚不食六君子汤。日久成漏者，国老膏化汤送服琥珀蜡矾丸。外治法按痈疽溃疡门。当戒房劳、怒气、鱼腥发物，慎重调理。

九龙丹

木香　乳香　没药　儿茶　血竭　巴豆（不去油）　等份为末，生蜜调成一块，瓷盒收贮。临用时旋丸豌豆大，每服九丸，空心热酒一杯送下。行四五次，方食稀粥；肿甚者，间日再用一服自消。

〖方歌〗九龙丹医悬痈毒，初起气实脓未成，木香乳没儿茶竭，巴豆蜜丸酒服灵。

滋阴八珍汤

当归　生地黄　白芍药（酒炒）　川芎　牡丹皮　天花粉各一钱　泽泻五分　甘草节一钱　水二盅，灯心五十寸，煎八分，食前服。大便秘者，加蜜炒大黄一钱。

〖方歌〗滋阴八物过膏粱，悬痈已溃服此方，四物丹皮花粉泻，草节便秘加大黄。

仙方活命饮　琥珀蜡矾丸　托里消毒散（俱见肿疡门）
托里透脓汤（见头部侵脑疽）
六味地黄丸（见面部雀斑）
十全大补汤　八珍汤　六君子汤（俱见溃疡门）
龙胆泻肝汤（见腰部缠腰火丹）
国老膏（见背部丹毒发）

【提要】悬痈的病位、病因、病机及预后。

【白话文】悬痈发生在生殖器与肛门的中间，即任脉的会阴穴。悬痈初起像莲子大小，日久渐渐扩大至如桃子一样。悬痈多由于足少阴、足厥阴、足太阴三阴亏损，兼因忧愁思虑过度，而致肝脾气结，湿热壅滞下注所致。溃烂较深，可形成漏管，日久可转为疮痨。

【解读】本证发生在任脉的会阴穴处，即生殖器与肛门的中间；因病位是骑马时贴在马背的地方，所以又名骑马痈。是指生于会阴穴处的痈，也称海底漏、骑马漏。初为会阴处肿胀疼痛，后破溃流脓，日久成漏；如病变波及泌尿器官，不仅尿液可自漏口流出，甚而可影响生育。

穿裆发

【原文】

穿裆毒发会阴前，忧思劳伤湿郁原。
焮痛红顺塌陷逆，腐深漏溺收敛难。

〖注〗此证生于会阴穴之前，肾囊之后。由忧思、劳伤、湿郁凝结而成。初起如粟，渐生红亮焮痛，溃出稠脓者顺；若起如椒子，黑焦陷于皮肉之内，漫肿紫暗，并无焮热，痛连睾丸及腰背肛门者逆。此系皮囊空处，凡生毒患，宜速溃根浅；但遇根深迟溃，腐伤尿管，漏溺不能收敛者至险。内治按悬痈，外治按痈疽肿疡、溃疡门。

【提要】穿裆发的病位、病因、病机、辨证及预后。

【白话文】穿裆发生于会阴穴之前，是由忧愁思虑过度，更兼劳伤，湿热郁结下注所致。初起焮热红肿，灼热疼痛为顺证；初起疮头塌陷在皮内，肿势散漫为逆证。病根深，溃破缓慢，溃穿尿道，以致尿液从疮口流出，形成漏管不能收口的，难以治疗。

【解读】本证发生在会阴穴的前面、阴囊的后面，是由于忧愁思虑，疲劳过度，湿热郁结下注所致。是指会阴周围组织的感染，发展成为脓肿。一般来说，以病根较浅，能迅速外溃的，恢复较快，预后好；如病根较深者，溃破缓慢，溃疡穿过尿道，以致尿液从疮口流出，形成漏管不能收口的，多预后不良。

跨马痈

【原文】　跨马痈生肾囊旁，重坠肝肾火湿伤。
红肿焮痛宜速溃，初清托里勿寒凉。

〖注〗此证一名骗马坠，生于肾囊之旁，大腿根里侧，股缝夹空中。由肝、肾湿火结滞而成。初如豆粒，渐渐肿如鹅卵，陨坠壅重，色红焮痛，暴起高肿，速溃稠脓者顺；若漫肿平塌，微热微红，溃出稀脓者险，多成串皮漏证。此处乃至阴之下，医治不可过用寒凉。初宜服仙方活命饮消之，次服托里透脓汤。既溃之后，内外治法，俱按痈疽溃疡门。

仙方活命饮（见肿疡门）

托里透脓汤（见头部侵脑疽）

【提要】跨马痈的病位、病因、症状及治疗。

【白话文】跨马痈生于阴囊的外侧，大腿根部内侧，即股部的夹缝处，肿大时有下垂重坠的感觉。由肝肾二经湿火郁结所致。疮红肿高突，焮热疼痛，治疗上应使其较快溃破。初起可清热消肿，脓成宜托毒外出，不可过用寒凉药物。

【解读】本证又名骗马坠。发生在阴囊的外侧，大腿根内侧，即股部的夹缝之中。其特点是结块肿痛，皮色不变，步行困难。相当于西医学的腹股沟急性淋巴结炎。本病一般预后良好。

便　毒

【原文】　便毒生于腿缝间，忍精瘀血怒伤肝。
坚硬木痛寒热作，初汗次下灸之痊。

〖注〗此证又名血疝，又名便痈，无论男女，皆可以生。发于少腹之下，腿根之上折纹缝中，经属肝、肾。由强力房劳，忍精不泄，或欲念不遂，以致精搏血留，聚于中途，壅遏而成；或为暴怒伤肝，气滞血凝而发。初如杏核，渐如鹅卵，坚硬木痛，微热不红，令人寒热往来，宜荆防败毒散汗之；若烦躁作渴，气郁者，宜山甲内消散以消解之；若过于坚硬大痛者，宜红花散瘀汤舒通之。前药用之不应者，宜九龙丹攻之；若无痛无热，则不可攻下，宜阳燧锭日灸五七壮，以或软、或消、或溃为止。脓势将成不可强消，宜黄芪内托散托之；甚虚者，托里透脓汤。既溃宜八珍汤、十全大补汤、补中益气汤，因证用之。外用五色灵药撒之，化腐煨脓；兼琥珀膏、万应膏贴之，生肌敛口。斯证溃后，即名鱼口。因生于折纹缝中，其疮口溃大，身立则口必合，身屈则口必张，形如鱼口开合之状，故有鱼口之名。但此毒系忍精不泄，怒气伤肝而成。至于生杨梅而兼有便毒者，另详注于杨梅门。

红花散瘀汤

红花　当归尾　皂角刺各一钱　生大黄三钱　连翘（去心）　苏木　穿山甲（炙，研）　石决明　僵蚕（炒）　乳香　贝母（去心，研）各一钱　黑牵牛二钱　酒、水各一盅，煎八分，空心服；行五六次，方食稀粥补之。

〖方歌〗红花散瘀消坚硬，便毒初起肿痛添，归刺军翘苏木甲，石决僵蚕乳贝牵。

黄芪内托散

黄芪二钱　白术（土炒）一钱　当归　川芎各二钱　金银花　皂角刺　天花粉各一钱　泽泻　甘草（炙）各五分　水二盅，煎八分，食前服。

〖方歌〗黄芪内托医便毒，肿盛不消托溃良，白术归芎银皂刺，天花泻草力同勋。

荆防败毒散（见项部脑疽）

山甲内消散（见腹部中脘疽）

九龙丹（见前悬痈）

阳燧锭（见首卷烙法）

托里透脓汤（见头部侵脑疽）

八珍汤　**十全大补汤**　**补中益气汤**　**五色灵药**　**万应膏**（俱见溃疡门）

琥珀膏（见头部发际疮）

【提要】便毒的病位、病因、病机及治疗。

【白话文】便毒发生在腹股沟处，即少腹下、大腿根上的折纹缝中，多由于忍精不泄，以致精血留滞，壅遏所致；或因暴怒伤肝，气滞血凝而成。初起按之坚硬，麻木疼痛，常有寒热往来的全身症状。初期治疗应以消散为主；肿痛仍未消者，可用攻下法；阴证疮肿，不可用攻下法者，可用阳燧锭温灸法，来治愈疾病。

【解读】本证又名血疝，或名便痈，男女均可出现此证，发生于少腹下、大腿根上的折纹缝中，即腹股沟处。生于阴部大腿根缝处（腹股沟）的结肿疮毒，其未破溃之时叫便毒，既溃之后称鱼口，或左或右。与西医学的性病性淋巴肉芽肿相合。

疳疮

【原文】　　疳疮统名有三原，欲火未遂溲淋难。
　　　　　房术涂药熘痒紫，光亮赤肿梅毒愆。

〖注〗此证统名疳疮，又名妒精疮。生于前阴。经云：前阴者宗筋之所，主督经脉络，循阴器合篡间。又云：肾开窍于二阴。是疮生于此，属肝、督、肾三经也。其名异而形殊，生于马口之下者，名下疳；生茎之上者，名蛀疳；茎上生疮，外皮肿胀包裹者，名袖口疳；疳久而遍溃者，名蜡烛疳；痛引睾丸，阴囊肿坠者，名鸡瞪疳；痛而多痒，溃而不深，形如剥皮烂杏者，名瘙疳；生马口旁，有孔如棕眼，眼内作痒，捻之有微脓出者，名镟根疳；生杨梅时，或误用熏、搽等药以致腐烂如臼者，名杨梅疳；又有生杨梅时，服轻粉、水银打成劫药，以致便溺，尿管内刺痛者，名杨梅内疳。诸疳原由有三：一由男子欲念萌动，淫火猖狂，未经发泄，以致败精浊血，留滞中途结而为肿；初起必先淋漓溲溺涩痛，次流黄浊败精，阳物渐损，甚则肿痛腐烂；治当疏利肝肾邪火，以八正散、清肝导滞汤主之。一由房术热药，涂抹玉茎，洗擦阴器，侥幸不衰，久顿不泄，以致火郁结肿；初起阳物痒痛坚硬，渐生疙瘩，色紫腐烂，血水淋漓，不时兴举；治当泄火解毒，以黄连解毒汤、芦荟丸主之。一由娼家妇人阴器，瘀精浊气未净，辄与交媾，以致淫精传染梅毒；初起皮肿红亮，甚如水晶，破流腥水，麻痒时发，肿痛日增；治当解毒，以龙胆泻肝汤主之，次服二子消毒散。外通用大豆甘草汤洗之；红肿热痛，以鲤鱼胆汁敷之；损破腐烂，以凤衣散、旱螺散、珍珠散、银粉散、回春脱疳散，因证敷之。惟杨梅疳与杨梅内疳二证，多服五宝散甚效。

八正散

萹蓄　生大黄各一钱　滑石二钱　瞿麦　甘草（生）　车前子　栀子　木通各一钱

水二盅，煎八分，食前服。

〖方歌〗八正散清积火盛，小水作淋结肿疼，萹蓄军滑瞿麦草，车前栀子木通灵。

清肝导滞汤

萹蓄四钱　滑石二钱　甘草（生）一钱　大黄（便秘者用）二钱　瞿麦三钱　水二盅，灯心五十寸，煎八分，空心服。

〖方歌〗清肝导滞清肝热，玉茎肿疼小水涩，萹蓄滑石草大黄，灯心瞿麦服通彻。

二子消毒散

土茯苓八两　猪脂（切碎）二两　杏仁（炒，去皮、尖）　僵蚕（炒）　蝉蜕各七个　牛膝　荆芥　防风各一钱　皂角子七个　金银花三钱　肥皂子七个　猪牙皂角一条　水八碗，煎三碗，作三次服；如结毒，服三七日自愈。

袖口疳，加黄柏一钱，肥皂子倍之。杨梅疳，加薏苡仁、皂角刺各一钱，侧柏叶、绿豆、糯米各三钱。杨梅内疳，加海金沙、五加皮、白牵牛子各一钱五分。

〖方歌〗二子消毒梅毒疳，土苓猪脂杏僵蚕，蝉膝荆防皂角子，银花肥皂猪牙煎。

大豆甘草汤

黑豆一合　甘草（生）一两　赤皮葱三茎　槐条六十寸　水煎浓，澄汤候温，日洗二次。

〖方歌〗大豆甘草汤神方，诸般疳证洗之良，止痒消疼能解毒，赤葱槐条共熬汤。

凤衣散

凤凰衣（鸡抱卵壳）一钱　轻粉四分　冰片二分　黄丹一钱　共研细末，鸭蛋清调敷，或干撒亦可。

〖方歌〗凤衣散能敷溃疳，轻粉冰片共黄丹，化腐生肌兼止痒，鸭蛋清调痛即安。

旱螺散

白田螺壳（煅）三钱　轻粉一钱　冰片　麝香各三分　共研细末，香油调敷。

〖方歌〗旱螺散用易生肌，溃疳痒痛俱可医，煅螺壳与轻冰麝，香油调敷去腐宜。

珍珠散

珍珠　黄连（末）　黄柏（末）　定粉　轻粉　象牙（末）　五倍子（炒）　儿茶　没药　乳香各等份　共研极细末，先以米泔水洗患处，再撒此药甚效。

〖方歌〗珍珠散治下疳疮，清热除瘀脱腐强，连柏儿茶轻定粉，五倍象牙没乳香。

银粉散

上好锡六钱火化开，入朱砂末二钱，搅炒砂枯，去砂留锡；再化开，投水银一两和匀，倾出听用。定粉一两研极细，铺绵纸上，卷成一条，一头点火，煨至纸尽为度；吹去纸灰，用粉同前锡汞，再加轻粉一两，共和一处，研成极细末。先以甘草汤淋洗患处，拭干随撒。此药能生肌、止痛、收敛，甚效。

〖方歌〗银粉散医疳腐蚀，茎损梅毒烂皆施，锡炒朱砂水银入，定轻二粉对研之。

回春脱疳散

黑铅五钱火化开，投水银二钱五分，研不见星为度；再加寒水石三钱五分，轻粉二钱五分，硼砂一钱，共研细末。先以葱、艾、花椒煎汤洗患处，再撒此药。

〖方歌〗回春散先化黑铅，次下水银要细研，寒水硼砂轻粉入，下疳蚀烂撒之痊。

五宝散

石钟乳（如乳头下垂，敲破易碎似蜻蜓翅者方真）四钱　朱砂一钱　珍珠（豆腐内煮半炷香时取出）二钱　冰片一钱　琥珀二钱　各研极细，和一处再研数百转，瓷罐密收；用药二钱，加飞罗面八钱，再研和匀。每用土茯苓一斤，水八碗，煎至五碗，滤去渣，作五次，每次加五宝散一分和匀。量病上下服，日用十次；如鼻子腐烂，每日土茯苓内加辛夷三钱煎服，引药上行。忌食海腥、牛、羊、鹅肉、火酒、煎炒，房事等件。

〖方歌〗五宝散朱钟乳珍，冰珀飞罗面细匀，杨梅疳疮结毒证，土苓汤调服最神。

黄连解毒汤（见耳部黑疔）

芦荟丸（见齿部牙衄）

龙胆泻肝汤（见腰部缠腰火丹）

【提要】疳疮的病位、病因及辨证。

【白话文】疳疮是生殖器生疮的统称，因生殖器是肝经、督脉、肾经三经所属的地方，因此疳疮与三经均有关系。因欲火不遂，致小便淋漓不畅；房术热药，涂抹玉茎，洗擦阴器，阴茎不衰，久顿不泄，火郁结肿，以致阳物痒痛坚硬，渐生疙瘩，色紫腐烂；或性生活不洁，传染梅毒，致阴器皮肿红亮，甚如水晶，破流腥水。

【解读】本证是生殖器生疮的统称，又名妒精疮。好发于前阴部，因生殖器是肝经、肾经、督脉三经所属的地方，因此本证与三经均有关系。本证根据发生部位与形态的不同，而有多种名称：发生在尿道口下者，名叫下疳；生在阴茎的上面，名叫蛀疳；发生在龟头，而包皮又肿胀者，名叫袖口疳；日久发生四周溃烂者，名叫蜡烛疳；阴囊肿胀，并且有下坠感，同时痛引睾丸者，名叫鸡膯疳；痒多痛少，糜烂不深，形如剥皮的烂杏子一样，各叫瘙疳；发生在尿道口旁边，见有棕眼样小孔，孔内作痒，用手挤捻，有少量脓水流出者，名叫镟根疳。此外尚有梅毒，而误用熏、搽等药，以致阴茎腐烂如凹臼状者，名叫杨梅疳；或服用了轻粉与水银等攻毒的药物，小便时尿道内刺痛者，名叫杨梅内疳。疳疮即为西医学的软下疳，是临床上一种经典的性病，是由杜克雷嗜血杆菌所致的生殖器痛性溃疡，主要是通过直接性行为传染，病人生殖器上破损处的分泌物和脓液中均有杜克雷嗜血杆菌。

【医案助读】

软下疳 某某，男，28岁。病人1个月前不洁性接触后，自感小便灼热刺痛，尿频急，阴茎焮红肿痛，龟头部出现丘疹样红点，继而红肿化脓溃破，阵发性剧痛，流出黄白液体、质黏稠、秽臭；2周后发现左侧腹股沟淋巴结肿大、疼痛，继而化脓破溃。经某医院细菌培养发现“杜克雷嗜血杆菌”，诊断为“软下疳”。内服外用多种抗生素效果不佳，口干苦、纳差、心烦、眠差、大便干、溲赤，阴茎肿胀痛甚。检查：病人痛苦面容，面色晦暗；龟头部冠状沟左侧可见2cm×3cm溃疡，四周红肿，有少许脓性分泌物，左腹股沟肿块成串珠样，一处2cm×2cm溃疡流脓；舌暗红、苔黄，脉弦数。

初诊治疗：辨证诊断为湿毒下注、火郁结肿引起的软下疳。治疗当清热祛湿，泻火消肿。内治以八正散加减：萹蓄10g，瞿麦10g，滑石15g，土茯苓30g，赤芍15g，大黄15g，（后下），黄芩15g，甘草6g，车前子15g，栀子10g，木通10g，泽泻15g。外治法：用解毒浓缩液浸泡患处，2～3次/日，浸泡后撒上琥珀珍珠散于患处。

7日后复诊治疗：服上药7剂和外治后，生殖器及左腹股沟淋巴结肿痛减轻，流水减少；心烦、口干苦等症亦有所减轻，纳佳，眠尚可，大便2～3次/日，小便黄，舌脉如上。上方去大黄。外治法同上。

7日后三诊治疗：服上药14剂和外治后，肿痛好转，溃疡未敛已无脓水渗出；

饮食、睡眠可，觉乏力、口干，二便调，舌淡红苔白，脉弦细。症状完全消失，唯在阴茎留有瘢痕。[苏莹. 内外合治软下疳二例. 中国疗养医学，1986，25（10）：1116－1117.]

阴虱疮

【原文】　阴虱疮虫毛际内，肝肾浊热不洁生。
瘙痒抓红含紫点，若还梅毒蜡皮形。

〖注〗此疮一名八脚虫，生于前阴毛际内。由肝、肾气浊生热，兼淫欲失洗不洁，搏滞而成。瘙痒难忍，抓破色红，中含紫点。内宜服芦柏地黄丸，外用针挑破去虱，随擦银杏无忧散易愈。若毛际内如豆如饼，发痒结如蜡皮者，杨梅毒也，即按杨梅毒治之。

银杏无忧散

水银（铅制）　轻粉　杏仁（去皮、尖，捣膏）　芦荟　雄黄　狼毒各一钱　麝香一分　除水银、杏仁膏，共研，筛细，再入银杏同研匀。先以石菖蒲煎汤洗之，用针挑破去虱，随用津唾调擦，使药气入内，愈不复发。切忌牛、犬、鳖肉。

〖方歌〗银杏无忧散止痒，热滞毛际阴虱疮，铅制水银轻粉杏，芦荟雄黄狼麝香。

芦柏地黄丸（即六味地黄丸加芦荟五钱、蜜炒黄柏一两。见面部雀斑）

【提要】阴虱疮的病位、病因、病机及症状。

【白话文】阴虱疮生在阴毛内，多由于肝肾郁热，或局部不卫生而成。症见患处瘙痒难忍，抓后皮色发红，可见有小的紫色斑点。若患处毛际内皮疹结成如蜡皮，为杨梅毒，即按杨梅毒治之。

【解读】本证又名八脚虫疮。生于前阴毛际，因患处皮肤不洁，阴虱寄生所致，搔抓致伤而成。初起红色或淡红色丘疹，奇痒难忍，搔破感染成疮，中含紫点。

【医案助读】

阴虱　刘某，男，32 岁，已婚。自诉：阴部瘙痒无度，心烦意乱，影响工作和睡眠。其妻亦患此病。诊见：阴毛丛中无数状如糠麸样小虱子，头钻入肉皮内，阴囊部皮肤充血破溃。余用《医宗金鉴》银杏无忧散搽敷，其方即：水银（铅制）、轻粉、杏仁、芦荟、雄黄、野狼毒各 5g，麝香 0.5g，共研细末。并嘱咐病人刮去阴毛，夫妻同用此药，常换衬裤，拆洗被褥。内服知柏地黄丸，每服 9g，日服 3 次。5 天后复诊，疗效满意，其病痊愈。[张国瑞. 疑难证治验四则. 黑龙江中医药，1990，21（4）：31.]

肾囊痈

【原文】　　肾囊红肿发为痈，寒热口干焮痛疼。
肝肾湿热流注此，失治溃深露睾凶。

〖注〗此证生于肾囊，红肿，焮热疼痛，身发寒热，口干饮冷。由肝、肾湿热下注肾囊而成。初起宜服荆防败毒散汗之，外用葱、盐熬汤烫之；寒热已退，宜服清肝渗湿汤消解之；不应者，脓势将成也，急服滋阴内托散；若气怯食少者，宜服托里透脓汤，外用二味拔毒散圈敷肿根。脓胀痛者，用卧针针之，出稠脓者顺，出腥水者险，宜服托里排脓汤，外用琥珀膏贴之；俟肿消、脓少、痛减时，用生肌散、生肌玉红膏以生肌敛口。此痈本于肝、肾发出，以滋阴培补气血为要。生肌敛口时，朝服六味地黄汤，暮服人参养荣汤，滋补之甚效。此证若失治，溃深露睾丸者险，然不可弃而不治，宜杉木灰托之，苏子叶包之，患者仰卧，静以养之，或可取效。

清肝渗湿汤

黄芩　栀子（生，研）　当归　生地　白芍药（酒炒）　川芎　柴胡　天花粉　龙胆草（酒炒）各一钱　甘草（生）　泽泻　木通各五分　水二盅，灯心五十寸，煎八分，食前服。

〖方歌〗清肝渗湿消囊痈，小水淋漓肿痛攻，芩栀四物柴花粉，胆草灯甘泻木通。

滋阴内托散

当归　熟地　白芍药（酒炒）　川芎各一钱五分　穿山甲（炙，研）　泽泻　皂角刺各五分　黄芪一钱五分　水二盅，煎八分，食前服。

〖方歌〗滋阴内托将溃剂，囊痈欲脓托最宜，四物穿山泻皂刺，食前煎服入黄芪。

荆防败毒散（见项部脑疽）

托里透脓汤（见头部侵脑疽）

二味拔毒散（见肿疡门）

托里排脓汤（见项部鱼尾毒）

琥珀膏（见头部发际疮）

生肌散　**生肌玉红膏**　**人参养荣汤**（俱见溃疡门）

六味地黄汤（即六味地黄丸改作煎剂。见面部雀斑）

【提要】肾囊痈的病位、病因、病机、症状及预后。

【白话文】肾囊痈发生在阴囊处，症见患处红肿、灼热、疼痛，全身发冷，发热，口干。多由肝肾湿热下注所致。本证如果不及时治疗，溃烂较深，露出睾丸，则为险证。

【解读】本证属于阴囊疾病，是指发于阴囊皮里膜外的急性化脓性炎症。以发病急，阴囊皮肤红、肿、热、痛，甚至化脓为特征。肾囊痈相当于西医学的阴囊脓肿、阴囊蜂窝织炎。肾囊痈多因肝肾二经温热下注，外湿内侵蕴酿成毒而致，其症恶寒发热，口干喜凉饮，小便赤涩，阴囊一侧或两侧红肿热痛；但睾丸不肿大，此点可与子痈鉴别。如热痛不止则可消散，如不消退则成脓。

【医案助读】

阴囊脓肿 某某，男，44 岁。自述：1 月 19 日突然高热 39℃，头身作痛，阴囊不适，用解热镇痛药，体温不降，阴囊肿大如茄，疼痛难忍，用抗生素和解热镇痛剂不效，1 月 20 日在某医院，静脉滴注红霉素 5 天，外用硫酸镁溶液洗泡，体温恢复正常，阴囊开始溃烂，于 2 月 13 日转入我院。查体：病人健壮，无外伤及过敏史。阴囊溃烂不成形，根盘大，残存囊皮色紫红而肿，疮面约 7cm×7cm，两睾丸完全露出，囊腔脓血混杂，其味恶臭；饮食稍减，大便微干，小便赤黄，舌苔黄厚，神态烦躁，脉沉而微数有力。系肝肾湿热下注，阻隔气血，虽已溃烂脓出，但是湿热之毒蕴积未除。用清热解毒，除湿祛瘀之法。处方：金银花 40g，连翘 12g，板蓝根 40g，焦栀子 12g，茵陈 30g，黄柏 15g，苍术 15g，龙胆草 10g，木通 10g，当归 10g，赤芍 15g，桃仁 10g，红花 10g，甘草 10g。水煎日服 1 剂，局部作消毒去腐保护处理。

2 月 17 日后复诊，用药 4 剂，疮面干净，有少量渗出物，根盘明显收缩，疮口缩小 1/2，肿势大减，紫色已退，痛感消失。3 日后又用原方 6 剂，根盘稍大，疮口大部分愈合，阴囊成形，新肉红润，生长较快，原方加黄芪 20g，又服 6 剂。复诊阴囊稍大，其色正常，疮口新肉未平，饮食减退，二便正常，阴囊肿消，新肉已平，痊愈。［路鸿安. 中药治愈肾囊痈险症一例. 河北中医杂志，1986，15（7）：24.］

肾囊风

【原文】 肾囊风发属肝经，证由风湿外袭成。
麻痒搔破流脂水，甚起疙瘩火燎疼。

〖注〗此证一名绣球风，系肾囊作痒，由肝经湿热，风邪外袭皮里而成。初起干燥痒极，喜浴热汤，甚起疙瘩，形如赤粟，麻痒搔破，浸淫脂水，皮热痛如火燎者，此属里热。俱宜龙胆泻肝汤服之，外用蛇床子汤熏洗之，洗后，擦狼毒膏甚效。

蛇床子汤

威灵仙 蛇床子 当归尾各五钱 缩砂壳三钱 土大黄 苦参各五钱 老葱头七个

水五碗，煎数滚，倾入盆内，先熏，候温浸洗。

〖方歌〗蛇床子汤洗囊风，止痒消风除湿灵，威灵归尾缩砂壳，土大黄与苦参葱。

狼毒膏

狼毒　川椒　硫黄　槟榔　文蛤　蛇床子　大风子　枯白矾各三钱　共研细末，用香油一茶盅煎滚，下公猪胆汁一枚，和匀，调前药擦患处。

〖方歌〗狼毒膏擦绣球风，湿痒浸淫火燎疼，椒硫槟蛤床风子，枯矾猪胆油调成。

龙胆泻肝汤（见腰部缠腰火丹）

【提要】肾囊风的病因、病机及症状。

【白话文】肾囊风由肝经湿热，外受风邪侵袭而成。症见患处又麻又痒，喜手挠，挠破后流出黄稠水；严重时，可起疙瘩，皮肤灼热疼痛如火烧一样。

【解读】本证又名绣球风，是指以阴囊皮肤潮红、起疹、湿润或有渗液，瘙痒剧烈，痛如火燎为主要表现的湿疮类疾病。相当于西医学的阴囊湿疹。本病若积极治疗，一般预后良好，但也有部分病人治愈后反复发作。

【医案助读】

阴囊湿疹　关某，男性，34 岁。病人自诉阴囊湿疹 2 年余。阴囊皮肤红赤，灼热痛痒，夜晚瘙痒益甚，局部水疱糜烂，黄水浸淫；面赤身热，脉象弦数，舌质紫绛、舌苔黄腻；且素日嗜酒，两胁胀满。中医诊断为湿热型阴囊湿疹，其病机为肝胆湿热沿其经脉下注于阴器所致。治以清热利湿疏肝之法，予与口服龙胆泻肝汤，日 1 剂。外用蛇床子汤加减：蛇床子 25g，川椒 20g，地骨皮 15g，苦参 25g，黄柏 15g，枯矾 10g。煎汤熏洗患处。3 日后复诊，阴囊皮肤干燥结痂，痛痒减轻。继按上方 3 剂，痛痒已止，痂皮脱落，其症痊愈，追访 4 年未复发。[李国平. 龙胆泻肝汤治疗阴囊湿疹. 中医药学报，1984，10（2）：42.]

妇人阴疮

【原文】　妇人阴疮系总名，各有形证各属经。
阴挺如蛇脾虚弱，阴肿劳伤血分成。
阴蚀胃虚积郁致，阴脱忧思太过生。
阴癞气血双虚损，随证施治诸证平。

〖注〗此证俱生于阴器。如阴中挺出一条如蛇形者，名为阴挺，由脾经虚弱，或产后遇怒受风所致。初宜服逍遥散加荆芥、防风，次宜朝服补中益气汤倍用升麻，晚服龙胆泻肝汤；外以蛇床子煎汤熏洗之。如阴户忽然肿而作痛者，名为阴肿，又名蚌疽，由劳伤血分所致。宜四物汤加丹皮、泽泻、花粉、柴胡服之，或服秦艽汤；外用艾叶一两，防风六钱，大戟五钱，煎汤熏洗。如阴器外生疙瘩，内生小虫作痒者，名为阴蚀，又名䘌疮，由胃虚积郁所致。宜四物汤加石菖蒲、龙胆草、黄连、木通服之；若寒热与虚劳相似者，虫入脏腑也，宜逍遥散吞送芦荟丸，早晚各一服；外以溻痒汤熏洗，次以银杏散塞入阴中，杀虫止痒。如阴户开而不闭，痒痛出水者，名为阴脱，由忧思太过所致。宜逍遥散或归脾汤俱加柴胡、栀子、白芍、丹皮服之；由产后得者，补中益气汤加五味子、醋炒白芍服之；外俱用荆芥、枳壳、诃子、文蛤，大剂煎汤熏洗。如子宫脱出，名为阴癞，俗名癞葫芦，由气血俱虚所致。宜补中益气汤去柴胡，倍用升麻加益母草服之；外以蓖麻子肉，捣烂贴顶心，再用枳壳半斤煎汤熏洗。由思欲不遂，肝气郁结而成者，必先于小便似有堵塞之意，因而努力，久之随努而下。令稳婆扶正葫芦，令患妇仰卧，以枕垫腰，吹嚏药收之。收入即紧闭阴器，随以布帛将腿缚定，内仍服补中益气汤自愈。

秦艽汤

秦艽六钱　石菖蒲　当归各三钱　葱白五个，水二盅，煎一盅，食前服。

〖方歌〗秦艽汤治蚌疽生，肿痛能除效可征，石菖蒲与当归片，食前葱白水煎成。

溻痒汤

苦参　狼毒　蛇床子　当归尾　威灵仙各五钱　鹤虱草一两　用河水十碗，煎数滚，滤去渣，贮盆内，乘热先熏，待温投公猪胆汁二三枚，和匀洗之甚效。

〖方歌〗溻痒杀虫疗阴蚀，熬汤熏洗不宜迟，苦参狼毒床归尾，猪胆威灵鹤虱施。

银杏散

轻粉　雄黄　水银（铅制）　杏仁（生用）各一钱　上各研，共和一处再匀，每用五分，枣肉一枚和丸，用丝绵包裹，线扎紧，将药入阴内，留线头在外，如小解时，将药取出，解完复入内。一日一换，四五个自愈。

〖方歌〗银杏散医热下侵，轻粉雄黄制水银，杏仁枣肉绵包裹，阴痒生疮用有神。

逍遥散（见背部上搭手）

归脾汤（见乳部乳中结核）

补中益气汤（见溃疡门）

龙胆泻肝汤（见腰部缠腰火丹）

四物汤（见耳部耳痔）

芦荟丸（见齿部牙衄）

【提要】妇人阴疮的病位、病因、病机、症状及辨证。

【白话文】妇人阴疮是其阴部疾病的总称。根据疾病发生的原因和症状不同可以区分开来。阴挺为阴道中有物挺出，形状像蛇，多由于脾气虚弱所致。阴肿为阴户突然发肿疼痛，是由于劳累过度，损伤血分所致。阴蚀为阴户外面生有小疙瘩，似小虫咀蚀，是由于脾胃虚弱，郁积化火，湿热下注所致。阴脱为阴户开而不闭，多由于忧思太过，损伤肝脾所致。阴癞为子宫脱出，多由于产后气血两虚而成。临床上因证施治，才能治愈好这些疾病。

【解读】阴疮是妇人阴部疾病的总称，是指妇人外阴部结块红肿，或溃烂成疮，黄水淋沥，局部肿痛，甚则溃疡如虫蚀者。又称阴蚀、阴蚀疮。阴疮多见于西医学的外阴溃疡、前庭大腺脓肿。本病及时治疗，预后良好，但也有少数病人转为恶性，预后差。

臀　部

鹳口疽

【原文】　　鹳口疽生尻尾尖，经属督脉湿痰源。
肿如鱼肫溃鹳嘴，少壮易愈老难痊。

〖注〗此证一名锐疽，生于尻尾骨尖处。初肿形如鱼肫，色赤坚痛，溃破口若鹳嘴，属督脉经，由湿痰流结所致。朝寒暮热，夜重日轻，溃出稀脓为不足；或流稠脓鲜血为有余。少壮可愈，老弱难敛，易于成漏。初起宜滋阴除湿汤以和之；已成不得内消者，用和气养荣汤以托之；气血虚弱，溃而敛迟者，滋肾保元汤以补之。若失治久而不敛者，宜服先天大造丸；兼服琥珀蜡矾丸，久久收敛。外治法按痈疽肿疡、溃疡门。

滋阴除湿汤

当归　熟地　川芎　白芍（酒炒）各一钱　陈皮　柴胡　知母　贝母（去心，研）　黄芩（各八分）　泽泻　地骨皮　甘草（生）各五分　水二盅，姜三片，煎八分，食前服。

〖方歌〗滋阴除湿鹳口疽，退热消痰初起宜，四物陈柴知贝草，泽泻黄芩地骨皮。

和气养荣汤

人参　白术（土炒）　白茯苓　牡丹皮　陈皮　熟地　当归　黄芪　沉香　甘草（炙）各五分　水二盅，煎八分，食前服。

〖方歌〗和气养荣托锐疽，将脓煎服溃更宜，四君丹皮陈熟地，当归沉香共黄芪。

滋肾保元汤

人参　白术（土炒）　白茯苓　当归身　熟地　黄芪　山茱萸　牡丹皮　杜仲各一钱　肉桂　附子（制）　甘草（炙）各五分　水二盅，姜三片、红枣肉二枚、建莲子七个去心，煎八分，食前服。

〖方歌〗滋肾保元溃后虚，敛迟脓清水淋漓，十全大补除芎芍，山萸附子杜丹皮。

先天大造丸

人参　白术（土炒）　当归身　白茯苓　菟丝子　枸杞　黄精　牛膝各二两　补骨脂（炒）　骨碎补（去毛，微炒）　巴戟肉　远志（去心）各一两　广木香　青盐各五钱　丁香（以上共研末）三钱　熟地（酒煮，捣膏）四两　仙茅（浸去赤汁，蒸熟，去皮，捣膏）　何首乌（去皮，黑豆同煮，去豆，捣膏）　胶枣肉（捣膏）各二两　肉苁蓉（去鳞并内膜，酒浸捣膏）　紫河车（白酒煮烂捣膏，一具。以上六膏共入前药末内）　上为细末，捣膏共和一处，再加炼过白蜂蜜为丸，如梧桐子大。每服七十丸，空心温酒送下。

〖方歌〗先天大造补气血，专治痈疽溃后虚，脓水清稀难收敛，参术归苓地首乌，补骨青盐骨碎补，枸杞黄精远菟丝，巴戟仙茅丁木枣，河车牛膝苁蓉俱。

琥珀蜡矾丸（见肿疡门）

【提要】鹳口疽的病位、病因、病机、症状及预后。

【白话文】鹳口疽发生在尻尾骨的尖端处，即尾椎处，此处经属督脉。是由于湿痰流结而成。初起时，肿块如鱼肫一样，色红疼痛；溃后形状像鹳鸟的嘴巴一样。从体质上来看，青壮年人，气血旺盛，痊愈较快；年老体弱的人，正气衰弱，痊愈较慢。

【解读】本证又称锐疽，发生在尻尾骨的尖端，即尾椎处，属督脉部位。是由于痰湿流结所致。锐疽初起时，肿块形如鱼肫一样，色红疼痛，按之坚硬；破溃后形状像鹳鸟的嘴巴一样，伴出现寒热交替、白天症状缓解、夜晚加重等全身症状。本证有虚实的不同，如溃后脓出清稀者，属虚证；脓出黏稠夹有鲜血者，属实证。从体质上来看，青壮年人，气血旺盛的，痊愈较快；年老体弱的人，气血衰弱，痊愈较慢，并且容易伤及尾骨形成漏管，收敛缓慢。初期治疗时，宜服滋阴除湿汤以化湿消肿；如脓已成，不能用内消之法，宜用和气养荣汤，以扶正托毒。如气血虚弱的人，溃后收敛缓慢，可用滋肾保元汤，以滋肾补元。若久病失治不能收敛的，可服先天大造丸，以补益气血，并服琥珀蜡矾丸，以活血生肌解毒，疮口能够收口痊愈。外治方法，可按照痈疽肿疡、溃疡门处理。

坐马痈

【原文】　坐马痈属督脉经，尻尾略上湿热凝。
高肿速溃稠脓顺，漫肿溃迟紫水凶。

〖注〗此证生于尻尾骨略上，属督脉经，由湿热凝结而成。高肿溃速脓稠者顺；若漫肿溃迟出紫水者险。虚人患此，易于成漏。初宜艾壮隔蒜片灸之，以宣通结滞，令其易溃易敛，内服之药，与鹳口疽同。溃后内外俱按痈疽溃疡门。

隔蒜灸法（见首卷灸法）

【提要】坐马痈的病位、病因、病机、症状及预后。

【白话文】坐马痈发于督脉经上，在尻尾骨略上方，由湿热壅滞凝结而成的。初起疮肿高突，容易成脓外溃，脓出黏稠，属顺证；疮肿弥漫，疮面平塌，外溃较慢，脓出如紫水，属逆证，较凶险。

【解读】本证出自《外科大成》卷二，是痈疽发于尾骨上端处者。因所生部位系人骑马时与马鞍着力处而命名。

臀 痈

【原文】 臀痈证属膀胱经，坚硬闷肿湿热凝。
肉厚之处迟溃敛，最宜红活高肿疼。

〖注〗此证属膀胱经湿热凝结而成。生于臀肉厚处，肿、溃、敛俱迟慢。初宜隔蒜片艾灸，服仙方活命饮消之；不应者，即服透脓散，脓熟针之。溃后，内外治法俱按痈疽溃疡门。

隔蒜灸法（见首卷灸法）

仙方活命饮　透脓散（俱见肿疡门）

【提要】臀痈的病位、病因、病机及辨证。

【白话文】臀痈属足太阳膀胱经部位，初起坚硬疼痛，肿突不显，为湿热壅滞凝结所致。由于此证长在臀肉厚处，所以肿痛不明显，溃脓较慢，收口也不易。若皮肤色红光泽，肿胀高起疼痛的，则较易治。

【解读】本证是发生在臀部的急性化脓性疾病。其特点是病位较一般痈深，范围也大，病势急骤，容易腐溃。俗名“针毒结块”，相当于西医学的臀部蜂窝组织炎。

上马痈　下马痈

【原文】 上马痈与下马痈，上左下右折纹生。
膀胱湿热忧愤起，黑陷属重高肿轻。

〖注〗此证生于臀肉之下折纹中，属膀胱经湿热，又兼七情不和，忧愤凝滞而成。初起如粟，黄脓小疱，渐生焮痛，寒热往来，高肿红亮为轻，平陷黑硬为重。初服荆防败毒散以退寒热，次服内托羌活汤；脓势将成，服托里透脓汤。其余内外治法，俱按痈疽溃疡门。

内托羌活汤

羌活　黄柏（酒炒）各二钱　黄芪一钱五分　当归尾　陈皮　藁本　连翘　苍术（炒）　甘草（炙）　防风各一钱　肉桂三分　水一盅，酒半盅，煎八分，食前服。

〖方歌〗内托羌活宣坚硬，燥湿能托臀下痈，归芪陈柏同甘草，藁本连翘苍桂风。

荆防败毒散（见项部脑疽）

托里透脓汤（见头部侵脑疽）

【提要】上马痈、下马痈的病位、病因、病机及预后。

【白话文】上马痈与下马痈，在臀部下方、大腿与臀部之间的折纹处，左侧的称为上马痈，右侧的称为下马痈。由膀胱经湿热壅滞，又兼忧愁愤怒过度，凝结郁滞所致。若疮肿高突，皮色红润光亮的为轻证；若疮势平塌下陷，颜色暗黑而坚硬的为重证。

【解读】本证出自《外科证治准绳》卷四，即生于臀下褶纹中之外痈，以病人上马时臀部首先触马背部位所发痈而得名。发于臀部下方、大腿与臀部之间的折纹处，发于左侧者称为上马痈，发于右侧的称为下马痈，位属于足太阳膀胱经部。

【医案助读】

左臀部急性蜂窝组织炎　陆某，男，35 岁。左臀部红肿结块疼痛 1 周。入院时，神志淡漠，迅速出现昏迷，呼吸喘促，四肢不温，无发热。舌淡、苔腻，脉滑数。检查：左臀部一结块色紫红高起，约 12cm×12cm 大小，中央些许波动，光软无头，边缘硬，压痛阳性。诊断为：左臀部急性蜂窝组织炎、糖尿病酮症酸中毒。追问病史，既往有糖尿病，半年来，有多饮、多食、多尿之症。遂纠正酮症酸中毒，抗炎扶正。外治以切口排脓引流；内治拟益气托毒，清热利湿。口服内托羌活汤加减：羌活 15g，黄柏 10g，当归尾 15g，陈皮 6g，连翘 10g，苍术 10g，炙甘草 10g，防风 10g，荆芥 10g，白芍 15g，金银花 10g，连翘 10g。7 天后，左臀红肿消退，空腔黏合，无压痛，诸症愈。随访半年未发。［程亦勤，唐汉钧. 唐汉钧治疗重症痈疽的经验. 辽宁中医杂志，2003，30（9）：696－697.］

涌泉疽

【原文】

涌泉疽生尻骨前，形如伏鼠肿痛坚。
督脉湿热溃破险，少壮易愈老弱难。

〖注〗此证生尻骨之前长强穴，属督脉经首穴，由湿热凝结而成。初肿坚硬疼痛，状如伏鼠，十日可刺。得白脓者顺，溃迟青脓者险，紫黑水者逆。内治法同鹳口疽，外治溃后，按痈疽溃疡门。少壮者得此易愈，老年气衰弱者，多成冷漏难痊。

【提要】涌泉疽的病位、病因、病机、症状及预后。

【白话文】涌泉疽发于尾骨的前端，初起红肿高突，坚硬疼痛，形状大小像伏鼠一样，属于督脉经，在督脉首个起始穴位处。本证由湿热下注所致。若疮肿破溃较迟，脓液青紫色，属于严重的症状。在体质方面，年轻者，气血旺盛，恢复较快；

年老者，气血虚弱，恢复缓慢。

【解读】本证好发于尾骨的前端，即督脉穴的起始穴位长强穴处。本证多由湿热下注所致。初起时症见红肿高突，坚硬疼痛，形状如伏鼠一般；10 天左右可以成脓。可以切开排脓。若脓水颜色白、黏稠，多为顺证；若脓水颜色紫黑，多为逆证。本证内治法治疗可按鹳口疽一样；外治法治疗疮肿破溃时，方法可按痈疽溃疡门治疗。在体质方面，年轻者，气血旺盛，恢复较快；年老者，气血虚弱，易形成瘘道，恢复缓慢。

脏　毒

【原文】　脏毒毒注在肛门，内外虚实各有因。
醇酒厚味兼辛苦，外属阳分内属阴。

〖注〗此证有内外、阴阳之别。发于外者，由醇酒厚味，勤劳辛苦，蕴注于肛门，两旁肿突，形如桃李，大便秘结，小水短赤，甚者肛门重坠紧闭，下气不通，刺痛如锥，脉数有力，多实多热，属阳易治，宜服一煎散，能利二便，菩提露搽之；肿痛仍前，不全退者，脓将成也，宜服托里透脓汤；脓胀痛针之；脓出之后，治同溃疡门。发于内者，兼阴虚湿热，下注肛门，内结壅肿，刺痛如锥，大便虚闭，小水淋漓，寒热往来，遇夜尤甚，脉数微细，为虚为湿，属阴难治，宜服五灰散，脓毒自然溃出；脓生迟者，服十全大补汤托之；溃后按溃疡门。

一煎散

当归尾　穿山甲（炙，研）　甘草（生）　桃仁泥　皂角刺（各二钱）　川黄连（一钱五分）　枳壳（麸炒）　槟榔　天花粉　乌药　赤芍　生地　白芷各一钱　玄明粉　大黄各三钱　红花五分　水二盅，浸一宿，次早煎一滚，空心服，俟行三四次，以稀粥补之。

〖方歌〗一煎散消脏毒方，归甲甘连桃枳榔，天花皂刺红乌药，芍地玄明芷大黄。

菩提露

熊胆三分　冰片一分　凉水十茶匙，调化开，搽于患处甚效。

〖方歌〗菩提露消积热痛，脏毒坚疼焮肿增，水调熊胆加冰片，搽于患处毒渐轻。

五灰散

血管鹅毛　血余　蜈蚣　穿山甲　生鹿角（各烧存性）　各等份研细，共和匀。每服五钱，空心温黄酒调下。

〖方歌〗五灰散用鹅管毛，血余蜈甲鹿角烧，脏毒肿痛肛门内，每服五钱黄酒调。

托里透脓汤（见头部侵脑疽）

十全大补汤（见溃疡门）

【提要】脏毒的病位、病因及辨证。

【白话文】脏毒蕴注于肛门，此证有内外、阴阳的区别，造成这种区别有着各有不同的原因。发于外者多由平时嗜酒，喜肥甘厚腻食物，或多勤劳辛苦，劳累所致。脏毒发于外者属阳，发于内者属阴。

【解读】脏毒蕴注于肛门，因病位和症状的不同，有内外、阴阳的区别。是指以肛门内疼痛、灼热、坠胀感，排便后向会阴、臀部放射，肛窦红肿、有脓样物等为主要表现的痈病类疾病。脏毒又名肛痈。

【医案助读】

肛周炎 陈某，女，26岁，某公司职工。自诉肛门周围红肿热痛伴直肠脱出，肿块直径约8cm，疼痛难忍，不能坐不能平卧，只能站立或侧卧。住西医外科，诊断为肛周炎，要求病人转地区医院治疗。病家邀中医诊治，诊见肛周红肿突出，扪之灼手，因疼痛而眠差纳少，大小便不畅，舌质偏红有瘀色、苔黄腻，脉弦数。证属湿热之邪阻滞。治以清热化湿，活血化瘀。以一煎散方加减：当归尾15g，穿山甲10g，桃仁6g，皂角刺10g，川黄连10g，炒枳壳10g，槟榔10g，天花粉10g，乌药6g，赤芍10g，生地15g，白芷10g，大黄10g，红花10g，乳香6g，没药6g，甘草10g。

次日复诊：服上方后疼痛明显减轻，效不更方，日服1剂，连服7剂，肿块缩小至3cm。

三诊：纳差，便溏不爽，舌质正常、苔黄厚腻。证属湿热蕴积，瘀血阻滞。上方加三棱15g，莪术15g，金银花25g，地榆20g。每日1剂，连服4剂后，肿痛诸症完全消除。［陈爱武. 活血化瘀法治验二则. 云南中医中药杂志，1996，17（2）：53－54.］

痔疮

【原文】 痔疮形名亦多般，不外风湿燥热原。
肛门内外俱可发，溃久成漏最难痊。

〖注〗此证系肛门生疮，有生于肛门内者，有生于肛门外者。初起成瘟，不破者为痔，易治；破溃而出脓血，黄水浸淫，淋沥久不止者为漏，难痊。斯证名因形起，其名虽有二十四种，总不外乎醉饱入房，筋脉横解，精气脱泄，热毒乘虚下注；或忧思太过，蕴积热毒，愤郁之气，致生风、湿、燥、热，四气相合而成。如结肿胀闷成块者，湿盛也；结肿痛如火燎，二便闭者，大肠、小肠热盛也；结肿多痒者，风盛也；肛门围绕，折纹破裂，便结者，火燥也。初俱服止痛如神汤消解之，外俱用菩提露或田螺水点之。若坚硬者，以五倍子散，唾津调涂之，兼用朴硝、葱头煎汤洗之。顶大蒂小者，用药线勒于痔根，每日紧线，其痔枯落，随以月白珍珠散撤之收口；亦有顶小蒂大者，用枯痔散枯之。内痔不出者，用唤痔散填入肛门，其痔即出；随以朴硝、葱头煎汤洗之。又有因勤苦劳役，负重远行，以致气血交错而生痔者，俱用止痛如神汤加减服之。又有血箭痔生肛门，或里或外，堵塞坠肿，每逢大便用力，则鲜血急流如箭；不论粪前粪后，由肠胃风热，而兼暴怒成之。初服生熟三黄丸，若唇白，面色萎黄，四肢无力，属气血两虚，宜十全大补汤倍川芎、参、芪服之，外用自己小便洗之，童便热洗亦可，其血自止。亦有肠风下血，点滴而出粪前者，宜防风秦艽汤；粪后出血者，为酒毒，宜服苦参地黄丸。效后必多服脏连丸二三料除根。又有产后用力太过而生痔者，宜补中益气汤，加桃仁、红花、苏木服之。又有久泻、久痢而生痔者，宜补中益气汤加槐花、皂荚子煅末服之。如痔已通肠，污从漏孔出者，用胡连追毒丸酒服之；服后脓水反多者，药力到也，勿以为惧。如漏有管者，用黄连闭管丸服之，可代针刀药线之力。

凡痔未破已破及成漏者，俱用却毒汤烫洗，或用喇叭花煎汤（喇叭花即土地黄苗），日洗二次。兼戒房劳、河豚、海腥、辛辣、椒酒等物。有久患痔而后咳嗽者，取效甚难；久病咳嗽而后生痔者，多致不救。

止痛如神汤

秦艽（去苗） 桃仁（去皮、尖，研） 皂角子（烧存性，研）各一钱 苍术（米泔水浸，炒） 防风各七分 黄柏（酒炒）五分 当归尾（酒洗） 泽泻各三分 槟榔一分 熟大黄一钱二分 上除桃仁、皂角子、槟榔，用水二盅，将群药煎至一盅；再入桃仁、皂角子、槟榔，再煎至八分。空心热服，待少时以美膳压之，不犯胃也。忌生冷、五辛、火酒、硬物、大料、湿面之类。

如肿有脓，加白葵花（去蕊心）五朵、青皮五分、木香三分，则脓从大便出也。如大便秘甚，倍大黄，加麻仁、枳实。如肿甚，倍黄柏、泽泻，加防己、猪苓、条芩。如痛甚，加羌活、郁李仁。如痒甚，倍防风，加黄芪、羌活、麻黄、藁本、甘草。如血下，倍黄柏，多加地榆、槐花、荆芥穗、白芷。如小便涩数不通者，加赤茯苓、车前子、灯心、萹蓄。

〖方歌〗止痛如神诸痔疮，风湿燥热总能防，归柏桃榔皂角子，苍术艽风泽大黄。

田螺水

大田螺一枚，用尖刀挑起螺靥，入冰片末五厘，平放瓷盘内；待片时，螺窍内渗出浆水。用鸡翎蘸点患处，勤勤点之，其肿自然消散。

〖方歌〗田螺水点痔疮效，冰片装入田螺窍，少时化水取点疮，止痛消肿有奇妙。

五倍子散

用川文蛤大者一枚，敲一小孔，用阴干荔枝草，揉碎塞入文蛤内令满，用纸塞孔，湿纸包，煨片时许，取出去纸，研为细末。每一钱加轻粉三分，冰片五厘，共研极细末，唾津调涂患处。

〖方歌〗五倍子散痔痛坠，坚硬肿疼立刻挥，轻粉冰片各研细，荔枝草入蛤中煨。

药线

芫花五钱　壁钱二钱　用白色细衣线三钱，同芫花、壁钱用水一碗盛贮小瓷罐内，慢火煮至汤干为度，取线阴干。凡遇痔疮瘿瘤，顶大蒂小之证，用线一根，患大者二根，双扣系扎患处，两头留线，日渐紧之，其患自然紫黑，冰冷不热为度。轻者七日，重者十五日后必枯落，以月白珍珠散收口甚效。

〖方歌〗药线芫花共壁钱，再加白扣线同煎，诸痔瘿瘤系根处，生似蕈形用此捐。

枯痔散

天灵盖（用童子者佳。又用青线水将天灵盖浸片时，捞出以火煅红，再入青线水内淬之，如此七次，净用）四钱　砒霜一两　白矾（生）二两　轻粉四钱　蟾酥二钱　共为极细末，入小新铁锅内，上用粗瓷碗密盖，盐泥封固，炭火煅至二炷香，待冷揭开碗，将药研末，搽痔上。每日辰、午、申三时，用温水洗净患处，上药三次，上至七八日，其痔枯黑坚硬，住药裂缝，待其自落。

〖方歌〗枯痔天灵盖煅淬，砒矾轻粉共蟾酥，入锅碗盖泥固煅，痔疮新久搽皆除。

唤痔散

枯白矾五分　食盐（炒）三分　草乌（生）　刺猬皮（煅，存性）各一钱　麝香五分　冰片二分　共研细末，先用温水洗净肛门，随用唾津调药三钱，填入肛门，片时即出。

〖方歌〗唤痔散把内痔呼，刺猬皮盐麝草乌，冰片枯矾同研细，津调填入片时出。

生熟三黄汤

生地　熟地各一钱五分　黄连　黄柏　黄芩　人参　苍术（米泔水浸，炒）　白术（土炒）　厚朴（姜炙）　当归身　陈皮各一钱　地榆　防风　泽泻　甘草（生）各六分　乌梅二个　水二盅，煎八分，食前服。

〖方歌〗生熟三黄连柏参，苍芩厚术共归陈，榆风泽泻乌梅草，专医血箭痔如神。

防风秦艽汤

防风　秦艽　当归　生地　白芍（酒炒）　川芎　赤茯苓　连翘（去心）各一钱　栀子（生，研）　苍术（米泔水浸，炒）　槐角　白芷　地榆　枳壳（麸炒）　槟榔　甘草（生）各六分　水二盅，煎至八分，食前温服。如便秘者加大黄。

〖方歌〗防风秦艽治肠风，坚肿津血最止疼，四物栀苍槐角芷，地榆枳草翘槟苓。

苦参地黄丸

苦参（切片，酒浸湿，蒸晒九次为度，炒黄，为末，净）一斤　生地黄（酒浸一宿，蒸熟捣烂，和入苦参末内）四两　加炼过蜂蜜为丸，如梧桐子大。每服三钱，白滚水送下，或酒下亦可，日服二次。

〖方歌〗苦参地黄粪后红，皆因酒毒热来攻，二味酒蒸蜂蜜炼，为丸水送最有功。

脏连丸

黄连（研净末）八两　公猪大肠（水洗净，肥者一段长一尺二寸）　上二味，将黄连末装入大肠内，两头以线扎紧，放砂锅内，下煮酒二斤半，慢火熬之，以酒干为度；将药肠取起，共捣如泥，如药浓再晒一时许，复捣为丸，如梧桐子大。每服七十丸，空心温酒送下，久服除根。

〖方歌〗脏连丸用川黄连，研入猪肠煮酒煎，捣烂为丸温酒服，便血肛门坠肿痊。

胡连追毒丸

胡黄连（切片，姜汁拌炒，研末）　刺猬皮（炙，切片，再炒黄，研末）各一两　麝香（研细）二分　共和一处研匀，软饭为丸，如麻子大。每服一钱，食前温酒送下。

〖方歌〗胡连追毒丸医痔，成漏通肠服最宜，连麝猬皮饭丸服，排尽瘀脓换好肌。

黄连闭管丸

胡黄连（净末）一两　穿山甲（香油内炸黄）　石决明（煅）　槐花（微炒）各五钱　共研细末，炼蜜为丸，如麻子大。每服一钱，空心清米汤送下。早晚服二次，至重者不过四十日而愈。

如漏四边有硬肉突起者，加僵蚕二十条，炒研末，入药内。及遍身诸般漏证，服此方皆可有效。

〖方歌〗黄连闭管丸穿山，石决槐花共细研，能除漏管米汤送，蜜丸麻子大一般。

却毒汤

瓦松　马齿苋　甘草（生）各五钱　川文蛤　川椒　苍术　防风　葱白　枳壳　侧柏叶各三钱　焰硝一两　水五碗，煎三碗。先熏后洗，日用三次。

〖方歌〗却毒汤洗痔漏效，瓦松甘草蛤川椒，齿苋苍风葱枳壳，柏叶同熬加焰硝。

菩提露（见脏毒）

月白珍珠散　十全大补汤　补中益气汤（俱见溃疡门）

【提要】痔疮的病位、病因、病机及预后。

【白话文】痔疮发生的部位和形状的不同，有很多的病名，总不外乎由风、湿、燥、热四气结合而成，形成结肿，肛门内外皆可生长。若患部破溃，流脓血、黄水，日久患部形成孔窍，转而结成瘘管，不易痊愈。

【解读】本证是临床上一种最常见的肛门疾病。包括一切肛门内外生疮。肛门内外皆可生长，生在肛门里面的，称为内痔；生在肛门外面的，称为外痔。主要症状一般指痔与漏两种。痔，是小肉突起，不会破溃流脓，但可出血，比较容易治疗。

漏，大多由肛门痈发展而来，患部破溃，流黄脓血水，日久患部形成孔窍，转而形成瘘管，痊愈困难。

痔是直肠末端黏膜下和肛管皮下的静脉丛发生扩大、曲张所形成柔软的静脉团。由于痔的发生部位不同，可分为内痔、外痔、混合痔。古书记载的有：翻花痔、鸡冠痔、蜂窠痔、菱角痔、珊瑚痔、牛奶痔、气痔、鸡心痔、核桃痔、脱肛痔、血攻痔、蚬肉痔、鼠尾痔、樱桃痔、子母痔、莲子痔、泊肠痔、悬珠痔、栗子痔、担肠痔、雌雄痔、莲花痔、盘肠痔、内痔等二十四种。西医学根据发生部位的不同，痔可分为内痔、外痔和混合痔。目前认为内痔是肛垫（肛管血管垫）的支持结构、血管丛及动静脉吻合支发生的病理性改变或移位。外痔是齿状线远侧皮下血管丛的病理性扩张或血栓形成。混合痔是内痔和外痔混合体。

【医案助读】

1. 肛窦炎 张某某，女，初诊。主诉肛门灼痛，大便黏滞不爽半月余。曾于内科给予抗生素、地塞米松及中药治疗不效。症见：肛门灼热疼痛，坐卧不安，大便黏滞不爽，便前有黄色黏液，便后肛门剧痛常持续十余分钟，烦渴少饮，舌边红、苔黄稍厚，脉弦滑。专科检查见肛门外观平整，无红肿。指诊肛内灼热，右侧齿线处按痛明显，肛镜下见截石位 4 点肛窦红肿且有少许黄色黏液覆盖。诊断为肛窦炎。证属湿热蕴结，下迫肛门。治宜清热解毒利湿。方选止痛如神汤加减：秦艽 10g，桃仁 10g，皂角刺 15g，苍术 10g，防风 15g，黄柏 10g，当归尾 15g，泽泻 10g，槟榔 10g，熟大黄 15g。4 剂，水煎 2 次内服，第 3 煎取汁约 50ml，每晚保留灌肠。7 日后复诊，诉大便成形，便后肛门剧痛消失，仍觉肛内发热，守方加牡丹皮 10g，再服 3 剂，症状全部解除，肛镜及指诊均无异常。[刘兴红. 止痛如神汤在痔疮科临床运用举隅. 江西中医药，1996，5（16）：112－113.]

2. 内痔 张某，36 岁，司机。入院时诉大便便血 3 天，色鲜红，量多，无脱肛及肛门疼痛，大便干结、3 日一行。舌质红、苔薄黄，脉滑。自诉平素喜食辛辣，近因天气炎热，久坐驾驶室而突发。专科检查诊断为内痔，证属热结肠燥。治以清热利肠，凉血止血。方以生熟三黄汤加减：生地 15g，熟地黄 15g，黄连 10g，黄柏 10g，黄芩 10g，人参 15g，苍术 10g，当归身 10g，地榆 10g，防风 15g，泽泻 10g，甘草 6g，乌梅 6g，熟大黄 10g。服药 2 剂后，出血减少。续服 2 剂，出血完全停止。后行内痔注射术根治。诸症愈。[李胜桥. 生熟三黄汤治疗痔疮出血. 湖北中医杂志，2001，23（4）：39－40.]

3. 混合痔 钟某，男，56 岁，教师。主诉：2 天前大便时滴鲜血，肛门突出肿物，便后不收，肛门坠胀灼热，疼痛剧烈，自购四环素、阿度那片内服无效。检查：肛门 3、7、11 点处内痔脱出，约拇指头大，肛缘水肿，触压痛甚。此乃风湿燥热下迫大肠、瘀阻魄门，瘀血浊气结滞不散，筋脉懈纵而成痔。治以防风秦艽汤加减：防风、秦艽、赤茯苓各 15g，生地、白芍、连翘、栀子、枳壳、白芷各 10g，地榆、槐角各 20g，苍术 30g，甘草 3g。3 剂。用法：头煎分 3 次内服；二、三煎去渣熏洗、轻揉患处，完毕时自用九华膏外敷。早晚各1次。3日后复诊，自述便血减少，灼热胀痛大减，视其局部，内痔明显缩小，肛缘水肿逐渐消退，上方续用2剂。6天后复查：内痔已收，水肿消失，至今未发。［林代富．防风秦艽汤治疗痔疮．四川中医，1984，13（2）：194.］

坐板疮

【原文】　坐板疮在臀腿生，形如黍豆痒焮疼。
暑湿热毒凝肌肉，初宜烫洗油捻烘。

〖注〗此证一名风疳，生于臀腿之间，形如黍豆，色红作痒，甚则焮痛，延及谷道，势如火燎。由暑令坐日晒几凳，或久坐阴湿之地，以致暑湿热毒，凝滞肌肉而成。初宜芫花、川椒、黄柏熬汤烫洗即消；或毒盛痒痛仍不止者，宜用油缸青布三指宽一条，香油调雄黄末一钱，摊于布上，卷之燃着，吹灭焰头，向疮烘之，其痒痛即止，甚效。

【提要】坐板疮的病位、病因、病机、症状及治疗。

【白话文】坐板疮生在两侧臀、腿之间，初起疙瘩，形如黍米或豆粒大小，色红作痒，严重时有焮热疼痛，形成小疖，日久疮势可扩展到肛门附近，有如火烧一样地灼痛。多由暑湿热毒，凝滞肌肉所致。初起时可用草药煎汤，烫洗患处，以促使消散。若痒痛不止，可用油缸青布，再用麻油调雄黄末一钱，摊在布上，卷成烟卷状，一头用火燃着，然后吹灭，以烟在疮面上熏，痒痛迅速消失，效果明显。

【解读】本证又名风疳，古名痤痱疮。是生于臀部疮疡的统称，指下腰及臀部多个散在疖肿，大如黄豆，小如粟米，根浅高突，中央有白色脓头，焮硬疼痛。为常见多发皮肤病，夏秋季节尤多。

医宗金鉴卷七十

股部

附骨疽　咬骨疽

【原文】

附骨大腿外侧生，在腿里侧咬骨名。
体虚寒湿乘虚入，寒热往来不焮红。
痛甚彻骨难屈转，寒湿化热肿胖形。
蒜灸起疱无疱逆，溃后最忌败浆脓。

〖注〗此二证生于大腿里外。外侧属足三阳经，里侧属足三阴经，附骨疽生于大腿外侧，咬骨疽生于大腿里侧。由体虚之人，露卧风冷，浴后乘凉，寒湿侵袭，或房欲之后，盖覆单薄，寒邪乘虚入里，遂成斯疾。初觉寒热往来，如同感冒风邪，随后筋骨疼痛，不热不红，甚则痛如锥刺，筋骨不能屈伸动转，经久阴极生阳，寒郁为热，热甚腐肉为脓，外形肿胖无头，皮色如常，渐透红亮一点，内脓已成。凡治此证，初起寒热往来，觉痛时轻者即服万灵丹，重者服五积散加牛膝、红花；痛处用雷火针针之，发汗散寒，通行经络；脓成开之。溃后余治，俱按溃疡门。

又有漫肿疼痛，发于尻臀部位者，宜服内托羌活汤。又有发于腿之里侧近膝者，属足太阴脾、足厥阴肝二经部位，宜服内托黄芪汤。又有发于腿外侧者，属足少阳胆经部位，宜内托酒煎汤。又有发于腿之正面者，属阳明胃经部位，头痛昏眩，呕吐不食，胸膈不利，心烦热闷者，宜服茯苓佐经汤。又有发于腿之里侧，属太阴脾经部位，骨节焮痛，四肢拘急，自汗短气，小水不利，手足浮肿者，宜服附子六物汤。又有发于腿之后面，属足太阳膀胱经部位，腿足挛痹，关节重痛，憎寒发热，无汗恶寒，或兼恶风头痛者，宜服麻黄佐经汤。又有三阴不足，外邪过盛，大腿通肿，皮色不变，疼痛日增，不消不溃者，此属虚寒骨冷，急服大防风汤，补虚逐寒。日久消之不应者，势欲作脓，外用隔蒜片灸之起疱，艾爆有声为吉；灸之无疱，骨中不觉热者属逆。灸后宜服十全大补汤加牛膝、羌活、防己，或八珍汤加附子补托之。脓成胀痛，针之出黏白脓为顺；若出白浆水或豆汁者，俱为败浆，终属险候。数证溃后，内外治法，亦俱按痈疽溃疡门。

以上之证，皆由沉寒痼冷中来，外敷内服，不可用苦寒损脾泄气等药，犯之必致气血冰凝，内肉瘀腐，日久化为污水，不治之证也。按《准绳》等书云：伤寒汗后，余邪成流注，流注之坏证成附骨疽。夫汗后流注易愈，惟失治乃为坏证，不能复生，似不能变成附骨疽。况附骨疽系调治可愈之证，若果数变之后，则坏而又坏矣！又岂能复有成功乎？是流注坏证变成附骨之说，存而不论可也。

雷火神针

蕲艾三钱　丁香五分　麝香二分　药与艾揉和，用夹纸一张，将药平铺纸上，用力实卷如指粗大，收贮。临用以纸七层，平放患处，将针点着一头，对患向纸捺实，待不痛方起针。病甚者再针一次。七日后，火疮大发，其功甚效。

〖方歌〗雷火神针攻寒湿，附骨疽痛针之宜，丁麝二香共蕲艾，燃针痛处功效奇。

内托黄芪汤

黄芪（盐水拌，炒）　当归　木瓜　连翘（去心）　柴胡各一钱　羌活　肉桂　生地　黄柏各五分　酒、水各一盅，煎一盅，空心热服。

〖方歌〗内托黄芪归木瓜，羌柴翘桂地柏加，疽生膝股肝脾位，酒水煎之服最佳。

内托酒煎汤

当归　黄芪各二钱　柴胡一钱五分　大力子（即牛蒡子）　连翘（去心）　肉桂各一钱　升麻　黄柏　甘草各五分　酒、水各一盅，煎一盅，食前服。

〖方歌〗内托酒前寒湿凝，腿外少阳附骨生，归芪大力柴翘桂，升柏甘加酒水灵。

茯苓佐经汤

白茯苓　苍术（米泔水炒）　陈皮　白术（土炒）　半夏（制）各一钱　厚朴（姜炒）　木瓜　柴胡　藿香　泽泻　葛根　甘草各五分　生姜三片，水二盅，煎八分，食前服。

〖方歌〗茯苓佐经足阳明，腿面焮疼烦热乘，平胃木瓜柴术半，藿泻加姜葛引经。

附子六物汤

附子　甘草各一钱　防己　白术（土炒）　白茯苓　桂枝各八分　生姜三片，水二盅，煎八分，食远服。

〖方歌〗附子六物风寒湿，流注脾经须服之，四肢拘急骨节痛，防己术甘苓桂枝。

麻黄佐经汤

麻黄　苍术（米泔水浸，炒）　防风　防己　羌活　白茯苓　葛根各一钱　桂心　甘草（生）　细辛各五分　生姜三片，红枣肉二枚，水二盅，煎八分，食前服。

〖方歌〗麻黄佐经足太阳，风寒湿注本经伤，苍术二防羌活桂，苓甘细葛枣生姜。

大防风汤

人参二钱　防风　白术（土炒）　黄芪　牛膝　杜仲　当归　熟地　白芍（酒炒）　川芎　羌活　甘草　附子（制）各一钱　生姜三片，水二盅，煎八分，食前服。

〖方歌〗大防风疗寒邪伤，附骨疽肿色如常，参术黄芪牛膝仲，四物羌甘附子姜。

万灵丹（见肿疡门）

内托羌活汤（见臀部上马痈）

隔蒜灸法（见首卷灸法）

十全大补汤　八珍汤（俱见溃疡门）

五积散（见内痈部肾痈）

【提要】附骨疽、咬骨疽的病位、病因、病机和及顺逆转归。

【白话文】附骨疽与咬骨疽，因其所发的部位而定名的。发于大腿外侧叫附骨疽，发于大腿内侧则叫咬骨疽。本病多因体虚之人且遇寒邪与湿邪侵入人体所致。病人忽冷忽热，其患处皮肤不热不红，但疼痛剧烈，彻骨难忍，肢体关节难以屈伸转动；日久寒湿之邪郁滞化热，腐化成脓，则患处皮肤红肿胖大。可用隔蒜片灸于患处，若起疱则预后良好，若不起疱则预示预后不良。其脓疱破溃，最怕出现败浆脓。

【解读】附骨疽与咬骨疽分别发于大腿的内、外两侧，附骨疽多发于大腿外侧，咬骨疽发生于大腿内侧。属西医学的急慢性骨髓炎，为一种骨的感染和破坏，可由需氧或厌氧菌、分枝杆菌及真菌引起。

骨髓炎好发于长骨、糖尿病病人的足部，或由于外伤或手术引起的穿透性骨损伤部位。儿童最常见部位为血供良好的长骨，如胫骨或股骨的干骺端。感染由血源性微生物引起（血源性骨髓炎），从感染组织扩散而来，包括置换关节的感染、污染性骨折及骨手术。最常见的病原体是革兰阳性菌。革兰阴性菌引起的骨髓炎可见于吸毒者、镰状细胞血症病人和严重的糖尿病或外伤病人。真菌和分枝杆菌感染者病变往往局限于骨，并引起无痛性的慢性感染。危险因素包括消耗性疾病、放射治疗、恶性肿瘤、糖尿病、血液透析及静脉用药。对于儿童，任何引起菌血症的过程都可能诱发骨髓炎。

骨髓炎是指化脓性细菌感染骨髓、骨皮质和骨膜而引起的炎症性疾病，多数由血源性引起，也多由外伤或手术感染引起，多由疖痈或其他病灶的化脓菌毒进入血液而达骨组织。四肢骨两端最易受侵，尤以髋关节为最常见。临床上常见有反复发作，严重影响身心健康和劳动能力。急性骨髓炎起病时高热、局部疼痛，转为慢性骨髓炎时会有溃破、流脓、有死骨或空洞形成。重症病人常危及生命，有时不得不采取截肢的应急办法，致病人终身残疾。

股阴疽

【原文】　股阴疽发大股中，阴囊之侧坚肿疼。
七情不和忧愤致，溃后缠绵功难成。

〖注〗此证一名赤施，发生于股内合缝下近阴囊之侧，因偏在厥阴经，故名大股也。坚硬漫肿木痛，由七情不和，忧思愤郁，凝结而成。因在阴经，起长、溃脓，俱属迟缓，溃后尤见缠绵，收敛成功者甚少。初起与附骨疽治法同，肿溃俱按痈疽肿疡、溃疡门。

【提要】股阴疽的病位、病因、病机、症状及转归。

【白话文】股阴疽多发于大腿内侧近阴囊部位，多因七情不和、忧郁愤怒所致；患处坚硬肿大疼痛，破溃后病势缠绵难愈。

【解读】本病又叫赤施。为疽之生于股部（大腿）或胫部（小腿）的统称。本病多因风寒湿凝结而成，或因情志郁结，肝脾两亏，气滞痰凝而致。初起坚硬成块，大如指头，皮色不变，缓慢漫肿，化脓，脓深至骨，难溃难收。随着所发部位的不同，又有多种名称。如发于股部的叫“股疽”或“大腿疽”；股外侧的又称“股阳疽”；股内侧近阴处的又称“股阴疽”。相当于股骨、髋关节结核。

横痃疽　阴疽

【原文】

横痃疽左阴疽右，股内合缝肿硬疼。
痛牵睾丸长蛤样，三阴七情郁滞凝。

〖注〗此二证俱生股内合缝折纹间，左为横玄疽，右为阴疽，属三阴经，由七情郁滞凝结而成。漫肿坚硬时疼，甚则痛牵睾丸，上及少腹，形长如蛤。一两月方能溃破，其脓深可知，破后脓稠可愈，败浆最难敛口，久必成漏。初治同附骨疽，溃按痈疽溃疡门。若脓水淋沥，日久有生虫者，形类蛔虫，亦系脓深郁久之所化也，属逆。

【提要】横痃疽、阴疽的病位、病因、病机及症状。

【白话文】此二者都发于大腿内部腹股沟处，横痃疽发于左侧，阴疽则发于右侧，患处肿大坚硬疼痛，牵连睾丸，形如蛤蚌样。本病多因七情郁滞，气血凝滞所致。

【解读】横痃疽与阴疽都发于大腿内侧，正当腹股沟折纹处。发于左侧称横痃疽，右侧称阴疽。属足三阴经循行部位。本证多因七情郁滞，气血凝结所成。疾病初起，患处坚硬结块，肿势散漫，形状如长形的蛤蚌覆于皮肤表面，时而疼痛，痛剧时，牵引至睾丸和少腹部。由于病位较深，一般经过一二个月左右，才能破溃出脓。其溃后，脓液稠厚的，能迅速愈合；若是脓液稀薄如败浆状，则难以收口，日久必形成漏管。初起之时与附骨疽的治疗相同。化脓破溃后，可按照痈疽肿疡、溃疡门处理。如果破溃后脓水淋沥，日久不愈，患处生虫，如蛔虫样，这是脓毒在深部日久郁积所致，预后就更为不良。

伏兔疽

【原文】 伏兔穴处忌生疽，肿硬针灸不相宜。
疼痛彻心寒热作，胃火毒滞溃难医。

〖注〗经云：伏兔不宜生疮。盖伏兔乃胃经穴道，在膝盖之上六寸正中，用力大如掌，一堆高肉处，禁用针灸。始发，寒热交作，疼痛彻心，由胃火毒滞而成。溃后最难收敛。初治同附骨疽，溃按溃疡门。

【提要】伏兔疽的症状、病因、病机及治疗宜忌。

【白话文】伏兔穴部位最忌生疮，患处肿大坚硬者，不宜施用针灸之法；其症疼痛彻心，寒热交作。此证多因胃火过盛，热毒结滞所致，溃破后难愈。

【解读】本证发于足阳明胃经伏兔穴的部位，膝盖上面正中六寸处，肌肉丰富。多因胃火旺盛，热毒结滞所致。疾病初起常有寒热交替而作，患处疼痛剧烈；溃破之后，因此部位排出脓液困难，并且在行动之时，常牵动用力，所以很难收敛愈合，故“伏兔不宜生疮”。初起之时患部禁止施用针灸，可按附骨疽的治法处理；溃后，可按溃疡门方法治疗。

股阳疽　环跳疽

【原文】 股阳疽生股外侧，内搏于骨不变色。
环跳疽肿腿难伸，俱由风湿寒凝结。

〖注〗股阳疽生于股外侧，胯尖之后，其毒内搏骨节，脓深至骨，故漫肿不变色也。环跳疽生胯骨节间之环跳穴，所以腰难屈伸，漫肿隐痛也。此二证皆由风、湿、寒凝结而成。属足少阳胆经。初起宜服黄狗下颏方，更刺委中穴出黑血，其腿即能转动。若漫肿大痛者，俱宜服内托黄芪汤；痛而筋挛者，万灵丹汗之；痛止换服神应养真丹。遍身走注作痛，两脚面胖肿者，亦服万灵丹汗之；痛止则宜服大防风汤倍加参、术、归、芪等药宣消之。若时时跳痛将溃，宜托里透脓汤服之；溃后脓清稀者，宜十全大补汤加牛膝，外以豆豉饼灸之。疮口紫陷者，十全大补汤加附子服之，外换附子饼灸之。食少者，胃弱也，诸虚皆禀于脾胃，宜香砂六君子汤减去砂仁加当归服之。俟胃口强盛，仍服十全大补汤。溃而反痛者，气血虚也，治宜峻补。始终外治法，俱按痈疽肿疡、溃疡门。但环跳疽溃破，多成踵疾。

黄狗下颏方

黄狗下颏（连舌、皮毛劈下，入罐内盐泥固封，铁盏盖口，煅一炷香，觉烟清即止。务宜存性，取出色黑如炭为度。若带白色，其性已过，则无用矣。用时研极细末。用下颏，宜于屠家已杀者制用，若生取特杀，恐反招不祥） 豌豆粉 白蔹末 三味各等份，共和匀，每服五钱，温黄酒空心调服，外以此药用香油调敷患处。服药之后，出臭汗及熟睡为准。

〖方歌〗黄狗下颏连舌皮，入罐泥封火煅宜，豌豆粉研加白蔹，酒调臀腿疽尽医。

内托黄芪汤 大防风汤（俱见附骨疽）

万灵丹（见肿疡门）

神应养真丹（见头部游风）

托里透脓汤（见头部侵脑疽）

十全大补汤 香砂六君子汤（俱见溃疡门）

附子饼（见首卷灸法）

【提要】股阳疽、环跳疽的病位、病因、病机及症状。

【白话文】股阳疽生于大腿外侧，内入骨节，但外部肤色正常；环跳疽生于臀部环跳穴，腿肿难以屈伸。以上两证多因风寒湿邪凝结所致。

【解读】股阳疽发于大腿外侧，胯骨尖端后方，近髋臼关节处。病发于骨与关节深处，故其肿势散漫，皮色不变，隐隐作痛。环跳疽发于臀部环跳穴处，属足少阳胆经循行部位，可引起腰部的屈伸不利。环跳疽是指发生在髋关节的急性化脓性疾病。其特点是好发于儿童，局部漫肿疼痛，影响关节屈伸活动，全身症状严重，溃脓后难以收敛，容易造成残废。本病相当于西医学的化脓性髋关节炎。

肚门痈 箕门痈

【原文】

肚门痈在股肚生，股内近膝箕门痈。
二证红肿焮热痛，膀胱脾经湿热成。

〖注〗此二证俱属湿热凝结而成。肚门痈生于大腿肚，属足太阳膀胱经；箕门痈生于股内近膝，属足太阴脾经。初起红肿焮痛者，宜服神授卫生汤；若焮肿便秘，烦躁饮冷，脉数者，热淫于内也，宜内疏黄连汤，或双解贵金丸下之；若肿痛寒热，脉沉而无力，胸腹胀满，饮食如常者，宜服槟苏散；如肿痛寒热已止，即换服逍遥散；若肿痛色不变，寒热，食少，体倦者，由肝虚湿痰下注也，宜补中益气汤加茯苓、半夏、芍药服之；若患此入房，肿硬，二便不通者，宜六味地黄丸加牛膝、车前；俟二便通利，仍服补中益气汤。余治按痈疽肿疡、溃疡门。

槟苏散

槟榔 紫苏 香附 木瓜 陈皮 大腹皮各一钱 羌活五分 木香三分 生姜三片，葱白三寸，水二盅，煎一盅，空心服。

〖方歌〗槟苏腹胀气不舒，股内箕门痈可除，香附木瓜陈大腹，木香羌活槟榔苏。

神授卫生汤　内疏黄连汤　双解贵金丸（俱见肿疡门）

逍遥散（见背部上搭手）

补中益气汤（见溃疡门）

六味地黄丸（见面部雀斑）

【提要】肚门痈、箕门痈的病位、病因、病机及症状。

【白话文】肚门痈生于大腿肚处，箕门痈生于大腿内侧近膝处，其二证多因湿热之邪侵袭足太阴脾经、足太阳膀胱经所致，皮肤患处焮红肿胀，感灼热疼痛。

【解读】肚门痈和箕门痈皆因湿热凝结所致。肚门痈多发于大腿肚屈侧，属足太阳膀胱经循行部位；箕门痈则发于大腿内侧近膝箕门穴处，属足太阴脾经循行部位。疾病初起，患处皮肤颜色鲜红肿胀，灼热疼痛，治疗宜服神授卫生汤。如果兼有大便秘结，且病人自觉烦躁不安，喜欢饮冷，脉象数，这多因体内热邪旺盛，宜用内疏黄连汤或双解贵金丸内服，使大便通下，以泄热毒。如果患处肿胀疼痛，发冷发热，自觉胸、腹部有胀满感，饮食和平常无异，脉象沉而无力，则宜先服槟苏散以舒气；等肿胀疼痛和发冷发热停止以后，改服逍遥散。如果患处肿胀疼痛，但皮肤颜色不变，冷热交替发作，饮食减少，身体疲倦乏力，这多因肝虚湿痰下注所致，可内服补中益气汤加茯苓、半夏、赤芍。如果病人在发病之后，不避房事，使精血亏损，患处便会肿胀发硬，大小便不通，宜内服六味地黄丸加牛膝、车前子；等大小便通利以后，仍改服补中益气汤。两种痈的其他治疗方法，可按痈疽肿疡、溃疡门的治法处理。

腿游风

【原文】　腿游风在绕腿生，赤肿如云焮热疼。
荣卫风热相搏滞，宜砭出血双解清。

〖注〗此证两腿里外忽生赤肿，形如堆云，焮热疼痛。由荣卫风热相搏，结滞而成。凡遇此证，先施砭石，放出恶血，随服双解通圣散，次以当归拈痛汤清解治之；外贴牛肉片，以拔风毒甚效。

当归拈痛汤

当归　羌活　茵陈蒿　苍术（米泔水浸，炒）　防风各一钱　苦参　白术（土炒）　升麻各七分　葛根　泽泻　人参　知母　黄芩　猪苓　甘草各五分　黄柏三分　水二盅，煎八分，饭前服。

〖方歌〗当归拈痛腿游风，羌活人参二术升，茵陈葛草芩知柏，苦参风泻共猪苓。

双解通圣散（见唇部唇风）

【提要】腿游风的病因、病机、症状及治疗。

【白话文】腿游风多发于腿部，红肿成片如云状，自觉焮热疼痛。本病多因风热侵袭，荣卫之气结滞所致。外宜针刺放血，内服双解通圣散。

【解读】本证指生于腿胫部之丹毒，是皮肤及其网状淋巴管的急性炎症。好发于下肢和面部。其临床表现为起病急，局部出现界限清楚之片状红疹，颜色鲜红，并稍隆起，压之褪色。皮肤表面紧张炽热，迅速向四周蔓延，有烧灼样痛，伴高热畏寒及头痛等。丹毒虽以“毒”命名，却并不是病毒感染引起的，而是由细菌感染引起的急性化脓性真皮炎症。其病原菌是 A 族乙型溶血性链球菌，多由皮肤或黏膜破伤而侵入，但亦可由血行感染。

青腿牙疳

【原文】

青腿牙疳何故生，只缘上下不交通。
阳火炎炽阴寒闭，凝结为毒此病成。
青腿如云茄黑色，疲顽肿硬履难行。
牙疳龈肿出臭血，穿破腮唇腐黑凶。

〖注〗此证自古方书罕载其名，仅传雍正年间，北路随营医官陶起麟颇得其详。略云：军中凡病腿肿色青者，其上必发牙疳；凡病牙疳腐血者，其下必发青腿，二者相因而至。推其原，皆因上为阳火炎炽，下为阴寒闭郁，以致阴阳上下不交，各自为寒为热，各为凝结而生此证也。相近内地，间亦有之，边外虽亦有不甚多，惟内地人初居边外，得此证者，竟十居八九。盖中国之人，本不耐边外严寒，更不免坐卧湿地，故寒湿之痰生于下，致腿青肿，其病形如云片，色似茄黑，肉体顽硬，所以步履艰难也。又缘边外缺少五谷，多食牛、羊等肉，其热与湿合，蒸瘀于胃，毒火上薰，致生牙疳，牙龈腐肿出血，若穿腮破唇，腐烂色黑，即为危候。边外相传，仅有令服马乳之法。麟初到军营，诊视青腿牙疳之证，亦仅知投以马乳；阅历既久，因悟马脑之力，较马乳为效倍速，令患者服之，是夜即能发出大汗，而诸病减矣！盖脑为诸阳之首，其性温暖，且能流通故耳。兼服活络流气饮、加味二妙汤，宣其血气，通其经络，使毒不得凝结。外用砭法，令恶血流出，以杀毒势；更以牛肉片贴敷，以拔出积毒，不数日而愈。盖黑血出，则阴气外泄，阳气即随阴气而下降，两相交济，上下自安也。由是习为成法，其中活者颇多。因不敢自私，著之于书，以公于世，并将所著应验诸方，备详于后。

服马乳法　治青腿牙疳。

用青、白马乳，早、午、晚随挤随服，甚效。如无青、白马，杂色马亦可。

服马脑法　治青腿牙疳。

用马脑子一个，用竹刀挑去筋膜，放在碗内，先将马脑搅匀，再用滚黄酒冲服，或一斤或半斤俱可。倘一次不能服尽，分作二次冲服亦可。

活络流气饮

苍术　木瓜　羌活　附子（生）　山楂肉　独活　怀牛膝　麻黄各二钱　黄柏　乌药　干姜　槟榔　枳壳（麸炒）各一钱五分　甘草八分　黑豆四十九粒，生姜三片，水四盅，煎一盅服，渣再煎，水三盅，煎八分。如牙疳盛，减去干姜、附子，加胡黄连二钱，龙胆草二钱；如牙疳轻而腿疼重，加肉桂二钱；如寒热已退，减去羌活、麻黄，加威灵仙二钱，五加皮二钱。

〖方歌〗活络流气祛风强，青腿牙疳初服良，除湿清胃通经络，加减临时莫执方。苍术木瓜羌附子，山楂独膝柏麻黄，乌药干姜槟枳草，引加黑豆与生姜。

加味二妙汤

黄柏（生）　苍术（米泔水浸，炒）　牛膝各三钱　槟榔　泽泻　木瓜　乌药各二钱　当归尾一钱五分　黑豆四十九粒，生姜三片，水三盅，煎一盅；再煎渣，水二盅半，煎八分。

〖方歌〗加味二妙行步难，青腿牙疳龈肿宣，柏苍牛膝归榔泻，木瓜乌药豆姜煎。

砭刺出血法

用三棱扁针，形如锥梃者，向腿之青黑处，勿论穴道，量黑之大小，针一分深，或十针、二十针俱可，务令黑血流出；外以牛肉割片，贴针眼并黑处。次日再看，如黑处微退，仍针仍贴。如无牛肉，当顶刺破，用罐拔法。

搽牙牛黄青黛散

牛黄　青黛各五分　硼砂二钱　朱砂　人中白（煅）　龙骨（煅）各一钱　冰片三分　共研细末，先以甘草汤将口漱净，再上此药。

〖方歌〗牛黄青黛散硼砂，冰片朱砂中白加，龙骨共研为细末，牙疳肿腐此药搽。

一方用煮马肉汤烫洗。

一方用羊肝割片，贴黑处。

一方用芥菜子捣面，烧酒调，敷黑肿处。

不治之证

1. 形气衰败，饮食不思者不治。

2. 牙齿俱落，紫黑流血，腐溃秽臭者不治。

3. 腿大肿腐烂，或细干枯者不治。

【提要】青腿牙疳的病因、病机、症状及顺逆。

【白话文】青腿牙疳多因上部阳火旺盛，下部阴寒闭塞，上下不交，阳火阴寒凝结成毒所致。症见腿部青肿，患处形状如云团，其色茄黑色，皮肉硬结，步行艰难。本病多伴牙疳，牙龈腐胀出血。若牙疳腐烂而颜色发黑，溃穿面部腮颊皮肉，则属于病情危急。

【解读】青腿牙疳在古代的医书里，很少见到。相传在清代雍正年间，北方有一位随军医官陶起麟，对此病颇有经验。他指出当时在军队里，凡是腿部肿胀发生皮肤青紫色斑的人，口腔内一定伴有牙疳；或是先有牙疳腐烂出血，继而下腿部也定会出现青紫色斑，两者互为产生疾病的原因。本病多因上部阳火旺盛，下部阴寒闭塞，上下不交，阳火阴寒各自凝结成毒所致。青腿牙疳表现为牙龈肿胀，溃烂出脓血，甚者可穿腮破唇，同时两腿疼痛，发生肿块，形如云片，色似青黑茄子，大小不一，肌肉顽硬，行动不便。若寒湿重者，可兼见身体疼痛、无汗、四肢浮肿、尿少而清等症状。若毒火盛者，可兼见口苦、口干、口臭、舌质红、舌苔黄而干、脉象滑数。青腿牙疳，与地区、生活、饮食有关，系由时常坐卧寒冷湿地，寒湿之气滞于经脉，加以少食新鲜蔬菜、水果，过食牛、羊、肥腻、腥膻，郁滞胃肠而为火热，上炎口腔，因而发为本病。

膝　部

膝痈　疵疽

【原文】

膝痈焮肿色红疼，疵疽如痈色不红。
宣软为顺坚硬逆，脾肾肝经邪所乘。

〖注〗膝痈生于膝盖，色红、焮肿、疼痛，属气血实；疵疽亦生在膝盖，肿大如痈，其色不变，寒热往来，属气血虚。宣软为顺，坚硬如石者为逆。经云：肉之小会为溪。溪者，二肘、二膝、四腕也。凡脾病在溪；肾有邪，其气留于两膝；凡筋病皆属于节，筋乃肝之余，故又属肝，是以溪会有病，皆从脾、肾、肝三经，邪气乘之也。始终内、外治法，俱按痈疽肿疡、溃疡门。惟两膝俱生属败证，不可治也。

【提要】膝痈、疵疽的病因、病机、症状及顺逆。

【白话文】膝痈发起时，患处焮红肿胀，疼痛剧烈；疵疽发起时，皮肤颜色不红，其余和膝痈一样。此二者多为外邪入侵脾、肾、肝经所致。若患处柔软，则为顺证；反之若坚硬，则为逆证。

【解读】膝痈和疵疽，都生于膝盖骨部位。但膝痈皮肤颜色发红，灼热肿胀，疼痛，属气血实；疵疽情况和膝痈一样，但患处皮肤颜色不变，发冷发热，属气血虚。二证患处肿势柔软，预后尚好；倘坚硬如石，预后不良。本病多为邪犯脾、肾、肝经所致。《内经》说："肉之大会为谷，肉之小会为溪。""溪"，就是指二肘、膝关节。因"脾主身之肌肉"，故大凡脾脏有病，主要表现在"溪"的功能障碍；而肾脏有病时，邪气就容易留滞两膝部；由于"肝主筋"，故凡是筋病，则表现骨节功能不利。所以膝盖部有病，多是因病邪侵袭脾、肾、肝三经所致。其内外治法，自始至终都可按照痈疽肿疡、溃疡门处理。但如果病人两膝都患此病，预后多不良。

膝眼风

【原文】

膝眼风在鬼眼生，疼痛如锥胖肿形。
下虚风湿寒侵袭，屈伸不遂温散灵。

〖注〗此证生于膝眼穴，又名鬼眼穴，在膝盖之下，左右两骨空陷中。由下焦素虚，外邪易于侵袭。先从膝眼隐隐作疼，如风盛，其痛则走注不定；寒盛，则痛如锥刺；湿盛，则外见胖肿。屈不能伸，其病在筋；伸不能屈，其病在骨；动移不遂，沉寒痼冷之候也，惟在临证宜详辨之。初服万灵丹温散之，其痛即止；次服独活寄生汤宣补之。效迟者，兼用火针针膝眼穴，此转重就轻之法也。单膝生者轻，双膝生者重。若左膝方愈，复病右膝，右膝方愈，复病左膝者，名过膝风，属险，治法同前。

独活寄生汤

独活　人参　桑寄生（如无真者，以川续断代之）　茯苓　川芎（酒洗）　防风　桂心　杜仲（姜汁炒，去丝）　牛膝　秦艽　细辛各一钱五分　当归　白芍（酒炒）　熟地　甘草各一钱　生姜五片，水二盅，煎七分，食前服。

〖方歌〗独活寄生肝肾虚，寒湿注膝肿痛居，参苓四物防风桂，杜膝秦艽甘细宜。

万灵丹（见肿疡门）

【提要】膝眼风的病位、病因、病机、症状及治疗。

【白话文】膝眼风生于鬼眼穴处，患处肿胀，疼痛如锥刺。此证多因下焦虚而风寒湿邪侵袭所致，故其患腿伸屈不利，宜行温散之法。

【解读】本证发于膝盖骨下骨空陷处的膝眼穴，即鬼眼穴，在膝盖之下，左右两骨空陷中，发病可单腿，也可双腿。多因下焦素虚，外邪易于侵袭，先从膝眼隐隐作痛，如风吹。如疼痛游走不定是为寒盛，痛如锥刺，病在筋；如外见肿胀，屈不能伸，是为湿盛，病在筋；如伸不能屈，行动不便，是为沉寒痼冷，病在骨。

鹤膝风

【原文】

鹤膝风肿生于膝，上下枯细三阴虚。
风寒湿邪乘虚入，痛寒挛风筋缓湿。

〖注〗此证一名游膝风，一名鼓捶风，痢后得者为痢风。单生者轻，双生者最重。因循日久，膝肿粗大，上下股胫枯细。由足三阴经虚，风、寒、湿邪乘虚而入为是病也。膝内隐痛寒盛也，筋急而挛风盛也，筋缓无力湿盛也。初肿如绵，皮色不变，亦无焮热，疼痛日增，无论单双，俱宜服五积散汗之；次服万灵丹温散之，外敷回阳玉龙膏；常服换骨丹，或蜱螂丸，以驱其邪。若日久不消，势欲溃者，宜服独活寄生汤，或大防风汤补而温之，痛甚加乳香。溃后时出白浆，浮皮虽腐，肿痛仍前，不可用蚀药，只宜芙蓉叶、菊花叶各五钱，研末，大麦米饭拌均贴之，亦可止疼，或用豆腐渣蒸热捏作饼，贴之亦可。此证系外证中之败证也，收功甚难。

换骨丹

苍术四两　枸杞二两五钱　茄根（洗）二两　当归　牛膝　龟甲　防风　秦艽　独活　萆薢　羌活　蚕沙　松节　虎骨（酥炙）各一两　共用酒浸，晒干，研为细末，酒糊为丸，如梧桐子大。每服三钱，食前白滚水送下。

〖方歌〗换骨丹归膝枸苍，龟板风艽独薢羌，蚕沙松节茄根虎，鹤膝风生服最良。

蜱螂丸

蜱螂（即全蝎生者）一个　白芷　桂心　安息香　阿魏（以上各用童便、酒炒熟）　威灵仙　白附子（童便、酒炒）　当归　羌活　桃仁（童便、酒炒）　牛膝　北漏芦　地骨皮　白芍（酒炒）各一两　乳香　没药（二味用童便、酒炒）各七钱五分　共研末，炼蜜为丸，桐子大。每服三钱，空心温酒送下。

〖方歌〗蜱螂丸治鹤膝风，芷桂安息魏威灵，白附归羌桃乳没，膝漏骨皮芍蜜成。

五积散（见内痈部肾痈）

大防风汤（见股部附骨疽）

万灵丹　回阳玉龙膏（俱见肿疡门）

独活寄生汤（见本部膝眼风）

【提要】鹤膝风的病因、病机及症状。

【白话文】鹤膝风症状多出现膝关节肿大，日久则大腿、小腿萎缩。此证多因足三阴经亏虚，风寒湿邪趁虚侵袭而入，若寒盛则出现疼痛，风盛则出现痉挛，湿盛则筋迟缓无力。

【解读】本病又叫游膝风或鼓槌风。病人膝关节肿大，像仙鹤的膝部。以膝关节肿大疼痛，而股胫的肌肉消瘦为特征，形如鹤膝，故名鹤膝风。病由肾阴亏损，寒湿侵于下肢、流注关节所致。大多由“历节风”发展而成。本病相当于西医学的骨结核、化脓性关节炎、骨膜炎以及其他以关节肿大、积水、变形为特征的关节疾病。

下石疽

【原文】 下石疽在膝上生，坚硬如石牵筋疼。
皮色如常难溃敛，证由血滞外寒凝。

〖注〗此证生于膝间，无论膝盖及左右，俱可以生。坚硬如石，牵筋疼痛，肿如鸡卵，皮色不变，并无焮热，难消难溃，既溃难敛，最属疲顽。由身虚寒邪深袭，致令血瘀凝结而成肿溃。内外治法，俱与中石疽参考。但此证肿溃俱凉，若凉化为热，见诸善证者始吉；仍见恶证者，难痊。

【提要】下石疽的病位、病因、病机及症状。

【白话文】下石疽生于膝盖上，患处坚硬如石，疼痛牵引筋脉，皮肤颜色如常，且肿疡难以破溃。多因外感寒邪，血瘀凝结所致。

【解读】本证发于膝盖附近，多因体虚，寒邪深袭，血瘀凝结所致。肿块坚硬如石，有鸡蛋大小，皮肤颜色不变，不红不热，痛时牵引筋脉不适。此证一般不易消散、溃脓，但溃后又难以收敛，最为顽固。其内外治法可参考中石疽处理。本证是阴寒之证，若能从阳化热，见有五善的证候，才能转为正证；否则如见有七恶的证候，就为逆证。

缓疽

【原文】 缓疽血滞外寒凝，肿硬如馒膝上生。
紫黯溃迟多焮热，肿久渐腐烂皮疼。

〖注〗此证由外寒深袭，血瘀凝滞而成。生于两膝上，或生于膝两旁，肿硬如馒，木痛日增，其色紫黯，积日不溃。证之情形，与下石疽相似，惟多焮热，肿久则腐烂肌肉、皮肤。初服当归拈痛汤，以宣通湿热；次按中石疽治法，内宜温补，外宜灸法。虚甚者十全大补汤相兼治之。

当归拈痛汤（见股部腿游风）

十全大补汤（见溃疡门）

【提要】缓疽的病位、病因、病机及症状。

【白话文】缓疽多因外感寒邪，血瘀凝滞所致。发于膝盖部，肿硬如馒头大小，肤色紫暗，日久不易破溃，此证患处多焮热，肿久则渐渐肌肉、皮肤腐烂疼痛。

【解读】本证多因寒邪侵袭，深入于内，瘀血凝结所致。发于膝关节上或两旁。症状基本与下石疽相似，肿硬如馒头一样，疼痛逐渐加剧，疮色紫黯（紫黑色），不易外溃，但有灼热感，且肿胀日久，皮肤肌肉多会腐烂。治先服当归拈痛汤，宣通湿热，后可按照治疗中石疽的方法，内用温补法，外用灸法。如身体虚弱较为严重，可兼服十全大补汤。

委中毒

【原文】 委中毒在腘纹生，屈伸木硬微肿红。
胆热流入膀胱遏，速宜活血刺委中。

〖注〗此证生委中穴，穴在膝后腘中央约纹，动脉陷中即是。约纹者，折纹也，又名血郄，穴属膀胱经，俗名腿凹，经曰腘中。由胆经积热，流入膀胱，壅遏不行而成。木硬肿痛、微红、屈伸艰难。治宜速用活血散瘀汤，逐下恶血为效，缓则筋缩而成废疾！诸书皆云：兼刺委中穴出血自消。然刺穴必兼有腰痛不能转移者，方可刺之，即出血亦不可过多，多则令人身仆，面见脱色。其余内外治法，俱按痈疽肿疡、溃疡门。亦有焮痛、色赤、溃速者，由湿热凝结所致，治法亦按肿疡、溃疡门。

活血散瘀汤

当归尾　赤芍　桃仁（去皮、尖）　大黄（酒炒）各二钱　川芎　苏木各一钱五分　牡丹皮　枳壳（麸炒）　瓜蒌仁各一钱　槟榔六分　水二盅，煎八分，空心服；渣再煎服。

〖方歌〗活血散瘀委中毒，皆因积热肿其处，归芍丹皮桃枳榔，瓜蒌大黄芎苏木。

【提要】委中毒的病位、病因、病机、症状及治疗。

【白话文】委中毒发于腘横纹中，患处关节难以屈伸，结肿坚硬，皮肤微红。本证多因胆经积热流入膀胱，气血壅遏所致。治宜急服活血散瘀汤，并针刺委中。

【解读】本证多发于腘窝中折纹凹陷处有动脉处，即委中穴处，是发生在腘窝部的急性化脓性疾病。其特点是腘窝部疼痛，皮色不红，小腿屈伸不利，愈后可有短期屈曲难伸。相当于西医学的腘窝部急性化脓性淋巴结炎。初起委中穴处木硬疼痛，皮色不变或微红，形成肿块则患肢小腿屈伸困难，行动不便。伴恶寒发热、纳差等症状。如肿痛加剧，身热不退，2～3 周后则欲成脓，溃破后 2 周左右而愈。脓成后切口过小或位置偏高，或任其自溃，脓出不畅，则影响疮口收敛。疮口愈合后，患肢仍屈曲难伸者，经功能锻炼后，2～3 个月可恢复正常。

上水鱼

【原文】 上水鱼生委中旁，折纹两稍疼埂昂。
长若鱼形瘀热结，外施砭血敷二黄。

〖注〗此证生委中折纹两梢，肿如高埂，长若鱼形，色紫作痛。由血热遇外寒稽留，则血瘀凝结而成。外用砭法，向肿埂上砭出恶血，兼用二黄散香油调敷，甚效。

二黄散（即颠倒散，见鼻部肺风粉刺）

【提要】上水鱼的病位、病因、病机、症状及治疗。

【白话文】上水鱼发于委中两旁，腘折纹两头。患处疼痛，肿胀高起，长如鱼形，多因气血瘀热凝结所致，故治宜先针刺放血，再外敷二黄散。

【解读】本证发生在委中穴的两侧、腘窝折纹的两头。是由于内因血热，外受寒邪，血瘀凝结所致。疮肿高凸起块，长形如一条鱼，皮肤颜色紫黑，红肿疼痛。治疗时外用三棱针针刺放血，再用二黄散（即颠倒散）调敷，效果很好。

人面疮

【原文】 膝肘疮生如人面，自古传来系孽因。
流气苦参敷贝母，从善改恶自察心。

〖注〗此证自古传来，乃奇病也。多生两膝或生两肘，肿类人形，眉目口鼻皆具。《本事方》云：疮口能饮食，施治诸药，绝无所苦，惟敷贝母，其疮皱眉闭口，自此，日用贝母末和水敷灌，数日疮消结痂而愈。又诸书皆以为素积冤谴，须自清心忏悔。初宜服流气饮，日久宜用大苦参丸。今据所用之药，俱系辛热疏散之品，其证或因风、寒、湿三气，凝合之所化，亦未必尽由冤谴之所致也，依古施治，谅可奏效。

大苦参丸

苦参二两　蔓荆子　赤茯苓　山药　白芷　荆芥　防风　白附子　川芎　山栀(生)　何首乌　白蒺藜　皂角　川乌(炮)　黄芪　赤芍　独活　羌活各五钱　草乌(炮)一钱五分　上为细末，面糊和丸，如梧桐子大。每服五七十丸，空心黄酒送下，不饮酒者，以茶代之。

〖方歌〗大苦参丸人面疮，蔓苓山药芷荆防，白附芎栀何蒺皂，川草乌芪芍独羌。

流气饮（见背部痰注发）

【提要】人面疮的病位、病因、病机、症状及治疗。

【白话文】此证自古传来多因孽缘，其膝肘部生疮，状如人面。治宜初期服流气饮，日久服大苦参丸，外敷贝母末。病人应审查自身，改恶从善。

【解读】此病古来就有，是一种奇怪的疾病，其多发于两膝和两肘部，肿胀如人面的样子，其眉、眼睛、口鼻都有。《本事方》上说，疮口可以辨别药物，除了外敷贝母末，其疮口出现皱眉闭口样子，其余药物，疮口无反应，从此，每日用贝母末和水外敷患处，过几天就可以疮口结痂痊愈；又有很多书上都提到，这是因为病人平素积怨太重，必须自我忏悔改过。治疗在疾病初期宜用流气饮，日久再服大苦参丸。本证或因风、寒、湿三邪凝结所成，也并非全是怨气所致，故现在治疗所用的都是辛热疏散的药物，但依照古法治疗，也可以有效。

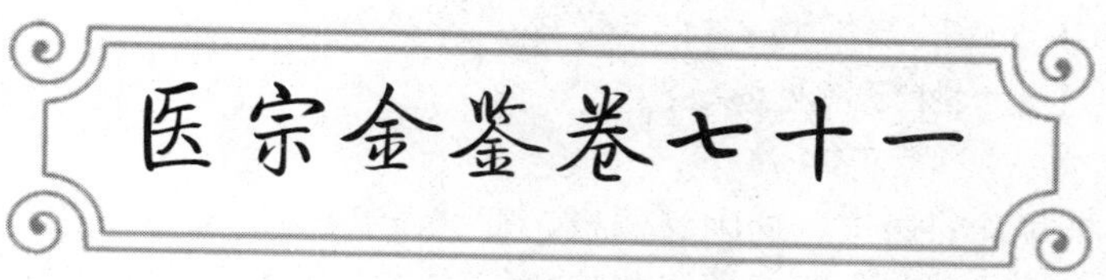

胫部

三里发

【原文】　　三里发肿牛眼形，膝眼之下冷痛凝。
劳力伤筋兼胃热，肿色青黑紫血脓。

〖注〗此证生膝眼下三寸，外侧前廉两筋间。初肿形如牛眼，拘急冷疼。由劳力伤筋，胃热凝结而成。渐增肿痛，其色青黑，溃出紫血，次出稀脓。内外治法，俱按痈疽肿疡、溃疡门。

【提要】三里发的病位、病因、病机及症状。

【白话文】三里发多发于膝眼之下，肿如牛眼之状，多因劳累过度，兼有胃热所致。其患处青黑色，肿块破溃后流出紫色污血。

【解读】本证发于膝眼（即膝盖骨下边两旁凹陷部）下 3 寸，外侧胫前两筋之间，即足三里穴的位置，所以叫三里发。疾病初起时，局部红肿如牛的眼睛，患处拘急抽动，胀痛麻木，时而感觉发冷。日久肿痛逐渐增加，皮肤出现青黑色。肿块溃破，先流出紫色秽血，后流出稀薄的脓液。内外治法与痈疽肿疡、溃疡门的治法相同。

腓腨发

【原文】　　腓腨[1]发在小腿肚，憎寒烦躁积热成。
焮肿痛溃脓血吉，漫肿平塌清水凶。

〖注〗此证发于腓腨，即小腿肚也。由肾水不足，膀胱积热凝结而成，古方云不治。若焮赤高肿疼痛，溃出正脓而兼血者吉，为顺；或漫肿平塌，紫暗臀痛，溃出清水者凶，为逆。初服仙方活命饮，溃服八珍汤。气血虚者，服十全大补汤；下虚者，以桂附地黄丸补之。外治法同痈疽溃疡门。

仙方活命饮（见肿疡门）

八珍汤　十全大补汤（见溃疡门）

桂附地黄丸（见面部颊疡）

【提要】腓腨发的病位、病因、病机、症状及转归。

【注释】①腓腨：即小腿后面隆起部，俗称小腿肚子。

【白话文】腓腨发发在小腿肚处，恶寒烦躁。因积热凝结而成。患处焮红肿痛，破溃流脓为吉证；患处漫肿平陷，破溃流清水为逆证。

【解读】本证发于腓腨（小腿肚处），故叫做腓腨发。多因肾水不足，膀胱积热凝结所致。患处皮肤发红发热，高高地肿起，且伴有疼痛。溃破后流出正常脓液，或夹带血液，是顺证，预后良好；如果肿得厉害，漫及小腿肚，肿处平陷无头，局部皮肤紫暗色，伴有胀痛，溃破以后流出清水样的脓液，是逆证，预后不好。本病初期脓肿尚未溃，可内服仙方活命饮；溃破以后，可内服八珍汤。气血虚弱的，内服十全大补汤；下焦虚寒的，用桂附地黄丸温补。其外治法和痈疽溃疡门的治法相同。

黄鳅痈

【原文】　黄鳅痈生腿肚旁，疼痛硬肿若鳅长。
肝脾湿热微红色，顺出稠脓逆败浆。

〖注〗此证生在小腿肚里侧，疼痛硬肿，长有数寸，形如泥鳅，其色微红。由肝、脾二经湿热凝结而成。应期溃破出稠脓者为顺；若出污水败浆者属逆。初服五香流气饮，其次内外治法，俱按痈疽肿疡、溃疡门。

五香流气散

金银花二两　小茴香　僵蚕（炒）　羌活　独活　连翘（去心）　瓜蒌仁各一两五钱　藿香五钱　丁香　木香　沉香　甘草各一钱　分为十剂，水煎，随病上下服。

〖方歌〗五香流气治黄鳅，流注结核也能瘳，丁木茴沉僵藿草，银花羌独翘瓜蒌。

【提要】黄鳅痈的病位、病因、病机、症状及顺逆。

【白话文】黄鳅痈发于小腿肚旁，患处肿胀坚硬，疼痛，形如泥鳅，皮肤微红。本证多因肝脾湿热所致。破溃流稠厚脓液为顺证，稀薄污水脓为逆证。

【解读】本证发生于小腿肚的内侧，多因肝脾二经的湿热凝结所致。局部肿大，坚硬疼痛，沿小腿内侧成条状，有几寸长，形状好像泥鳅，皮肤的颜色微红。脓熟溃破的时候，流出来的脓液较稠厚，是顺证；如果流出来的脓液稀薄像污水一般，或稀薄色白，有腥臭气，当中杂有油脂样的东西，是逆证。初起可内服五香流气饮，后按痈疽肿疡、溃疡门治法，进行内治和外治。

青蛇毒

【原文】　　青蛇毒生腿肚下，形长三寸紫块僵。
肾与膀胱湿热结，急针蛇头血出良。

〖注〗此证又名青蛇便，生于小腿肚之下，形长二三寸，结肿，紫块，僵硬，憎寒壮热，大痛不食。由肾经素虚，膀胱湿热下注而成。蛇头向下者，毒轻而浅，急刺蛇头一半寸，出紫黑血，随针孔搽拔疔散；外敷离宫锭，内服仙方活命饮，加黄柏、牛膝、木瓜。亦有蛇头向上者，毒深而恶，急刺蛇头一二寸，出紫黑血，针孔用白降丹细条插入五六分，外贴巴膏。余肿敷太乙紫金锭，内服麦灵丹；俟毒减退，次服仙方活命饮调和之。若毒入腹，呕吐腹胀，神昏脉躁，俱为逆证。

拔疔散（见齿部牙疔）

离宫锭　**仙方活命饮**　**麦灵丹**（俱见肿疡门）

白降丹　**巴膏**（俱见溃疡门）

太乙紫金锭（见胸部脾发疽）

【提要】青蛇毒的病位、病因、病机、症状及治疗。

【白话文】青蛇毒发于小腿肚下，形长三寸，患处结肿、紫块、僵硬。此证多因湿热郁结于肾与膀胱，治宜针刺蛇头放血。

【解读】本证又称青蛇便，是体表筋脉发生的炎性血栓性疾病。其临床特点是：体表筋脉（静脉）焮红灼热，硬肿压痛，可触及条索状物，甚者可致恶寒发热等症。相当于西医学的血栓性浅静脉炎。本病多见于青壮年，男女都可发病，好发于四肢筋脉（尤多见于下肢），次为胸腹壁等处。由于发病部位不同，临床表现各异。发于四肢者，下肢多于上肢，病初为肢体某一筋脉（静脉）行走区疼痛、压痛，继而红肿灼热，可扪及条索状物。继则疼痛加剧，条索状物延长，焮红灼热。可有恶寒发热、周身不适。一般为节段性，经治疗后，红肿热痛可减轻，硬条索物可缩短，经 2～3 个月治疗硬条索可完全消失。发于胸腹壁者，以疼痛为主症，在疼痛区可扪及条索状压痛区，长约 3～5ml 或 10～200ml 不等，疼痛在胸部，屈伸时加重，条索状物位于皮下，质硬，与周围组织及皮肤粘连，拉紧其上下端皮肤可出现凹陷性浅沟。一般无全身症状。另外，下肢浅静脉曲张，或静脉某一段反复穿刺，或输入高渗糖及酸性药物后，浅静脉局部可出现红硬痛性肿物或条索状肿物，有压痛，难以消退。辅助检查：静脉造影有助于了解静脉栓塞的部位及长度。急性期，血常规检查白细胞总数增高。

接骨发

【原文】　　接骨发如核桃形，腿肚之下硬胀疼。
色红漫肿宜速溃，迟损筋脉缺踵行。

〖注〗此证生于腿肚之下，接骨之上，胫骨与足后跟骨相接处，故名接骨发，属膀胱经湿热凝结而成。初如核桃，其硬如物打磕崩之状，急胀微疼，色红漫肿，脓宜速溃，迟则脓毒损筋，筋脉既伤，腿缺踵行。踵行者，不能全足践地，惟恃足趾着力而行也。始终内外治法，俱按痈疽肿疡、溃疡门。

【提要】接骨发的病位、症状及转归。

【白话文】接骨发生于小腿肚下，患处皮肤红色，形如核桃，坚硬胀痛。其病势散漫，治宜迅速破溃，日久则损伤筋脉，造成残疾跛行。

【解读】本证发生于小腿肚的下方，正当胫骨和后跟骨相接处。多因膀胱经湿热凝结所致。疾病初起，形状好像核桃，质地坚硬。患处皮肤红色，肿块散漫无头，伴有胀急和轻微疼痛的感觉。治疗此证应该使其迅速破溃出脓，如果出脓太迟，则脓毒会损伤筋脉，形成跛行，行走的时候不能全脚着地，只能依靠足趾着力行走。本证治疗从始至终，都可按照痈疽肿疡、溃疡门的方法进行内治或外治。

附阴疽

【原文】　　附阴疽发内踝上，初如红粟日增疼。
坚硬赤肿渐如卵，三阴交会湿热凝。

〖注〗此证生于内踝骨之上三寸，初如红粟，疼痛日增，坚硬赤肿，渐如鸡卵，系三阴交会湿热积聚而成。始终内外治法，俱按痈疽肿疡、溃疡门。但三阴交系纯阴之穴，收敛迟缓，调养不可不慎。

【提要】附阴疽的病位、病因、病机及症状。

【白话文】附阴疽发于内踝骨上，初起皮肤红肿如粟大小，疼痛逐渐加剧，日久红肿坚硬如鸡子大小。此证多因湿热凝结于三阴交会处。

【解读】本证发于内踝骨上方 3 寸处的三阴交穴。本病多因湿热结聚三阴经交会之处所致。疾病初起，如红色粟米一般大小，疼痛逐渐加重，皮肤逐渐发红，出现肿块，质地坚硬，慢慢地长成为鸡蛋大小。本病治疗，全程都可按照痈疽肿疡、溃疡门的方法，进行内治和外治。不过三阴交属纯阴之穴，疮口的收敛比较缓慢，在调养方面，应特别注意。

内踝疽　外踝疽

【原文】　　内外踝疽湿寒成，血涩气滞阻于经。
　　　　　　三阳外侧三阴里，初用宣通蒜灸灵。

〖注〗此二证生两足踝近腕之处，在内踝者名走缓，又名鞋带疽；在外踝者名脚拐毒。盖内踝骨属三阴经脉络也，外踝骨属三阳经脉络也。俱由湿寒下注，血涩气阻而成。其坚硬漫肿，皮色不变，时时隐痛，难于行立者，初服疮科流气饮加牛膝、木瓜、防己以宣通之，外用蒜片灸法以消之。发三阴经者，服内托黄芪汤；发三阳经者，服内托羌活汤。若虚弱将欲作脓，跳痛无时者，俱服十全大补汤，外敷乌龙膏。其肿溃治法，俱按痈疽肿疡、溃疡门。

疮科流气饮（见背部痰注发）

内托黄芪汤（见股部附骨疽）

内托羌活汤（见臀部上马痈）

十全大补汤（见溃疡门）

乌龙膏（见肿疡门）

【提要】内踝疽、外踝疽的病因、病机及治疗。

【白话文】内、外踝疽多因寒湿下注，气滞血涩阻于经脉所致，外踝疽发于三阳经，内踝疽发于三阴经。疾病初期宜用宣通的方法，外用蒜灸。

【解读】这两种病发于下肢内外踝近脚腕的部位。发生在内踝，叫内踝疽，又叫走缓，也叫鞋带疽；发生在外踝，叫外踝疽，又叫脚拐毒。内踝疽发于三阴经脉络循行部位，外踝疽发于三阳经脉络循行部位。此二者多因寒湿下注，气滞血涩所致。患处皮肤出现漫肿无头、质地坚硬的肿块，皮肤颜色不变，但常常隐隐作痛，以致难以行走站立。疾病初起可内服疮科流气饮加牛膝、木瓜、防己，宣通气血，并外用蒜片灸法，消散寒湿。发于三阴经，则内服内托黄芪汤；发于三阳经，则内服内托羌活汤。如果身体虚弱，将要化脓，局部不时有跳动的感觉，可服十全大补汤，外用乌龙膏贴敷。脓肿溃破以后治疗，可按照痈疽肿疡、溃疡门的治法进行。

穿踝疽

【原文】　　穿踝疽由脾湿寒，里发串外踝骨间。
　　　　　　有头属阳阴闷肿，溃出清水废疾缠。

〖注〗此证由脾经湿寒下注，血涩气阻而成。先从里踝骨发起，串及外踝，致令里外通肿，以有头为阳，易破；若惟闷肿无头为阴，难溃。其证初起寒热往来，有红晕兼有热也，宜服荆防败毒散；皮色不变者，服万灵丹。其余肿溃治法，俱同内、外二踝疽。若溃出清水，或投方不应，缠绵日久者，必成废疾，难治。

荆防败毒散（见项部脑疽）

万灵丹（见肿疡门）

【提要】穿踝疽的病因、病机、症状及阴阳归属。

【白话文】穿踝疽多因脾经寒湿下注所致，初期发于内踝骨，后串行至外踝处。有头属阳证，漫肿无头属阴证。若患处破溃后，流出清水，则预后不佳，易留下残疾。

【解读】本证为发于踝关节处的附骨疽，多因寒湿下注，血涩气阻所致。先发于内踝骨处，后串于外踝骨部位，致内外全部发肿。患处肿疡有头属阳证，容易溃破；漫肿无头属阴证，难以破溃。疾病初起时，病人时而发冷，时而发热，且局部皮肤有红晕兼有发热，可内服荆防败毒散；若皮肤的颜色不变，可内服万灵丹；其他有关脓肿及溃出以后的治疗方法，可与内、外二踝疽相同。脓肿溃破后，流出清水样的脓液，或者治疗没有效果，日久，很可能导致残废，难以愈合。

湿毒流注（附：瓜藤缠）

【原文】　湿毒流注腿胫生，顶如牛眼漫肿形。
紫轻黑重脓水溃，寒湿暑热在腠凝。

〖注〗此证生于腿胫，流行不定，或发一二处，疮顶形似牛眼，根脚漫肿，轻则色紫，重则色黑，溃破脓水浸渍，好肉破烂，日久不敛。由暴风疾雨，寒湿暑火，侵在腠理，而肌肉为病也。初觉急服防风通圣散，加木瓜、牛膝、防己、苍术消之；若腿胫至晚发热者，宜服当归拈痛汤，加牛膝。外治初搽三妙散，肿痛全消，换搽轻粉散敛之即效。若绕胫而发，即名瓜藤缠，结核数枚，日久肿痛，腐烂不已，亦属湿热下注而成，治法同前。

轻粉散

轻粉一钱五分　黄丹　黄柏　密陀僧　高末茶　乳香各三钱　麝香五分　共研末，先用葱熬汤洗患处，再搽此药。

〖方歌〗轻粉黄丹柏陀僧，末茶乳麝共研成，湿毒流注臁疮证，化腐除湿又止疼。

防风通圣散（见头部秃疮）

当归拈痛汤（见股部腿游风）

三妙散（见腹部脐痈）

【提要】湿毒流注的病位、病因、病机及症状。

【白话文】湿毒流注发于腿胫部，肿势散漫，疮顶如牛眼，轻则紫色，重则黑色，破溃后脓水流出。此病多因寒湿暑热凝滞于腠理所致。

【解读】本证发于小腿胫骨部，患处流动不定，可同时发生在一二个地方。瓜藤缠是以小腿起红斑结节，犹如藤系瓜果绕胫，鲜红至紫红色，大小不等，疼痛或压痛，好发于小腿伸侧为临床特征的皮肤病。可见于西医学的结节性红斑。发病前常有低热、倦怠、咽痛、食欲不振等前驱症状。皮损好发于两小腿伸侧，为鲜红色疼痛性红肿结节，略高出皮面，蚕豆至杏核或桃核大，对称性分布；若数个结节融合在一起，则大如鸡蛋，皮损周围水肿，但境界清楚，皮肤紧绷，自觉疼痛，压之更甚；颜色由鲜红渐变为暗红。约经几天或数周，颜色及结节逐渐消退，不留痕迹，不化脓亦不溃破。在缓解期，常残存数个小结节，新的结节可再次出现。皮损发生部位除小腿外，少数病人可发于上肢及面颈部。

肾气游风

【原文】

肾气游风腿肚生，红肿如云火烘疼。
证由肾火蕴于内，膀胱气滞外受风。

〖注〗此证多生于肾虚之人。腿肚红肿，形如云片，游走不定，痛如火烘。由肾火内蕴，外受风邪，膀胱气滞而成也。初服紫苏流气饮，次服槟榔丸；外用豆腐研调黄柏末，贴敷之，甚效。

紫苏流气饮

紫苏　黄柏　木瓜　槟榔　香附　陈皮　川芎　厚朴（姜炒）　白芷　苍术（米泔水浸，炒）　乌药　荆芥　防风　甘草　独活　枳壳（麸炒）　等份，姜三片，枣一枚，水煎服。

〖方歌〗紫苏流气柏瓜榔，香附陈芎厚芷苍，乌药荆防甘独枳，肾气游风服最昌。

槟榔丸

槟榔　枳壳（麸炒）各二两　木瓜一两五钱　木香一两　大黄四两　共研细末，炼蜜为丸，如梧桐子大。每服三十丸，空心白滚汤送下，黄酒送下亦可。

〖方歌〗槟榔枳壳木瓜研，木香大黄炼蜜丸，肾气游风红肿痛，空心水送自然痊。

【提要】肾气游风的病位、病因、病机及症状。

【白话文】肾气游风发于小腿肚处，皮肤红肿如云，痛如火烘。此证多由内蕴肾火，外受风邪，膀胱气滞所致。

【解读】本证出自《疮疡经验全书》卷六。丹毒之发于下肢者，又名肾游风、腿游风。多因肾火内蕴，外受风邪，火毒郁蒸肌肤而成。多发于腿胫部。症见：局部皮色红肿，形若彤云，游走灼痛。治宜清热疏风，泻火解毒。内服可选双解通圣散，或黄连解毒汤；外用金黄散调敷。

臁疮

【原文】 臁疮当分内外臁，外臁易治内难痊。
外属三阳湿热结，内属三阴虚热缠。
法宜搜风除湿热，外贴三香夹纸饯。

〖注〗此证生在两胫内外臁骨，外臁属足三阳经湿热结聚，早治易于见效；内兼属三阴有湿，兼血分虚热而成，更兼臁骨皮肉浇薄，难得见效，极其绵缠。初发先痒后痛，红肿成片，破津紫水。新起宜贴三香膏，色紫贴夹纸膏；日久疮色紫黑，贴解毒紫金膏；又年久顽臁，疮皮乌黑下陷，臭秽不堪者，用蜈蚣饯法，去风毒，化瘀腐，盖贴黄蜡膏，渐效。初服黄芪丸，日久者服四生丸，下元虚冷者宜虎潜丸，常服甚效。但腿胫在至阴之下，生疮者当戒劳动、发物，其证可愈，否则难痊。

三香膏

轻粉　乳香　松香各等份　共为末，香油调稠，用夹纸一面，以针密刺细孔，将药夹搽纸内；先以葱汤洗净患处，将药纸有针孔一面，对疮贴之，三日一换。

〖方歌〗三香轻粉乳松香，研末油调纸内藏，葱汤洗患方贴药，初起臁疮用此良。

夹纸膏

黄丹（炒）　轻粉　儿茶　没药　雄黄　血竭　五倍子（炒）　银朱　枯矾各等份
共为末，量疮大小，剪油纸二张，夹药于内，纸周围用面糊粘住，纸上用针刺孔；先将疮口用葱、椒煎汤洗净拭干，然后粘贴，以帛缚之，三日一洗，再换新药贴之。

〖方歌〗夹纸膏贴臁疮破，黄丹轻粉儿茶没，雄黄竭倍银朱矾，油纸夹贴腐可脱。

解毒紫金膏

明净松香　皂矾（煅赤）各一斤　共研极细末，香油调稠；先用葱、艾、甘草煎汤，洗净患处，再搽此药，油纸盖住，以软布扎紧，三日一换。此药又治杨梅结毒，腐烂作臭，脓水淋漓，用之甚效。

〖方歌〗解毒紫金臁疮烂，明净松香皂矾煅，二味研末香油调，葱艾草汤先洗患。

蜈蚣饯

蜈蚣　甘草　独活　白芷各一钱　桐油二两，将药煎滚；先以米泔水洗净臁疮，水和白面作圈，围在疮之四边，勿令泄气，将腿放平，以茶匙挑油，渐渐乘热加满，待油温取下。已后风毒自散，腐肉渐脱，其功甚速。

〖方歌〗蜈蚣饯治久臁疮，皮黑下陷臭难当，桐油煎草独活芷，白面圈疮油烫强。

黄蜡膏

血竭（煅） 赤石脂（煅） 龙骨（煅）各三钱 共为细末，香油一两，入血余栗子大一团，炸枯去渣；再入黄蜡一两，白胶香三钱，溶化尽离火，下血竭等末，搅匀候冷，瓷罐盛之。用时捏作薄片贴疮上，绢帛缚定，三日后，翻过贴之。

〖方歌〗黄蜡血余竭白胶，石脂龙骨入油调，蜈蚣饯后此膏盖，肌肉能生痛自消。

黄芪丸

黄芪 川乌头（去皮、弦，炮） 赤小豆 蒺藜（炒，去刺） 地龙（去土，炒） 川楝子（盐水泡，去核） 茴香（炒） 防风各一两 乌药五钱 上为细末，酒煮，面糊为丸，如梧桐子大。每服十五丸，空心温酒送下，盐汤亦可；妇人用醋煎滚，候温送下。

〖方歌〗黄芪丸治臁疮起，川乌赤豆共蒺藜，地龙川楝茴香炒，防风乌药酒糊宜。

四生丸

地龙（去土，炒） 白附子 僵蚕（炒） 草乌（去皮、尖，炮） 五灵脂各等份 上为细末，米糊为丸，如梧桐子大。每服三四十丸，食前茶、酒任下。

〖方歌〗四生臁疮久缠绵，骨节多疼举动难，地龙白附僵蚕炒，草乌灵脂米糊丸。

虎潜丸

败龟甲（酥炙）四两 知母 黄柏（二味盐、酒炒） 熟地各三两 牛膝（酒蒸） 白芍（酒炒） 陈皮（盐水润）各二两 锁阳（酒润） 当归（酒洗）各一两五钱 虎胫骨（酥炙）一两 共研末，羯羊肉酒煮烂捣膏，和入药末内为丸，如梧桐子大。每服三钱，空心淡盐汤送下。冬月加干姜一两。

〖方歌〗虎潜丸疗筋骨痿，下元虚冷精血亏，龟甲锁阳膝虎胫，知柏芍陈熟地归。

【提要】臁疮的分类、病因、病机及治疗。

【白话文】臁疮有内、外之分，外臁疮容易治疗，内臁疮则难以痊愈；外臁疮多因湿热凝结三阳经，内臁疮多因外邪虚热互结所致。治法宜祛风除湿，清热散结；外贴三香膏、夹纸膏。

【解读】臁疮一般发生于小腿下 1/3 胫骨及两旁（臁部）肌肤之间的慢性溃疡。明代《外科启玄》称之为裤口毒、裙边疮等。又因其患病后长年不敛，愈后每易复发而称老烂腿，即西医学的小腿慢性溃疡。多因湿热下注，瘀血凝滞经络所致。局部常有破损或湿疹等病史。症见局部初起痒痛红肿，破流脓水，甚则腐烂，皮肉灰暗，久不收口。好发于长期从事站立工作或担负重物并伴有下肢静脉曲张者。此病经过治疗与适当休息常可治愈。为了防止复发，凡有下肢静脉曲张的应尽量争取手术；对合并骨髓炎者则需治疗骨髓炎，否则疮口不会愈合；少数臁疮经年累月不愈，以后疮面呈菜花状，可能发生癌变。

鳝　漏

【原文】　　鳝漏生在腿肚间，孔如钻眼津水绵。
颇类湿疮湿热发，艾汤熏洗觉痒痊。

〖注〗此证由湿热而成。初起颇类湿疮，生于腿肚，痒痛相兼，破津黄水，绵绵不已，其孔深如钻眼，复受寒气侵入疮孔，以致口寒肌冷。法宜艾叶、老葱熬汤，每日先熏后洗。疮口发热觉痒时，即贴黄蜡膏，收敛而愈。

黄蜡膏（见臁疮）

【提要】鳝漏的病位、病因、病机、症状及治疗。

【白话文】鳝漏生于小腿肚，患处孔深似钻眼，破溃后黄水流出，绵绵不绝。类似湿疮湿热发作，可用艾叶汤熏洗，若觉瘙痒可痊愈。

【解读】本证多因湿热所致。好发腿肚部位。疾病初起很像湿疮，发痒作痛；肿疡破后，绵绵不断地渗出黄色液体。疮孔较深，好像钉钻的洞眼，同时疮孔受寒气侵袭，所以疮口肌肉发冷。治疗可用艾叶、老葱煎汤，先用汤熏蒸，熏蒸后再用汤洗涤，待疮口感到发热和发痒，随即盖贴黄蜡膏，每天一次，使疮口收敛，达到痊愈。

四弯风

【原文】　　四弯风生腿脚弯，每月一发最缠绵。
形如风癣风邪袭，搔破成疮痒难堪。

〖注〗此证生在两腿弯、脚弯，每月一发，形如风癣，属风邪袭入腠理而成。其痒无度，搔破津水，形如湿癣。法宜大麦一升熬汤，先熏后洗；次搽三妙散，渗湿杀虫，其痒即止，缓缓取效。

三妙散（见腹部脐痈）

【提要】四弯风的病位、病因、病机及症状。

【白话文】四弯风生于腿弯、脚弯处；每月发一次，病势缠绵不断，其患处皮肤似风癣。多因风邪侵袭所致，瘙痒难忍，易因搔抓形成疮疡。

【解读】本证指肘、膝关节曲侧窝之湿疮。多因风邪夹湿热之气袭于腠理而郁结不去所发，以儿童为多见。好发于两侧对称之肘窝、腘窝、踝关节内侧等处。初起，见患处皮肤渐显红斑，继则见有丘疹、水疱，自觉瘙痒。若破溃则糜烂流水，浸淫蔓延，时轻时重，日久则局部皮肤变厚而粗糙，迁延难愈。治宜祛风利湿之剂。内服可选散风苦参丸，或用三妙丸。外用麻油调三石散敷搽。相当于慢性湿疹或异位性湿疹。

风疽

【原文】风疽生胫曲凹中，痒搔皮损津汁浓。
风邪留于血脉内，烦热昏冒肌肿痛。

〖注〗此证生胫骨及曲凹之处，痒搔皮损，津黄汁，极其黏浓。由风邪留于血脉相搏而成。因其根深，故有疽名。甚则身体烦热，昏冒，而肌肉透红，更增肿疼。宜服防风汤，外抹青竹大豆油，即效。

防风汤

防风　附子（制）　麻黄（蜜炙）　白芷　木通　柴胡　当归（焙）　桔梗　甘草（炙）　羌活各五分　共为粗末，水一盅半，煎八分，澄去滓，食后服，临睡再用一服。如欲出汗，俟空心，头煎落滓，并一服之；后食稀粥、生姜。食毕被覆卧取汗，避风。

〖方歌〗防风汤疗风热搏，留于血脉津汁破，附子麻黄芷木通，柴胡归桔甘羌活。

青竹大豆油

青竹筒截三尺长，径一寸半，筒内装黑豆一升，以谷糠、马粪二物烧火，当竹筒中炙之，以瓷碗两头接取油汁。先以清米泔水和盐热洗患处，拭干，即涂豆油，不过三度极效。

〖方歌〗青竹筒截三尺长，径要寸半黑豆装，谷糠马粪烧炙筒，风疽瘙痒油涂良。

【提要】风疽的病位、病因、病机及症状。

【白话文】风疽发于胫骨屈曲凹陷部，患处皮肤红肿、瘙痒，搔抓后流出黏稠脓液，感发热、心烦、昏迷、冒眩。此证多因风邪留于血脉之中所致。

【解读】本证发生于胫骨部的屈曲凹陷部位。皮肤瘙痒，常因搔抓引起皮肤破损，渗出黄色的浓厚而黏稠的液体。多因风邪滞留于血脉相搏所致，因为本病的病根很深，所以被称为疽。病情严重的，可见到身体发热、心烦、昏迷、冒眩等全身症状。局部皮肤肌肉呈现红色，并有肿痛。治疗可内服防风汤和局部搽抹青竹大豆油，随即见效。

足　部

足发背

【原文】　足发背属胆胃经，七情六淫下注成。
详别善恶分顺逆，细辨疽痈定死生。

〖注〗此证一名足跗发。凡足背虽行三阳，而遍在胆胃二经居多。证由七情内郁，或兼六淫外伤而成。经云：三背不宜生疮。惟足背多筋多骨，肉少皮薄，又在至阴之下，发疮疽者，升发迟慢，所以谓为险候也，宜别五善、七恶而分顺逆。发背者，大疮之通名也。须当细辨，或疽或痈，顺逆既分，则生死定焉。初宜服仙方活命饮，及隔蒜灸之，令疮速溃。余与肿疡、溃疡门治同。

仙方活命饮（见肿疡门）

隔蒜灸法（见首卷灸法）

【提要】足发背的病因、病机及辨证要点。

【白话文】足发背多因七情六淫之邪下注胆胃二经所致，本病应详辨善恶、顺逆之证，详细地分辨疽、痈来判断疾病的预后是否良好。

【解读】本病又名足跗发，是指发于足背部的急性化脓性疾病。其临床特点是全足背高肿焮红疼痛，足心不肿。本病相当于西医学的足背部蜂窝组织炎。初起足背红肿灼热疼痛，肿势弥漫，边界不清，影响活动。一般5～7天迅速增大化脓，伴有寒战高热、纳呆、泛恶等全身症状。溃破后脓出稀薄，夹有血水，皮肤湿烂，全身症状多随之减轻。

涌泉疽

【原文】　涌泉疽发在足心，肾虚湿滞多属阴。
速破溃浅痈可治，黑陷为疽命难存。

〖注〗此证生在足心涌泉穴，一名足心发，又名穿窟天蛇，俗名病穿板，属足少阴。由肾经虚损，兼湿热下注而成。若十四日内即溃，脓浅为痈，犹可调治，初服仙方活命饮，外用神灯照法。虚甚脓生迟者，十全大补汤；溃后兼用桂附地黄丸服之。余治按痈疽肿疡、溃疡门。若黑陷不疼，二十一日之内不溃脓者为疽，属阴败之证难救。

仙方活命饮（见肿疡门）

神灯照法（见首卷）

十全大补汤（见溃疡门）

桂附地黄丸（见面部颊疡）

【提要】涌泉疽的病位、病因、病机及顺逆善恶。

【白话文】涌泉疽发于脚心，属足少阴经循行部位，多因肾经虚损，湿热下注所致。若肿疡破溃迅速、脓浅，为痈，则尚可治疗；若疮面发黑凹陷，为疽，则难以痊愈。

【解读】本证指生于足心涌泉穴之痈疽，又名足心发，也叫穿窟天蛇，俗名叫病穿板。属于足少阴肾经循行部位。多因肾经虚损，兼以湿热下注所致。发病后，如果能在 14 天以内溃破出脓，疮口较浅的，称痈，初期可内服仙方活命饮，同时用神灯照法外治。若病人气血虚弱较明显，化脓比较缓慢，可内服十全大补汤；溃破出脓后，加服桂附地黄丸。其余可按痈疽肿疡、溃疡门的治法进行治疗。如果疮面颜色变黑，表面凹陷下去而没有疼痛的感觉，且 21 天以内不见溃破出脓的，称疽，属于阴败的病证，颇难救治。

脱 疽

【原文】

脱疽多生足趾间，黄疱如粟黑烂延。
肾竭血枯五败证，割切仍黑定归泉。

〖注〗此证多生足趾之间，手指生者间或有之。盖手足十指，乃脏腑枝干。未发疽之先，烦躁发热，颇类消渴，日久始发此患。初生如粟，黄疱一点，皮色紫暗，犹如煮熟红枣，黑气浸漫，腐烂延开，五趾相传，甚则攻于脚面，痛如汤泼火燃，其臭气虽异香难解。由膏粱药酒，及房术丹石热药，以致阳精煽惑，淫火猖狂，蕴蓄于脏腑，消烁阴液而成。斯时血死心败，皮死肺败，筋死肝败，肉死脾败，骨死肾败，此五败证，虽遇灵丹，亦难获效。初起宜服解毒济生汤，外用大麦米煮饭，拌芙蓉叶、菊花叶各五钱，贴之止痛。消之不应者，必施割法，须患者情愿，将死生付于度外，遵古法毒在肉则割，毒在骨则切。然割切之法，须宜早施，乘其未及延散时，用头发十余根，紧缠患趾本节尽处，绕扎十余转，毋令毒气攻延好肉，随用蟾酥饼放于初起黄疱顶上，加艾灸之，至肉枯疮死为度；次日病趾尽黑，方用利刀，寻至本节缝中，将患趾徐顺取下。血流不止者，用如圣金刀散止之，余肿以离宫锭涂之。次日倘有黑气未尽，单用蟾酥饼研末撒之，用陀僧膏盖贴，黑气自退；患上生脓，兼贴生肌玉红膏及生肌等药，肌生护骨敛口，此为吉兆。内宜滋肾水、养气血、健脾、安神之剂，如阴阳二气丹、清神散、金液戊土丹俱可服之。若内外始终无变证，十中可保三四；若割切之后，复生黑气过节，侵漫好肉，疼痛尤甚者，属逆。此证初起不痛者，宜雌雄霹雳火灸之，其余滋补、烫洗等法，俱按痈疽肿疡、溃疡门。

按：诸书论脱疽单生于足大趾，而别趾生者，俱名敦疽，此非确论。然脱疽偏生于属阴经之指者居多，屡经如此，后之学者，宜详审焉可也。

解毒济生汤

当归　远志（去心）　川芎　天花粉　柴胡　黄芩　犀角（镑）　麦冬（去心）　知母　黄柏　茯神　金银花各一钱　红花　牛膝　甘草（生）各五分　水二盅，煎八分，入童便一杯，食前服。如生手指间，去牛膝加升麻。

〖方歌〗解毒济生归远芎，花粉柴芩犀麦冬，知柏茯银红膝草，脱疽初起烦热攻。

如圣金刀散

松香七两　生白矾　枯白矾各一两五钱　共研极细末，瓷罐收贮，临用时，撒于患处。

〖方歌〗如圣金刀散刃伤，血流不止撒之良，白矾枯矾松香等，共研为末罐收藏。

阴阳二气丹

天冬（去心）　麦冬（去心）　玄参（汤泡，去粗皮）以上三味各捣膏　五味子（炒）　人中白（生）　黄柏各一两　甘草（生）　泽泻　枯白矾　青黛各三钱　冰片一钱　各研细末，同天冬等膏，加炼蜜少许，再捣千余下，软硬得中，丸如梧桐子大，朱砂为衣。每服六十丸，童便、人乳各一酒盅，空心送下，安睡一时。

〖方歌〗阴阳二气丹脱疽，肾水枯干燥热欺，天麦玄参甘泻味，中白冰矾柏黛宜。

清神散

绿豆粉一两　牛黄三分　甘草节五钱　冰片五分　朱砂三钱　上共为极细末，每服一钱，淡竹叶、灯心煎汤调服。

〖方歌〗清神散治脱疽发，闷乱心烦调服佳，豆粉牛黄甘草节，研加冰片共朱砂。

金液戊土丹

茯神　胡黄连　乌梅肉　人中黄　五味子各一两　朱砂　雄黄　硝石　远志（去心）　石菖蒲各三钱　牛黄　冰片各一钱　各研细末，共和一处，再研千转。于端午、七夕，或春、秋二分，冬、夏二至吉辰，在净室中，先将乌梅肉捣膏，和入药末内，加炼蜜少许，捣千余下，软硬得中为丸，每丸重一钱，金箔为衣。每服一丸，人乳、童便各一酒盅，随病上下化服。修和之时，服药之际，忌妇人、僧尼、孝服、鸡犬等见之。此药用蜡封固收藏，不泄药味，愈久愈效。

〖方歌〗金液戊土茯牛黄，朱雄硝远片石菖，胡连梅肉中黄味，专治脱疽发背疮。

雌雄霹雳火

雌黄　雄黄　丁香各二钱　麝香一分　上为细末，用蕲艾茸二钱，将药末搓入艾内，作豌豆大丸，安患上灸之，毋论痒痛，以肉焦为度。如毒已经走散，就红晕尽处，排炷灸之，痛则至痒，痒则至痛，以疮红活为妙。

〖方歌〗霹雳火治阴疽方，脱疽不疼灸更强，雌黄丁麝雄黄末，蕲艾茸搓药末良。

蟾酥饼（即蟾酥丸作饼。见疔疮门）

离宫锭（见肿疡门）

陀僧膏　生肌玉红膏（俱见溃疡门）

【提要】脱疽的病位、病因、病机、症状及转归。

【白话文】脱疽多发生于脚趾间，初发黄色疱疹如粟米大小，皮肤泛黑色，腐烂蔓延。此证多因肾气衰竭，血气枯萎，五脏衰败所致。若切割后皮肤仍有黑色则难治。

【解读】本证是以初起肢冷麻木，后期趾节坏死脱落，黑腐溃烂，疮口经久不愈为主要表现的脉管疾病。好发于青壮年男子，或老年人。我国北方较南方多见。本病相当于西医学的血栓闭塞性脉管炎和动脉粥样硬化闭塞症。本病发展缓慢，病程较长，常在寒冷季节加重，治愈后又可复发。

诊断依据：① 病人多为20～40岁男性，闭塞性动脉硬化症多发于老人；② 多发于下肢一侧或两侧，病人可有受冷冻、潮湿、长期多量吸烟、外伤等病史；③ 初起趾指冷痛，小腿酸麻胀痛，行走多时加重，休息时减轻，间歇性跛行，趺阳脉减弱，小腿可有游走性静脉炎；继之疼痛加重呈持续性，肢端皮肤发凉，下垂时暗红、青紫，皮肤干燥，毫毛脱落，趾甲变形增厚，肌肉萎缩，趺阳脉消失；进而发生干性坏死，肢端红肿热痛，全身发热。诊断本病还可依据查超声多普勒、血流图、甲皱微循环、动脉造影，X线胸片、血脂血糖等检查帮助诊断，并可了解血管闭塞部位及程度。

敦疽

【原文】　　敦疽多生足趾疼，肿色红活出血脓。
　　　　　血燥精竭无败色，膏粱房劳脾肾经。

〖注〗此证多生于足趾，而手指亦间有生者。由膏粱太过则损脾，房劳太过则伤肾；脾既损则血生少，肾既伤则精必竭，更兼湿热壅盛而成。初起黄粟小疱，痛如汤泼火燃，其色红活，肿无黑晕，溃破有脓，腐无败色，此属血脉未死之候。然此证虽无败色，亦由脏腑发出，未可视为小毒也。法宜急服滋阴救燥、补血理脾之药，初服解毒济生汤、六味地黄汤，溃服人参养荣汤、桂附地黄汤。外初宜蝌蚪拔毒散涂之，将溃贴蟾酥饼，兼贴巴膏，溃腐之后，换搽生肌玉红膏，生肌敛口。初终禁用灸法。患者宜清心寡欲调理，庶免变证。

解毒济生汤（见脱疽）

六味地黄汤（见面部雀斑）

桂附地黄汤（见面部颊疡）

人参养荣汤　**巴膏**　**生肌玉红膏**（俱见溃疡门）

蝌蚪拔毒散（见肿疡门）

蟾酥饼（即蟾酥丸作饼。见疔疮门）

【提要】敦疽的病位、病因、病机及症状。

【白话文】敦疽生于足趾之间，患处红肿疼痛，肤色鲜红无败色，溃后流出血脓。本病多因过食膏粱肥厚伤脾，房事过度伤肾，以致阴精枯竭，血枯血燥所致。

【解读】本证多发于足趾部，有时也发手指部。多因过食肥甘厚味的食物，损伤脾脏，生血不足；或过度房事而伤肾，阴精枯竭，加以湿热壅盛所致。疾病初起时，局部出现粟粒大小的黄色小疱，疼痛剧烈，好像汤烫火灼一般，患处皮肤颜色鲜红，发肿但没有黑晕；肿疡溃破后有脓液流出，皮肉腐烂，但是没有坏死的样子，这是血脉未死的征象。但是本病是从脏腑发出，虽然没有坏死的现象，也不可以当做小病来看待。应迅速治疗，内服滋阴救燥、补血理脾方药，初起时可内服解毒济生汤、六味地黄汤；溃破后，可内服人参养荣汤、桂附地黄汤。外治可在疾病初起时，用蝌蚪拔毒散涂布；将要溃出脓时，贴蟾酥饼，同时盖贴巴膏；已经溃破腐烂的，改用生肌玉红膏涂搽，促使肌肉增生，疮口收敛。在治疗经过中禁忌用艾灸法。此外病人还应该保持精神愉快，安静调养，以免影响治疗。

甲疽

【原文】　甲疽多因剔甲伤，甲长侵肉破成疮。
胬肉高突痛难忍，消瘀化胬效非常。

〖注〗此证因割嵌指甲伤肉，或剔甲伤肉，或甲长侵肉，穿窄小靴鞋，以致甲旁焮肿破烂，时津黄水，胬肉高突，疼痛难忍，不能着衣。原系好肉受伤，宜用盐汤烫洗，外敷华陀累效散，白膏药盖贴，胬肉消尽即愈。

华陀累效散

乳香　硇砂各一钱　轻粉五分　橄榄核（烧，存性）三枚　黄丹三分　共研细末，香油调敷。

〖方歌〗华陀累效敷嵌甲，黄丹轻粉乳硇砂，橄榄核烧同碾细，香油调浓患处搽。

白膏药（见溃疡门）

【提要】甲疽的病因、症状及治疗。

【白话文】甲疽多因剪甲时伤肉，或甲长未及时剪除陷入肉中形成疮疡，其症胬肉突起疼痛难忍。外用消瘀化胬之药，效果非常。

【解读】本证疽生于趾（指）甲部。多因修剪趾（指）甲，损伤甲旁的皮肉；或鞋子狭窄，久受挤压而起。多患于足大趾内侧。初起时甲旁肿胀，微痛，流黄水，渐呈红肿化脓，患部的趾（指）甲内嵌，破溃后胬肉高突，疼痛流脓，脓液可浸漫整个甲下，须病甲脱落后，才能痊愈。

足跟疽

【原文】　　足跟疽生脚挛根，状如兔咬紫红焮。
阳跷积热溃难敛，初宜隔蒜艾灸勤。

〖注〗此证生足跟，俗名脚挛根，由脏腑积热，汗出涉水，远行伤筋而成。初肿红紫疼痛，溃破脓水淋沥，状如兔咬。经云：兔啮状如赤豆，至骨急治，迟则害人。盖谓毒之深恶也。属足太阳膀胱经，穴名申脉，即阳跷脉发源之所，又系肾经所过之路。疮口久溃不合，阳跷脉气不能冲发，肾气由此漏泄，以致患者益虚。初起宜隔蒜片灸之，服仙方活命饮加肉桂、牛膝；溃后宜补中益气汤、人参养荣汤、桂附地黄丸随证滋补治之。余按痈疽溃疡门。《海藏》云：兔啮久不收敛，用盐汤洗之，白术研末撒之，两日一易，谨戒一切劳碌即效。

隔蒜灸法（见首卷灸法）

仙方活命饮（见肿疡门）

补中益气汤　人参养荣汤（俱见溃疡门）

桂附地黄丸（见面部颊疡）

【提要】足跟疽的病因、病机、症状及治疗。

【白话文】足跟疽发于脚跟部，患处皮肤紫红，红肿焮红，疮口如兔咬，溃后难以收敛；本病多因积热于阳跷脉所致；本病初起，宜隔蒜片艾灸。

【解读】本证出自《外科证治准绳》卷四。指痈疽之发于足跟部者，俗称脚挛根。因涉水、局部外伤，或湿热流注郁结，或脏腑积热所致。初起时，症见局部肿胀、红紫疼痛，若破溃则脓水淋漓而难敛。或其局部状如兔咬者，或疮深达于骨者，终难治愈。治宜于初起时速行隔蒜灸，内服仙方活命饮加味；若已溃烂，则宜选服补中益气汤，或人参养荣汤等补气血、滋养之品。如疮口久不收敛者，除内服补益之品外，可选盐汤冲洗溃烂部，洗后外敷化腐生肌之剂。该证类似慢性跟骨骨髓炎或跟骨骨结核。可参考附骨疽、附骨痰等条之治疗法治之。

厉痈　四淫

【原文】　厉痈势小足旁生，四淫在足上下凝。
三阴亏损为疽重，三阳湿热发痈轻。

〖注〗《灵枢》云：发于足上下，名曰四淫，其状大痈，急治之，百日死；发于足旁，名曰厉痈，其状不大，急治之，去其黑者，不消辄益，不治，百日死。此二证俱由足三阴经亏损，为疽者重；若兼足三阳经湿热下注而成痈者轻。若红肿疼痛，溃破有脓，腐脱无黑气浸漫，属湿热偏盛，顺证易治；若微红微肿，溃出脓水，属阴气凝结，不能化脓，险证难治；若黑暗漫肿，痛不溃脓，烦热作渴，小水淋漓，为阴败恶证，属逆。四淫无边沿，厉痈类敦疽。初俱宜仙方活命饮，外宜隔蒜灸，以宣壅毒。将溃宜服人参养荣汤，兼六味地黄丸以滋补之。若色黯不痛，即用桑柴烘法，以行壅滞助阳气，更宜十全大补汤兼桂附地黄丸，壮脾滋水治之，或可成功。若妄用苦寒克伐之药，多致不救。外治法同敦疽。

仙方活命饮（见肿疡门）

隔蒜灸法（见首卷灸法）

人参养荣汤　**十全大补汤**（俱见溃疡门）

六味地黄丸（见面部雀斑）

桑柴烘法（见首卷）

桂附地黄丸（见面部颊疡）

【提要】厉痈、四淫的病位、病因及病机。

【白话文】厉痈发于足旁，四淫发于足的上下方。若病发因足三阴经亏损，则病情较重；若因三阳经湿热下注，则病情较轻。

【解读】本病出自《灵枢·痈疽》。发于足小趾之严重感染，又名厉疽。多因足三阳经之湿热下注，或因足三阴经之亏损而致者，本病多发于足小趾之侧。症见：初起红肿疼痛，脓成已溃，色黄质稠者属湿热偏盛为顺；若初起色黯，疼痛轻微，不易成脓，或虽脓成，溃脓清稀，属阴气凝结为逆，治难获效。治宜慎重施治。初发者宜选仙方活命饮消之，外用隔蒜灸。若脓成将溃，则宜内服人参养荣汤，或阴证明显者选桂附地黄丸兼用，以壮脾补肾滋水。外用桑柴烘法，以行郁滞而助阳。若溃后亦当视脓汁等证候而施治。

臭田螺

【原文】　　臭田螺疮最缠绵，脚丫瘙痒起白斑。
搓破皮烂腥水臭，治宜清热渗湿痊。

〖注〗此证由胃经湿热下注而生。脚丫破烂，其患甚小，其痒搓之不能解，必搓至皮烂、津腥臭水觉疼时，其痒方止，次日仍痒，经年不愈，极其缠绵。法宜甘草薏苡仁煎汤洗之，嚼细茶叶涂之，干则黄连膏润之；破烂甚者，宜用鹅掌皮，煅存性，研末，香油调敷，甚效。

黄连膏（见鼻部鼻疮）

【提要】臭田螺的症状及治疗。

【白话文】臭田螺疮病势缠绵，多皮肤起白斑，感脚丫瘙痒，搓破皮肤后流腥臭味水液。治疗宜清热渗湿。

【解读】本证出自《医宗金鉴》卷七十一，指发生于足趾间及足底部之癣疾。多因脾胃二经湿热下注，或由传染而得。该病有干、湿之分。湿者：症见初起脚趾间出现小水疱，瘙痒明显，先痒后痛，破流臭水，可因反复发作致使趾间糜烂；甚者肿烂疼痛难忍，流脓淌水，日久不愈，引起足踝部及小腿浮肿。干者：可见脚趾间干痒，皮肤粗糙脱屑及皲裂。治疗：如有糜烂流水者服萆薢渗湿汤；染毒肿痛流脓者可服黄连解毒汤。外治：若糜烂流水者用六一散加枯矾外掺；干燥、皲裂者用雄黄膏外搽；化脓时掺九一丹。

本证相当于足癣，大致可分为以下几种：

（1）糜烂型足癣，中医名为“臭田螺”。症状为趾缝发白、流水糜烂、奇痒。多由柯氏表皮癣菌、念珠菌等引起。

（2）疱疹型足癣，中医名“田螺疱”。症状为多汗、瘙痒；脚掌、趾间和脚背生小水疱，疱内有透明液体，几天后皮肤干燥，继而呈鳞状脱落，但仍有新水疱出现，趾间糜烂流黄水。多由絮状表皮癣菌引起。

（3）脱屑型足癣，中医名“脚蚓症”。主要表现为皮肤干燥、角化脱屑，以致露出嫩肉，冬季易皲裂、瘙痒。多由红色表皮癣菌引起。

（4）湿疹样癣菌疹，中医名“脚气疮”。主要表现为足背、下腿起丘疹、水疱，甚痒，重者可波及上肢及全身。多因脚癣治疗不当，或癣菌本身改变使机体对癣菌过敏所致。

（5）脚癣感染，中医名“湿气发”。多因脚癣抓破后，化脓菌侵入而造成的皮肤感染，可发展为脓疱疮或丹毒，也可以引起淋巴管炎（俗称红线）和淋巴结发炎，严重者会引发败血症。

牛程蹇

【原文】　　牛程蹇因奔走急，脚热着水寒风袭。
气滞血凝起硬埂，法宜鸽粪滚汤溃。

〖注〗此证生于足跟，及足掌皮内，顽硬肿起，高埂色黄，疼痛不能行履。由脚热着冷水，或遇寒风袭于血脉，令气滞血凝而成。法宜用盆一个，内安新砖，砖上安鸽粪，粪上合罩篱，以脚踏罩篱上；次以滚水从旁冲入，蒸之、浸渍之，冷则易之。或用新砖烧红，韭菜汁泼之，将病足踏于其上烫之。早治或有消者，久则破裂，脓水津流。每日米泔水净洗，搽牛角散，四围顽皮浮起剪之，换搽生肌玉红膏、月白珍珠散，生肌敛口自愈。

牛角散

松香　轻粉　水龙骨（即旧船底油石灰）　牛角尖（烧灰）　共为末，牛骨髓调搽。

〖方歌〗牛角散治牛程蹇，久破脓水流不痊，松香轻粉水龙骨，牛角烧灰须用尖。

生肌玉红膏　月白珍珠散（俱见溃疡门）

【提要】牛程蹇的病因、病机及治疗。

【注释】①程蹇：程，古时的度量，十发为一程，十程为一分，十分为一寸；蹇，就是跛足的意思。程蹇是形容行走困难的样子。

【白话文】牛程蹇多因急速奔走，或因脚正在发热的时候涉水，或用冷水洗泡脚，或因寒风侵袭血脉，气滞血凝所致。治疗宜用鸽粪滚汤浸渍患部。

【解读】此证发于足跟部和足掌部的皮肤里面，患处高高肿起，顽固坚硬，皮肤色黄，疼痛难以行走。本病相当于西医学的跖疣，是发生在足跟、跖骨头或趾间的赘生物，是寻常疣的一种。多由人类乳头瘤病毒感染引起，可以通过皮肤的微小破损自身接种传染，从而越来越多。中医学文献中称为“足瘊”“牛程蹇”。本病的治疗一般采用外治法为主，如皮疹数量较多者，可结合辨证治疗。主要的治疗方法是养血平肝、活血通络。

土　栗

【原文】　　土栗生在足跟旁，肿若琉璃亮色黄。
行路崎岖伤筋骨，急服仙方合五香。

〖注〗此证又名琉璃疽，生在足跟之旁，形如枣栗，亮而色黄，肿若琉璃，由行崎岖之路，劳伤筋骨血脉而成。急服五香汤及仙方活命饮，宣通壅滞；脓熟针之，脓少而多水者，以陀僧膏贴之。余按痈疽溃疡治法。

五香汤

乳香　藿香　丁香　沉香　青木香各三钱半　水二盅，煎八分，服之。

〖方歌〗五香汤善治土栗，行路劳伤血脉积，乳藿丁沉青木香，煎服舒壅功效极。

仙方活命饮（见肿疡门）

陀僧膏（见溃疡门）

【提要】土栗的病位、病因、病机、症状及治疗。

【白话文】土栗生于足跟旁边，肿疡处如琉璃黄色。多因行走崎岖道路，损伤筋骨所致。宜急服仙方活命饮加五香汤。

【解读】本证是生于足跟部，状若栗子的非化脓性光亮坚硬肿块。《外科大成》卷二记述曰："土栗，生于足跟之旁，黄肿如琉璃，无脓，由行路崎岖，肭伤筋骨所致。"又有名曰：琉璃疽、跟疽、牛茧蚕等。其发病多因局部长期受压、摩擦，气血阻滞所形成。症见足跟部逐渐形成枣、栗形肿块，由小而大，色黄光亮，无明显痛苦。若因外伤溃破而引起化脓性感染，则应予以治疗。治宜活血散结，宣通疏滞法，内服可选用仙方活命饮。如继发感染而蓄脓者，当切开引流，疮面外用轻乳散。

冷　疔

【原文】　　冷疔湿寒足跟生，疼痛彻骨紫疱形。
　　　　　　黑烂孔深流血水，气秽神灯照法灵。

〖注〗此证生在足跟，由湿寒凝结而成。形如枣栗，起紫白疱，疼痛彻骨，渐生黑气，腐烂孔深，时流血水。气秽经久不敛者，宜神灯照法照之，铁粉散敷之。初服内补十宣散，次按溃疡治同。

铁粉散

生铁粉（即铁砂。如无，用黑铅四两，铁杓化开，倾水中冷定取出，再化再倾，以铅化尽为度，去水取末）三钱　黄丹（飞）　轻粉　松香各一钱　麝香一分　各研细末，共和一处，再研匀。将患处以葱汤洗去血水腐臭，香油调药搽于患上，油纸盖之，扎之。

〖方歌〗铁粉散医足冷疔，能蚀黑腐肌肉生，黄丹轻粉松香麝，香油调搽纸盖灵。

神灯照法（见首卷）

内补十宣散（见胸部䐜疬痈）

【提要】冷疔的病位、病因、病机、症状及治疗。

【白话文】冷疔多因寒湿所致，生于足跟，起紫白疱，疼痛彻骨，患处皮肤黑烂，疮口深，且外流血水，有污秽臭气。治疗可用神灯照法，效果甚佳。

【解读】本证发生于脚跟，多因寒湿凝结所致。患处形状好似枣子、栗子。疾病初起时，皮肤出现紫色的白疱，疼痛剧烈，后皮肤慢慢地出现暗黑色，继而腐烂；疮孔较深，且不断地流出血水，有污秽的臭气，长时间疮口不能收敛。治疗可用神灯照法点照，照后再外敷铁粉散。疾病初起时，可内服内补十宣散，后治法和溃疡相同。

脚气疮

【原文】　脚气疮在足膝生，湿热相搏风气乘。
壮热肿痛津黄水，心神烦躁犀角灵。

〖注〗此证生于足膝，由湿热内搏，滞于肤腠，外为风乘，不得宣通，故令脚膝生疮，痒痛作肿，破津黄水，形类黄水疮，惟身体壮热，心神烦躁，经久难瘥。宜服犀角散，外以漏芦汤洗之，兼敷龙骨散甚效。

犀角散

犀角屑　天麻　黄芪　枳壳（麸炒）　白鲜皮　黄芩　防风　羌活　白蒺藜各七钱五分　槟榔一两　乌梢蛇（酒浸）二两　甘草（炙）五钱　上研细末，每服八钱，水一盅半，生姜五片，煎一盅，去滓，不拘时温服。

〖方歌〗犀角散医脚气疮，天麻芪枳白鲜榔，乌蛇芩草风羌活，蒺藜粗末引加姜。

漏芦汤

漏芦　甘草（生）　槐白皮　五加皮　白蔹各一两五钱　白蒺藜四两　共为粗末，每用五两，水八碗，煎五碗，去滓，淋洗。

〖方歌〗漏芦汤甘槐白皮，五加白蔹白蒺藜，脚气疮疼痒津水，熬汤洗患散湿急。

龙骨散

白龙骨（研）　轻粉各二钱五分　槟榔（研）一钱　豮猪粪（新瓦上焙干，再入火中烧之存性，取出研末）五钱　共研匀，先以口含齑水或温盐汤，洗令疮净见肉；却用香油调药，随疮大小敷之。未愈再敷。

〖方歌〗龙骨散能去湿腐，脚气疮敷自然无，轻榔猪粪香油入，久远恶疮用亦除。

【提要】脚气疮的病位、病因、病机、症状及治疗。

【白话文】脚气发于小腿部，多因内湿热相搏，外风邪侵袭所致。患处红肿疼痛，皮破流出黄水，全身高热，心神烦躁。可服用犀角散，颇有疗效。

【解读】本证相当于湿疹样癣菌疹。

田螺疱

【原文】　田螺疱在足掌生，里湿外寒蒸郁成。
豆粒黄疱闷胀硬，破津臭水肿烂疼。

〖注〗此证多生足掌，而手掌罕见。由脾经湿热下注，外寒闭塞，或因热体涉水，湿冷之气蒸郁而成。初生形如豆粒，黄疱闷胀，硬疼不能着地，连生数疱，皮厚难于自破，传度三五成片湿烂；甚则足跗俱肿，寒热往来。法宜苦参、菖蒲、野艾熬汤热洗，次用线针将疱挑破，放出臭水，加味太乙膏贴之。又将疱皮剪去，宜用石膏、轻粉等份研末撒之，仍以加味太乙膏盖贴，内服解毒泻脾汤。更有经年不愈者，系下部湿寒，以金匮肾气丸常服甚效。

解毒泻脾汤

石膏（煅）　牛蒡子（炒，研）　防风　黄芩　苍术（炒）　甘草（生）　木通　山栀（生，研）各一钱　水二盅，灯心二十根，煎八分，服之。

〖方歌〗解毒泻脾芩蒡子，风膏苍术草通栀，田螺疱起宜煎服，清热疏风又祛湿。

加味太乙膏（见溃疡门）

金匮肾气丸（即桂附地黄丸加车钱子、牛膝各一两。见面部颊疡）

【提要】田螺疱的病位、病因、病机及症状。

【白话文】田螺疱生于足掌部，多因里有湿热，外感寒邪蒸郁所致。患处黄疱如豆粒大小，坚硬肿胀，破溃后流污秽脓水，皮肤肿烂疼痛。

【解读】本证相当于疱疹型足癣。

肉　刺

【原文】　肉刺证由缠脚生，或着窄鞋远路行。
步履艰难疼痛甚，玉簪根捣涂贴灵。

〖注〗此证生在脚趾，形如鸡眼，故俗名鸡眼。根陷肉里，顶起硬凸，疼痛步履不得。或因缠脚，或着窄鞋远行，皆可生之。法宜贴加味太乙膏滋润之；或用紫玉簪花根，捣烂贴涂，以油纸盖之。又地骨皮、红花等份研细，香油调敷俱效。

加味太乙膏（见溃疡门）

【提要】肉刺的病因、症状及治疗。

【白话文】肉刺多因缠脚或穿窄鞋远行而导致，步行艰难、疼痛难忍，可用紫玉簪花根捣烂涂在患处。

【解读】本证发于脚趾，形状好似鸡眼，所以又叫鸡眼；肉刺是一种通俗的称谓，由于病损主要表现为皮肤表层的肉疙瘩，表面形成刺毛状的外观，所以又称为肉刺。长久站立和行走的人较易发生，摩擦和压迫是主要诱因。紧窄的鞋靴或畸形的足骨可使足部遭受摩擦或受压部位的角层增厚，且向内推进，成为顶端向内的圆锥形角质物。其皮损为圆形或椭圆形的局限性角质增生；针头至蚕豆大小，呈淡黄或深黄色；表面光滑与皮面平或稍隆起，境界清楚，中心有倒圆锥状，角质栓嵌入真皮；因角质栓尖端刺激真皮乳头部的神经末梢，站立或行走时引起疼痛。鸡眼好发于足跖前中部第 3 跖骨头处、拇趾胫侧缘，也见于小趾及第 2 趾趾背或趾间等突出及易受摩擦部位。在治疗上一般首选冷冻治疗，或者采用激光以及手术切除治疗的办法。

医宗金鉴卷七十二

发无定处（上）

疔疮

【原文】

五脏皆可发疔疮，现于形体细考详，
若论阴阳分上下，欲知经脏辨何方。
疔名火焰发心经，往往生于唇指中，
心作烦时神恍惚，痛兼麻痒疱黄红。
毒发肝经名紫燕，此患多于筋骨见，
破流血水烂串筋，指青舌强神昏乱。
黄鼓由于脾发毒，多生口角与颧骨，
疱黄光润红色缠，麻痒硬僵兼呕吐。
毒发肺经名白刃，白疱顶硬根突峻，
易腐易陷多损腮，咳吐痰涎气急甚。
从来黑靥发肾经，黑斑紫疱硬如钉，
为毒极甚疼牵骨，惊悸沉昏目露睛。
以上五疔应五脏，又有红丝疔一样，
初如小疮渐发红，最忌红丝攻心上。
凡治疔证贵乎早，三阴三阳更宜晓，
在下宜灸上宜针，速医即愈缓难保。

〖注〗此数证俱名曰疔。盖疔者，如丁钉之状，其形小，其根深，随处可生。由恣食厚味，或中蛇蛊之毒，或中疫死牛、马、猪、羊之毒，或受四时不正疫气，致生是证。夫疔疮者，乃火证也，迅速之病，有朝发夕死，随发随死，三五日不死，一月半月亦必死，此系脏腑之乖逆，性情之激变，节候之寒温肃杀，且毒中有浅深也，若一时失治，立判存亡。有名为火焰疔者，多生于唇、口及手掌指节间，初生一点红黄小疱，痛痒麻木；甚则寒热交作，烦躁舌强，言语疏忽，此属心经毒火而成也。有名为紫燕疔者，多生于手、足、腰、肋、筋骨之间，初生便作紫疱，次日破流血水，三日后串筋烂骨，甚则目红甲青，斜视神昏，睡语惊惕，此属肝经毒火而成也。有名为黄鼓疔者，初生黄疱，光亮明润，四畔红色缠绕，多生口角、腮、颧、眼胞上下及太阳正面之处，发时便作麻痒，重则恶心呕吐，肢体木痛，寒热交作，烦渴干哕，此属脾经毒火而成也。有名为白刃疔者，初生白疱，顶硬根突，破流脂水，痒痛兼作，多生鼻孔、两手，易腐易陷，重则腮损咽焦，咳吐痰涎，鼻煽气急，此属肺经毒火而成也。有名为黑靥疔者，多生耳窍、牙缝、胸腹、腰肾偏僻之处，初生黑斑紫疱，毒窜皮肤，渐攻肌肉，顽硬如钉，痛彻骨髓，重则手足青紫，惊悸沉困，软陷孔深，目睛透露，此属肾经毒火而成也。以上五疔，本于五脏而生。

又有红丝疔，发于手掌及骨节间，初起形似小疮，渐发红丝，上攻手膊，令人寒热往来，甚则恶心呕吐，治迟者，红丝攻心，常能坏人。又有黯疔，未发而腋下先坚肿无头，次肿阴囊睾丸，突兀如筋头，令人寒热拘急，焮热疼痛。又有内疔，先发寒热腹痛，数日间，忽然肿起一块如积者是也。又有羊毛疔，身发寒热，状类伤寒，但前心、后心有红点，又如疹形，视其斑点，色紫黑者为老，色淡红者为嫩。

以上诸证，初起俱宜服蟾酥丸汗之；毒势不尽，憎寒壮热仍作者，宜服五味消毒饮汗之。如发热，口渴，便闭，脉沉实者，邪在里也，宜服黄连解毒汤加生大黄一钱五分，葱头五个清之。凡证轻者，宜服化疔内消散；若疔毒将欲走黄，急服疔毒复生汤；已走黄者，令人心烦昏愦，急用七星剑汤以救之。若手足冷，六脉暴绝者，系毒气闭塞，元气不能宣通，先宜蟾酥丸，随服木香流气饮行气，其脉自见。若疔毒误灸，烦躁谵语者，乃逼毒内攻也，宜服解毒大青汤。若溃后余毒未尽，五心烦热者，宜服人参清神汤。针后出脓之时，气虚惊悸者，宜服内托安神散。若攻利太过，以致发渴、六脉虚大者，宜服补中益气汤。若发汗之后，汗不止，热不退，疮不疼，便不利者，此属里虚，宜服八珍汤加黄芪、麦冬治之。凡疔溃后不宜补早，虽见真虚，只可平补，忌用温补之药。

外治用药、针灸亦当循其次第。书云：疔疮先刺血，内毒宜汗泻，禁灸不禁针，怕绵不怕铁。初觉贵乎早治，十证十全；稍迟者，十全五六；失治者，十坏八九。初发项以上者，三阳受毒，必用铍针刺入疮心四五分，挑断疔根，令出恶血；随用立马回疔丹，或蟾酥条插入孔内，外以巴膏盖之。如项以下生者，三阴受毒，即当艾灸以杀其势，灸之不痛，亦须针刺出血，插蟾酥条，旁肿以离宫锭涂之。如旁肿顽硬，推之不动，用针乱刺顽硬之处，令多出恶血，否则必致走黄。挑法，先用针干将毒顶焦皮刮开，针入疔根，坚硬如针者为顺；若针刺入绵软如瓜穰，而不知痛者为逆，百无一生。凡挑疔根，先出紫黑血，再挑刺至鲜血出，以知痛为止；随填拔疔散令满，以万应膏盖之，过三四时，拨去旧药，易以新药；若药干无水不痛者，此挑法未断疔根也，再深挑之，必以上药知痛，药入水流为率；三四日后，疮顶干燥，以琥珀膏贴之，令疔根托出，换九一丹撒之，黄连膏抹之，外盖白膏药生肌敛口。若初起失治，或房劳、梦遗损气，以致毒气内攻，走黄不住者，其疮必塌陷，急当随走黄处，按经找寻，有一芒刺直竖，即是疔苗，急当用铁针刺出恶血，即在刺处用艾壮灸三壮，以宣余毒。若身面漫肿，神昏闷乱，干呕心烦作渴，遍身起疱，抽搐者，俱为逆证。惟红丝疔于初起时，急用瓷针于红丝尽处，砭断出血；寻至初起疮上挑破，即用蟾酥条插入，万应膏盖之，随服黄连解毒汤。

再黯、内二疔，不用挑法，先以蟾酥丸含化令尽，以冷水漱去毒涎，再用三丸嚼葱白三寸，裹药黄酒送下，盖卧出汗；少时无汗，再饮热酒催之；仍无汗，系毒热滞结，急用霹雳火法令汗出，毒热随之而解。次用双解贵金丸下之自效。若黯、内二疔初起，牙关紧急者，用蟾酥丸三五粒，葱头煎汤研化灌之；俟稍苏，治法如前。

至羊毛疔，先将紫黑斑点，用衣针挑出如羊毛状，前后心共挑数处，用黑豆、荞麦研粉涂之，实时汗出而愈。一法：用明雄黄末二钱，青布包扎，蘸热烧酒于前心擦之，自外圈入内，其毛即奔至后心，再于后心擦之，其羊毛俱拔出于布上，埋之。忌茶水一日。

再诸疔部位、形色，亦有急缓，生于头项、胸背者最急，生于手、足骨节之间者稍缓。一疔之外别生一小疮，名曰应候；四围赤肿而不散漫者，名曰护场；四旁多生小疮者，名曰满天星；有此者缓，无此者急。疔证初起，至四五日间，由白色而至青紫色，疔头溃脓，形似蜂窝，内无七恶等证者为顺；若初起似疔非疔，灰色顶陷，如鱼脐，如蚕斑，青紫黑疱，软陷无脓，内见七恶等证者逆。凡疔毒俱由火毒而生，忌服辛热之药，恐反助其邪也；忌敷寒凉之药，恐逼毒攻里也。再膏药不宜早贴，惟在将溃已溃时贴之，呼脓长肉，以避风寒。初溃时，忌用生肌药，恐毒未除，反增溃烂。生项以上者，属三阳经，不宜灸。若火日生疔，亦禁灸，犯之或为倒陷，或致走黄。俱忌椒、酒、鸡、鱼、海味、鹅肉、猪首、辛辣、生冷等物，气怒、房劳、诸香并孝服、经妇、僧道、鸡犬等项，犯之必致反复，慎之。

蟾酥丸

蟾酥（酒化）二钱　轻粉　铜绿　枯矾　寒水石（煅）　胆矾　乳香　没药　麝香各一钱　朱砂三钱　雄黄二钱　蜗牛二十一个　以上各为末，称准，于端午日午时，在净室中先将蜗牛研烂，同蟾酥和研稠黏，方入各药共捣极匀，丸如绿豆大。每服三丸，用葱白五寸，令患者嚼烂，吐于手心内，男用左手，女用右手，将药丸裹入葱泥内，用无灰热酒一茶盅送下。被盖约人行五六里路，病者出汗为度；甚者再用一服。如外用之法，搓条作饼，随证用之。修合时，忌妇人、鸡犬等见之。

〖方歌〗蟾酥丸治诸疔毒，初起恶疮皆可逐，外用化腐又消坚，内服驱毒发汗速。朱砂轻粉麝雄黄，铜绿枯矾寒水入，胆矾乳没共蜗牛，丸如绿豆葱酒服。

五味消毒饮

金银花三钱　野菊花　蒲公英　紫花地丁　紫背天葵子各一钱二分　水二盅，煎八分，加无灰酒半盅，再滚二三沸时，热服。渣如法再煎服，被盖出汗为度。

〖方歌〗五味消毒疗诸疔，银花野菊蒲公英，紫花地丁天葵子，煎加酒服发汗灵。

化疔内消散

知母　贝母（去心，研）　穿山甲（炙，研）　蚤休　白及　乳香　天花粉　皂角刺　金银花　当归　赤芍　甘草（生）各一钱　酒、水各一盅，煎一盅，去渣，量病上、下服之。

〖方歌〗化疔内消知贝甲，蚤休及乳草天花，皂刺银花归芍酒，疔证毒轻服更嘉。

疔毒复生汤

金银花　栀子（生，研）　地骨皮　牛蒡子（炒，研）　连翘（去心）　木通　牡蛎（煅）　生大黄　皂角刺　天花粉　没药　乳香各八分　酒、水各一盅，煎一盅，食远服。不能饮者，只用水煎，临服入酒一杯，和服亦效。脉实便秘者，加朴硝。

〖方歌〗疔毒复生欲走黄，头面肿浮毒内伤，银栀骨蒡翘通蛎，军刺天花没乳香。

七星剑汤

苍耳头　野菊花　地丁香　豨莶草　半枝莲各三钱　蚤休二钱　麻黄一钱　用好酒一斤，煎至一碗，澄去渣热服，被盖出汗为度。

〖方歌〗七星剑呕热兼寒，疔毒走黄昏愦添，麻黄苍耳菊豨莶，地丁香蚤半枝莲。

木香流气饮

当归　白芍（酒炒）　川芎　紫苏　桔梗　枳实（麸炒）　乌药　陈皮　半夏（制）　白茯苓　黄芪　防风　青皮各一钱　大腹皮　槟榔　枳壳（麸炒）　泽泻　甘草节　木香（末）各五分　生姜三片，红枣肉二枚，水煎服。下部加牛膝。

〖方歌〗木香流气宣气滞，归芍芎苏桔枳实，乌药二陈芪大腹，风榔青枳泻煎之。

解毒大青汤

大青叶　木通　麦冬（去心）　人中黄　栀子（生，研）　桔梗　玄参　知母　升麻　淡竹叶　石膏（煅）各一钱　水二盅，灯心二十根，煎八分，食远服。大便秘加大黄，闷乱加烧人粪。

〖方歌〗解毒大青通麦门，中黄栀子桔玄参，知升竹叶石膏煅，疔疮误灸毒内侵。

人参清神汤

人参　陈皮　白茯苓　地骨皮　麦冬（去心）　当归　白术（土炒）　黄芪　远志（去心）各一钱　柴胡　黄连　甘草（炙）各五分　水二盅，粳米一撮，煎八分，食远服。

〖方歌〗人参清神疔毒溃，陈苓地骨麦冬归，术芪柴远黄连草，益气除烦热可推。

内托安神散

人参　麦冬（去心）　茯神　黄芪　白术（土炒）　玄参　陈皮各一钱　石菖蒲　甘草（炙）　酸枣仁（炒，研）　远志（去心）　五味子（研）各五分　水二盅，煎八分，临服入朱砂末三分和匀，食远服。

〖方歌〗内托安神多惊悸，疔疮针后元气虚，参麦茯菖芪术草，玄参枣远味陈皮。

立马回疔丹

轻粉　蟾酥（酒化）　白丁香　硇砂各一钱　乳香六分　雄黄　朱砂　麝香各三分

蜈蚣（炙）一条　金顶砒五分　共为细末，面糊搓如麦子大。凡遇疔疮，以针挑破，用一粒插入孔内，外以膏盖，追出脓血疔根为效。

〖方歌〗立马回疔轻蟾酥，白丁香乳麝雄朱，硇蜈金顶砒研末，疔疮用此根自除。

九一丹

石膏（煅）九钱　黄灵药一钱　共研极细，撒于患处。

〖方歌〗九一丹医疔破后，根除用此把脓搜，煅石膏对黄灵药，清热生肌患自瘳。

霹雳火

鹅卵石烧红，安铁杓内，杓安桶内，以醋淬石，令患者将患处覆桶上，厚衣密盖，勿令泄气，热气微再添红石，加醋淬之，疮头及肿处，使热气熏蒸至汗出，其毒减半。

黄连解毒汤（见耳部黑疔）

补中益气汤　八珍汤　巴膏　万应膏　白膏药　黄灵药（俱见溃疡门）

离宫锭　双解贵金丸（俱见肿疡门）

拔疔散（见牙齿部牙疔）

琥珀膏（见头部发际疮）

黄连膏（见鼻部鼻疮）

【提要】五疔及其他各种疔的症状、治疗及注意事项。

【白话文】脏腑经络都可感受火毒而使人生疔疮，并可以根据疔疮发于形体不同的部位而进行更详细的诊断、判定，如果再进一步辨其阴阳及上下，可判定哪个经络受侵。火焰疔：由于火毒侵袭心经，常发于口唇、手掌和手指关节等部位，发病时可见局部疼痛、麻木伴瘙痒，并可见带红的黄色小水疱，甚至有心情烦躁不安，精神恍惚。紫燕疔：由于火毒侵袭肝经，常发于手、足、腰、肋甚深及筋骨，发病严重时可见病位破溃、流血水，烂串筋骨，甚指甲青紫，舌头强硬，神志昏乱。黄鼓疔：由于火毒侵袭脾经，常发于口角及颧骨等部位，病位常见有黄色小水疱，表面发亮透明，周围见发红，局部可感瘙痒麻木，甚有恶心呕吐、发冷发热、心烦、口渴等。白刃疔：由于火毒侵袭肺经，常见于鼻部、手部等部位，可见病位起白色水疱，顶部坚硬，底部高突，易腐烂易内陷，严重可损伤腮部，有咳吐痰涎、呼吸急迫等症。黑靥疔：由于火毒侵袭肾经，常见于耳窍、牙缝以及胸腹、腰背等比较隐蔽的部位，可见病位起黑色斑点、紫色水疱，坚硬如钉，严重时可感疼痛牵骨，惊悸，昏沉困倦，昏睡露睛。以上为五脏感火毒后相对应形体所出现的症状。还可有红丝疔：最初可见小疮，逐渐可见红丝，红丝疔如火毒攻心往往危及生命。凡是疔疮疾病者宜及早医治，更应及早辨其三阴三阳。疔疮在上者宜针刺，在下者宜艾灸。早期医治者一般可治愈，而拖延治疗时间者可危及生命。

【解读】疔疮是可发于身体各部，但好发于颜面和手足部的外科疾患。疔的范围很广，包括西医学的疖、痈、坏疽的一部分，皮肤炭疽及急性淋巴管炎。因此名称繁多，证因各异。按照发病部位和性质不同，分为颜面疔疮、手足疔疮、红丝疔、烂疔、疫疔五种。本病以开始有粟米样小脓头，发病迅速，根深坚硬如钉为特征。因发病部位和形状不同，而有“人中疔”“虎口疔”“红丝疔”等名称。疔疮初起为毛囊口脓疮隆起呈圆锥形的炎性硬结，状如粟粒，色或黄或紫，红、肿、热、痛，数日内硬结增大，疼痛加剧；继而形成脓肿而硬结变软，疼痛减轻，溃脓后脓腔塌陷，逐渐愈合。如发生于四肢，患处有红丝上窜的，称“红丝疔”。如见寒战、高热、神昏、谵语、头痛、呕吐，为全身性化脓性感染，中医称“疔疮走黄”。疔疮初起切忌挤压、挑刺，患部不宜针刺，红肿发硬时忌手术切开，以免引起感染扩散。疔疮走黄症情凶险，须及时抢救；疔疮如已成脓，应施行外科处理。

【医案助读】

疔疮走黄　吴某，男，20岁，木工。1963年5月11日初诊。2天前忽于左口角生一形小质坚之肿物，麻痒不舒，自疑为“粉刺”而用手挤压。岂料翌晨即感恶寒发热，且颜面红肿，痛如火燎。虽经应用青霉素、磺胺嘧啶等药，然因出现神志不清，故前来急诊。症见：发热（体温39.2℃）恶寒，神志昏愦，烦躁不安，口干饮少，呼吸迫促，面部焮肿，左侧口角处有一粟粒大小之肿物，中心已破溃，有少量渗出液，周围肿硬，色红、灼热。舌红绛、苔黄白相兼，脉象浮数有力。血常规：白细胞计数18.6×10^9/L，中性粒细胞0.8，淋巴细胞0.18，酸性粒细胞0.2。此乃“面疔”之疾，误用手挤，火毒之邪随之扩散，内陷心营，已成“疔疮走黄”之候。治宜清热解毒，解表发汗，仿《外科正宗》七星剑方意。处方：苍耳头、豨莶草、半枝莲各15g，野菊花、草河车、金银花、紫花地丁各30g，生麻黄9g，淡豆豉、生甘草各10g。1剂。煎汁加好酒少许冲服，1日2次，覆被出汗为度。外用鲜蒲公英捣烂敷患处，干则更换。药后全身汗出，寒热即解，神志转清，面肿有所消退。继用清热解毒法，佐以活血软坚之品。处方：苍耳头、半枝莲、连翘各15g，野菊花、草河车、玄参各20g，紫花地丁、丹参、牡蛎（先煎）各30g。外敷照旧。又经3日，诸症悉平，血象复常，病告痊愈。［张长顺．尹济苍治疗疔疮走黄验案．江苏中医杂志，1984（4）：11–12.］

流　注

【原文】

流注原有证数般，湿痰瘀风汗后寒。
发无定处连肿漫，溃近骨节治难痊。
此证本由脾胃弱，留结肌肉骨筋间。

〖注〗此证名虽无殊，其原各异，盖人之血气，每日周身流行，自无停息，或因湿痰，或因瘀血，或因风湿，或因伤寒汗后余毒，或因欲后受寒，稽留于肌肉之中，致令气血不行，故名流注。

诸家书云：流者流行，注者住也。发无定处，随在可生，初发漫肿无头，皮色不变，凝结日久，微热渐痛，透红一点，方是脓熟，即宜用针开破。若湿痰化成者，脓色黏白；瘀血化成者，脓色金黄；黏水风湿化成者，脓色稀白如豆汁；汗后八邪化成者，脓色或黄、或黑，稀脓臭秽。以上四证，发在肉厚处可愈，发在骨节及骨空处难痊。淫欲受寒化成者，脓色稀白而腥，其水中有猪脂水油之状，此为败浆脓也，诸书虽有治法，终成败证。初起湿痰所中者，木香流气饮导之；产后瘀血所中者，通经导滞汤通活之；跌仆伤损瘀血所中者，宜散瘀葛根汤逐之；风湿所中者，万灵丹、五积散加附子温散之；汗后余邪发肿者，人参败毒散散之；房欲后外寒侵袭者，初宜服五积散加附子，次服附子八物汤温之；又有室女、孀妇郁怒伤肝，思虑伤脾而成者，宜服归脾汤加香附、青皮散之。此皆流注初起将成之法，一服至三四服皆可。外俱用乌龙膏或冲和膏敷贴，皮肉不热者，雷火神针针之，轻者即消，重者其势必溃；将溃时俱宜服托里透脓汤；已溃俱服人参养荣汤；久溃脓水清稀，饮食减少，不能生肌收敛者，俱宜服调中大成汤；久溃脓水清稀，精神怯少，渐成漏证者，俱宜服先天大造丸。溃后其余治法，俱按痈疽溃疡门参考。

通经导滞汤

当归　熟地　赤芍　川芎　枳壳（麸炒）　紫苏　香附　陈皮　牡丹皮　红花　牛膝各一钱　独活　甘草（节）各五分　水二盅，煎八分，入酒一杯，食前服。

〖方歌〗通经导滞产后疾，败血流瘀肿痛积，四物枳苏香附陈，丹皮独草红花膝。

散瘀葛根汤

葛根　川芎　半夏（制）　桔梗　防风　羌活　升麻各八分　细辛　甘草（生）　香附　红花　紫苏叶　白芷各六分　水二盅，葱三根，姜三片，煎八分，不拘时服。

〖方歌〗散瘀葛根瘀血凝，皆因跌仆流注成，芎半桔风羌细草，香附红花苏芷升。

附子八物汤

附子（制）　人参　白术（土炒）　白茯苓　当归　熟地　川芎　白芍（酒炒）各一钱　木香　肉桂　甘草（炙）各五分　水二盅，姜三片，红枣肉一枚，煎八分，食远服。

〖方歌〗附子八物医流注，房欲伤阴外寒入，木香肉桂八珍汤，姜枣水煎食远服。

调中大成汤

人参二钱　白术（土炒）　白茯苓　黄芪　山药（炒）　牡丹皮　当归身　白芍（酒炒）　陈皮各一钱　肉桂　附子（制）各八分　远志（去心）　藿香　缩砂仁　甘草（炙）各五分　水二盅，煨姜三片，红枣肉二枚，煎八分，食远服。

〖方歌〗调中大成四君芪，山药丹皮归芍宜，远藿缩砂陈桂附，能医流注溃脓稀。

木香流气饮（见疔疮门）

万灵丹　乌龙膏　冲和膏（俱见肿疡门）

五积散（见内痈部肾痈）

人参败毒散（即荆防败毒散减去荆防。见项部脑疽）

归脾汤（见乳部乳中结核）

雷火神针（见股部附骨疽）

托里透脓汤（见头部侵脑疽）

人参养荣汤（见溃疡门）

先天大造丸（见臀部鹳口疽）

【提要】流注的病因、病机、症状及预后。

【白话文】流注的病因有多种，可因湿痰之邪，可因瘀血，可因风湿之邪，可因伤寒汗出后余毒侵袭机体，可因房事后感受寒邪。流注发生无固定部位，所至之处可见漫肿，如溃疡深至骨骼、关节，其难以治疗痊愈。深至骨骼、关节者多因脾胃虚弱，易致毒邪留结于肌肉、筋骨之间。

【解读】本证是以发生在肌肉深部的转移性、多发性脓肿为表现的全身感染性疾病。其特点是漫肿疼痛，皮色正常，好发于四肢、躯干肌肉丰厚之深处，并有此处未愈他处又起。开始时在四肢近端或躯干部有一处或数处肌肉疼痛，漫肿色白，按之微热，2～3 天后，肿胀焮热疼痛明显，可触及肿块。伴寒战高热、全身关节疼痛、头痛头胀、食欲不振等。以后肿块逐渐增大，疼痛加剧，2 周左右，肿块中央皮肤微红而热，按之中软而应指，伴壮热不退、时时汗出、口渴欲饮等症。溃后脓出黄稠或白黏脓水，或夹有瘀血块。脓出后肿消痛止，硬块渐消，身热也退，食欲渐增，经 2 周左右，脓尽收口而愈。若溃后身热不退，应仔细检查身体其他部位，常有此处未愈他处又起的现象，伴壮热不退、身体消瘦、面色无华等正虚邪恋之症。若兼神昏谵语、胸胁疼痛、咳喘痰血等，是为毒传脏腑，导致内陷变证或引发内痈。相当于西医学的脓血症、肌肉深部脓肿、髂窝部脓肿。

本证常分为：①暑湿流注：因夏秋季节感受暑湿，客于营卫，阻于肌肉而成；②余毒流注：因患疔疮、疖、痈失治误治，或温热病失于诊治，火热之毒流注入于血分，稽留于肌肉之中而发；③瘀血流注：多因跌打损伤，瘀血停留，或产后恶露停滞，经络为气血壅滞而成；④髂窝流注：除由感受暑湿之邪外，还可由会阴、肛门、外阴、下肢皮肤破损或生疮疖，邪毒流窜，阻滞经络而成。

【医案助读】

胸腰椎结核合并瘘管　林某，男，33 岁，已婚，福建汽车修配厂工人。于 1987 年 5 月 16 日来诊。主诉：1983 年 6 月体检胸透发现左肺结核病灶。近一年多胸腰椎酸痛板硬，不能活动。发病过程：1983 年曾患过左肺结核。于 1985 年 3 月初到北峰山参加开荒植树义务劳动数日，劳累乏力返回途中，又受一阵暴雨淋湿全身，当晚又与爱人行房，于第二天上午六时多起床上街买菜回家后，则感畏寒继则发热，如患疾病。经某医院诊治症状有减轻，但寒热时作，始终未除，历经月余，发现腰背既不红热，又不肿胀，仅觉隐隐酸痛。这种现象延至 1986 年 1 月则在左腰肾俞穴处结一硬块，皮色不变，腰部疼痛、功能受限，且左胁亦感胀闷，伴身热朝轻暮重，又经某医院切开，仅排出少许淡红血水，疮口经久不敛，迄已一载有余。在此期间经消炎、抗结核、抽脓等治疗无效。

转来我处诊治时，检查患处皮色紫暗，疮口低陷，探针插入内有窦道，四周胀脓突起，按压则渗流稀脓；胸腰椎挺直板硬、不能俯仰转动，步履无力，常表现以手撑按腰胁姿态；伴神疲倦怠，面色苍白无华，形体畏寒，食欲不振，咳嗽痰黏，夜间烦躁失眠，心悸盗汗。舌质淡红、苔薄白，脉弦而较弱。体温 37.5℃，血压 100/60mmHg。血化检：红细胞 3.4×10^{12}/L，血红蛋白 60g/L，白细胞 6×10^{9}/L，血沉 48mm/h；X 线胸部拍片为左肺浸润型结核，胸腰椎患处拍片为椎体骨质破坏骨桥形成。诊断：胸腰椎结核合并瘘管（肾俞虚痰注骨成瘘）。治疗：根据以上一系列气血两虚之证，治宜滋益肝肾、调和气血、补养脾胃为主。方选调中大成汤加减。处方：党参 18g，白术（土炒）15g，白芍（酒炒）15g，生黄芪 24g，怀山药（炒）30g，茯苓 15g，当归 12g，山茱萸 15g，牡丹皮 15g，肉桂（分冲）3g，南北沙参各 18g，骨碎补 15g，续断 12g，川贝母 6g，陈皮 4.5g，玉竹 15g。水煎服，1 日服 1 剂，连服 30 剂。局部疮口窦道处以八二丹药粉黏附在药线上插入管道内，覆盖大成膏，每次换药时还可配合压疗法。

至 6 月 15 日，咳除痰少，夜烦不宁轻减，食欲稍增，局部胀脓硬肿疼痛之势亦有稍减，窦道管壁始具软化，但清稀脓仍渗流不绝。照上方去玉竹、沙参、川贝加黄精 30g、白蔹 15g、台乌药 12g，1 日 1 剂，又连服 30 剂。局部外用药如前。

至 7 月 15 日，局部硬肿板硬作痛范围缩小且大轻减，疮口窦道管壁完全腐蚀，渗出稀脓渐少，食欲转佳且知味，面色逐渐红润，自觉精神较前健旺，脉象细而不软弱。血化检：红细胞 4×10^{12}/L，血红蛋白 70g/L，白细胞 7×10^{9}/L，血沉 35mm/h。第三处方仍按前方去乌药、陈皮加五味子 9g、远志（去心）12g，连服 20 剂。局部外用药去药线插管，仅用大成膏一直用到疮口愈合生肌过皮为止。

至 8 月 4 日，局部脓肿硬块基本消失，皮色恢复正常，稀脓已无，疮口渐生新肉如珠，胸腰脊椎能俯仰转动，步履安稳，不必用手撑按腰胁，且能上下五楼活动，脉转和缓，舌质红润、苔薄。最后再按前方去肉桂、白蔹、茯苓，加桑椹 18g、石斛 15g、枸杞子 15g、龟鹿二仙胶（另炖分冲）12g。间日 1 剂，连服 15 剂。

至 9 月 3 日，局部疮口新肉长满收敛过皮愈合如故。血化检：红细胞 4.2×10^{12}/L，血红蛋白 80g/L，白细胞 7.3×10^{9}/L，血沉 15mm/h。胸部拍片左肺结核病灶已钙化硬结，胸腰椎拍片复查局部病灶已吸收。前后经过 3 个多月的汤剂治疗，至临床一切症状消失后，为了巩固疗效，又嘱咐病人继以六味地黄丸和归脾丸各 9g，早晚服 1 次。连服 2 个月后，自觉一切正常，活动自如、无不适感，则回单位参加原工作体力劳动。随访至 1989 年底，一切正常，未见复发。[肖定远，肖凯峰，肖平远. 调中大成汤在胸腰椎结核合并瘘管临床上的应用（附 62 例疗效观察）. 中国中医骨伤科，1995，3（1）：46–48.]

瘿瘤

【原文】　五瘿属阳六瘤阴，瘿别血气肉石筋。
瘤气血肉脂筋骨，惟脂开溃不伤身。
瘿蒂细小红不紧，瘤根漫大亮白新。
证由内外岚水气，疗治须当戒怒嗔。

〖注〗瘿瘤二证，发于皮肤血肉筋骨之处。瘿者，如缨络之状；瘤者，随气留住，故有是名也。多外因六邪，荣卫气血凝郁；内因七情，忧恚怒气，湿痰瘀滞山岚水气而成，皆不痛痒。瘿证属阳，色红而高突，皮宽不急，蒂小而下垂；瘤证属阴，色白而漫肿，皮嫩而光亮，顶小而根大。瘿有五种：肉色不变者为肉瘿；其筋脉现露者，名筋瘿；若赤脉交络者，名血瘿；随喜怒消长者，名气瘿；坚硬推之不移者，名石瘿。五瘿皆不可破，破则脓血崩溃，多致伤生。瘤有六种：坚硬紫色，累累青筋，盘曲若蚯蚓状者，名筋瘤，又名石瘤；微紫微红，软硬间杂，皮肤中隐隐若红丝纠缠，时时牵痛，误有触破，而血流不止者，名血瘤；或软如绵，或硬如馒，皮色如常，不紧不宽，始终只似覆肝，名肉瘤；软而不坚，皮色如常，随喜怒消长，无寒无热者，名气瘤，日久化脓流出，又名脓瘤也；形色紫黑，坚硬如石，疙瘩叠起，推之不移，昂昂坚贴于骨者，名骨瘤；软而不硬，皮色淡红者，名脂瘤，即粉瘤也。六瘤之形色如此。

凡瘿多生于肩项两颐，瘤则随处有之。夫肝统筋，怒气动肝，则火盛血燥，致生筋瘿、筋瘤，宜清肝解郁、养血舒筋，清肝芦荟丸主之。心主血，暴戾太甚，则火旺逼血沸腾，复被外邪所搏，致生血瘿、血瘤，宜养血凉血、抑火滋阴、安敛心神、调和血脉，芩连二母丸主之。脾主肌肉，郁结伤脾，肌肉浅薄，土气不行，逆于肉里，致生肉瘿、肉瘤，宜理脾宽中、疏通戊土、开郁行痰、调理饮食，加味归脾丸主之。肺主气，劳伤元气，腠理不密，外寒搏之，致生气瘿、气瘤，宜清肺气、调经脉、理劳伤、和荣卫，通气散坚丸主之。肾主骨，恣欲伤肾，肾火郁遏，骨无荣养，致生石瘿、骨瘤，石瘿海藻玉壶汤主之，骨瘤尤宜补肾散坚、行瘀利窍，调元肾气丸主之。瘿瘤诸证，用药缓缓消磨，自然缩小；若久而脓血崩溃、渗漏不已者，皆为逆证，不可轻用刀针决破，以致出血不止，立见危殆。惟粉瘤可破，其色粉红，多生耳项前后，亦有生于下体者，全系痰凝气结而成，治宜铍针破去脂粉，以白降丹捻子插入，数次将内膜化净，用生肌玉红膏贴之自愈。

又有一种黑砂瘤，多生臀腿，肿突大小不一，以手摄起，内有黑色即是，亦用针刺出黑砂有声，软硬不一。又有发瘤，多生耳后发下寸许，软小高突，按之不痛，亦用针刺之，粉发齐出。又有虱瘤，发后其痒彻骨，开破出虱无数，内有极大一虱出，其虱方尽。

黑砂、发、虱三瘤，外治皆同粉瘤之法，其口方收。又有虫瘤，每生胁下，治法当按痈疽肿疡、溃疡门，但本忧思化成，每难获效。诸证形状各异，皆五脏湿热邪火浊瘀，各有所感而成，总非正气之所化也。

清肝芦荟丸

当归　生地（酒浸，捣膏）　白芍（酒炒）　川芎各二两　黄连　青皮　海粉　牙皂　甘草节　昆布（酒炒）　芦荟各五钱　上为细末，神曲糊丸，如梧桐子大。每服八十丸，白滚水量病上下，食前后服之。

〖方歌〗清肝芦荟怒伤肝，筋结瘿瘤血燥原，四物黄连青海粉，牙皂甘昆曲糊丸。

芩连二母丸

黄芩　黄连　知母　贝母（去心）　当归　白芍（酒炒）　羚羊角（镑）　生地　熟地　蒲黄　地骨皮　川芎各一两　甘草（生）五钱　上为末，侧柏叶煎汤，打寒食面糊为丸，如梧桐子大。每服七十丸，灯心煎汤送下。

〖方歌〗芩连二母血瘤瘿，血沸寒凝微紫红，归芍羚羊生熟地，蒲黄地骨草川芎。

加味归脾丸

香附　人参　酸枣仁（炒）　远志（去心）　当归　黄芪　乌药　陈皮　茯神　白术（土炒）　贝母（去心）各一两　木香　甘草（炙）各三钱　上为细末，合欢树根皮四两煎汤，煮老米糊为丸，如梧桐子大。每服六十丸，食远，白滚水送下。

〖方歌〗加味归脾香附参，枣远归芪乌药陈，茯神术草木香贝，消瘿除瘤脾郁伸。

通气散坚丸

人参　桔梗　川芎　当归　天花粉　黄芩（酒炒）　枳实（麸炒）　陈皮　半夏（制）　白茯苓　胆南星　贝母（去心）　海藻（洗）　香附　石菖蒲　甘草（生）各一两　上为细末，荷叶煎汤为丸，如豌豆大。每服一钱，食远，灯心、生姜煎汤送下。

〖方歌〗通气散坚气瘿瘤，参桔芎归花粉投，芩枳二陈星贝藻，香附石菖患渐瘳。

海藻玉壶汤

海藻（洗）　陈皮　贝母（去心）　连翘（去心）　昆布　半夏（制）　青皮　独活　川芎　当归　甘草（节）各一钱　海带（洗）五分　水二盅，煎八分，量病上下，食前后服之。

〖方歌〗海藻玉壶汤石瘿，陈贝连翘昆半青，独活芎归甘海带，化硬消坚最有灵。

调元肾气丸

生地（酒煮，捣膏）四两　山茱萸　山药（炒）　牡丹皮　白茯苓各二两　泽泻　麦冬（去心，捣膏）　人参　当归身　龙骨（煅）　地骨皮各一两　知母（童便炒）　黄柏（盐水炒）各五钱　缩砂仁（炒）　木香各三钱　共研细末，鹿角胶四两，老酒化稠，加蜂蜜四两同煎，滴水成珠，和药为丸，如梧桐子大。每服八十丸，空心温酒送下。忌萝卜、火酒、房事。

〖方歌〗调元肾气缩砂仁，六味地黄知麦参，归柏木香龙地骨，骨瘤服此又滋阴。

白降丹　生肌玉龙膏（俱见溃疡门）

【提要】瘿、瘤的病因、病机、分类、治疗及注意点。

【白话文】五瘿为阳证，六瘤为阴证，瘿病可分为血瘿、气瘿、肉瘿、石瘿、筋瘿，瘤病可分为气瘤、血瘤、肉瘤、脂瘤、筋瘤、骨瘤，只有脂瘤溃疡但不会损害身体。瘿蒂细小、发红，皮肤宽缓不紧张；而瘤根部弥漫性肿大，皮肤嫩而发亮。

瘿瘤发病大多可归结为内因、外因，外因主要为六邪侵袭所致荣卫气血凝郁，内因主要为七情、忧恚怒气、湿痰瘀滞，还有山岚水气而成。在治疗过程中应当调理情志，切勿急躁易怒。

【解读】瘿与瘤都发生在皮肤、血肉、筋骨等部位。凡颈部形状好像缨络的，叫做瘿，相当于西医学的甲状腺疾病。凡局部如拳如榴的赘生物，叫做瘤，大多属于西医学所称的体表良性肿瘤范畴。瘿与瘤大都由于外感六淫，特别是水土因素，即遭受山岚水气；内伤七情，忧思恼怒，以致湿痰瘀滞，营卫气血流行不利而引起。瘿和瘤都无痛痒的感觉。瘿证属阳性，皮肤宽缓不紧张，肿块高高地突出于表面，根蒂较小，呈下垂的状态，大都发生于颈部；瘤证属阴性，表现为散漫性发肿，皮肤嫩而发亮，顶较小而根部较大，可以发生在任何部位。

瘿有 5 种：皮肤肉色不改变的是肉瘿（相当于西医学的甲状腺腺瘤或囊肿）；有筋脉显露出来的叫筋瘿；若有红色的脉络相交显露出来的叫做血瘿；随着病人的情绪喜乐悲怒而有大小变化的叫做气瘿（相当于西医学的单纯性甲状腺肿及部分地方性甲状腺肿）；肿块的质地坚硬、固定皮下不能推动的，叫做石瘿（相当于西医学的甲状腺癌）。瘿证不能使之破损，假如破损，就有大量脓血崩溃出来，往往因此伤害人的生命。

瘤有 6 种：质地坚硬，颜色紫色，有许多青筋盘曲起来，好似蚯蚓一般的，叫做筋瘤，也叫做石瘤；颜色微紫微红，质地软硬间杂，皮肤隐隐透露出红丝缠绕的样子，经常有牵引性疼痛，万一因碰触而破损，就会发生流血不止的，叫做血瘤；质地或软如棉花，或硬如馒头，皮肤颜色如常，不紧张，也不宽缓，好像覆着一个碗一样，叫做肉瘤；质地柔软而不坚硬，皮肤颜色如常，随着情绪的喜乐与悲怒，而有大小变化，且无恶寒发热的，叫做气瘤；瘤证日久，因而化脓，流出脓水的，叫做脓瘤；颜色紫色，质地坚硬像石头一般，有许多疙瘩相叠出现，推移不动，坚固地贴于骨头上面的，叫做骨瘤；质地柔软而不坚硬，皮肤呈淡红色，叫做脂瘤，俗称粉瘤。

治疗本病时，首先必须戒除忧思恼怒。本病按种类与病机的不同，分别治疗：肝主筋，怒气伤肝，肝火旺盛，灼燥阴血，以致发生筋瘿或筋瘤，宜清肝解郁、养血舒筋，用清肝芦荟丸为主。心主血，暴急太甚，心火旺盛，逼血沸腾，同时被外感六淫邪气所搏击，以致发生血瘿或血瘤，宜养血凉血、抑火滋阴、安敛心神、调和血脉，用芩连二母丸为主。脾主肌肉，郁结伤脾，肌肉菲薄，脾气流行不利，滞留于肌肉里面，以致发生肉瘿或肉瘤，宜理脾宽中、疏通戊土、开郁行痰、调理饮食，用加味归脾汤为主。肺主气，过劳损伤元气，肌腠疏松，不能固密，因而外受寒邪的搏击，以致发生气瘿或气瘤，宜清肃肺气、调达经脉、理劳伤、和荣卫，用通气散坚丸为主。肾主骨，房事过度，损伤肾气，肾火郁遏，骨骼得不到荣养，以致发生石瘿和骨瘤，石瘿用海藻玉壶汤为主；骨瘤更宜补肾散坚、行瘀利窍，用调元肾气丸为主。各种瘿瘤，经过以上治疗，慢慢地可以缩小；如果病久了，化脓破溃，脓血渗漏不停，就是逆证。

瘿与瘤一般不宜随便刺割或切开，恐致出血不止，甚至危及生命。但粉瘤可以割治。粉瘤的颜色粉红，大多生于耳项前后，也有生于身体下部的，都是由于痰凝气结而形成的。治疗时宜用铍针切破，除去内部的脂粉，用白降丹捻子插入几次，把瘤的内膜化除干净（若在切除时能一次把瘤与瘤囊同时取出，最为恰当，这就不再插入白降丹捻子，且可加速愈合），然后用生肌玉红膏盖贴，自然可以愈合。此外还有下列一些瘤证：黑砂瘤，大都发生在臀部和腿部，肿块大小不一，如果用手把它捏起来，里面可隐现出黑色的就是；也可用针刺法，针刺到黑砂有声，质地硬软不一。发瘤，大都发生在耳朵后面、头发下面一寸多的部位，质地软，体积小，高高地突出于皮肤，掀按时没有痛感。这种瘤也可用针刺，使粉发一齐排出。黑砂瘤、发瘤的治法，都与粉瘤治法相同。

【医案助读】

肌纤维瘤　某某，男，34 岁。于 1991 年秋，自觉左小腿、左脚麻木，无汗而冰凉，于 10 月份前去省某医院诊治，西医按神经炎收住入院，住院治疗 30 多天无效而出院。出院后省某医院中医科仍按神经炎治疗，经服祛风通络之中药 30 多剂仍然无效而自动放弃治疗。尔后，于 1992 年 11 月病人自觉左髋关节处有一肿物，压迫肿物后，上述症状加重，故去省某医院求治，门诊以神经纤维瘤做了手术，未做病理检验。术后上述症状逐渐消失。时隔一时，又逐渐出现上述症状，于 1993 年 10 月又去省某医院复诊，门诊又以神经纤维瘤做了第二次手术，经病理检验确诊为肌纤维瘤，术后诸症消失。

1994 年秋，上述诸症重现，肿块部位不变。诊见左髋关节下方有一肿物，如红枣大，压之有困痛感，表面光滑，界限分明，推之移动无粘连。余即诊断为六瘤中的肉瘤。并投以加味归脾丸 6 剂试治。方药：香附 15g，红参 12g，炒酸枣仁 12g，远志 12g，当归 12g，黄芪 15g，天台乌药 12g，陈皮 12g，云茯苓 12g，土炒白术 12g，贝母 12g，木香 6g，炙甘草 6g。水煎，日 2 服。服后自觉症状稍减。又服 6 剂，症状明显减轻，药即中病。再不更方，继服上方 15 剂，症状基本消失。后用上方 6 剂，混合研末，每次 6g，白开水冲服以巩固疗效。待药服完后，症状完全消失，肿物触之不及，至 1996 年夏未复发。［张成福. 加味归脾丸治愈肌纤维瘤一例. 青海医药杂志，1997，27（10）：57.］

多骨疽

【原文】　多骨疽由肾虚源，疮久肿溃复受寒。

落草患此胎元结，名为骨胀治一般。

〖注〗此证一名剩骨，一名朽骨，无论老少，皆有生者，多在腮腭、牙床、眼胞、颏下、手足、腿膊等处。有因肾虚之人，生疮久溃，肿硬不退，口不收敛，外被寒邪袭入，与脓毒凝结，借人之气血化成多骨者；又有初生落草，身肉之中，按之有如脆骨，由胎元受之精血交错而致，迨其人长大后，必于脆骨所生之处，突然发肿生疽，及溃破后，多骨脱出，其口方收。有多骨出之不休者，名曰骨胀，难愈。以上二因，治法皆同，俱宜隔附子饼艾灸，以宣寒凝，令骨速脱。盖骨属肾，遇寒则凝，故从热治也。若朽骨内含，或出臭脓，或出涎泡，宜撒黄灵药，陀僧膏盖贴，令朽骨出尽，其口始易敛也。肾虚微寒者，服六味地黄丸；虚而寒甚者，桂附地黄丸常服可愈。由胎元结成者，禀赋身虚，不可强取多骨，候自破则取之。

附子饼灸法（见首卷灸法）

黄灵药　陀僧膏（俱见溃疡门）

六味地黄丸（见面部雀斑）

桂附地黄丸（见面部颊疡）

【提要】多骨疽的病因、病机及预后。

【白话文】多骨疽多由肾气虚引起疮疡溃破局部肿胀经久不消，复感受外寒之邪所致。新生儿出生就患病者，是由于胎元所接受的精血交错而致，在新生儿脆骨生长之处出现的肿胀包块，称为骨胀，治疗疗效欠佳。

【解读】本病又名剩骨、朽骨，任何年龄均可发生；可见于下颌骨、眉棱骨、四肢骨等部位，常好发于四肢长骨。在患部肿胀溃脓后疮口经久不收口，反复流出脓血水样分泌物，其中夹杂死骨、坏骨，或者从疮面向内可探及粗糙的骨质，去除死骨、坏骨后疮面才能收口。本病由于素有肾气不足，温煦失权，复感寒邪，寒邪与脓毒凝结于筋脉骨质，借助于人体的气血化成多骨疽。也有生下来就患此病者，在肌肉间可触及脆骨样硬块，随着身体长大，脆骨所生的部位会突然出现肿块而成多骨疽。只有等到局部脓肿破溃后，多骨脱出，疮口才会收敛。有时疮面陆续排出死骨、坏骨，缠绵难愈。

以上两种原因形成的多骨疽的治法相同，都宜用隔附子饼艾灸法，温通经络，散寒解凝，宣解凝结之寒邪，使多骨迅速脱落。此因骨属肾，肾主水，遇寒易凝，治疗时当用温热之法。假如朽骨稽留不能排出，或者疮口流秽臭脓液或夹蟹沫样分泌物，宜在疮口上撒布黄灵药，再用陀僧膏盖贴，使朽骨完全排出，促进疮口愈合。肾气虚而微寒的病人，可内服六味地黄丸；肾虚而寒较严重的病人，宜经常内服桂附地黄丸，可以治愈。若由于胎元交错而形成的，则先天体质虚弱，不可以勉强取出多骨，待脓肿自行溃破后，再将死骨取出。

结　核

【原文】　结核即同果核形，皮里膜外结凝成。
或由风火气郁致，或因怒火湿痰生。

〖注〗此证生于皮里膜外，结如果核，坚而不痛，由风火气郁，结聚而生。初发令人寒热往来，有表证者，荆防败毒散解之；表既解，即服连翘消毒饮。若湿痰气郁凝结者，宜行气化痰，以五香流气饮、《千金》指迷丸辛凉之药治之，其核自消；若误投苦寒之剂，必致溃破，或服之而反甚者，其势将溃，不可强消，以耗其气，宜用透脓散。溃而不愈者，属气虚，宜用补中益气汤平补之。外治按痈疽肿疡、溃疡门。

《千金》指迷丸

半夏（制）四两　白茯苓　枳壳（麸炒）各三两　风化硝三钱　共研为末，河水煮糊为丸，如梧桐子大。每服二钱，白滚水送下。

〖方歌〗《千金》指迷丸半夏，茯苓枳壳同硝研，河水煮糊作成丸，消坚去核结痰化。

荆防败毒散（见项部脑疽）

连翘消毒饮（见背部酒毒发）

五香流气饮（见胫部黄鳅痈）

透脓散（见肿疡门）

补中益气汤（见溃疡门）

【提要】结核的病因、病机及症状。

【白话文】结核外形就像果核状，发生在皮肤、皮下及筋膜间，有些因风火、气郁结聚而成，有些因郁怒化火与痰湿互结而成。

【解读】本病发生于皮肤下、筋膜外，结节或包块大小像果实的核子，质地坚硬，无疼痛感。按发病不同分为两种：一是因风火与气郁结聚而成。疾病初期常伴恶寒与发热交替出现等表证，服荆防败毒散解表发散；表证解除后，再服连翘消毒饮清解余热。一是因肝怒化火后与湿痰凝结而成。此证无发热恶寒等表证，治宜行气化痰，服五香流气饮、《千金》指迷丸等辛凉之剂以消散结核。

本证不能盲目使用苦寒的方药，如果误用必然会导致结核化脓破溃，或口服苦寒之剂后病情出现加重。如果局部出现化脓破溃的趋势，不可继用强行的解毒消肿散结的方法，以免加重正气的耗伤，治疗应用透脓散以扶助正气、托毒外出，促进病灶尽早成脓破溃排脓。如果已成脓破溃后，疮面经久不愈者，因为正气不足，治疗予以补中益气汤，平补正气。本病非西医学的结核杆菌感染的结核病，而是一种增生性的疾病。

【医案助读】

前列腺增生症　罗某，男，85岁，农民。1990年3月1日诊。罹慢性前列腺增生3年，屡治无效，又恐手术之苦，求之于余。症见病人形体肥胖，久时排尿不出，努则点滴淋漓，少腹急痛难忍，阴囊及会阴部坠胀，口干不欲饮，苔白腻，脉沉弦。前列腺指检：肿大如鸭蛋大，质中，中央沟消失。尿镜检：RBC（++），WBC（++），残余尿量 300ml 以上。证属脾肾两虚，痰浊阻窍。治当补肾运脾，化痰软坚。故拟方：半夏、海藻各30g，茯苓20g，枳壳、海浮石、荔核、沙苑子、王不留行、虎杖、白茅根各15g，风化硝6g，黄芪18g，鱼鳔胶10g。上方进7剂后症状基本消失，小便镜检阴性。遂守原方加减，前症均失。以固疗效，宜服金匮肾气丸2旬，竟奏其功。［栾佩岳．指迷茯苓丸治验举隅．陕西中医，1993，14（4）：179.］

㾬发

【原文】　　痼发皆由外感生，伸缩动处每成形。
漫肿无头寒热作，四肢沉重烦渴增。

〖注〗此证体虚之人，感受天地不正之疠气而生，非由内作也。多生于手足掌心，或腰、腿、臀下伸缩动处，疼如痛风，而兼漫肿无头，其色淡红，憎寒发热，四肢沉重。烦渴初起，宜服万灵丹发汗解表；肿仍不消，必欲作脓者，宜托里消毒散，兼琥珀蜡矾丸间服；已溃者，按痈疽溃疡门治法。

万灵丹　托里消毒散　琥珀蜡矾丸（俱见肿疡门）

【提要】㾬发的病因、病机及症状。

【白话文】㾬发都由外感而发病，病变均在关节伸缩的部位，局部漫肿、光软无头，伴有恶寒发热、四肢沉重、心烦口渴明显。

【解读】本病相当于西医学的急性化脓性关节炎、风湿性关节炎、痛风性关节炎。好发于手足掌心和腰、腿、臀以及四肢关节等伸缩活动较多的部位。局部肿胀漫散、光软无头，皮色呈淡红色，剧烈疼痛，似如痛风病痛，常伴全身恶寒发热、四肢沉重、心烦口渴等不适。本证由于身体虚弱，感受自然界不正常的疠气而非体内的毒邪所致。治疗：初起有恶寒发热等表证者，宜用万灵丹发汗解表；表证解后，但漫肿仍然不消退，必然要化脓，宜用托里消毒散和琥珀蜡矾丸交替内服；肿块已经溃破者，可参考痈疽溃疡门的治法。

瘭疽

【原文】　　瘭疽本由烟瘴起，小如粟豆大梅李。
初发红点次变黑，腐烂筋骨疼无已。

〖注〗此证一名蛇瘴，起川、广烟瘴地面有之，初起红点，次变黑色，其形小者如粟豆，大者如梅李，随处可生，疼痛应心不止，腐烂筋骨，溃破脓如豆汁，今日拭净，次日脓汁复满，愈而复发。初起宜贴蟾酥饼，寒热交作，宜服黍米寸金丹，或夺命丹亦可；红肿游走不定者，离宫锭涂之，兼神灯照熏照之。破后脾虚，食少作呕者，补中益气汤加黄连、麦冬；补而不应，或出稀水秽汁者逆。

蟾酥饼（见疔疮）

黍米寸金丹　离宫锭（俱见肿疡门）

夺命丹（见背部阴阳二气疽）

补中益气汤（见溃疡门）

神灯照法（见首卷）

【提要】瘭疽的病因及症状。

【白话文】瘭疽原本由于感受烟雾瘴气引起，疮形小如粟米、绿豆，大如梅子、桃李，皮损初起时为红色点状，继而红肿发黑坏死，组织腐烂深达筋骨，疼痛剧烈，病情反复不止。

【解读】本病又名蛇瘴，全身各部都可发生。指人体表的一种急性化脓性感染疾病，随处可生，尤多见于指端腹面，故与今称的瘭疽略有差异，多因外伤感毒，脏腑火毒凝结所致。症初见皮肉中忽生红色硬肿，小如粟豆，大如梅李，渐次变黑，疼痛剧烈，溃后脓如豆汁，久则腐烂筋骨。

乌白癞

【原文】　乌白癞由中恶风，犯解忌害亦能成。
麻痒彻骨刺不痛，除风养血即收功。

〖注〗此二证，俱由恶风侵袭皮肤血分之间，火郁耗血，及犯触忌害而成。有乌、白二种：乌者初觉皮毛变黑，发若瘾疹，痒若虫行，手足顽麻，针刺不痛，目视物若垂丝，心常惊而妄语，凡饮食言语之时，开口出气而鸣，宜服猬皮丸，外擦大黑神膏；白癞皮色渐变白斑，语声嘶嗄，目视不明，四肢顽疼，身体大热，心常懊恼，手脚缓纵，背膂拘急，肉如针刺，鼻生息肉，瞳生白沫，宜服白花蛇散，外擦斑蝥膏。二证俱常饮苦参酒。白癞便秘者，先宜服醉仙散，次服通天再造散，利下恶物即效。

猬皮丸

猬皮（烧，存性）　蚺蛇头（烧，存性）　魁蛤各一枚　红娘子（去头、足、翅）　蛴螬（焙干）　虻虫（去头、足、翅）　水蛭（糯米炒熟）　蜘蛛（焙）　斑蝥（去头、足、翅）各三个　桂心　大黄　黄连　龙骨（煅，研）　麝香（研）　汞（即水银）　川椒（炒）各五钱　芒硝　石膏（煅）各一两　穿山甲（炙）三片　枯白矾　滑石（研，水飞）　甘遂（与胡麻同炒，以胡麻熟为度，去麻用甘遂）各二钱五分　蜈蚣（炙）一条半　附子（泡，去皮、脐）二枚　巴豆（去皮、膜、心、油）　雷丸各五十粒　上为细末，炼蜜为丸，如小豆大。每服一丸，滚白水送下，空心临卧各一服。如未觉，每服加一丸；如茎中痛，即有虫下，细观形状皆死矣。痛多减一丸，痛少服二丸，以瘥多度。此药乃攻毒取虫之峻剂，非灼知脏腑有虫及精神可胜攻下者，不可轻服。

〖方歌〗猬皮肤黑成乌癞，心惊视物若垂毫，痒似虫行手足痹，红娘魁蛤汞矾螬，蚺桂硝黄虻蛭甲，黄连龙骨麝蜘膏，川椒滑附蜈巴豆，雷丸甘遂共斑蝥。

大黑神膏

头发鸡子大一团　川芎　黄连　黄柏　防己（去皮）　川乌　升麻　藜芦各五钱　巴豆　杏仁各十四粒　上药用猪脂油二斤，将药炸至头发化尽为度，捞去渣；再取雌黄、雄黄、白矾、铅粉各五钱，松脂一块如鸡蛋大，共同研末，加入药油中搅匀备用。先以热盐水洗净患处，次擦药，日三次，勿令入口。

〖方歌〗大黑神膏乌癞涂，发芎连柏己川乌，雌雄巴豆矾松脂，铅粉升麻杏藜芦。

白花蛇散

白花蛇（酒浸，炙）　槐子　天麻　枳壳（麸炒）　蔓荆子　防风　羌活　威灵仙　白鲜皮　晚蚕蛾（去头、足、翅）各一两　甘草（炙）五钱　上药共研细末，每服二钱，温酒调下，不拘时，时用二服。

〖方歌〗白花蛇散体多热，刺痛声嘶白癞疴，槐子天麻鲜枳蔓，风羌威草晚蚕蛾。

斑蝥膏

斑蝥十四枚　大蝮蛇（头尾全者，晒干）一条　黄酒七碗，同药入瓶内，用糠火煨酒至一碗，滤去渣存液收贮。每用薄薄涂于患部。

〖方歌〗斑蝥膏搽白癞风，蝮蛇黄酒入瓶中，糠火煨酒取涂患，以毒攻恶癞自平。

苦参酒

苦参五斤　露蜂房五两　刺猬皮（酥炙）一具　共研粗末，用水三斗，煎汤至一斗，去渣，浸细曲五斤、炊黍米三斗，拌如常酝法，酒熟，压去糟。每于食前，温饮一小盏。

〖方歌〗苦参酒治乌白癞，露蜂房与刺猬皮，煎汤浸曲炊黍米，酿酒饮之恶疾离。

醉仙散　通天再造散（俱见大麻风）

【提要】乌白癞的病因、病机、症状及治疗。

【白话文】乌癞、白癞都是由于感受恶风引起，犯触忌害也可以患病，局部感觉麻木、瘙痒剧烈深入骨髓，针刺局部不觉得疼痛，治予祛风养血之法可以治愈。

【解读】本病相当于麻风，皮疹可呈黑色和白色。乌癞初期，皮肤毛发突然变为黑色，皮肤感觉异常，有时瘙痒剧烈，有时犹如有虫爬，手足感觉发麻不仁，即使用针刺也无疼痛感。双目视物时，眼前犹如有丝状物而影响视线。在感到惊恐不安时常会谵语；在进食和说话时，开口出气会有声音。宜内服猬皮丸，患部外用大黑神膏擦。白癞皮肤逐渐变为白斑，常出现高热，心中烦躁不安，说话声音嘶哑；双瞳（黑眼珠）出现白色脂沫，视物不清；背部肌肉紧胀疼痛；四肢顽固性疼痛，手足宽缓无力；患部肌肉疼痛如针刺；鼻孔生长息肉。治宜内服白花蛇散，外用斑蝥膏涂擦。见大便秘结者，宜先内服醉仙散，再服通天再造散，泄下大便而效。凡乌癞或白癞，可以常喝苦参酒以提高药物治疗效果。本证发生是因恶疠的风邪侵袭人体皮肤血分之间，郁遏成火，耗伤血液；或接触某些忌害的东西而形成的。

医宗金鉴卷七十三

发无定处（中）

大麻风

【原文】　麻风总属毒疠成，其因有三五损风。
五死证见真恶候，初病能守或可生。

〖注〗此证古名疠风，疠风者有毒之风也。经云：脉风成为疠。又云：疠者有营气热腐，其气不清，故使其鼻柱坏而色败，皮肤疡溃，毒风客于脉而不去，名曰疠风，今人呼为大麻风。一因风土所生，中国少有此证，惟烟瘴地面多有之；一因传染，或遇生麻风之人，或父母、夫妻、家人递相传染，或在外不谨，或粪坑、房室、床铺、衣被不洁；一因自不调摄，洗浴乘凉，希图快意，或露卧当风，睡眠湿地，毒风袭入血脉。其因名虽有三，总属天地疠气，感受不觉，未经发泄，积久而发。遍身麻木，次起白屑红斑，蔓延如癜，形若蛇皮，脱落成片。始发之时，自上而下者顺，自下而上者逆；渐来可治，顿发难医。风毒入里，化生为虫，虫蚀五脏，则形有五损：肺受病，先落眉毛；肝受病，面起紫疱；肾受病，脚底先穿；脾受病，遍身如癣；心受病，先损其目，此为险证。又有五死，证发麻木不仁者，为皮死；割切不痛者，为肉死；溃烂无脓者，为血死；手足脱落者，为筋死；鼻梁崩塌，眼弦断裂，唇翻声哑者，为骨死。若五死见一，即为败恶不治之候也。此证初觉，即服万灵丹汗之；次宜神应消风散、追风散、磨风丸，次第服之。牙龈出血，用黄连、贯众等份煎汤漱之。外搽类聚祛风散，兼用地骨皮、荆芥、苦参、细辛各二两，河水煎汤，浸浴熏洗。若遇损败之证，在上部则服醉仙散，在下部则服通天再造散；若鼻梁塌坏，用换肌散服之。患者稍露虚象，即以补气泻荣汤服之，兼用何首乌酒饮之。若能清心寡欲，戒口早治或有可生；若口味不能清淡，色欲不能断绝，即愈后仍不免再发，终于不救。

神应消风散

全蝎　白芷　人参各一两　上研细末，每用二钱，勿食晚饭，次日空心温酒调服，觉身微躁为效。

〖方歌〗神应消风散疠风，身麻白屑起斑红，蝎芷人参各一两，空心酒服麻木平。

追风散

锦纹大黄六两　川郁金（炒）一两八钱　皂角刺一两五钱　共研细末，每用五钱，加大风子油一钱五分，朴硝一钱，五更空心温酒调服，直待辰时，又如前调药，加熟蜜少许服之，又蜜解口。切不可卧，良久痛泻数次不妨，以稀粥补之。如第一日服消风散，第二日即服此药，第三日服磨风丸，周而复始，又如此服之。瘦弱者，十日内追风散只用一服，老弱者勿服。

〖方歌〗追风散用川郁金，皂刺大黄研末匀，初服消风次用此，风油硝酒调服神。

磨风丸

豨莶草　牛蒡子（炒）　麻黄　苍耳草　细辛　川芎　当归　荆芥　蔓荆子　防风　车前子　威灵仙　天麻　何首乌　羌活　独活各一两　共为细末，酒打面糊为丸，如梧桐子大。每服六七十丸，温酒送下，日用二服。

〖方歌〗磨风丸莶蒡麻黄，苍细芎归荆蔓防，车威天麻何羌独，追风服后用此方。

《类聚》祛风散

硫黄　寒水石　枯白矾　贯众各二两　蛇床子一两　朴硝五钱　共研细末，腊月猪脂捣烂调敷。

〖方歌〗《类聚》祛风散硫黄，寒水枯矾硝蛇床，贯众细研猪脂捣，专搽遍体疠风疮。

醉仙散

牛蒡子（炒）　胡麻　枸杞子　蔓荆子各一两　苦参　白蒺藜　防风　天花粉各五钱　共研细末，每服一钱，加轻粉一分二厘，研匀，茶清调服，晨、午、晚各一服。五七日后先于牙缝内出臭黄涎，浑身疼闷如醉，然后利下脓血恶物、臭气，病根乃去矣。

〖方歌〗醉仙上部疠风重，牛蒡胡麻枸蔓荆，苦参蒺藜防花粉，服加轻粉用茶清。

通天再造散

大黄（煨）一两　皂角刺一两五钱　郁金五钱　白牵牛（头末，半生、半炒）六钱　共研细末，每服二钱或三钱，早晨面东，醇酒调下，当日利下恶物或脓或虫，为效。

〖方歌〗通天再造治疠风，败证先从下部攻，郁金大黄牵牛刺，晨服酒调面向东。

换肌散

乌梢蛇　白花蛇　蚯蚓（去土）各一两　细辛　木鳖子　白芷　天麻（连茎者）　赤芍　蔓荆子　当归　威灵仙　荆芥穗　甘菊花　不灰木　紫参　苦参　沙参　何首乌　石菖蒲　木贼　天冬（去心）　川芎　白蒺藜　甘草（炙）　胡麻仁　苍术（米泔水浸，炒）　草乌（汤泡，去皮）各三钱五分　共研细末，每服五钱，温酒调下，酒多更妙。

紫参、不灰木虽无亦可。

〖方歌〗换肌散治大风疮，毒攻眉脱坏鼻梁，乌梢白花蛇蚓细，鳖芷天麻芀蔓当，威灵荆菊不灰木，紫苦沙参何首菖，木贼天冬芎蒺草，胡麻苍术草乌强。

补气泻荣汤

连翘（去心） 升麻各六分 桔梗五分 黄芩 生地各四分 黄连 蚯蚓（酒炒，去土） 当归 黄芪 苏木 全蝎各三分 人参 白豆蔻各二分 甘草（生）一分 水二盅，酒一盅，煎至一盅，去渣；又用胡桐泪一分，水蛭（炒）、虻虫（炒）各三个，麝香五厘，桃仁三个研泥，共为细末，入药汤内，煎至七分，饭后服之。

〖方歌〗补气泻荣疠虚宜，芩连参桔蚓归芪，苏地升蝎翘蔻草，桐泪蛭虻麝桃泥。

何首乌酒

何首乌四两 当归身 当归尾 穿山甲（炙） 生地黄 熟地黄 蛤蟆各一两 侧柏叶 松针 五加皮 川乌（汤泡，去皮） 草乌（汤泡，去皮）各四钱 将药入夏布袋内，扎口；用黄酒二十斤，同药袋入坛内封固，重汤煮三炷香，埋窨七日。开坛口取酒，时时饮之，令醺醺然，作汗，避风。

〖方歌〗何首乌酒大风疾，归甲松针生熟地，侧蟆五加川草乌，酒煮滋荣毒自息。

万灵丹（见肿疡门）

【提要】麻风的病因及愈后。

【白话文】麻风总的发病是感受有毒之疠气所造成，具体的成因有三个方面，形体损害有五种表现，出现五死之证则是极为凶险的情况，此病初期如能控制或者有生存的希望。

【解读】此病古代叫做疠风，即有毒之风也。现在被称作麻风病。麻风病是由麻风杆菌引起的一种慢性接触性传染病。主要侵犯人体皮肤和神经，如果不治疗可引起皮肤、神经、四肢和眼的进行性和永久性损害。病人多处发生溃疡，并可导致残疾。儿童最容易患这种病，感染这种病后要过 2～7 年才会发病。麻风病的传染方式主要是直接接触传染，其次是间接接触传染。麻风杆菌侵入机体后，一般认为潜伏期平均为 2～5 年，短者数月，长者超过 10 年。症状分类：①结核样型麻风：本型病人的免疫力较强，麻风杆菌被局限于皮肤和神经；②界线类偏结核样型麻风：本型发生与结核样型相似，为斑疹和斑块，颜色淡红、紫红或褐黄，边界整齐清楚，有的斑块中央出现“空白区”或“打洞区”，形成内外边缘都清楚的环状损害，洞区以内的皮肤似乎正常；③中间界线类麻风：本型皮损的特点为多形性和多色性；④界线类偏瘤型麻风：本型皮肤损害有斑疹、丘疹、结节、斑块和弥漫性浸润等；⑤瘤型麻风：本型病人对麻风杆菌缺乏免疫力，麻风杆菌经淋巴、血液散布全身；⑥未定类麻风：本类为麻风的早期表现，是原发的，未列入五级分类中，性质不稳定，可自行消退或向其他类型转变。

杨梅疮

【原文】杨梅疮生有二般，精化气化是其源。
精化淫欲气传染，气宜发汗精下痊。

〖注〗此证一名广疮，因其毒出自岭南；一名时疮，以时气乖变，邪气凑袭之故；一名棉花疮，因其缠绵不已也；一名翻花杨梅，因窠粒破烂，肉反突于外，如黄蜡色；一名天疱疮，因其夹湿而生白疱也。有形如赤豆嵌于肉内，坚硬如铁，名杨梅痘；有形如风疹作痒，名杨梅疹；先起红晕，后发斑点者，名杨梅斑；色红作痒，其圈大小不一，二三相套，因食秽毒之物入大肠而发，名杨梅圈。其名形虽异，总不出气化、精化二因。但气化传染者轻，精化欲染者重。气化者，或遇生此疮之人，鼻闻其气，或误食不洁之物，或登圊受梅毒不洁之气，脾肺受毒，故先从上部见之，皮肤作痒，筋骨微疼，其形小而且干也。精化者，由交媾不洁，精泄时，毒气乘肝肾之虚而入于里，此为欲染，先从下部见之，筋骨多痛，或小水涩淋，疮形大而且坚。气化者毒在表，未经入里，稍有萌动，宜急服透骨搜风散；元气实者，杨梅一剂散汗之。精化者毒在里，深伏骨髓，未透肌肤，宜服九龙丹，通利大、小二便，以泻骨中之毒，甚者二服，降下毒物，以土深压之。行泻之后体实者，升麻解毒汤；体虚者，归灵内托散，服至筋骨不疼，疮色淡白，内毒已解，再用金蟾脱壳酒一料扫余毒，以绝其源。

如梅毒初发，服表药时，恐上攻头面，宜预服护面散；或疮势已发于面，愈后斑痕不退，宜翠云散点之，以灭痕迹。若梅疮溃烂时，脓秽浸淫成片而痛者，以鹅黄散撒之。又翻花杨梅，亦以本方加雄黄末，香油调敷之。外有护从丸，于发疮时，令侍从人服之可免传染。梅疮初起，头不痛，筋骨不疼，小水通利，疮形碎小色鲜，头面稀少，口角无疮，胸背稠密，谷道清楚者为顺；若先发下疳，次生便毒、鱼口，便觉筋骨疼痛，而梅疮随发，色紫坚硬，手足多生，形如汤泼起疱者为险。总之始终调治得法，轻者半年，重者一载，始得全愈。若患者不遵正法医治，欲求速效，强服轻粉、水银、白粉霜劫药等类，妄用熏、擦、哈、吸等法，以致余毒含藏骨髓，复为倒发结毒，轻则累及妻子，甚则腐烂损形，不可不慎。

透骨搜风散

透骨草（白花者，阴干） 生脂麻 羌活 独活 小黑豆 紫葡萄 槐子 白糖 六安茶 核桃肉各一钱五分 生姜三片，红枣肉三枚，水三盅，煎一盅。露一宿，空心热服。被盖出汗，避风。

〖方歌〗透骨搜风散梅毒，筋骨微疼痒皮肤，脂麻羌独豆葡萄，槐子糖茶核桃肉。

杨梅一剂散

麻黄（蜜炙）一两 威灵仙八钱 大黄七钱 羌活 白芷 皂角刺 金银花 穿山甲（炙，研） 蝉蜕各五钱 防风三钱 山羊肉一斤，河水煮熟，取清汤二碗，用黄酒一碗，将药煎至一碗。令患者空心将羊肉淡食令饱，随后服药。盖被出汗，避风。

〖方歌〗杨梅一剂元气壮，上部生毒气化疮，麻黄羌芷威灵刺，银花风甲蝉大黄。

升麻解毒汤

升麻　皂角刺各四钱　土茯苓一斤　水八碗，煎四碗，作四次，一日服尽。每次炖热，加香油三茶匙和匀，量病上下，食前后服之。如疮生项上，加白芷；咽内，加桔梗；胸腹，加白芍；肩背，加羌活；下部，加牛膝。

〖方歌〗升麻解毒筋骨疼，梅毒缠绵壮服灵，土苓皂刺香油服，按部须加药引经。

归灵内托散

人参　木瓜　白术（土炒）　金银花　防己　天花粉　白鲜皮　薏苡仁各一钱　当归　熟地　白芍（酒炒）　川芎各一钱　土茯苓二两　威灵仙六分　甘草五分　水三盅，煎二盅，作二次，随病上下服之，渣再煎服。下部，加牛膝五分；元气虚者，倍加参、归；毒气盛者，倍金银花、加蒲公英。外以麦冬五钱去心、薏苡仁五钱、土茯苓一两，煎汤常服以代茶。

〖方歌〗归灵内托参木瓜，术银四物己天花，土苓鲜薏威灵草，梅疮体弱服堪夸。

金蟾脱壳酒

醇酒五斤　大蛤蟆一个　土茯苓五两　浸酒内，瓶口封严，重汤煮二炷香时取出。待次日饮之，以醉为度。无论冬夏，盖暖出汗为效，余存之酒，次日随量饮之，酒尽疮愈。又治结毒筋骨疼痛诸药不效者，更妙。服酒七日后，禁见风为效，忌口及房欲。

护面散

女人头发（煅，存性）　明雄黄各三分　共研细，香油半酒盅调匀，滚黄酒冲服，一日三服。

〖方歌〗护面散医梅疮现，预服毒不攻头面，香油调药黄酒冲，只用雄黄头发煅。

翠云散

轻粉一两　石膏（煅）一两　胆矾　铜绿各五钱　共研极细末，湿疮干撒，干疮以公猪胆汁调浓点之，每日三次，斑痕自退。

〖方歌〗翠云散去疮后斑，轻粉石膏共胆矾，铜绿共研湿干撒，猪胆汁调能润干。

鹅黄散

轻粉　石膏（煅）　黄柏（炒）各等份　共为末，干撒患处，即可生痂，再烂再撒，毒尽即愈。

〖方歌〗鹅黄散治梅疮烂，脓秽多疼浸成片，轻粉石膏黄柏研，干撒止疼解毒验。

护从丸

雄黄　川椒各五钱　杏仁（炒，去皮、尖）一百粒　共研末，烧酒打飞罗面糊为丸，如梧酮子大。每服十五丸，白滚水送下。

〖方歌〗护从丸避梅疮患，雄黄川椒各五钱，杏仁百粒酒糊入，从人服之毒不传。

九龙丹（见下部悬痈）

【提要】杨梅疮的病因、表现及治疗。

【白话文】杨梅疮有两种表现，一种为感受时疫毒邪，叫做时疮；另一种因为病程绵绵不愈，叫做棉花疮。但不管时疮还是棉花疮，它们的病因都不外乎气化和精化。气化多为感受不洁之气体，传染至自身；精化为接触感染的精液等，毒邪乘虚入里。气化者，毒气一般在体表，宜发汗；精化者，病毒深达骨髓，宜通利大便，以降下毒物。

【解读】杨梅疮出自《疮疡经验全书》卷六。又名霉疮、广疮、时疮、棉花疮。多因气化（间接）传染和精化（接触）传染而发。症见：先出现下疳，或见有横痃，继则发杨梅疮。发病前，多见有全身性发热、头痛、骨节部位酸痛、咽干喉痛，并逐渐出现皮表病变。如外阴部皮肤先起红晕，后即见成斑片者，名杨梅斑；有形如风疹者，名杨梅疹；若其状如赤豆，嵌入肉内者，则名杨梅痘；若疹粒破溃，肉反而突出于外者，更名翻花杨梅。严重者，其毒侵及骨髓、关节、内脏，则统称之为杨梅结毒。治宜清血解毒。传统多选用杨梅一剂散，或用土茯苓合剂内服，外用可选鹅黄散调敷其疮疡。

本病即梅毒。梅毒是由苍白（梅毒）螺旋体引起的慢性、系统性性传播疾病。主要通过性途径传播，临床上可表现为一期梅毒、二期梅毒、三期梅毒、潜伏梅毒和先天梅毒（胎传梅毒）等。是《中华人民共和国传染病防治法》中，列为乙类防治管理的病种。梅毒在全世界流行，据 WHO 估计，全球每年约有 1200 万新发病例，主要集中在南亚、东南亚和次撒哈拉非洲。近年来梅毒在我国增长迅速，已成为报告病例数最多的性病。所报告的梅毒中，潜伏梅毒占多数，一、二期梅毒也较为常见，先天梅毒报告病例数也在增加。梅毒病人的皮肤、黏膜中含梅毒螺旋体，未患病者在与梅毒病人的性接触中，皮肤或黏膜若有细微破损则可得病。极少数可通过输血途径传染。获得性梅毒（后天）早期梅毒病人是传染源，95%以上是通过危险的或无保护的性行为传染，少数通过接吻、输血、污染的衣物等传染。胎传梅毒由患梅毒的孕妇传染，如果一、二期和早期潜伏梅毒的孕妇，传染给胎儿的几率相当高。

治疗方面强调早诊断，早治疗，疗程规则，剂量足够。疗后定期进行临床和实验室随访。性伙伴要同查同治。早期梅毒经彻底治疗可临床痊愈，消除传染性。晚期梅毒治疗可消除组织内炎症，但已破坏的组织难以修复。青霉素，如水剂青霉素、普鲁卡因青霉素、苄星青霉素等为不同分期梅毒的首选药物。对青霉素过敏者可选四环素、红霉素等。

杨梅结毒

【原文】　　结毒杨梅毒结生，源于误服劫药成。
日久逢虚始倒发，脑鼻喉目任蚀攻。

〖注〗此证因生杨梅方炽，误服水银升炼悍燥劫药，希图速效，疮痂尽落，一时侥幸而愈，不知遗害久远，引毒潜藏骨髓关窍之中，其毒积久，因经虚外攻，故名结毒倒发。其始先从筋骨疼痛，随处结肿，皮色如常；将烂时，色方紫红，腐臭不堪，以致脑顶塌陷、腮唇鼻梁损坏、穿喉蚀目、手足拘挛等患，终成痼疾。初起结肿，筋骨疼痛时，宜服搜风解毒汤；若遍身破烂臭秽，而兼筋骨疼痛，气实毒盛者，宜服化毒散；气衰者，猪胰子汤主之；若结毒肿块，经年难愈，诸法罔效者，宜西圣复煎丸主之；若结毒攻于口鼻者，宜五宝散主之。年久臭烂，鼻破损坏者，宜服结毒紫金丹；若入巅顶，头痛如破者，内服天麻饼子，鼻吸碧云散；若鼻塞不通，宜吹通鼻散，甚效；毒攻咽喉，腐烂臭蚀者，宜服硫黄不二散，兼吹结毒灵药，兑人中白；若结毒筋骨疼痛，朝轻夜重，喜热手按揉者，系犯寒凉，宜铅回散主之；结毒臭烂不敛。宜贴解毒紫金膏，兼撒结毒灵药。壮实者，以解毒为主；虚弱者，以兼补为法。以上之证，各随次弟，如法调治，重者一年，轻者半年，自然可痊，永无后患，慎勿妄求速效，以自贻误也。

搜风解毒汤

土茯苓一两　白鲜皮　金银花　薏苡仁　防风　木通　木瓜各五分　皂角子四分　水二盅，煎一盅服之，一日三服。气虚，加人参七分；血虚，加当归七分。忌清茶、牛、羊、鸡、鹅、鱼、肉、烧酒、房欲等件。

〖方歌〗搜风解毒汤倒发，初肿拘急骨痛加，土苓白鲜银花薏，皂角防风通木瓜。

化毒散

生大黄一两　穿山甲（炙）　当归尾各五钱　白僵蚕（炒）三钱　蜈蚣（炙黄）一条　共研末，每服二钱，温酒调下，一日二服。

〖方歌〗化毒散医结毒盛，破秽气实筋骨疼，大黄山甲僵归尾，蜈蚣研末酒调成。

猪胰子汤

猪胰子（切碎）一两　黄芪（盐水炒）　金银花各三钱　当归　白芍（酒炒）各一钱五分　天花粉　贝母（去心，研）　穿山甲（炙，研）　白鲜皮　青风藤　白芷　木瓜　皂角刺　甘草节各一钱　黄瓜蒌（连仁研烂）一个　防己七分　鳖虱胡麻（炒，研）二钱　白色土茯苓四两　河水四大碗，煎汤三碗，去滓，将群药入汤内，煎一大碗，通口服；胃弱者分为二服，日三服。

〖方歌〗猪胰汤治结毒虚，归芍天花蒌贝芪，胡麻银甲鲜藤芷，木瓜己刺草苓宜。

西圣复煎丸

乳香　没药　孩儿茶　丁香各一两　血竭　阿魏　白花蛇各四钱　飞罗面（炒焦黄色）一斤　共研细，炼蜜六两，煎滚香油四两，大枣肉二十枚，捣膏共和为丸，如弹子大，每服一丸；土茯苓二两，水二盅，煎至一盅，将药丸入内，再煎至半盅，澄去渣，温服。

〖方歌〗西圣复煎丸结毒，肿块经年服自无，乳没儿茶丁血竭，阿魏白蛇面炒胡。

结毒紫金丹

龟甲（放炭火上炙焦，用白酒浆涂之再炙，以焦黄为度，研末）二两　朱砂六钱　石决明（用九孔大者，煅红，童便淬一次）六钱　各研极细末，共和匀，烂米饭为丸，麻子大。每服一钱，量病上、下，食前后服之。筋骨疼痛酒下；腐烂者土茯苓汤下。

〖方歌〗结毒紫金丹龟甲，石决朱砂米饭丸，年久毒攻鼻损破，土苓汤服臭烂痊。

天麻饼子

天麻　薄荷　甘松　白附子（去皮）　白芷　苍术（米泔水浸，炒）　川芎　川乌（汤泡，去皮）　草乌（汤泡，去皮）　防风　细辛　甘草（生）各一钱　雄黄　全蝎各三钱　上为细末，寒食面打糊为丸，如豌豆大，捻作饼子。每服二三十饼，葱白煎汤送下。

〖方歌〗天麻饼子薄甘松，雄黄白附芷苍芎，川草乌蝎防细草，结毒攻巅头痛平。

通鼻散

葫芦壳（烧灰）　石钟乳　胆矾　冰片各等份　共为末，吹入鼻内，出黄水，日吹二三次，三二日即通。

〖方歌〗通鼻散吹结毒证，毒塞鼻中息不通，石钟乳与葫芦壳，胆矾冰片等份同。

硫黄不二散

硫黄一钱　靛花一分　共研细，用凉水一酒盅调服。

〖方歌〗硫黄不二毒攻喉，腐臭烂蚀痛不休，凉水调服疼立止，靛花少兑不须忧。

结毒灵药

水银一两　朱砂　硫黄　雄黄各三钱　共研细，入阳城罐内，泥固铁盏，梁兜固紧封口，其火候俱按红升丹之炼法，火毕，次日取出盏底灵药约有一两五六钱。治寻常腐烂之证，灵药五钱、轻粉五钱，同研细，小罐盛收，以纱封之；临用时，甘草汤洗净患处，将罐倒悬，纱眼内筛药患上，油纸盖之。男妇咽喉烂者，灵药一钱，加人中白二分，研细吹之，日用三次。

〖方歌〗结毒灵药化腐方，水银朱砂硫雄黄，共研入罐用泥固，兜紧火升三炷香。

铅回散

黑铅（铜杓化开，倾入水中，取起再化再倾，以铅化尽为度，澄去水，将铅灰倾在三重纸上，下用灰收干水气，铅灰日中晒干）半斤　硫黄　各等份，共研细，每服一钱，温酒调服，至重者，不过三次即效。

〖方歌〗铅回散疗筋骨痛，寒触结毒夜间重，铅化成灰兑硫黄，每服五钱酒调送。

五宝散（见下部疳疮）

碧云散（见头部头风伤目）

解毒紫金膏（见胫部臁疮）

【提要】杨梅结毒的病因、病机、发生及发展。

【白话文】杨梅结毒是由伏藏于体内的毒邪而生，原因是误服水银升炼等烈性药，当时病情有所控制，但是毒邪已经伏藏于体内，待体质虚弱之时，病情才开始表现出来，脑、鼻、喉、目都将受到损害。

【解读】此病证出自《霉疮秘录》，为梅毒疮病晚期并发内脏病证者。又名杨梅痈漏。多因梅疮毒邪侵入四肢骨关节，或走窜经络脏腑而致。症见杨梅疮证之晚期，临证出现筋骨疼痛，结肿块状物随处可发，其皮色多如常；其肿块破溃者，色呈紫黑，腐臭之气味不堪入鼻。若治不愈，则可引致脑顶塌陷、鼻骨溃烂崩倒、唇缺、咽喉穿烂、手足拘挛等症。治宜清血解毒，内服搜风解毒汤；若遍体溃烂，筋骨疼痛，内服用仙遗粮方，外敷宜解毒紫金膏。相当于晚期梅毒，现已罕见。

赤白游风

【原文】

赤白游风如粟形，浮肿焮热痒兼疼。
表虚风袭怫郁久，血赤气白热化成。

〖注〗此证发于肌肤，游走无定，起如云片，浮肿焮热，痛痒相兼，高累如粟。由脾肺燥热，而兼表虚腠理不密，风邪袭入，怫郁日久，与热相搏，则化热益盛而成。滞于血分者，则发赤色；滞在气分者，则发白色，故名赤白游风也。初俱宜荆防败毒散疏解之。赤者次服四物消风饮；白者次服补中益气汤，加防风、蝉蜕、僵蚕、生何首乌治之。初俱用牛肉片贴之，猪羊俱可。游走太速者，砭之；定停者，以真君妙贴散鸡子清调敷。其看顺逆之法，与丹毒门参考。忌鱼腥、鸡、鹅、动风燥血之物，犯则难愈。

四物消风饮

生地三钱　当归二钱　荆芥　防风各一钱五分　赤芍　川芎　白鲜皮　蝉蜕　薄荷

各一钱　独活　柴胡各七分　红枣肉二枚，水二盅，煎八子，去渣服。

〖方歌〗四物消风饮调荣，血滋风减赤色平，荆防鲜蝉兼独活，柴薄红枣水煎浓。

荆防败毒散（见项部脑疽）

补中益气汤（见溃疡门）

真君妙贴散（见肿疡门）

【提要】赤白游风的病因、病机及症状。

【白话文】赤白游风皮损形如粟状，出现浮肿热痛的症状。因表虚腠理不密之时，风邪侵袭，郁久而发。滞于血分的，发为赤色；滞于气分的，发为白色。

【解读】本证是一种暂时性、局限性、无痛性的皮下或黏膜下水肿。本病西医学称之为血管性水肿，又称巨大荨麻疹。初起突然发作，游走不定，皮肤光亮浮肿，形若浮云片状，触摩有硬实感。自感局部灼热，微痒麻木不疼痛。该证好发于口唇、眼睑、耳垂或胸腹、肩背部，一般无全身症状，少数病人或可伴有腹痛、腹泻、呕吐等症。赤白游风发生于眼结膜、视网膜、咽喉、口腔、生殖器、消化道及肾脏等处，可出现相应临床症状，如眼底视盘水肿、呼吸困难、吞咽困难、血尿，而喉部水肿甚至可导致窒息死亡。

紫白癜风

【原文】　紫白癜风无痒痛，白因气滞紫血凝。
热体风侵湿相搏，毛窍闭塞发斑形。

〖注〗此证俗名汗斑，有紫、白二种。紫因血滞，白因气滞。总由热体风邪、湿气侵入毛孔，与气血凝滞，毛窍闭塞而成。多生面项，斑点游走，延蔓成片，初无痛痒，久之微痒。初起宜万灵丹汗之，次以胡麻丸常服；外用密陀僧散擦患处，令汗出，风湿自解。古今治法虽多，取效甚少。得此证者当忌鱼腥、煎炒、火酒、动风发物。

胡麻丸

大胡麻四两　苦参　防风　石菖蒲　威灵仙各二两　白附子　独活各一两　甘草（生）五钱　上药共为细末，白酒浆和为丸，如绿豆大。每服二钱，形瘦者一钱五分，食后临卧白滚水送下。

〖方歌〗胡麻丸治紫白癜，除去风湿不致延，苦参白附防风草，菖蒲独活威灵仙。

密陀僧散

雄黄　硫黄　蛇床子各二钱　密陀僧　石黄各一钱　轻粉五分　共研末，醋调搽患上。

〖方歌〗密陀僧散风湿患，入腠成癜紫白斑，雄硫轻粉蛇床子，石黄共末醋搽痊。

万灵丹（见肿疡门）

【提要】紫白癜风的病因、病机及症状。

【白话文】紫白癜风癣没有痒痛不适，皮损呈白色多由于气机凝滞，呈紫色则因血液凝滞不畅所致。湿热体质与入侵的风湿之邪相结合，导致毛窍闭塞而发紫白斑疹。

【解读】本病又叫花斑癣，俗称汗斑。本病是由马拉色菌感染表皮角质层引起的一种浅表真菌病。本病呈慢性，有轻度的炎症，通常无自觉症状。损害特征为散在或融合的色素减退或色素沉着斑，上有糠秕状的脱屑，好发于胸部、背部、上臂、腋下，有时也波及面部。初起损害为围绕毛孔的圆形点状斑疹，以后逐渐增至甲盖大小，边缘清楚，邻近部位可相互融合成不规则大片形，而周围又有新的斑疹出现。表面附有少量极易剥离的糠秕样鳞屑，灰色、褐色至黄棕色不等，有时多种颜色共存，状如花斑。时间较久的呈浅色斑。皮疹无炎性反应，偶有轻度瘙痒感，皮损好发生于胸背部，也可累及颈、面、腋、腹、肩及上臂等处，一般以青壮年男性多见。病程慢性，冬季皮疹减少或消失，但夏天又可复发。

白驳风

【原文】　白驳风生面颈间，风邪相搏白点斑。
甚延遍身无痛痒，治宜消风涂脂痊。

〖注〗此证自面及颈项，肉色忽然变白，状类斑点，并不痒痛。由风邪相搏于皮肤，致令气血失和。施治宜早，若因循日久，甚者延及遍身。初服浮萍丸，次服苍耳膏；外以穿山甲片先刮患处，至燥痛，取鳗鲡鱼脂，日三涂之。一方取树孔中水温洗之，洗后捣桂心、牡蛎等份为末，面油调涂，日三夜一俱效。

浮萍丸

紫背浮萍（取大者洗净，晒干）　研细末，炼蜜为丸，如弹子大。每服一丸，豆淋酒送下。

豆淋酒法

黑豆半升　炒烟起，冲入醇酒三斤，浸一日夜，去豆，用酒送药。

〖方歌〗浮萍丸治白驳应，晒干紫背大浮萍，蜜丸弹状豆酒服，专能发表散邪风。

苍耳膏

苍耳（鲜者，连根带叶取五七十斤，洗净）　切碎，入大锅内煮烂，取汁，绢滤过，再熬成膏，瓷罐盛之。用时以桑木匙挑一匙，噙口内，用黄酒送下。服后有风处，必出小疮如豆粒大，此风毒出也，刺破出汁尽即愈。忌猪肉。

〖方歌〗苍耳风邪侵皮肤，气血失和白驳生，连根带叶鲜苍耳，洗净熬膏酒服灵。

【提要】白驳风的病因、病机、症状及治疗。

【白话文】白驳风生于颜面及颈项，是由于风邪相搏于皮肤，致令气血失和，导致肉色忽然变白，形状似点的疾病，严重的遍及全身，不痛不痒。治疗上宜消风散邪，涂擦鳗鲡鱼脂。

【解读】白驳风是一种常见的皮肤病，西医学称为“白癜风”。该病以局部或泛发性色素脱失形成白斑为特征，易诊断难治疗。此病在世界各地均有发生，但在印度发病率最高，我国约有千万人发病，发病区域不受种族、性别、年龄等影响。当人体面部部分色素不均时，皮肤就会逐渐产生白斑，然后逐渐弥漫地补丁和蔓延。皮损为大小不等的局限性脱失斑，如瓷白色，边界清楚，边缘色素较正常肤色较浓，新发皮损周围常有暂时性炎性晕轮。皮损数目可单发或多发，可相融成片。白斑大小不一，形态不规则，患处毛发可变白。一般无自觉症，全身各部位均可发生，常见于指背、腕、前臂、颜面、颈项及会阴、外生殖器周围。可对称分布，也可沿神经单侧分布，呈节段性或带状。分为完全型与不完全型两种。前者对二羟苯丙氨酸（DOPA）反应阴性，黑素细胞消失，治疗反应差。后者对 DOPA 反应阳性，黑素细胞数目减少，治愈几率大。

疬疡风

【原文】　疬疡风从皮肤生，颈项胸腋无痒疼。
紫白点点不开大，皮肤风邪热结成。

〖注〗此证发于皮肤，多生颈项胸腋，其色紫白，点点相连亦无痒疼，较白驳形圆，不延蔓开大。由风邪郁热皮肤，居久不散而成斯疾。宜服乌蛇散，外用羊蹄草根，共硫黄蘸醋于锈铁片上研浓汁，日涂二三次效。

乌蛇散

乌蛇（酒浸）三两　羌活　防风　黄芩　苦参各二两　人参　沙参　丹参　玄参　栀子仁（生）　桂心　秦艽　木通　犀角屑　白蒺藜　升麻　枳壳（麸炒）　白鲜皮　川芎各一两　共研细末，每二钱，食远温酒调服。忌鸡、猪、鱼、蒜、面食、热物之类。

〖方歌〗乌蛇疬疡风热淫，羌活防风芎五参，栀桂秦艽通犀角，蒺藜升枳白鲜芩。

【提要】疬疡风的病因、病机及症状。

【白话文】疬疡风生于皮肤，多见于颈项胸腋，无痒无痛，其色紫白，不蔓延变大，是由于皮肤风邪郁热，居久不散而成。

【解读】疬疡风发于皮肤，多生于颈项胸腋处，皮损颜色紫白，点点相连，无痒无痛，与白驳风相比较形状更圆，不蔓延变大。相当于西医学的汗斑，是一种由花斑癣病菌引起的皮肤病。当身体长时间受热，汗液大量分泌，皮肤表层中的毛孔就会张开，从而让花斑癣病菌趁机通过毛孔进入到皮肤里，导致出现花斑癣症状。如果汗斑出现在手、脚等裸露部位时，会给病人带来种种不便，甚至影响到病人的自信心。汗斑的确较容易发生在汗水郁积处，像是脖颈、前胸、后背，典型的汗斑会以雨滴状的白色或咖啡色斑点来表现。如果流汗或遇热时，有时候患部会突然发红或发痒，为其特色。

丹毒

【原文】

丹毒名多云片形，风火湿寒肉分凝。
胸腹四肢分顺逆，清火消风砭敷灵。

〖注〗孙真人云：丹毒一名天火，肉中忽有赤色，如丹涂之状，其大如掌，甚者遍身，有痒有痛，而无定处。丹名虽多，其理则一也。形如鸡冠，名鸡冠丹；若皮涩起如麻豆粒者，名茱萸丹；亦有水丹，遍身起疱，遇水湿搏之，透露黄色，恍如有水在皮中，此虽小疾，能令人死，须当速治，不可忽也。色赤者，诸书谓之赤游丹；色白者，为水丹，小儿多生之。但有干、湿、痒、痛之殊，有夹湿、夹风、夹寒之别。诸丹总属心火、三焦风邪而成，如色赤而干，发热作痒，形如云片者即名赤游丹，属血分有火而受风也。毒盛者，服蓝叶散；毒轻者，宜导赤汤加薄荷叶、独活服之。如初起白癍，渐透黄色，光亮胀坠，破流黄水，湿烂多痛者，名水丹，又名风丹，多生腿膝，属脾肺有热而夹湿也，宜防己散主之。亦有起白癍，无热无痛，游走不定者，由火毒未发，肌肤外受寒郁，名为冷瘼，宜服乌药顺气散，外用姜擦。凡丹形初见，即用牛、羊精肉片贴之，甚则用砭法，令出紫血；色重不散者，以柏叶散敷之。又方：芸苔叶研末，靛青调敷甚效。诸丹本于火邪，其势暴速，自胸腹走于四肢者顺，从四肢攻于胸腹者逆。

蓝叶散

蓝叶（晒干） 川芎 赤芍 知母 生地 白芷 川升麻 柴胡 葛根 杏仁（炒，去皮、尖） 甘草（生）各一钱 石膏（煅） 栀子仁各五分 共捣粗末，每用八钱，新汲水二盅，煎八分，去渣服。热甚，加黄芩、玄参。

〖方歌〗蓝叶散却赤游丹，皆因血热风邪缠，芎芍知膏生地芷，升麻柴葛杏栀甘。

防己散

防己三两 朴硝一两 犀角（镑） 川芎 黄芩 黄芪 川升麻各一钱 共捣粗末，每用五钱，加竹叶三十片，新汲水二盅，煎八分服。

〖方歌〗防己丹毒始白癍，渐黄亮痛湿热原，朴硝犀角芎芩共，芪与升麻竹叶煎。

乌药顺气散

乌药　橘红各二钱　枳壳（麸炒）　白芷　桔梗　防风　僵蚕（炒）　独活　川芎（生）五分　水二盅，生姜三片，煎八分服。

〖方歌〗乌药顺气枳橘红，芷桔风僵独草芎，冷瘼游行无热痛，因毒未发受寒风。

导赤汤（见口部口糜）

柏叶散（见腰部缠腰火丹）

【提要】丹毒的病因、病机、症状及治疗。

【白话文】丹毒的名称很多，遇风、遇火、遇寒、遇湿则肌肉凝结成云片状红斑，红斑自胸腹发起，走向四肢者为顺；从四肢发起，攻于胸腹者为逆。用清热解毒祛风、砭法或药物敷贴之法治疗有效。

【解读】丹毒是一种皮肤病证，以皮肤突然发红，色如涂丹为主要表现的急性感染性疾病。好发于下肢和面部。其临床表现为起病急，局部出现界限清楚之片状红疹，颜色鲜红，并稍隆起，压之褪色。皮肤表面紧张炽热，迅速向四周蔓延，有烧灼样痛，伴高热、畏寒及头痛等。西医学也称为丹毒，是一种累及真皮浅层淋巴管的感染，主要致病菌为A组β溶血性链球菌。诱发因素为手术伤口或鼻孔、外耳道、耳垂下方、肛门、阴茎和趾间的裂隙皮肤的任何炎症，尤其是有皲裂或溃疡的炎症为致病菌提供了侵入的途径。轻度擦伤或搔抓、头部以外损伤、不清洁的脐带结扎、预防接种和慢性小腿溃疡均可能导致此病。致病菌可潜伏于淋巴管内，引起复发。

粟疮作痒

【原文】　　粟疮痒证属火生，风邪乘皮起粟形。
　　　　　风为火化能作痒，通圣苦参及消风。

〖注〗凡诸疮作痒，皆属心火。火邪内郁，表虚之人，感受风邪，袭入皮肤，风遇火化作痒，致起疮疡形如粟粒，其色红，搔之愈痒，久而不瘥，亦能消耗血液，肤如蛇皮。初服防风通圣散加枳壳、蝉蜕；血燥遇晚痒甚，夜不寐者，宜服消风散，外敷二味拔毒散。若年深日久，肤如蛇皮者，宜常服皂角苦参丸，外用猪脂油二两、苦杏仁一两捣泥，抹之自效。

皂角苦参丸

苦参一斤　荆芥十二两　白芷　大风子肉　防风各六两　大皂角　川芎　当归　何首乌（生）　大胡麻　枸杞子　牛蒡子（炒）　威灵仙　全蝎　白附子　蒺藜（炒，去刺）　独活　川牛膝各五两　草乌（汤泡，去皮）　苍术（米泔水浸，炒）　连翘（去心）　天麻　蔓荆子　羌活　青风藤　甘草　杜仲（酥炙）各三两　白花蛇（切片，酥油炙黄）　缩砂仁（炒）

各二两　人参一两　共研细末，醋打老米糊为丸，如梧桐子大。每服三四十丸，温酒食前后任下。避风忌口为要。

〖方歌〗皂角苦参粟疮痒，久似蛇皮肤难当，芎归何首胡麻芷，大风枸杞草乌苍。翘蒡威灵蝎白附，蒺藜天麻独蔓羌，白蛇风藤甘杜仲，人参牛膝缩荆防。

防风通圣散（见头部秃疮）

消风散（见项部钮扣风）

二味拔毒散（见肿疡门）

【提要】粟疮作痒的病因、病机、症状及治疗。

【白话文】粟疮作痒都是由于心火旺盛，风邪袭入皮肤，形成如粟粒样疮疡，风遇火化作痒。可用防风通圣散、皂角苦参丸及消风散治疗。

【解读】凡是疮疡出现痒，都是因为心火旺盛。火邪郁积体内，表虚的人，感受风邪，风邪袭入皮肤，遇火化作痒，致起疮疡形如粟粒，其色红，搔抓愈痒，日久不愈的也会消耗血液，血虚风燥不能滋养肌肤则皮肤干燥如蛇皮样。初起时服用防风通圣散加枳壳、蝉蜕；因血燥而晚上瘙痒更甚，甚至影响睡眠，导致夜不能寐的，宜服用消风散，外敷二味拔毒散。如果长年不愈形成慢性，皮肤干燥粗糙像蛇皮样的宜常服用皂角苦参丸，外用猪脂油二两、苦杏仁一两捣泥涂抹患处，可取得疗效。

枯筋箭

【原文】　枯筋箭由肝失荣，筋气外发赤豆形。
破突筋头如花蕊，或系或灸便成功。

〖注〗此证一名疣子，由肝失血养，以致筋气外发。初起如赤豆，枯则微槁，日久破裂，钻出筋头，蓬松枯槁，如花之蕊，多生于手足胸乳之间。根蒂细小者，宜用药线齐根系紧，七日后其患自落，以月白珍珠散掺之，其疤收敛；根大顶小者，用铜钱一文套疣子上，以草纸穰代艾连灸三壮，其患枯落，疣形若大，用草纸蘸湿，套在疣上灸之。

药线（见臀部痔疮）

月白珍珠散（见溃疡门）

【提要】枯筋箭的病因、病机、症状及治疗。

【白话文】枯筋箭是由于肝失血养，筋气外发形成赤小豆大的丘疹大疣体，疣体表面粗糙如花蕊状，在疣体根部结扎或艾灸疣体可治愈。

【解读】本病又名疣子、千日疮、疣目，由于肝主筋，肝失血养，导致筋气外发所致。疣是人类乳头状瘤病毒（HPV）感染引起，可通过直接或间接接触传播，外伤或皮肤破损对 HPV 感染也是一个重要的因素。疣的病程与机体免疫有重要的关系。疣在相对健康人群长期不消退的机制目前尚未清楚，可能与局部或全身的免疫功能低下，或产生免疫耐受有关。初起为针尖大的丘疹，渐渐扩大到豌豆大或更大，呈圆形或多角形，表面粗糙，角化明显，质坚硬，呈灰黄、污黄或污褐色，继续发育呈乳头瘤样增殖，摩擦或撞击易于出血。治疗以破坏疣体、调节局部皮肤生长、刺激局部或全身免疫反应为主要手段，包括全身治疗和局部治疗。

医宗金鉴卷七十四

发无定处（下）

疥 疮

【原文】　疥疮干湿虫砂脓，各经蕴毒风化成。
治论上下分肥瘦，清风利湿兼杀虫。

〖注〗此证有干、湿、虫、砂、脓之分，其形虽有五种，总由各经蕴毒，日久生火，兼受风湿，化生斯疾，或传染而生。凡疥先从手丫生起，绕遍周身，瘙痒无度。如肺经燥盛，则生干疥，瘙痒皮枯，而起白屑；如脾经湿盛，则生湿疥，臖肿作痛，破津黄水，甚流黑汁；如肝经风盛，则生虫疥，瘙痒彻骨，挠不知疼；如心血凝滞，则生砂疥，形如细砂，焮赤痒痛，抓之有水；如肾经湿热，则生脓窠疥，形如豆粒，便利作痒，脓清淡白；或脾经湿盛，亦生脓窠疥，但顶含稠脓，痒疼相兼为异。疥虽有余之证，而体虚之人亦生，以便秘为实，便利为虚。亦有虚而便燥者，如风秘则便燥，血分枯燥则便涩。又在疮形色重色淡，及脉息之有力、无力辨之。初起有余之人，俱宜防风通圣散服之，虚者服荆防败毒散透发之。及情势已定，则无论虚实，干疥服消风散，湿疥服苍术膏，虫疥服芦荟丸，砂疥服犀角饮子，脓窠疥服秦艽丸，经久不愈血燥者，服当归饮子。外治：干疥者，擦绣球丸；湿者，擦臭灵丹，润燥杀虫俱效。疥生上体多者，偏风热盛；下体多者偏风湿盛。肥人多风湿，瘦人多血热，详辨治之。

苍术膏

南苍术（切片，入砂锅内水煮减半，取汁再加水煮，如前，以术无味为度，并汁一处，用小砂锅再煎，如干一寸加汁一寸，煎成膏，加蜂蜜四两和匀）十斤　每服二羹匙，空心，白滚水调服。

〖方歌〗苍术膏医湿疥疮，切片入锅煮取汤，熬膏加蜜空心服，湿除热散胜群方。

犀角饮子

犀角（镑）　赤芍　甘菊花　玄参　木通　赤小豆（炒）　石菖蒲各一钱五分　甘草（生）一钱　生姜三片，水二盅，煎八分服。

〖方歌〗犀角饮子砂疥生，痒疼色赤出心经，芍菊玄参通赤豆，菖蒲姜草水煎成。

秦艽丸

秦艽　苦参　大黄（酒蒸）　黄芪各二两　防风　漏芦　黄连各一两五钱　乌蛇肉（酒浸，焙干）五钱　共为细末，炼蜜为丸，如梧桐子大。每服三十丸，食后温酒送下。

〖方歌〗秦艽丸服脓疥愈，清热痒除疮自去，苦参大黄风漏芦，乌蛇黄连芪蜜聚。

当归饮子

当归　生地　白芍（酒炒）　川芎　何首乌　荆芥　防风　白蒺藜各一钱　黄芪　甘草（生）各五分　水二盅，煎八分，食远服。

〖方歌〗当归饮子脓疥久，痒添血燥不能除，四物黄芪何首草，荆防蒺入风自疏。

绣球丸

川椒　轻粉　樟脑　雄黄　枯白矾　水银各二钱　大风子肉（另研）一百枚　共研细末，同大风子肉再碾匀，加柏油一两，化开和药，搅匀作丸，以二掌合搓，如圆眼大。先以鼻闻，次擦患处。

〖方歌〗绣球丸用椒轻粉，樟脑雄黄矾水银，大风子研柏油兑，干疥搓擦效如神。

臭灵丹

硫黄末　油核桃　生猪脂油各一两　水银一钱　捣膏，用擦患外。

〖方歌〗臭灵丹擦脓湿疥，硫黄末共油核桃，生猪脂油各一两，水银一钱同捣膏。

防风通圣散（见头部秃疮）

荆防败毒散（见项部脑疽）

消风散（见项部钮扣风）

芦荟丸（见齿部牙衄）

【提要】疥疮的病因、病机、分类及治疗。

【白话文】疥疮有干、湿、虫、砂、脓的区别，是由于各经毒气蕴结，并外受风邪而形成的。治疗时应当分辨发病的上下部位及病人的胖瘦，从而辨证选择清热、祛风、利湿之法，再兼顾杀虫。

【解读】疥疮是由疥螨在人体皮肤表皮层内引起的接触性传染性皮肤病，可在家庭及接触者之间传播流行。临床表现以皮肤柔嫩之处有丘疹、水疱及隧道，阴囊瘙痒性结节，夜间瘙痒加剧为特点。疥螨常寄生于皮肤较薄而柔软的部位，如指缝及其两侧、腕屈面、肘窝、腋窝、脐周、腰部、下腹部、生殖器、腹股沟及股上部内侧。头面部不累及，但儿童例外。皮损为针尖大小的丘疱疹和疱疹。指缝处常可发现由疥虫所掘出的隧道，在隧道口可用针尖挑出雌虫。这是疥疮特有症状。常伴夜间剧痒。皮损若经久不愈，常出现继发性变化，如抓痕、血痂、点状色素沉着、湿疹样变和脓疱。部分病人可在阴囊、阴茎等处可出现淡色或红褐色，绿豆至黄豆大半球炎性硬结节，有剧痒，称为疥疮结节。另一种罕见型为挪威疥疮，是一种严重的疥疮，多发生于身体虚弱或免疫功能低下者，该型皮疹广泛且有特殊臭味。婴幼儿、儿童的皮肤角质层薄，皮损具有特殊性，皮损表现为多形性，可类似丘疹性荨麻疹、湿疹等，常累及头面部、掌跖，而这些部位成人等不易受累。外治法目前以硫黄软膏为特效。

癣

【原文】 癣证情形有六般，风热湿虫是根源。

干湿风牛松刀癣，春生桃花面上旋。

〖注〗此证总由风热湿邪，侵袭皮肤，郁久风盛，则化为虫，是以瘙痒之无休也。其名有六：一曰干癣，搔痒则起白屑，索然凋枯；二曰湿癣，搔痒则出黏汁，浸淫如虫形；三曰风癣，即年久不愈之顽癣也，搔则痹顽，不知痛痒；四曰牛皮癣，状如牛领之皮，厚而且坚；五曰松皮癣，状如苍松之皮，红白斑点相连，时时作痒；六曰刀癣，轮廓全无，纵横不定。总以杀虫渗湿、消毒之药敷之。轻者羊蹄根散，久顽者必效散搽之。亦有脾、肺风湿过盛肿而痛者，宜服散风苦参丸，解散风湿，其肿痛即消。又有面上风癣，初如痦瘰，或渐成细疮，时作痛痒，发于春月，又名吹花癣，即俗所谓桃花癣也，妇女多有之。此由肺、胃风热，随阳气上升而成，宜服疏风清热饮，外用消风玉容散，每日洗之自效。

羊蹄根散

羊蹄根（末）八钱　枯白矾二钱　共研匀，米醋调擦癣处。

〖方歌〗羊蹄根散敷诸癣，羊蹄根共枯白矾，二味研末加米醋，搽患渗湿痒可痊。

必效散

川槿皮四两　海桐皮　大黄各二两　百药煎一两四钱　巴豆（去油）一钱五分　斑蝥（全用）一个　雄黄　轻粉各四钱　共研极细末，用阴阳水调药，将癣抓损，薄敷，药干必待自落。

〖方歌〗必效大黄百药煎，川槿海桐巴豆斑，雄黄轻粉阴阳水，调搽诸癣久年顽。

散风苦参丸

苦参四两　大黄（炒香）　独活　防风　枳壳（麸炒）　玄参　黄连各二两　黄芩　栀子（生）　菊花各一两　共研细末，炼蜜为丸，如梧桐子大。每服三十丸，食后白滚水送下，日用三服，茶酒任下。

〖方歌〗散风苦参风湿盛，癣疮多痒肿痛兼，大黄芩独防风枳，玄参栀子菊黄连。

疏风清热饮

苦参（酒浸，蒸晒九次，炒黄）二钱　全蝎（土炒）　皂角刺　猪牙皂角　防风　荆芥穗　金银花　蝉蜕（炒）各一钱　酒、水各一盅，加葱白三寸，煎一盅，去渣，热服。忌发物。

〖方歌〗疏风清热风癣患，时作痛痒极缠绵，苦参蝎刺猪牙皂，防风荆芥银花蝉。

消风玉容散

绿豆面三两　白菊花　白附子　白芷各一两　熬白食盐五钱　共研细末，加冰片五分，再研匀收贮。每日洗面以代肥皂。

〖方歌〗消风玉容绿豆面，菊花白附芷食盐，研加冰片代肥皂，风除癣去最为先。

【提要】癣的病因及分类。

【白话文】癣根据症状不同可分为六种，风、热、湿、虫等病邪致病是本病发生的根源，有干癣、湿癣、风癣、牛皮癣、松皮癣、刀癣，发于春天的桃花癣多长在面部。

【解读】本病是由于风热湿邪，直接侵袭皮肤，郁于肌表，郁滞日久，则变化而生虫，所以本病主要症状为瘙痒剧烈。根据症状不同，主要分为六种。一为干癣，由于瘙痒而搔抓，搔抓后皮肤干燥、脱屑；二为湿癣，表现为丘疹、水疱，伴有瘙痒，抓后水疱破溃，渗出较多，皮肤浸渍糜烂；三为风癣，本病由于反复发作，长期搔抓，皮肤粗糙肥厚，甚至苔藓样变，日久皮肤麻木不仁，抓破了皮肤也不知疼痛；四为牛皮癣，初起为丘疹，经过不断搔抓，皮损扩大，皮肤粗糙、肥厚、苔藓样变，干燥无渗出，看起来像牛颈部的皮肤；五为松皮癣，皮肤红色丘疹、斑块与白色斑点相互连成片，看起来像是松树的皮，反反复复瘙痒；六为刀癣，边界不清，形态各异。

癣的治疗原则为以杀虫渗湿、清热解毒的中药外敷。如果症状轻微的，可以用羊蹄根散用醋调成糊状，外搽患处。发病时间久、顽固难愈的，可以必效散水调成糊状，薄涂于患处。也有因脾、肺经风湿之邪盛者，局部皮肤肿胀、疼痛，治疗以祛风除湿为法，可以服用散风苦参丸消肿止痛。好发于面部的风癣，又称为吹花癣、桃花癣，发病初起时可见红斑、丘疹、丘疱疹、水疱，伴有瘙痒、灼热、疼痛等不适症状，好发于春季，女性多发。面部为人体上部、阳位，风为百病之长，易袭阳位，夹热邪蕴结头面而发病，可内服疏风清热饮，每日坚持配合消风玉容散洗脸。

黄水疮

【原文】 黄水疮如粟米形，起时作痒破时疼。
外因风邪内湿热，黄水浸淫更复生。

〖注〗此证初如粟米，而痒兼痛，破流黄水，浸淫成片，随处可生。由脾胃湿热，外受风邪，相搏而成。宜服升麻消毒饮，热甚外用青蛤散敷之，湿盛碧玉散敷之即效，痂厚用香油润之，忌见水洗。

升麻消毒饮

当归尾　赤芍　金银花　连翘（去心）　牛蒡子（炒）　栀子（生）　羌活　白芷　红花　防风　甘草（生）　升麻　桔梗　每味用二钱为大剂，一钱五分为中剂，一钱为小剂。水二盅，煎八分，食远热服。如疮生头面，减去归尾、红花。

〖方歌〗升麻消毒却风湿，归芍银花翘蒡栀，羌芷红花防草桔，黄水浸淫服渐失。

青蛤散（见鼻部鼻疮）

碧玉散（见面部燕窝疮）

【提要】黄水疮的症状、病因及治疗。

【白话文】黄水疮初起时如粟米大小，伴有瘙痒，破溃后疼痛。病因为风邪外侵、湿热内蕴，黄色滋水浸淫，使正常皮肤发生新皮损。

【解读】黄水疮，西医学称为脓疱疮，是一种常见的、通过接触传染的浅表皮肤感染性疾病，以发生水疱、脓疱，易破溃结脓痂为特征。根据临床表现不同，分为大疱性和非大疱性脓疱疮两种类型。本病初起时为红色粟米大小的丘疹、丘疱疹、水疱，水疱迅速变为脓疱，疱壁薄，容易破溃，破溃后流黄色脓液，脓液浸渍，可使周围正常皮肤发生新的皮损。初起时病人自觉瘙痒，脓疱破溃后自觉疼痛。有些病人可伴有发热、恶寒、全身酸痛等全身症状。多发生在气温高、湿度大的夏秋季节。易在儿童中造成流行。家长可给孩子服用维生素 C、维生素 B_2 等提高孩子的免疫力，并外涂氯霉素、金霉素等抗生素和龙胆紫进行治疗，一般在 3～4 天即可痊愈。

【医案助读】

妊娠合并脓疱疮　张某，女，22 岁。2002 年 8 月初诊。病人妊娠 7 个月，因面部及全身出现多个较小疮疡 3 天而就诊。检查病人面部、胸腹部及背部和四肢有多个较密集的脓疱疮，头顶部、脚底及外阴较少，脓疱疮界线分明，四周有轻度红晕，疮壁薄，内含浑浊水液，显出湿润而潮红的疮面；病变处感瘙痒，疼痛难忍，伴心烦不安，夜晚难眠，舌质红绛、苔黄厚，脉弦数，口干咽燥，大便 4 日未解，小便短黄，胎心音 170～180 次/分钟。观病人病情及舌脉诊断为脓疱疮。证属内热炽盛，化火化毒，而致胎动不安。治以清热解毒，祛风胜湿，凉血安胎。以医宗金鉴方升麻消毒饮加减。方药：升麻15g，赤芍15g，金银花20g，连翘15g，牛蒡子20g，栀子12g，白芷15g，防风15g，甘草5g，大青叶20g，板蓝根30g，玄参15g，牡丹皮15g，石膏20g，知母15g，生地黄15g。水煎服。服完每剂药后再将药渣煎水洗全身，轻轻拈干。服完6剂药后全身脓疱疮、红晕渐退，吸收好转，疼痛大减，结痂，舌质略红、苔薄微黄，大便1～2天一行，小便微黄，口干咽燥减轻，胎心音160次/分钟，基本正常。服完10剂药后脓疱疮完全吸收，红晕消失，痂皮脱落而愈，舌脉正常，伴随诸症消除，胎心音130～140次/分钟，恢复正常。为巩固疗效再服2剂，随访3个月全身皮肤正常，亦正常分娩。[黄家宁. 升麻消毒饮加减治疗妊娠合并脓疱疮1例. 河南中医，2008，28（7）：82-83.]

暑令疡毒小疖

【原文】　暑令疡疖焮肿疼，头晕口苦背肌红。
较之痈疽发热异，不分日夜似火攻。

〖注〗此证系暑令所生疡毒小疖。初发背心肌肤红晕，次生肿痛，发热无时，日夜不止，兼头目晕眩，口苦舌干，心烦背热，肢体倦怠。初宜荆防败毒散加藿香、黄连、石膏服之，外治按痈疽肿疡、溃疡门。

荆防败毒散（见项部脑疽）

【提要】暑热季节的疮疖症状、鉴别诊断及治疗。

【白话文】暑热季节的疮疖灼热、肿胀、疼痛，头晕、口苦、背部肌肤色红，与痈疽的发热有所不同，无论白天夜晚，都如火烤一般。

【解读】疖多发于夏季炎热时节，初起的时候皮肤出现红斑，逐渐出现肿胀凸起，自觉疼痛、灼热，无论白天、夜晚，灼热感持续不退，可兼有全身乏力、头晕、目眩、口舌干燥、口苦、心烦、背部灼热、舌质红、苔黄、脉数等症。初起时辨证为风热外感兼有暑湿热邪者，可选荆防败毒散，加藿香、黄连、石膏等清热泻火除湿中药。

瘴　疽

【原文】　瘴疽因受山瘴毒，伏藏久痛附筋骨。
初黑次青如拳打，急砭恶血后脓熟。

〖注〗此证因受山岚瘴气，伏藏筋骨之间，年月久远，令人痛附筋骨，始发黑色，顽痹如木石。其毒附着于筋骨，重按方知微痛，五七日后毒势涌出，浮肿，次变青色，如拳打之状，寒战似疟，头颤口偏，手足厥逆，黑睛紧小。始见黑色时，急用砭法，令出恶血，随服不换金正气散加羚羊角以泄邪毒，次按痈疽肿疡、溃疡治法。脓熟溃黄白脓为顺，出黑汁者险。

不换金正气散

苍术（米泔水浸，炒） 厚朴（姜制） 陈皮 藿香 半夏曲（炒）各二钱 甘草（炙）一钱 水二盅，生姜五片，红枣二枚，煎一盅，去渣，稍热服。忌生冷、油腻。

〖方歌〗正气散因山瘴感，伏久生疽身战寒，平胃散加半夏曲，藿香姜枣服平安。

【提要】瘴疽的病因、病位、症状及治疗。

【白话文】瘴疽是因为感受山岚瘴气，潜伏于筋骨，日久则生疼痛，初起色黑，逐渐变为青色，像被拳头打伤一样。紧急使用放血疗法，其后便可酿熟成脓。

【解读】瘴疽初起时呈黑色，局部麻木、僵硬，重按可有轻微疼痛，5～7天后，局部出现肿胀，变为青色，像挨了一拳一样，甚至出现寒战、怕冷、抽搐、口角歪斜、手足厥冷、瞳孔缩小等危急症状。

初起呈黑色时，及时放出黑血，配合内服不换金正气散加羚羊角，再按治疗痈疽肿疡、溃疡的方法治疗。初起肿胀宜用消法，脓成则切开排脓，溃破后宜提脓去腐、生肌收口。如果化脓为黄白色，则属顺证；黑色脓液者病情凶险。

产后痈疽

【原文】 产后痈疽最属险，七情之伤六淫感。
瘀血稽留成痈疽，势溃托里不宜缓。

〖注〗此证因产后气血经络俱虚，或因七情所伤，或因六淫所感，与瘀血相稽而成，最属险候。法宜大补，扶助根本，兼活瘀生新为要，其客病以末治之。初服生化汤，随证加减，以消毒；有表邪服清魂散，有里热服回生丹。势欲溃脓时，急宜托里，迟则恐毒内陷，药味宜和平纯善，最忌汗下峻剂。其余肿溃治法，俱按痈疽肿疡、溃疡门。

生化汤

当归八钱 川芎四钱 姜炭 甘草（炙）各四分 桃仁（去皮、尖，研泥）十粒 水一盅半，煎六分，加无灰酒一小杯和服。

〖方歌〗生化汤宜产后疽，通滞和荣又补虚，归芎姜炭炙甘草，桃仁酒服善消瘀。

清魂散

荆芥一钱 川芎五分 人参 甘草（炙） 泽兰叶各三分 为末，黄酒调服。

〖方歌〗清魂产后风邪侵，荆芥川芎与人参，炙甘泽兰同作剂，能疏表证效通神。

回生丹

黑豆（煮熟，取汁三碗，去豆）三升　红花（炒黄色，入醇酒，大壶同煮三五滚，去红花用汁）三两　生大黄（研末）一斤　苏木（锉，用河水五碗煎汁三碗，去渣）二两　先将大黄末以好米醋三四碗搅匀，文武火熬成膏，如此二遍；次下红花酒、苏木汤、黑豆汁共熬成膏，离火再入后药。

当归　熟地　川芎　白茯苓　延胡索　乌药　香附　蒲黄　牛膝　桃仁（另研）　苍术（米泔水浸，炒）各二两　白芍（酒炒）　甘草（炙）　羌活　山茱萸（酒浸）　三棱　陈皮　地榆　木香　五灵脂各五钱　人参　白术（土炒）　青皮　木瓜各三钱　高良姜四钱　乳香　没药各一钱　共研细末，用大黄膏为丸，如弹子大。每服一丸，黄酒炖化，通口服。

〖方歌〗回生产后存恶露，致发痈疽服可逐，除热活瘀荣卫和，红花大黄豆苏木，八珍羌萸棱延胡，乌药青陈榆香附，乳没蒲黄良膝瓜，木香灵脂桃苍术。

【提要】产后痈疽的病因、治疗及预后。

【白话文】生产后所患痈疽最危险，因内伤七情，外感六淫，瘀血停留在体内，发病而成痈疽。有破溃的趋势时，当及时托邪外出。

【解读】本病多发生于产后，产后气血亏虚，容易外感六淫之邪，或因产后七情内伤，气滞不通，瘀血内停，发为本病。本病可引起全身危重证候，治疗宜用大补治法，扶助正气，祛邪外出，并配合活血化瘀，助气血之生化，其余次要病证，等正气恢复后再进行治疗。先内服生化汤，根据外感、内伤的不同，辨证加减用药。如果合并有表证，可内服清魂散；如果火热内蕴，则内服回生丹。如果出现化脓的迹象，应当及时用托里之剂，错过时机，则邪毒内陷入里，变为危急证。产妇用药，应当选用平和、性缓的中药，忌用有很强发汗、泻下功效的方剂。

翻花疮

【原文】　翻花疮因溃后生，头大蒂小胬菌形。
虽无痛痒触流血，血燥肝虚怒气成。

〖注〗此证因生疮溃后，胬肉自疮口突出，其状如菌，头大蒂小，愈努愈翻，虽不大痛、大痒，误有触损，流血不住，久则亏虚。总由肝虚、怒气血燥而成。宜服逍遥散，外用乌梅煅灰、轻粉各等份，研末撒之；或马齿苋煅灰，猪脂调敷，俱效。

逍遥散（见背部上搭手）

【提要】翻花疮的病因、病机及症状。

【白话文】翻花疮是由于疮疡破溃后形成的，头部大，根蒂小，如蘑菇形状，无疼痛、瘙痒，碰触后容易流血，是因血虚生燥、肝血亏虚、怒火气郁所致。

【解读】翻花疮指生疮溃后，胬肉由疮口突出，头大蒂小，表面如花状者，古谓反花疮。《诸病源候论·疮病诸候·反花疮候》曰："反花疮者，由风毒相搏所为。初生如饭粒，其头破则血出，便生恶肉，渐大有根，脓汁出，肉反散如花状，因名反花疮。"翻花疮是因肝虚血燥，邪毒结聚皮肤，逐渐恶变而成。以生疮溃后胬肉突出，其状如菌，生长迅速，损破后流血不止为主要表现的癌病类疾病。本病相当于西医学所说的鳞状细胞癌。

血风疮

【原文】　　血风疮证生遍身，粟形瘙痒脂水淫。

　　　　　　肝肺脾经风湿热，久郁燥痒抓血津。

〖注〗此证由肝、脾二经湿热，外受风邪，袭于皮肤，郁于肺经，致遍身生疮。形如粟米，瘙痒无度，抓破时，津脂水浸淫成片，令人烦躁、口渴、瘙痒，日轻夜甚。宜服消风散，外敷雄黄解毒散。若日久风邪郁在肌肤，则耗血生火，瘙痒倍增，夜不得寐，挠破津血，心烦，大便燥秘，咽干不渴，此属火燥血短。宜服地黄饮，外擦黄连膏、润肌膏，合而用之悉效。兼忌椒、酒、鸡、鹅、动风等物。

雄黄解毒散

雄黄　寒水石（煅）各一两　白矾（生）四两　共研细末，滚水调敷。

〖方歌〗雄黄解毒寒水石，白矾四两共研之，血风疮生粟米痒，滚水调敷渗毒湿。

地黄饮

生地　熟地　何首乌（生）各三钱　当归（二钱）　牡丹皮　黑参　白蒺藜（炒，去刺）僵蚕（炒）各一钱五分　红花　甘草（生）各五分　水煎，早晚服。

〖方歌〗地黄饮治血风疮，痒盛不眠血燥伤，首乌丹皮生熟地，黑参归蒺草红僵。

消风散（见项部钮扣风）

黄连膏（见鼻部鼻疮）

润肌膏（见头部白屑风）

【提要】血风疮的病因、病机、症状及治疗。

【白话文】血风疮证可泛发全身，如粟米大小，瘙痒，抓后流滋水。因肝、肺、脾感受风湿热邪所致，风湿热郁久，干燥瘙痒，搔抓后出血结痂。

【解读】本病出自《疮疡经验全书》卷六，一种瘙痒性皮肤病。血风疮是因血虚受风，蕴热化燥，瘀阻经络所致，以下肢及躯干下部出现紫色斑疹，或融合成片，皮厚如苔藓，瘙痒为主要表现的皮肤疾病。该病多因肝经血热，脾经湿热，肺经风热交感而发者。初起者形若粟米，瘙痒无度，日轻夜重，其发多无定处或竟布遍全身。若抓破则流黄汁，浸淫成片。久则风毒郁结肌肤，耗血而火生，瘙痒更加剧烈，溃破则流血水。常伴有心烦不寐，咽干口渴，大便燥结，小便赤涩。治宜祛风凉血解毒之剂，初期可内服消风散；若出现血虚风燥之证，则可选服地黄饮子。外用可选雄黄解毒散煎水熏洗，疮面涂搽黄连膏，或用润肌膏。相当于丘疹性湿疹，或皮肤瘙痒症，或色素性紫癜性苔藓样皮炎等病。

痦　瘰

【原文】　痦瘰汗出中邪风，状类豆瓣扁瘰形。
日痒秦艽汤宜服，夜重当归饮服宁。

〖注〗此证俗名鬼饭疙瘩，由汗出受风，或露卧乘凉，风邪多中表虚之人，初起皮肤作痒，次发扁疙瘩，形如豆瓣，堆累成片。日痒甚者，宜服秦艽牛蒡汤；夜痒重者，宜当归饮子服之。外用烧酒浸百部，以蓝布蘸酒擦之，谨避风凉自效。

秦艽牛蒡汤

秦艽一钱五分　牛蒡子（炒，研）　枳壳（麸炒）　麻黄（蜜炙）　犀角（镑）　黄芩　防风　甘草（生）　黑参　升麻各一钱　水二盅，煎八分服。

〖方歌〗秦艽牛蒡风留肤，痦瘰生如麻豆形，枳壳麻黄犀角镑，黄芩风草黑参升。

【提要】痦瘰的病因、症状及治疗。

当归饮子（见疥疮）

【白话文】痦瘰是由于汗出后不慎受风所致，外观像豆瓣，重叠成片。白天瘙痒为主的内服秦艽牛蒡汤；晚上瘙痒加重，内服当归饮子可缓解。

【解读】本病由于出汗之后，汗孔大开，贪凉吹风，或睡在风口乘凉，外受风邪所致。初起时先出现皮肤瘙痒，搔抓后出现丘疹、风团，可局限，也可泛发全身。日间瘙痒明显者，多为风邪束表，可选秦艽牛蒡汤；瘙痒入夜尤甚者，多为阴血亏虚，可内服当归饮子。可配合外用百部酊，并避风寒，可见效。

浸淫疮

【原文】　浸淫疮发火湿风，黄水浸淫似疥形。
蔓延成片痒不止，治宜清热并消风。

〖注〗此证初生如疥，瘙痒无时，蔓延不止，抓津黄水，浸淫成片，由心火、脾湿受风而成。经云：岁火太过，甚则身热，肌肤浸淫。仲景云：从口流向四肢者顺，四肢流入口者逆。初服升麻消毒饮加苍术、川黄连。抓破津血者，宜服消风散；外搽青蛤散即愈。若脉迟不食，黄水不止，此属脾败，不治之证也。

升麻消毒饮（见黄水疮）

消风散（见项部钮扣风）

青蛤散（见鼻部鼻䘌疮）

【提要】浸淫疮的病因、症状及治疗。

【白话文】浸淫疮由火热、湿、风三邪相合为病。症见黄水浸淫四周皮肤，逐渐蔓延成片，像疥疮一样，瘙痒不止。治疗应以祛风、清热为法。

【解读】浸淫疮为遍发全身的瘙痒渗出性皮肤病。因其浸淫全身故名浸淫疮。以初生甚小如疥，瘙痒无时，蔓延不止，挠抓后渗出黄水，浸淫成片为特征。可发生于任何年龄、性别、季节。可见于西医学的泛发性湿疹，本病皮损呈多样性。根据病程和皮损特点可分为急性、亚急性、慢性三种类型。

（1）急性　皮损呈多形性，开始为弥漫性潮红，以后为密集的粟粒大的小丘疹、丘疱疹或小水疱，基底潮红。由于搔抓，丘疹、丘疱疹或水疱顶端搔破，出现渗出、糜烂，病变中心往往较重，逐渐向周围蔓延，外围常有散在丘疹、丘疱疹，故边缘不清。当合并感染时，则炎症更加明显，并形成脓疱，脓液渗出，或结黄绿色或污褐色痂，或合并出现毛囊炎、疖、局部淋巴结炎。皮损发于身体各部，多对称分布，以头面、耳后、四肢远端、阴囊多见，严重者泛发全身。自觉灼热，瘙痒剧烈，饮酒、搔抓、肥皂洗、热水烫等均可使皮损加重，痒感增剧，严重者影响睡眠。

（2）亚急性　常由于急性者未能及时治疗或治疗不当，病程迁延所致。皮损以小丘疹、鳞屑、结痂为主，仅有少数丘疱疹或小水疱及糜烂，亦可有轻度浸润。自觉仍有剧烈瘙痒。

（3）慢性　常由于急性或亚急性者处理不当，长期不愈或反复发作而成，亦有少数起病即为慢性者。表现为患部皮肤肥厚粗糙，棕红色或带灰色，上覆以少许糠秕样鳞屑，色素沉着，或因抓破而结痂；个别患部有不同程度的苔藓样变，具局限性，边缘亦较清楚，外周亦可有丘疹、丘疱疹；当急性发作时可有明显渗出。可发于身体任何部位，常见于小腿、手、足、肘窝、腘窝、外阴、肛门等处；病程不定，易复发，经久不愈。

火赤疮

【原文】　　火赤疮由时气生，燎浆水疱遍身成。
　　　　　　治分上下风湿热，泻心清脾自可宁。

〖注〗此证由心火妄动，或感酷暑时临，火邪入肺，伏结而成。初起小如芡实，大如棋子，燎浆水疱，色赤者为火赤疮；若顶白根赤，名天疱疮。俱延及遍身，焮热疼痛，未破不坚，破毒水津烂不臭。上体多生者，属风热盛，宜服解毒泻心汤；下体多生者，属湿热盛，宜服清脾除湿饮。未破者，俱宜蝌蚪拔毒散敷之；已破者，俱宜石珍散撒之，清其湿热，破烂自干，甚效。

解毒泻心汤

黄芩　黄连　牛蒡子（炒，研）　知母　石膏（煅）　栀子（生）　防风　玄参　荆芥　滑石各一钱　木通　甘草（生）各五分　水二盅，灯心二十根，煎八分，食远服。

〖方歌〗解毒泻心汤火赤，芩连牛蒡木通知，石膏栀子防风草，玄参荆芥与滑石。

清脾除湿饮

赤茯苓　白术（土炒）　苍术（米泔水浸，炒）　黄芩　生地黄　麦冬（去心）　栀子（生，研）　泽泻　甘草（生）　连翘（去心）　茵陈蒿　枳壳（麸炒）　玄明粉各一钱　水二盅，竹叶二十片，灯心二十根，煎八分，食前服。

〖方歌〗清脾除湿天疱疾，赤苓二术芩生地，麦冬栀泻草连翘，茵枳玄明同作剂。

石珍散

轻粉　石膏（煅）各一两　黄柏末　青黛各三钱　共研匀，先以甘草汤洗净疮处，再用此药撒之。

〖方歌〗石珍散去火邪害，天疱破撒自康泰，一两轻粉煅石膏，三钱黄柏加青黛。

蝌蚪拔毒散（见肿疡门）

【提要】火赤疮的病因、症状及治疗。

【白话文】火赤疮是由于时令邪气所生，灼热、起水疱，逐渐遍及全身。治疗应当根据发病的上下部位辨别风、湿、热，分别选用解毒泻心汤或清脾除湿饮，自然可痊愈。

【解读】本病是指以皮肤起燎浆水疱，小如芡实，大如杏核，皮破流津，缠绵不愈为主要表现的皮肤疾病。多于中年以上发病。本病慢性经过，易于反复，迁延不愈。本病相当于西医学的天疱疮，皮疹见皮肤黏膜大疱性损害，初起有灼热、瘙痒，破溃后发生疼痛，多伴有发热、畏寒、头痛、乏力、食欲不振等全身症状。体格检查可见大疱壁薄、松弛、易破，疱液澄清或浑浊，疱周大多无红晕；用手指压迫水疱，疱壁即向周围扩大，可与邻近水疱融合，或以手指摩擦水疱周围的皮肤，表皮即与真皮分离，此现象称之为尼氏征阳性。诊断本病还可依据病理检查：表皮棘细胞松解征阳性；疱底刮取组织涂片，Giensa 染色可见火赤疮细胞；组织病理变化显示棘层松解，并有表皮内裂隙及水疱形成。皮损及周围正常皮肤作直接免疫荧光检查，可见细胞间有火赤疮抗体沉积，根据沉积部位尚有助于分型；间接免疫荧光试验测定血清抗体的滴度，有助于诊断及治疗效果的评估。

猫眼疮

【原文】　猫眼疮名取象形，痛痒不常无血脓。
光芒闪烁如猫眼，脾经湿热外寒凝。

〖注〗此证一名寒疮，每生于面及遍身，由脾经久郁湿热，复被外寒凝结而成。初起形如猫眼，光彩闪烁，无脓无血，但痛痒不常，久则近胫。宜服清肌渗湿汤，外敷真君妙贴散；兼多食鸡、鱼、蒜、韭，忌食鲇鱼、蟹、虾而愈。

清肌渗湿汤

苍术（米泔水浸，炒）　厚朴（姜汁炒）　陈皮　甘草（生）　柴胡　木通　泽泻　白芷　升麻　白术（土炒）　栀子（生）　黄连各一钱　水二盅，生姜三片，灯心二十根，煎至八分，温服。

〖方歌〗清肌渗湿疮猫眼，脾湿热郁外寒缠，平胃柴胡通泻芷，升麻白术栀黄连。

真君妙贴散（见肿疡门）

【提要】猫眼疮的病因、病机、症状及治疗。

【白话文】猫眼疮因其形象而得名，偶有瘙痒或疼痛，没有流血、流脓，光彩闪亮像猫眼，由脾经湿热内蕴，外感寒邪凝结所致。

【解读】本病表现为肤起红斑、丘疹，上有水疱，光彩闪烁，状似猫眼，故名猫眼疮。中医学文献中又有雁疮、寒疮等名称。猫眼疮，西医学称寒冷性多形性红斑，是冬春两季较为常见的皮肤病，为皮肤黏膜的急性炎症性病变，有自限性，每到冬春两季易复发，可能是对药物、感染、肿瘤等因素的一种过敏反应，寒冷是明显的诱发因素。皮损好发部位为：手背、足背、掌跖、面部、耳廓等处，对称分布。皮疹呈多形性急性炎症表现，有红斑、丘疹、水疱、大疱、紫癜、风团等，可以多种疹形同时存在。典型皮疹为水肿性红斑、丘疹，圆形中心暗红色或形成水疱，很像猫眼。发病前可有头痛、低热、四肢倦怠、食欲不振、关节肌肉疼痛等前驱症状。发病急骤，皮损常对称性发于指缘、手掌，次为前臂、足背、小腿、颜面、项部颈旁，少数累及全身皮肤，有时黏膜亦可受损害。

鱼脊疮

【原文】　鱼脊疮由虚人成，感受湿热皮间凝。

虚寒发缓疱津水，灸变稠脓阳气生。

〖注〗此证形如鱼脊，由阳气虚寒之人，复感湿热结滞而成。多生筋骨之间，以阳气虚寒，故发长缓慢，只在皮肤坚凝臀痛。初起白疱，渐长状如鱼脊，破津黄水，正脓生迟。初治无论已破未破，宜蒜片艾灸，以通阳气；外用真君妙贴散，香油调敷。宜服内补十宣散，得稠脓色鲜者为顺；若灸之不应，色暗腐烂，出臭水者逆。其次内外治法，俱按痈疽、溃疡门。

真君妙贴散（见肿疡门）

内补十宣散（见胸部瘭疬痈）

【提要】鱼脊疮的病因、病机、症状及治疗。

【白话文】鱼脊疮是因人体阳气亏虚，感受湿热，凝滞筋骨之间而成。阳虚寒凝，发展缓慢，可见水疱、流水，艾灸后脓液变稠，说明阳气复生。

【解读】本病出自《疮疡经验全书》卷四，疮形如鱼脊者。多因素体阳虚，复感湿热郁结而致。该证发作缓慢，或初起但见患处皮肤坚硬肿痛，或起有白疱，逐渐扩大，其形长而状若鱼脊，破溃者时流黄水，或渐渐成脓。治宜温经补气活血。初发宜外用隔蒜灸；或用真君妙贴散，以香油调匀敷贴。内服方用内补十宣散。

骨瘘疮

【原文】　　骨瘘疮形粟豆红，渐如梅李火毒成。
　　　　　　脓血不出痛不止，治同疔法即成功。

〖注〗此证初生，形如粟豆，色红渐大，如梅如李，由火毒而成。血不出，脓不生，痛亦不止，久则延及遍身。内、外治法与疔门参考。

【提要】骨瘘疮的病因、症状及治疗。

【白话文】骨瘘疮外形像粟、豆，色红，逐渐增大如梅、李，是由火热之毒所致，如果脓血没有排出，则疼痛不止。治疗方法同疔疮，便可获效。

【解读】本病初起的时候如米粒或绿豆大小，颜色鲜红，逐渐增大如梅李大小，伴有疼痛，逐渐化脓，脓血未排出，则疼痛不能减轻。发病时间久，未及时治疗，可泛发全身。本病因火热之毒内蕴所致，故治疗可参考疔疮的治疗方法。

风疳

【原文】　　风疳证如风癣形，破流黄水痒微疼。
　　　　　　由于风湿客谷道，如圣膏搽功即成。

〖注〗此证由风湿客于谷道而成，形如风癣作痒，破流黄水，浸淫遍体，微疼，宜用如圣膏搽之即愈。

如圣膏

当归五钱　巴豆（去壳）三钱　香油八两，将二药炸枯，去渣；入黄蜡三两，化尽离火，绢滤净，将凝，入轻粉二钱，搅匀搽之。

〖方歌〗如圣膏用归巴豆，二味一同入香油，炸枯加蜡添轻粉，凝搽风疳功即收。

【提要】风疳的病因、病机、症状及治疗。

【白话文】风疳的皮疹与风癣相似，有瘙痒，抓破后流黄水，伴有轻微疼痛，是因饮食不慎，风湿之邪侵袭所致，如圣膏外搽可愈。

【解读】本病症状与风癣相似，可见丘疹、丘疱疹、水疱，伴有瘙痒，抓破后流黄水，抓破处可有轻微疼痛感，未及时治疗，可泛发全身。可用如圣膏外搽治疗。

血疳

【原文】

血疳形如紫疥疮，痛痒时作血多伤。
证因风热闭腠理，消风散服功最强。

〖注〗此证由风热闭塞腠理而成，形如紫疥，痛痒时作，血燥多热，宜服消风散。

消风散（见项部钮扣风）

【提要】血疳的病因、病机、症状及治疗。

【白话文】血疳皮损与紫疥疮相似，疼痛、瘙痒反复发作，损伤人体津血，其发病原因为风热之邪闭塞皮肤腠理，用消风散内服治疗效果最好。

【解读】血疳是一组以下肢多发性细小紫癜及色素沉着为特征的皮肤病。又称“血瘙”。常伴有不同程度的瘙痒，慢性病程。本病类似于西医学的色素性紫癜性皮肤病，包括进行性色素性紫癜性皮病、色素性紫癜性苔藓样皮炎及毛细血管扩张性环状紫癜。症状为丘疹、丘疱疹，伴有瘙痒，搔抓后出血、结血痂、疼痛。病因为风热之邪侵袭人体，闭塞腠理，血燥化热生风。可内服消风散治疗。

白疕

【原文】

白疕之形如疹疥，色白而痒多不快。
固由风邪客皮肤，亦由血燥难荣外。

〖注〗此证俗名蛇虱。生于皮肤，形如疹疥，色白而痒，搔起白皮。由风邪客于皮肤，血燥不能荣养所致。初服防风通圣散，次服搜风顺气丸；以猪脂、苦杏仁等份共捣，绢包擦之，俱效。

搜风顺气丸

大黄（酒浸，蒸晒九次）五两　车前子（酒炒）　山茱萸　山药（炒）　牛膝（酒浸）　菟丝子（酒煮）　独活　火麻仁（微火焙，去壳）　槟榔　枳壳（麸炒）　郁李仁（滚水浸，去皮）各二两　羌活一两　上为末，炼蜜和丸，如梧桐子。每服三十丸，茶、酒任下，早晚各一服。

〖方歌〗搜风顺气车前子，萸药大黄膝菟丝，羌独火麻榔枳郁，服去风邪血燥滋。

防风通圣散（见头部秃疮）

【提要】白疕的病因、病机、症状及治疗。

【白话文】白疕的皮损与疹疥相似，皮损白色，瘙痒难耐。主要由风邪侵袭肌表所致，也有因血燥不能滋养皮肤所引起。

【解读】本病古代俗称蛇虱，相当于西医学的银屑病，俗称牛皮癣。症状为红色丘疹、斑块，表面可见多层鳞屑，刮去鳞屑可见薄膜，称薄膜现象；继续刮拭，可见点状出血，瘙痒明显。根据病人的临床表现和病理特征，一般将牛皮癣分为寻常型、红皮病型、脓疱型、关节病型牛皮癣四种类型。本病因外受风邪，血虚生燥，不能濡养肌肤所致。初起可内服防风通圣散，再内服搜风顺气丸，配合用猪脂、苦杏仁一起调匀外搽。

漆疮

【原文】　　漆疮感受漆毒生，腠理不密肿焮红。
初发觉痒后发疹，皮破流水更兼疼。

〖注〗此证由人之腠理不密，感漆辛热之毒而生。初发面痒而肿，抓之渐似瘾疹，色红，遍传肢体焮痛，皮破烂斑流水，甚者寒热交作。宜韭菜汁调三白散涂之，内服化斑解毒汤。忌浴热水，戒油腻厚味发物；或用神曲研为末，生蟹黄调涂患处尤效。

三白散

铅粉一两　轻粉五钱　石膏（煅）三钱　共研匀，韭菜汁调敷，纸盖。如无韭菜汁，凉水调亦可。

〖方歌〗三白散敷漆疮消，轻粉铅粉煅石膏，去热解毒功效速，研匀须用韭汁调。

化斑解毒汤（见肋部内发丹毒）

【提要】漆疮的病因、症状及治疗。

【白话文】漆疮是因腠理不密，接触漆毒引起，接触部位肿胀、灼热、潮红，刚开始发病时先有瘙痒，然后再出现皮疹，抓破皮后有渗液并觉疼痛。

【解读】本病又称生漆皮炎，因接触漆树、漆液、漆器，或仅嗅及漆气而引起的常见皮肤病。多发生在头面、手臂等暴露部位，皮肤肿胀明显，潮红瘙痒，刺痛，或有水疱、糜烂，有自愈倾向。严重者，伴有怕冷、发热、头痛等全身症状。相当于西医学之接触性皮炎。皮炎表现一般无特异性，由于接触物、接触方式及个体反应不同，发生皮炎的形态、范围及严重程度也不相同。轻症时局部呈红斑，淡红至鲜红色，稍有水肿，或有针尖大丘疹密集；重症时红斑肿胀明显，在此基础上有多数丘疹、水疱，炎症剧烈时可以发生大疱。水疱破裂则有糜烂、渗液和结痂。如为烈性的原发刺激，可使表皮坏死脱落，甚至深及真皮发生溃疡。当皮炎发生于组织疏松部位，如眼睑、口唇、包皮、阴囊等处则肿胀明显，呈局限性水肿而无明确的边缘，皮肤发亮，表面纹理消失。避免热水烫洗，忌食肥甘厚味、辛辣刺激及发物。一般避免再次接触容易痊愈，如果反复接触，易成慢性。

血　箭

【原文】　　血箭毛孔射出血，心火炽迫血乱行。
　　　　　　桃花散用凉水敷，再涂金墨即能停。

〖注〗此证一名肌衄，由心肺火盛，逼血从毛孔中射出如箭。宜服凉血地黄汤，外用桃花散，以凉水调敷；或用金墨研末，醋调凉涂，其血即止。

凉血地黄汤

生地三钱　黄连　当归各一钱五分　甘草　栀子（生，研）　玄参各一钱　黄芩二钱　水二盅，煎八分，量病上下服之。

〖方歌〗凉血地黄心火盛，毛孔血溢不归经，黄连归草芩栀子，玄参煎服效通灵。

桃花散

白石灰半升，用水泼成末，与大黄片一两五钱同炒，以灰变红色为度；去大黄，将石灰筛细，用凉水调敷。

〖方歌〗桃花止血最为良，一两五钱生大黄，半升石灰相并炒，去军研筛水调强。

【提要】血箭的病因、病机及症状。

【白话文】血箭表现为血液从毛孔中射出，是由于心火炽盛，迫血妄行。可用凉水调桃花散外敷，再外涂金墨便可止血。

【解读】本病又称肌衄，多数指血液溢出肌肤之间，表现为皮下瘀斑、瘀点，一般无自觉症状。西医学的血液病、维生素缺乏症等所致皮下紫癜，均可参照本证辨证论治。

血痣

【原文】 血痣初起似痣形，渐大如豆其色红。
指破外皮流鲜血，肝经怒火郁血成。

〖注〗此证由肝经怒火、郁血而成。初起如痣色红，渐大如豆，触破时流鲜血，用花蕊石散撒之。血已止，宜冰蛳散枯去本痣，以月白珍珠散搽，太乙膏盖贴，生皮即愈。血出甚者，服凉血地黄汤，兼戒厚味发物。

花蕊石散

花蕊石（火煅，入童便淬之七次）五钱　草乌　南星　白芷　厚朴　紫苏　羌活　没药　轻粉　龙骨（煅）　细辛　檀香　苏木　乳香　蛇含石（火煅，童便淬三次）　当归　降真香各二钱　麝香三分　共为细末，罐收。临用时，撒于患处。

〖方歌〗花蕊石散止血强，草乌星芷厚苏羌，没轻龙骨细檀麝，苏木乳归含降香。

冰蛳散（即冰螺捻研末。见乳部乳岩）

月白珍珠散（见溃疡门）

太乙膏（见溃疡门）

凉血地黄汤（见血箭）

【提要】血痣的病因、病机及症状。

【白话文】血痣初起的时候与痣类似，逐渐增大如黄豆大小，呈红色，擦破外层皮肤后流出鲜血，是由肝经郁热、血瘀引起。

【解读】本病是因肤表或黏膜局部毛细血管持续扩张而致的皮肤病变，呈红色或棕色、青色，压之不退，大小不一，多数高出皮面。本病多为先天性，也可发生在任何年龄。一般不变，也可略为增大，无自觉不适。如果一些孕妇在怀孕期间出现红痣的现象，这种情况一般都是正常的。而如果患有肝胆疾病时，面部、颈部、前胸、后背等都会出现红痣的症状，此时主要是由于体内的雌激素增多的缘故。因为雌激素具有扩张血管的作用，并且在肝脏内进行灭活，如果肝脏出现问题时，肝脏对雌激素的灭活作用也会相继减退，从而就会使雌激素在体内蓄积起来，使身上出现蜘蛛痣的症状。

腠痛

【原文】 腠痛本于寒气侵，郁在肌肤痛连心。
衣触手捺无皮状，法宜椒酒绵溻温。

〖注〗此证系暴寒侵袭肌肤之中，寒郁不行，偶犯衣触或以手捺，疼痛连心，似乎如无皮之状。法宜胡椒四钱，烧酒四两，共入瓷碗内，重汤炖煮，以软绵蘸酒，温溻熨痛处即效。

【提要】腠痛的病因、病机、症状及治疗。

【白话文】腠痛是由于寒气外侵，郁于皮肤引起，皮肤表面无皮疹，碰触衣服或用手按压时疼痛连心。治疗方法为用软绵蘸胡椒酒温熨患处。

【解读】本病表现为局部皮肤无皮损，但挨着衣服或用手按压时疼痛剧烈。本病多由于突然受寒邪侵袭，寒性凝滞，气血运行不畅，故疼痛不适。可用胡椒与白酒同煮，再用棉球蘸温药酒局部湿敷以散寒止痛。

疮口误入毒水

【原文】 疮溃误入污水毒，或伤诸刺痛至骨。
金蝉散煅敷疮内，毒水流尽刺亦出。

〖注〗疮溃误入皂角、驴马尿粪，一切污秽毒水入疮，或木刺伤着于疮内，焮肿疼痛至骨者，先以温水洗疮拭干，再用金蝉散煅炼妥协，撒于疮内，外以加味太乙膏盖之，良久毒水流尽，有刺亦自出矣。

金蝉散

大干蛤蟆一个　胡椒十五粒　皂角子七粒　上用干锅，入药在内，瓦盖锅口，慢火煅至烟尽，取出存性，研为细末取用。

〖方歌〗金蝉溃疮受毒水，肿痛或因木刺伤，蛤蟆胡椒皂角子，火煅烟尽研撒良。

加味太乙膏（见溃疡门）

【提要】疮溃误入污水毒的治疗。

【白话文】溃疡不小心接触到有毒的脏水，或者被各种锐刺刺伤，疼痛彻骨，用煅烧的金蝉散撒敷在疮口内，有毒的脏水可自行流出，各种锐刺也会出来。

【解读】本病多由于调护不慎，导致溃疡接触了皂角、驴马的大小便、污浊的水等，或是被尖锐的木头、竹子等刺伤，引起局部肿胀，疼痛剧烈。治疗可先用清水洗净疮口，再用金蝉散撒在溃疡面，用太乙膏贴敷，治疗一段时间后，毒水流干净了，锐刺也可自行脱出。

诸疮生蝇蛆

【原文】　夏月诸疮臭腐烂，蝇众生蛆治勿慢。
蝉花散服可除之，蛆化为水蝇畏散。

〖注〗夏月诸疮溃烂腐臭，或孤单及懒惰之人，失于洗浴，积脓污秽，苍蝇闻秽丛聚，以致生蛆，宜急服蝉花散，蛆尽化水而出，蝇亦不敢近疮。婴儿痘烂生疽者，亦服前药，外用寒水石细末掺之，又治疮脓忽臭。

有冬月溃疮生蛆者，系阴湿之所化也。宜海参为末撒之，或皂矾飞过为末撒之，其蛆亦化为水。

蝉花散

蛇蜕（火烧存性，研末）一两　蝉蜕　青黛各五钱　细辛二钱五分　上为末，每服用三钱，黄酒调服，日用二服。

〖方歌〗蝉花散疗诸疮秽，夏月生蛆蝇近围，蛇蜕细辛蝉蜕黛，酒调蛆化蝇畏飞。

【提要】诸疮生蝇蛆的治疗。

【白话文】夏季各种疮疡发臭腐烂生蛆，要及时治疗，内服蝉花散可使蛆化成水液，苍蝇也不敢接近了。

【解读】本病多为溃疡病人，由于生性懒惰，不注意清洗护理，或病人丧失自理能力，无人看护，夏季苍蝇较多，在溃疡处产卵，孵化为蛆而成此病。这种情况应及时治疗，可内服蝉花散，可将蛆化为水液，就算是苍蝇也不敢再靠近了。如果是婴儿因水痘溃烂长蛆的，也可服用此药，配合外搽寒水石粉。如果冬天发生本病，多为寒湿化生而成，此时应外用海参末或皂矾粉末外搽。

医宗金鉴卷七十五

杂证部

跌仆

【原文】　跌仆之证属寻常，复元活血汤最良。
已破亡血八珍服，未破血瘀大成汤。

〖注〗此证有已破、未破之分，亡血、瘀血之别。如寻常跌仆，微伤皮肉，疼痛未破者，以复元活血汤散瘀活血；若损伤筋骨，血流过多不止者，即为亡血，急用花蕊石散干撒止血，内服八珍汤，加酒炙骨碎补、续断、红花。若从高跌坠，未曾损破皮肉者，必有瘀血流注脏腑，人必昏沉不醒，二便秘结，当以大成汤通利二便，其人自醒；若便利不醒者，灌独参汤救之。

复元活血汤

当归尾二钱　柴胡一钱五分　穿山甲（炙，研）　红花　瓜蒌仁各七分　甘草五分　桃仁十七个　大黄三钱　水二盅，酒二盅，煎一盅。食远服，以利为度。

〖方歌〗复元活血跌仆证，恶血留瘀积滞疼，山甲柴红瓜蒌草，桃仁归尾大黄行。

大成汤

大黄三钱　朴硝　枳壳（麸炒）各二钱　厚朴（姜炒）　当归　红花　木通　苏木　陈皮　甘草（生）各一钱　水二盅，煎八分，不拘时服。服后二时不行，渣再煎，加蜜三匙冲服。

〖方歌〗大成活瘀便立通，硝黄枳壳厚归红，木通苏木陈皮草，煎服不行加蜜冲。

花蕊石散（见发无定处血痣）

八珍汤　**独参汤**（俱见溃疡门）

【提要】跌仆的治疗。

【白话文】跌仆的情况很常见，内服复元活血汤最好。如果皮肤破损，流血过多者可内服八珍汤，无破损有瘀血的可内服大成汤。

【解读】跌仆，又称跌打损伤，根据严重程度不同，可选择不同的治疗方法。如果一般的跌倒，轻微擦伤皮肤，伴有疼痛者，可内服复元活血汤以活血化瘀。如果损伤较重，伤至筋骨，血流不止者，可紧急用花蕊石散直接撒在出血部位以止血，配合内服八珍汤益气补血，可加酒炙骨碎补、续断、红花以活血化瘀，续筋接骨。如果是从高处坠落而皮肤没有破损的，一定有内脏出血，不省人事，大小便不通，可内服大成汤，大小便得通，瘀血得去，病人自然会苏醒过来；如果大小便通利，病人还是未苏醒，可灌服独参汤急救。

金疮

【原文】　　金疮须宜验伤痕，轻伤皮肉重伤筋。
外撒如圣桃花散，血多八珍汤独参。

〖注〗此证有金刃伤、箭镞伤、瓷锋伤。须看伤痕深浅，轻者皮肉破损，血流不住，以桃花散撒之；重者筋断血飞，系大脉已伤，用如圣金刀散撒上，以绢帛扎住，止而复流，再撒。若药痂过厚拘痛者，以生肌玉红膏涂伤处，外贴陀僧膏，长筋止痛生肌治之。无论轻重伤破出血，初服三黄宝蜡丸；伤破微出血者，服黎洞丸；若出血过多，其人面黄眼黑，不可专攻瘀血，宜用八珍汤，甚者独参汤，先固根本，二方俱加苏木、红花，兼调瘀血。此证虽系好肉暴伤，然验脉法形证，亦可以定生死。如伤血过多，脉见虚、细、沉、小、和缓者生，若脉见浮、洪、数、大、实、虚促者死。被伤入肺者二七死。左胁下伤内者，肠全断者，少腹下伤内者，伤处繁多者，老人左股压碎者，伤破阴子者，肩内耳后伤透于内者，死。凡伤天窗穴与眉角，脑后臂里跳脉，髀内阴股，两乳上下，心下鸠尾，及五脏六腑之输者，皆死。脑后出髓而不能语，目睛直视，喉中沸声，口急唾出，两手妄举者，亦死。又有腹皮损破肠出者，看肠若仅伤一半者，可治，先以大麦煮粥，取浓汁，温洗其肠，以桑皮尖茸为线，蘸花蕊石散，缝肠伤口，急于缝处涂活鸡冠血，随以清油涂肠令润，将肠轻轻纳入腹内；外用生人长发密缝腹伤口之里肉，留外皮撒月白珍珠散，以待生肌敛口。若伤口大者，不能外缝，以陀僧膏护贴，候自溃脓，即按溃疡门治法。缝后勿惊笑，以米饮少少饮之，渐增，待二十日后，再吃浓粥，调理而愈。

三黄宝蜡丸

藤黄（制法见黎洞丸内）四两　天竹黄（无真者，九转南星代之）　红芽大戟　刘寄奴　血竭各三两　孩儿茶　雄黄各三两　朴硝一两　当归尾一两五钱　铅粉　汞（即水银）　乳香　麝香各三钱　琥珀二钱　各研极细末，称准和一处，将水银同铅粉，在铁锅内，火上热研成末，入前药内，共研匀；用炼净黄蜡二十四两，放瓷器内，坐滚水中化开，将药入内搅匀。病重者每丸一钱，病轻者每丸五分，热黄酒调服；倘受伤至重，连服数次，服药后，饮酒出汗更妙。又治一切恶疮，以香油化开，敷之甚效。

〖方歌〗三黄宝蜡琥天竹，大戟儿茶硝寄奴，雄竭藤黄铅粉汞，乳归麝碾去其粗。蜡丸黄酒热调服，外治恶疮油化敷，能疗金疮伤损证，续筋瘀散痛全无。

黎洞丸

三七　生大黄　阿魏　孩儿茶　天竹黄　血竭　乳香　没药各二两　雄黄一两　山羊血（无真者，以小子羊鲜心血代之）五钱　冰片　麝香　牛黄各二钱五分，以上各研细末　藤黄（以秋荷叶露泡之，隔汤煮十余次，去浮沉，取中，将山羊血拌入，晒干）二两　取秋露水化藤黄，拌药捣千余下，如干，加炼蜜少许，为丸，重一钱，黄蜡封固。每用一丸，黄酒化服；外敷亦用黄酒磨涂此药。如在夏天修和，取天落水拌之为丸。

〖方歌〗黎洞金疮跌仆伤，发背痈疽诸恶疮，瘰疬刑伤疯犬咬，蜂蛇蝎毒服敷良。三七大黄冰麝魏，儿茶天竹竭藤黄，羊血牛雄黄乳没，秋露和丸酒化强。

桃花散（见发无定处血箭）

如圣金刀散（见足部脱疽）

生肌玉红膏　陀僧膏　八珍汤　独参汤　月白珍珠散（俱见溃疡门）

花蕊石散（见发无定处血痣）

【提要】金疮的症状、辨析及治疗。

【白话文】金疮外伤后应当查看伤口，仅皮肉破损的为轻伤，伤至筋骨的为重伤。伤口外用圣桃花散，出血多的，宜内服八珍汤，甚至独参汤。

【解读】金疮外伤根据损伤的原因不同，可分为刀剑伤、箭伤、瓷片伤等。一定要看伤痕的深浅，以判断病情的轻重。病情轻者，仅刮破皮肤，流血不止，可以外用桃花散，直接撒在创面上止血；病情重者，筋脉割断，血液喷射，可用如圣金刀散直接撒在出血处，并用绷带绑住加压以止血，如果还在流血，如圣金刀散可重复外用。结痂后，如果血痂较厚，引起疼痛的，可外涂生肌玉红膏，再贴陀僧膏，促进筋脉愈合，生肌长肉。无论伤势轻微还是严重，初起的时候都可内服三黄宝蜡丸；出血少的，服黎洞丸即可。如果出血太多，导致病人面色微黄，眼圈发黑，为血虚之象，不能单独用活血化瘀，应内服八珍汤；病情进一步加重，出现脱证者，可内服独参汤以大补元气。八珍汤和独参汤都可加苏木、红花等活血化瘀的药物。

有些伤势较重，可威胁生命，如出血过多，脉象表现为浮、洪、数、大、实、虚但脉象急促；伤到内脏者；受伤部位较多的；高龄老人粉碎性骨折的；伤到睾丸的；等等。此时应当予以紧急抢救治疗，抢救及时，尚有生还可能，如果耽误抢救时机，容易死亡。

箭头入肉（附：毒箭）

【原文】

箭头入肉钳不出，解骨丸纳羊脂敷。
燋铜毒箭金汁解，射菵中人蓝汁涂。

〖注〗箭头嵌入肉内，钳不出者，宜解骨丸纳伤口内，外用羊肾脂细嚼贴之。觉痒忍之，极痒箭头渐冒，撼动拔出，即以人尿洗之，贴陀僧膏，日换，伤口自敛。又有毒箭二种，交广蛮夷用燋铜作箭镞甚毒，人若中之，才伤皮肉，便闷脓沸烂而死，急饮金汁，外亦用金汁抹之。若金汁一时不得，即灌人粪汁并外敷之，非此不能解毒也。又一种以毒药喂箭，名为射茵，人若中之甚毒，急用葛氏方，用蓝锭汁一碗灌之，外亦用涂抹伤处；一法用大豆、猪、羊血，内服外敷，解毒亦效。又箭镞不出者，捣鼠肝涂之，或鼠脑捣涂即出。

解骨丸

蜣螂（研） 雄黄（研） 象牙末各等份 共和匀，炼蜜为丸，如黍米大，纳伤口处。

〖方歌〗解骨丸能拔箭镞，蜣螂雄黄功效速，象牙末加蜜炼丸，大如黍米纳伤处。

陀僧膏（见溃疡门）

【提要】箭头入肉的治疗。

【白话文】箭头刺入皮肉里面，钳不出来，用解骨丸塞入，羊脂外敷。如果是中了燋铜毒箭，可内服金汁解毒；如果是中了射茵毒，可用蓝锭汁外涂伤处。

【解读】本病古代多见，由于古代战争频繁，各种箭伤频发。如果普通的箭头刺入到肉里，钳不出来，可将解骨丸塞到伤口里面，再将羊肾脂嚼烂外贴。如出现瘙痒症状，要忍耐不要抓；如果瘙痒剧烈，说明箭头在渐渐冒出来，摇动之后拔出来，用人的小便外洗创面，洗完后贴陀僧膏，每天更换，伤口会逐渐愈合。另外还有两种毒箭，一种是燋铜做的毒箭，另一种是射茵，是用毒药浸泡的箭。中了燋铜箭毒，容易局部腐烂化脓而死，可以紧急内服、外用金汁。金汁的做法较复杂，收集人的粪便，装进陶罐，埋在地下数十年，时间越久越好，挖出陶罐，取上层清液，即为金汁。所以金汁难得。另外一种射茵箭毒，可内服蓝锭汁一碗以解毒，并外涂伤口。

铁针入肉

【原文】 铁针入肉随气游，走向心胸险可愁。
乌鸦翎灰酒调服，膏贴针出始免忧。

〖注〗凡铁针误入肉中，无眼者不动，有眼者随气游走，若走向心窝胸膛者险。急用乌鸦翎数根，炙焦黄色，研细末，酒调服一钱或二钱俱可；外用神圣膏贴三五次，其针自出。前法用在一二日间效。

神圣膏

用车脂辇油，不拘多少，研如膏，调磁石末，摊纸上，如钱许，贴之，每日二换。

【提要】铁针入肉的治疗。

【白话文】铁针刺入皮肉后会随着气的运行而游动，向心胸走行可出现险症令人担忧。可以用乌鸦的羽毛烧灰，用酒冲调内服，外用神圣膏贴敷，铁针出来后才能放心。

【解读】凡是铁针刺入皮肉中，没有针眼的则不会移动，有针眼的可以顺着气的循行方向游动，向心胸游动的比较危险。紧急寻找乌鸦的羽毛几根，用火烤成焦黄色，研成粉末，用酒冲泡内服，大概一钱或者两钱都可以；并外用神圣膏外贴，大概用个3～5次，铁针就会自行冒出来。这些治疗需要在铁针入肉的1～2天的时间内有效。

铁针误入咽喉

【原文】　误吞铁针入咽喉，急饮蛤蟆血数头。
针不即吐笤篱散，或食饴糖出不留。

〖注〗铁针误入咽喉，无药可施，宜用癞蛤蟆数个，将头剁去，倒垂流血，以碗接之，得一杯许，灌入喉中，移时连针吐出，针自软曲。一方用旧笤篱煅存性，研末，每服三钱，黄酒调服，亦能化针；或用饴糖一斤，食尽便出。

【提要】铁针误入咽喉的治疗。

【白话文】不小心把铁针吞到咽喉里，赶紧喝几只蛤蟆的血。如果铁针还没吐出来，可内服笤篱散，或吃大量饴糖，铁针便会全部出来。

【解读】不小心误服铁针，卡在咽喉，没有药可用，可找几只癞蛤蟆，放血，用碗盛，大概一杯左右的量，灌进喉咙里，不一会铁针会和蛤蟆血一起吐出来，吐出来的针柔软、弯曲；又有另外一个方法，将旧的笤篱火煅烧后研成粉末内服，没用的话，用黄酒冲服三钱，也能使针软化；也可用饴糖一斤内服，铁针则会和大便一起排出。

误吞铜钱

【原文】　误吞铜钱虽无疼，久留腹中病必成。
荸荠能化坚为软，多食无伤可化铜。

〖注〗误吞铜钱，多食荸荠，即能化坚为软。若误吞铁、骨等物，肠中不能转送觉坠者，多食青菜、猪脂，自然送入大肠，与粪同出甚效。

【提要】误吞铜钱的治疗。

【白话文】不小心吞下铜钱，虽然没有明显疼痛不适，铜钱长期留在肚子中一定会变生其他疾病。荸荠可以使坚硬的铜钱软化，多吃也不会对人体有伤害。

【解读】不小心将铜钱吞进肚子，可以多吃荸荠，能使铜钱软化。如果不小心吞入铁、骨头等异物，堵塞肠道，不久就会觉得腹部坠胀不适，可以多吃青菜、猪油，异物便可和大便一起排出体外。

骨鲠咽喉

【原文】　骨鲠咽喉最可忧，吐咽刺痛碍咽喉。
鱼骨须用鸭涎灌，兽骨狗涎灌即瘳。

〖注〗此证由咽物急迫，骨鲠于咽喉，妨碍饮食，吐咽刺痛，宜急治之。然有鱼骨、兽骨之分，误吞鱼骨者，用河中养蓄活鸭，倒挂垂涎，以瓷碗接下，令患人仰卧频灌，其骨尽化；误吞兽骨者，用狗一只，倒挂接涎，如前法频灌，其骨尽化，俱效。若失治，咽喉肿痛溃脓，宜用冰硼散吹之，不可妄服凉药。若骨势大者，与饮食难下，饿倒胃气者，俱属难救。

冰硼散（见口部鹅口疮）

【提要】骨鲠咽喉的分类及治疗。

【白话文】骨头卡在咽喉部位最难受，不管是吐东西还是吞东西都会疼痛不适。被鱼骨头卡住，要用鸭子流的涎灌；被兽骨卡住，要用狗流的涎来灌，便可痊愈。

【解读】本病是由于吃东西太过着急，不小心使骨头卡在咽喉部位，影响进食，自觉疼痛不适，需要及时治疗。鱼骨和兽骨的治疗方法不同。被鱼骨头卡住，可以将活的鸭子绑住双腿，倒着挂起，鸭子的嘴里会流出涎液，用瓷碗接住，让病人平躺着，频繁地灌鸭涎，鱼骨头则会软化。如果是兽骨，可以用相同的方法取狗的涎液多次灌入喉咙，兽骨也会慢慢软化。如果没有及时治疗，咽喉部位出现肿胀、疼痛，甚至溃烂流脓，可用冰硼散吹在咽喉脓肿处，不可以乱吃清热寒凉的药物。如果骨头太大，阻碍进食的，由于饥饿，导致胃气败绝，难以救治。

杖　疮

【原文】　杖疮须宜看其形，已破未破要分明。
清凉拈痛膏破用，敷之消肿并止疼。
未破瘀血须当砭，汤剂急宜用大成。
玉红膏贴瘀腐痛，搽之新肉自然生。

〖注〗此疮有已破、未破之分。已破者，随杖后用清凉拈痛膏敷之，疼肿即消；未破瘀血内攻者，急宜砭去瘀血，内服大成汤，便通自愈。如伤处瘀腐作疼者，生肌玉红膏搽之，自然腐化新生，其效甚捷。

清凉拈痛膏

如意金黄散一两，加樟脑末三钱和匀，又用生锻石块三四斤许，以水泡开，水高锻石二三指，露一宿，将锻石面上浮起油水结如云片者，轻轻带水起入碗内，用水一盅，对香油一盅，竹箸搅百转，自成稠膏，调前药稀稠得所。不用汤洗，遍敷伤处，纸盖布扎，夏月一日，冬月二日，方用葱汤淋洗干净，仍再敷之，以肿消痛止为度。

〖方歌〗清凉拈痛金黄散，加入樟脑末三钱，杖疮破后多疼痛，石灰水油调敷痊。

大成汤（见跌仆）

生肌玉红膏（见溃疡门）

如意金黄散（见肿疡门）

【提要】杖疮的症状、分类及治疗。

【白话文】杖疮一定要看皮损形态，要分清皮肉已经破溃还是没有破溃。皮肉已经破溃的，可以外敷清凉拈痛膏，能消肿又能止痛。皮肤没有破有瘀血的，要放血治疗，及时内服大成汤；局部外贴玉红膏，可以促进长新肉。

【解读】本病要区分皮肤是否已经破溃。如果皮肉已经破溃了，及时用清凉拈痛膏外敷，可以起到消肿止痛的作用；皮肤没有破溃，但是皮下有瘀血的，及时用放血疗法放出瘀血，配合内服大成汤可痊愈。如果治疗不及时，导致局部瘀血，皮肉腐烂，疼痛剧烈，可用生肌玉红膏外涂，便可长出新肉，很快见效。

夹　伤

【原文】

夹伤禁用药贴敷，朱砂烧酒可调涂。
琼液散服随饮醉，肿势必消痛自除。
复受重刑溃破者，代杖汤药速宜图。
气血弱者当大补，六真膏贴痛即无。

〖注〗夹伤即挤伤也。禁用敷药、膏药及泥涂等法，恐后必作肿成脓。受刑初，宜服代杖丹以护心，随用银朱或朱砂末，烧酒调敷伤处；再着一人，以手十指尖轻啄患者脚心，先觉痒，次觉疼为止；次着一二人，以笔管于患者脚面上，轻轻赶之，助通血脉，候伤处凹者突起，四围肿大为度。即服琼液散，随饮至醉，次日揩去所敷银朱，只用洗杖伤汤，日烫二三次；次日再服琼液散，其肿自消，痛即止矣。如复受重刑，以致破溃者，外贴琼液膏，内服代杖汤，继宜大补气血，易于收功。生肌时，换贴六真膏，其效甚捷。

代杖丹

丁香　苏木　蚯蚓（去土）　无名异　牡丹皮　肉桂　木鳖子　乳香　没药　自然铜（火煅，醋淬七次）各一两　上为末，炼蜜和丸，二钱重。用一丸，黄酒化下。

〖方歌〗代杖护心血不攻，丁香苏木蚓无名，丹皮肉桂木鳖子，乳香没药自然铜。

琼液散

闹羊花（择去梗蒂蕊叶，洗去灰沙，晒干，砂锅微焙）　为末，每服五分，壮者七分。先饮醇酒至半酣，次用调药服下，再饮至大醉为度，静卧勿语，语则发麻。至次日其麻方解，消肿止疼，其功甚捷。连服三五次，弱者间一日再服。

〖方歌〗琼液散消瘀血滞，预酌酒至半酣时，闹羊花末调服下，琼浆复饮醉如痴。

洗杖汤

陈皮　透骨草　南星　天冬　地骨皮　天灵盖各五钱　象皮（切碎）一两　水煎浸洗，日三二次。

〖方歌〗洗杖汤陈透骨星，天冬地骨共天灵，象皮水煎日勤洗，夹伤消肿又除疼。

琼液膏

当归尾　闹羊花　红花　白芷　蒲黄各二两　香油一斤，浸药七日，炸枯去渣；入白蜡、黄蜡各一两，溶化尽，绢滤净；稍温再入冰片六分，没药、乳香末各六钱，搅匀摊贴。

〖方歌〗琼液膏贴夹伤破，归闹红花芷蒲黄，油炸又下白黄蜡，再加冰片没乳香。

代杖汤

乳香　没药　苏木各二钱　蒲黄　木通　枳壳（麸炒）　甘草（生）　当归尾　牡丹皮　木耳　穿山甲（炙，研）各一钱　木鳖子（焙）五个　酒、水煎服。

〖方歌〗代杖汤医夹伤验，乳没蒲黄通枳甘，归尾丹皮鳖木耳，酒煎苏木炙穿山。

六真膏

樟脑三两　孩儿茶　滴乳香　血竭　没药　三七各三钱　共为末，用猪脂油十二两，碗盛水煮化，将药入油内，和匀摊贴。

〖方歌〗六真膏贴夹杖伤，樟脑儿茶滴乳香，竭没三七脂油化，和敷诸疮也相当。

【提要】夹伤的治疗。

【白话文】夹伤禁止使用贴药、敷药的治疗方法，可以用烧酒调朱砂粉末涂在患处，内服琼液散，用酒送服至喝醉为度，肿胀一定消退，疼痛消失。如果又受到重刑皮肉破溃的，可内服代杖汤以求快速愈合；如果气血亏虚的，应当大补气血，外贴六真膏，便可起到止痛的效果。

【解读】夹伤即因各种原因挤伤，此时禁用药物外敷、膏药外贴，怕会引起肿胀化脓。刚接受刑罚结束，可内服代杖丹以保护心脉，用烧酒调银朱或朱砂粉末，涂在患处。另外一个人配合用十指的指尖轻轻叩击病人的脚心，刚开始病人会觉得痒，直到病人自觉疼痛时方可停止；然后再让一两个人分别用笔杆轻轻地擀病人的脚背，帮助病人疏通经脉，促进血液运行；等到夹伤的部位由凹陷变为突起，四周变得肿胀即可，随后让病人口服琼液散，配合饮酒，直到喝醉为止；第二天擦去涂的银粉，用洗杖汤每天烫洗两三次；次日再次内服琼液散，肿胀消退，疼痛消失。如果再次受到重刑，导致皮肉溃破的，可内服代杖汤，外敷琼液膏，配合补益气血的药物治疗容易愈合。生肌长肉时可换成六真膏贴敷，收效更快。

竹木刺入肉

【原文】

诸刺入肉系外伤，蝼蛄捣涂最为良。
如刺已出仍作痛，再涂蝼蛄即无妨。

〖注〗诸刺入肉，外伤之证也。软浅者，以针拨出；硬深者，捣蝼蛄涂之，少时即出。如刺已出，而仍作痛者，再以蝼蛄涂之即愈。

【提要】竹木刺入肉的治疗。

【白话文】各种竹木刺刺入肉内都属于外伤，将蝼蛄捣烂，涂在患处效果最好。如果竹木刺已经拔出，但仍然疼痛，可再涂捣烂的蝼蛄即可，没有妨碍。

【解读】各种竹刺、木刺刺入皮肉之内，都是属于外伤。表浅的可以用针挑出；刺入比较深的，可以将蝼蛄捣烂，涂在有刺部位，不用多久，刺就会出来。如果刺已经拔出，但仍然疼痛不适的，可以继续用捣烂的蝼蛄外涂，疼痛便可痊愈。

破伤风

【原文】

皮肉损破外伤风，初觉牙关噤不松。
甚则角弓反张状，吐涎抽搐不时宁。
四因动静惊溃审，陷缩神昏不语凶。
在表宜汗里宜下，半表半里以和平。

〖注〗此证由破伤皮肉，风邪袭入经络。初起先发寒热，牙关噤急，甚则身如角弓反张之状，口吐涎沫，四肢抽搐，无有宁时，不省人事，伤口锈涩。然伤风有四：因动受、静受、惊受、疮溃后受，皆可伤风。动而受者，怒则气上，其人跳跃，皮肉触破，虽被风伤，风入在表，因气血鼓旺，不致深入，属轻。静受者，起作和平之时，气不充鼓，偶被破伤，风邪易于入里，属重。惊受者，惊则气陷，偶被伤破，风邪随气直陷入里，多致不救属逆。若风邪传入阴经者，则身凉自汗，伤处反觉平塌陷缩，甚则神昏不语，嘬口舌短。

其证贵乎早治，当分风邪在表、在里，或半表半里，以施汗、下、和三法。如邪在表者，寒热拘急，口噤切牙，宜服千里奔散，或雄鼠散汗之；次以蜈蚣星风散频服，追尽臭汗。如邪在里者，则惊而抽搐，脏腑秘涩，宜江鳔丸下之。如邪在半表半里无汗者，宜羌麻汤主之。若头汗多出，而身无汗者，不可发汗，宜榆丁散和之；若自汗不止，二便秘赤者，宜大芎黄汤主之。又有发表太过，脏腑虽和，自汗不止者，宜防风当归散服之。发表之后，表热不止者，宜小芎黄汤服之。攻里之后，里热不止，宜瓜石汤服之。若伤时血出过多，不可再汗，宜当归地黄汤主之。至于生疮溃后受风者，因生疮，溃而未合，失于调护，风邪乘虚侵入疮口，先从疮围起粟作痒，重则牙紧，项软，下视，不宜发汗，误汗令人成痉，当以参归养荣汤加僵蚕主之，先固根本，风邪自定。若手足战掉不已者，宜朱砂指甲散主之；若痰盛抽搐身凉者，宜黑花蛇散主之。外治之法，遇初破之时，一二日间，当用灸法，令汗出其风邪方解。若日数已多，即禁用灸法，宜羊尾油煮微熟，绢包乘热熨破处，数换，拔尽风邪，未尽者，次日再熨，兼用漱口水洗之，日敷玉真散，至破口不锈生脓时，换贴生肌玉红膏，缓缓收敛。

刘完素只论三阳汗、下、和三法，而不论三阴者，盖风邪传入阴经，其证已危，如腹满自利、口燥咽干、舌卷囊缩等类，皆无可生之证，故置而不论也。

千里奔散

用行远路骡蹄心，阴阳瓦煅存性，研细。每服三钱，热黄酒冲服。

〖方歌〗千里奔散破伤风，口噤拘急寒热攻，骡蹄火煅存性研，每服三钱黄酒冲。

雄鼠散

活雄鼠一枚，用铁线缚绕，阴阳瓦煅存性，研为细末。作一服，热黄酒调下。

〖方歌〗雄鼠破伤风居表，活鼠一枚铁线绕，阴阳瓦煅存性研，酒调尽服风邪了。

蜈蚣星风散

蜈蚣二条　江鳔三钱　南星　防风各二钱五分　共研细末，每用二钱，黄酒调服，一日二服。

〖方歌〗蜈蚣星风邪未散，搜风发汗去风源，南星江鳔防风末，酒服经络自通宣。

江鳔丸

天麻　雄黄各一钱　蜈蚣二条　江鳔　僵蚕（炒）　野鸽粪（炒）各五分　共研细末，作两份，一份饭丸如梧桐子，朱砂为衣；一份加巴豆霜二分五厘，饭丸如梧桐子大。每用朱砂药二十丸，加巴豆药一丸，二服加二丸，白滚水送下，至便利为度；再服朱砂药，病愈即止。

〖方歌〗江鳔破伤风入里，惊兼抽搐下之宜，天麻蜈蚣僵鸽粪，雄黄巴霜丸朱衣。

羌麻汤

羌活　麻黄　川芎　防风　枳壳（麸炒）　白茯苓　石膏（煅）　黄芩　细辛　甘菊花　蔓荆子　前胡　甘草（生）各七分　白芷　薄荷各五分　生姜三片，水二盅，煎八分服。

〖方歌〗羌麻汤芎风枳壳，苓芷石膏芩薄荷，细辛菊蔓前甘草，发汗破伤风即瘥。

榆丁散

防风　地榆　紫花地丁　马齿苋各五钱　共研细末，每服三钱，温米汤调下。

〖方歌〗榆丁破伤风为患，头汗身无不宜散，此药米汤服解和，防榆地丁马齿苋。

大芎黄汤

黄芩　羌活　大黄各二钱　川芎一钱　水煎服，以微利为度。

〖方歌〗大芎黄治破伤风，汗多便秘小水红，水煎黄芩与羌活，大黄切片共川芎。

防风当归散

防风　当归　川芎　生地各二钱五分　水煎服。

〖方歌〗防风当归表太过，脏腑虽调汗出多，只将四味水煎服，川芎生地共相和。

小芎黄汤

川芎三钱　黄芩二钱　甘草（生）五分　水煎温服。

〖方歌〗小芎黄汤发散后，表热犹存用此医，芎芩甘草煎温服，退热除根神效奇。

瓜石汤

瓜蒌仁九钱　滑石一钱五分　苍术（米泔水浸，炒）　南星　赤芍　陈皮各一钱　白芷　黄柏　黄芩　黄连各五分　甘草（生）二分　生姜三片，水三盅，煎一盅服之。

〖方歌〗瓜石芍芷柏芩连，苍术南星陈草煎，医治破伤风下后，热犹不解服之痊。

当归地黄汤

当归　熟地　川芎　藁本　白芍（酒炒）　防风　白芷各一钱　细辛五分　水煎服。

〖方歌〗当归地黄芎藁本，白芍防风芷细辛，破伤之时血出甚，服此滋荣风不侵。

参归养荣汤

人参　当归　川芎　白芍（酒炒）　熟地　白术（土炒）　白茯苓　陈皮各一钱　甘

草（炙）五分　生姜三片，红枣肉二枚，水煎服。

〖方歌〗参归养荣荣卫虚，溃疮失护风邪居，生姜三片二枚枣，八珍汤内入陈皮。

朱砂指甲散

人手足指甲（烧存性用）六钱　朱砂　南星　独活各二钱　共研细末，每用四钱，热黄酒调下。

〖方歌〗朱砂指甲散神效，破伤风侵手足摇，每用四钱热酒服，南星独活指甲烧。

黑花蛇散

麻黄（炙）一两　黑花蛇（即乌蛇，酒浸）六钱　天麻　白附子　干姜　川芎　附子（制）草乌（泡，去皮）各五钱　蝎梢二钱五分　共研细末，每服一钱，热黄酒调下，日二服。

〖方歌〗黑花蛇散蝎麻黄，天麻白附子干姜，川芎附子草乌泡，善却风痰医破伤。

玉真散

白芷　南星　白附子　天麻　羌活　防风各一两　共研细末，唾津调浓，敷伤处。如破伤风初起，角弓反张，牙关紧急，每用三钱，热童便调服亦妙。

〖方歌〗玉真散芷共南星，白附天麻羌活风，破伤风袭传经络，热酒调服立奏功。

生肌玉红膏（见溃疡门）

【提要】破伤风的病因、病机、症状及治疗。

【白话文】皮肤因外伤导致破损，又感受风邪，初起自觉牙关紧闭不能放松，甚至出现角弓反张，口吐白沫，手脚抽搐，不会停止。四种情况下会发病，应当区分：安静时、情绪激动时、受到惊吓时、疮疡溃破时。伤口平塌凹陷，神志不清，不能说话，则病情凶险。辨证属于表证则可用发汗法，属于里证可用泻下法，属于半表半里证可以和解少阳。

【解读】本病由于外伤，皮肤破损，风邪乘虚而入，侵袭人体而发病。开始发病时，先出现恶寒，发热，牙关紧闭，甚至角弓反张，手足抽搐，口吐白沫，持续不停，昏迷不省人事，伤口可见铁锈。诱发破伤风的情况有四种：激动、安静、受惊吓、疮疡破溃。

破伤风是破伤风梭菌经由皮肤或黏膜伤口侵入人体，在缺氧环境下生长繁殖，产生毒素而引起肌痉挛的一种特异性感染。破伤风毒素主要侵袭神经系统中的运动神经元，因此本病以牙关紧闭、阵发性痉挛、强直性痉挛为临床特征，主要波及的肌群包括咬肌、背棘肌、腹肌、四肢肌等。破伤风潜伏期通常为7～8天，可短至24小时或长达数月、数年。潜伏期越短者，预后越差。约90%的病人在受伤后2周内发病，偶见病人在摘除体内存留多年的异物后出现破伤风症状。人群普遍易感，且各种类型和大小的创伤都可能被含有破伤风梭菌的土壤或污泥污染，但只有少数病人会发病。在户外活动多的温暖季节，受伤患病者更为常见。患病后无持久免疫力，故可再次感染。主要为运动神经系统脱抑制的表现，包括肌强直和肌痉挛。通常最先受影响的肌群是咀嚼肌，随后顺序为面部表情肌，颈、背、腹、四肢肌，最后为膈肌。肌强直的征象为张口困难和牙关紧闭，腹肌坚如板状，颈部强直、头后仰，当背、腹肌同时收缩，因背部肌群较为有力，躯干因而扭曲成弓，形成“角弓反张”或“侧弓反张”。阵发性肌痉挛是在肌强直基础上发生的，且在痉挛间期肌强直持续存在。相应的征象为蹙眉、口角下缩、咧嘴“苦笑”（面肌痉挛）；喉头阻塞、吞咽困难、呛咳（咽肌痉挛）；通气困难、发绀、呼吸骤停（呼吸肌和膈肌痉挛）；尿潴留（膀胱括约肌痉挛）。强烈的肌痉挛，可使肌断裂，甚至发生骨折。病人死亡原因多为窒息、心力衰竭或肺部并发症。

上述发作可因轻微的刺激，如光、声、接触、饮水等而诱发，也可自发。轻型者每日肌痉挛发作不超过 3 次；重型者发作频发，可数分钟发作一次，甚至呈持续状态。每次发作时间由数秒至数分钟不等。

病程一般为 3～4 周，如积极治疗、不发生特殊并发症者，发作的程度可逐步减轻，缓解期平均约 1 周。但肌紧张与反射亢进可继续一段时间；恢复期还可出现一些精神症状，如幻觉、言语、行动错乱等，但多能自行恢复。

发痓

【原文】

溃疡发痓类破伤，有汗为柔无汗刚。
脓血出多成此证，补正驱邪要审详。

〖注〗此证势类破伤风，牙紧体强，肢搐背反，有汗曰柔痓，无汗曰刚痓，由溃疡亡血过多所致。治宜大补气血，以十全大补汤加钩藤钩、栀子、天麻。服之不应者，服独参汤；手足逆冷加桂、附，误作风痓，汗之则危。

十全大补汤　独参汤（俱见溃疡门）

【提要】发痓的症状、鉴别及治疗。

【白话文】溃疡发生痓证的症状和破伤风相似，有汗出的称为柔痓，没有汗出的称为刚痓。出现本病的原因是因为溃疡脓血过多，治法选择补益正气还是祛除病邪一定要详细辨证。

【解读】本病的症状与破伤风相似，表现为牙关紧闭，身体强直，四肢抽搐，角弓反张。合并有汗出的称为柔痓，如果无汗出的称为刚痓。本病是由于溃疡日久，津血丢失过多，导致人体气血亏虚。治疗应该以大补气血为法，可选十全大补汤，可加钩藤钩、栀子、天麻息风止痓。如果按上述方法治疗未见好转，说明补气血之力不够，可改服独参汤大补元气。如果四肢厥冷，表明阳气亏虚，可加用附子、桂枝。如果误诊为风痉，使用解表发汗的治疗方法，使已亏之气血进一步受损，会导致病情进一步加重。

汤火伤

【原文】　汤烫火烧皮烂疼，疱起挑破使毒轻。
烦躁作呕防毒陷，便秘神昏气喘凶。

〖注〗此证系好肉暴伤，汤烫火烧，皮肤疼痛，外起燎疱。即将疱挑破，放出毒水，使毒轻也。其证虽属外因，然情势必分轻重。轻者施治应手而愈，重者防火毒热气攻里，令人烦躁，作呕，便秘，甚则神昏闷绝。初伤用冷烧酒一盅，于无意中往患者胸前一泼，被吃一惊，其气必一吸一呵，则内之热毒，随呵而出矣；仍作烦闷者，以新童便灌之。外初用清凉膏涂之，解毒止痛，不致臭烂；次以罂粟膏涂之。痛止生脓时，换黄连膏贴之收敛。火毒攻里者，宜四顺清凉饮服之，务令二便通利，则毒热必解。初终禁用冷水、井泥浸溻伤处，恐热毒伏于内，寒滞束于外，致令皮肉臭烂，神昏便秘，端肩气喘，多致不救。外花炮火药烘燎者，治法同前。

清凉膏

水泼开锻石末一升，加水四碗，搅浑澄清；取清汁一碗，加香油一碗，以筷顺搅数百转，其稠黏如糊，用鸡翎蘸扫伤处。

罂粟膏

罂粟花（十五朵，无花以壳代之）　香油四两，将罂粟炸枯，滤净，入白蜡三钱溶化尽，倾入碗内，待将凝之时，下轻粉二钱，搅匀炖水中，令冷取出。临用时，抿脚挑膏，手心中捺化，搽于伤处，绵纸盖之，日换二次，其痛自止。次日用软帛挹净腐皮，再搽之。

〖方歌〗罂粟膏医汤火烧，香油罂粟共煎熬，白蜡更兼真轻粉，患上搽涂痛即消。

黄连膏（见鼻部鼻疮）

四顺清凉饮（见面部痄腮）

【提要】汤火伤的症状、治疗及预后。

【白话文】皮肤被滚汤或火烧伤导致糜烂、疼痛。如果起了水疱，可以挑破，使火热之毒减轻；出现烦躁、恶心、呕吐，要防治火热之毒内陷入里；如果出现便秘、神志昏迷、气喘，提示病情凶险。

【解读】本病是由于正常皮肤，因不慎被开水烫伤或被火烧伤，出现红斑、水疱、大疱、糜烂、渗出、灼热、疼痛等症状。如果起了水疱、大疱，可用针将水疱挑破，放出疱液。本病根据烧烫伤的程度不一，分为轻度和重度。轻度烧烫伤经过有效治疗很快就能痊愈，但是如果是重度烧烫伤，要防治火热之毒内陷入里，引起烦躁、恶心、呕吐、大便干结，严重的甚至出现昏迷。

西医学称为烫伤，是由无火焰的高温液体（沸水、热油、钢水）、高温固体（烧热的金属等）或高温蒸气等所致的组织损伤。常见低热烫伤，又可称为低温烫伤，是因为皮肤长时间接触高于体温的低热物体而造成的烫伤。接触 70℃的温度持续 1 分钟，皮肤可能就会被烫伤；而当皮肤接触近 60℃的温度持续 5 分钟以上时，也有可能造成烫伤，这种烫伤就叫做低温烫伤。

冻疮

【原文】

冻疮触犯严寒伤，气血肌肉硬肿僵。
凉水揉溻觉热散，大忌烘火立成疮。

〖注〗此证由触犯严寒之气，伤及皮肉着冻，以致气血凝结，肌肉硬肿，僵木不知痛痒。即在着冻之处，垫衣揉搓，令气血活动；次用凉水频洗觉热，僵木处通活如故则已。若日久冻僵，疙瘩不散，用冰一块，绢包溻之，以僵疙瘩化尽为度，此从治之法也。若暴冻即着热，或进暖屋，或用火烘汤泡，必致肉死损形，轻则溃烂，重则骨脱筋连，急剪去筋，否则浸淫好肉。初治宜人参养荣汤，加醇酒服之；溃烂者，外按痈疽溃疡治法。亦有经年不愈者，用独胜膏敷之甚效。

独胜膏

于六月初六、十六、二十六日，用独头蒜杵烂，日中晒热，涂于冻发之处，即于日中晒干。忌患处着水。

人参养荣汤（见溃疡门）

【提要】冻疮的病因、病机、症状及禁忌。

【白话文】冻疮是因为受严寒之邪导致气血凝滞，肌肉僵硬、肿胀，可以用凉水频繁浸洗直到感觉有热，切忌用火烘，否则皮肤溃烂。

【解读】寒冷是冻疮发病的主要原因。其发病原因是冻疮病人的皮肤在遇到寒冷（0℃～10℃）、潮湿或冷暖急变时，局部小动脉发生收缩，久之动脉血管麻痹而扩张，静脉淤血，局部血液循环不良而发病。此外，病人自身的皮肤湿度、末梢微血管畸形、自主神经功能紊乱、营养不良、内分泌障碍等因素也可能参与发病。缺乏运动、手足多汗潮湿、鞋袜过紧及长期户外低温下工作等因素均可致使冻疮的发生。冻疮好发于初冬、早春季节，以儿童、妇女和末梢血液循环不良者多见，这些病人常伴有肢体末端皮肤发凉、肢端发绀、多汗等表现。皮损好发于手指、手背、面部、耳廓、足趾、足缘、足跟等处，常两侧分布。常见损害为局限性淤血性暗紫红色隆起的水肿性红斑，境界不清，边缘呈鲜红色，表面紧张有光泽，质柔软。局部按压可褪色，去压后红色逐渐恢复。严重者可发生水疱，破裂形成糜烂或溃疡，愈后存留色素沉着或萎缩性瘢痕。痒感明显，遇热后加剧，溃烂后疼痛。

人咬伤

【原文】　人咬系受牙毒伤，肿痛臭烂异寻常。
始终惟宜童便洗，蟾酥条饼功最良。

〖注〗此伤由人牙齿食用炙煿之物，渐渍有毒，故一受其伤，则肿痛臭烂，异于寻常。初咬时，用热童便浸伤处，洗去牙黄污血，贴蟾酥饼，以万应膏盖之，出微脓即愈。若失治，则烂痛发肿，仍用童便浸洗；次用油纸捻点火，于患处熏之，良久插蟾酥条如伤口大，作饼罨上，万应膏盖之。俟肿消时，用葱白二两，甘草五钱，水煎，日洗一次，换生肌玉红膏，盖贴万应膏收口。一法：随于咬后，即用童便洗之，大粪涂之；肿溃时，人中黄熬汤时洗。较诸治法尤觉神效。

蟾酥饼　蟾酥条（俱见疔疮门）

万应膏　生肌玉红膏（俱见溃疡门）

【提要】人咬伤的病因、症状及治疗。

【白话文】人咬伤是由于受牙毒损伤，局部肿胀、疼痛、臭秽、糜烂，不同寻常，从始至终只有用童子小便外洗才好，用蟾酥做成条状和饼状外用效果最好。

【解读】人的牙齿平素咀嚼了各种温燥火热的食物，时间久了，渐渐地也变得有毒，一旦被牙齿咬伤，局部则会发生肿胀、疼痛，甚至溃烂、发臭，不同寻常。刚被咬的时候，可以外用温热的儿童小便浸洗咬伤部位，把黄垢、血渍清洗干净，外敷蟾酥饼，再贴一层万应膏，有少量的脓液排出，即可痊愈。如果治疗不当，则会发生肿胀加重，甚至溃烂，疼痛剧烈，此时仍然可以用儿童小便清洗患处，再用油纸碾成条状，点火熏患处，过一会在伤口处插入蟾酥条，蟾酥饼盖上，再敷一层万应膏。等到肿胀消退的时候，可以用葱白、甘草煮水取溶液，每天清洗患处一次，疮面涂生肌玉红膏，外面再敷一层万应膏生肌收口。另外还有一个治疗方法，被牙齿咬伤之后，立即用儿童小便外洗，再用大便外涂；肿胀、溃烂的时候，用大便煮水，时不时外洗患处，比其他各种治疗方法效果更好。

熊虎野狼伤人

【原文】　熊虎狼伤致成疮，内外服洗葛根汤。
青布燃熏铁汤洗，独窠栗子嚼涂伤。

〖注〗熊、虎、野狼牙爪，伤人皮肉成疮者，初宜葛根浓煎，内服一二盅，外洗日十度；或煮生铁有味者洗之；又用青布急卷为绳，燃着纳竹筒中，注疮口熏之出毒水，次宜独窠栗子，生嚼涂伤口效。

【提要】熊、老虎、野狼损伤的治疗。

【白话文】被熊、老虎、野狼损伤，导致疮疡形成，可用葛根煎汤内服、外洗；将一般的布点燃烟熏，生铁煮水外洗，独窠栗子嚼烂后涂在伤口处。

【解读】熊、老虎、野狼的牙齿和爪子，损伤人的皮肤、肌肉，形成疮疡的，起初可用葛根煮浓汤，内服一两杯，再外洗伤口，每天 10 次左右；也可以用生铁煮水外洗伤口处；还可以将普通的布卷成条状，点燃后塞进竹筒内，扣在伤口处烟熏，可使毒水流出，再将独窠栗子嚼烂后涂在伤口。

马咬伤

【原文】

马咬伤时损肌肉，栗子嚼烂敷患处。
若逢毒气入里者，马齿苋汤速宜服。

〖注〗此伤用栗子嚼烂敷之。毒气入里，心烦呕闷者，马齿苋煎汤，饮之即效；外用马鞭子挽手及鞭穗，煅灰存性，研末，猪脂捣合贴之，俱效。

【提要】马咬伤的症状及治疗。

【白话文】被马咬伤后可损伤肌肉，将栗子嚼烂后涂在伤口处。如果碰到毒气入里的，此时应该及时内服马齿苋汤。

【解读】被马咬伤后可以将栗子嚼烂外敷。如果毒气入里，可出现心烦、胸闷、恶心欲吐等症状，用马齿苋煮汤内服可立马见效；将赶马用的鞭子煅烧后碾成细末，和猪油调匀，贴在咬伤处，也有效。

疯犬咬伤

【原文】

疯犬咬伤毒最深，刺吮粪灸尿洗淋。
顶心红发当拔去，三年禁忌保终身。

〖注〗犬因五脏受毒而成疯犬，故经其咬，必致伤人，九死一生之证也。初被咬时，急就咬处刺令出毒血，以口含浆水吮洗伤处，或以拔法拔之，或以人尿淋洗，拭干；即用核桃壳半边，以人粪填满，罨在咬处，上着艾灸之，壳焦粪干再易；灸至百壮，以玉真散唾津调敷，次日再灸，渐灸至三五百壮为度。于初灸时，即服扶危散，逐恶物血片，从小水中出；若毒物血片堵塞茎中，致小水涩滞若淋者，即服琥珀碧玉散，以通利之。被咬之人，顶心有红发一根，速当拔去。一法：用豆豉研末，香油调稠，丸如弹子大，常揩拭所咬处；掐开看豉丸内若有狗毛茸茸然，此系毒气已出，易丸再揩，至无茸毛方止，甚效。始终禁忌，必当慎重，终身忌食狗肉及蚕蛹、赤豆；百日内忌见麻物，忌饮酒；三年内忌食一切毒物及房事；可常食杏仁，以防其毒。若治迟，犬毒入心，烦乱腹胀，口吐白沫者，用虎头骨、虎牙、虎胫骨为末，酒调二钱服之；若发狂叫唤，人声似犬声，眼神露白者逆。终始犯禁忌者不救。

扶危散

斑蝥（按日数用之。如犬咬已竟七日用七个，十日用十个，去翅、足，加糯米同炒，去米） 滑石（水飞）一两 雄黄一钱 麝香二分 共研细末，每服一钱，温酒调下，不饮酒者米汤调下。

〖方歌〗扶危散治疯犬咬，斑蝥糯米一同炒，滑石雄黄与麝香，研加酒服毒即扫。

琥珀碧玉散

滑石六两 甘草一两 琥珀五钱 青黛八分 共研细末，每服三钱，灯心煎汤调下。

〖方歌〗琥珀碧玉用六一，黛珀同加研极细，灯心汤调服三钱，滑涩能医小水利。

疯犬咬伤拔法

用砂烧酒壶两个，盛多半壶烧酒，先以一壶上火令滚无声，倾去酒，即按在破伤疮口，拔出污黑血水，满则自落；再以次壶仍按疮口，轮流提拔，以尽为度，其证立愈。

玉真散（见破伤风）

【提要】疯犬咬伤的治疗及预后。

【白话文】疯狗咬伤与其他动物咬伤比起来毒气更深重。局部砭刺后吸出血液，外敷粪便后再行艾灸治疗，或者用小便淋洗患处；要快速将顶部中央的红发拔出。3 年内严格按照禁忌饮食、起居，可保终身无虞。

【解读】狗因为五脏感受毒邪从而成为疯狗，所以疯狗咬伤为九死一生的病证。刚被疯狗咬伤的时候，在被咬的部位点刺，使毒血排出，或将毒血吸出，或用火罐拔出，或者用人的小便清洗，擦干；取半边核桃壳，填满人的大便，盖在被咬伤部位，上面用艾灸，核桃壳变成焦黑、大便变干后换掉再灸，这样灸 100 壮后调玉真散贴敷在患处。第二天再灸，灸到 300～500 壮为止。

西医学称为狂犬病，是狂犬病病毒所致的急性传染病，人兽共患，多见于犬、狼、猫等肉食动物，人多因被病兽咬伤而感染。临床表现为特有的恐水、怕风、咽肌痉挛、进行性瘫痪等。因恐水症状比较突出，故本病又名恐水症。狂犬病病毒属于弹状病毒科狂犬病毒属，单股 RNA 病毒，动物通过互相间的撕咬而传播病毒。我国的狂犬病主要由犬传播，家犬可以成为无症状携带者，所以表面“健康”的犬对人的健康危害很大。对于狂犬病尚缺乏有效的治疗手段，人患狂犬病后的病死率几近 100%，病人一般于 3～6 日内死于呼吸或循环衰竭，故应加强预防措施。

马汗驴涎入疮

【原文】

溃疮误犯马汗伤，焮痛紫肿疮四旁。
急砭肿处出紫血，乌梅嚼烂涂敷良。
患者烦热毒攻腹，强弱量服马苋汤。
更有驴涎入疮者，冬瓜青皮末敷疮。

〖注〗此证系溃疮未合，误入马汗之毒，以致疮口四旁，忽复焮痛紫肿。宜急砭肿处，令出紫血，乌梅嚼烂涂于疮上。若患者烦闷发热，恐毒入腹，以致不救，急用醇酒浓煎马齿苋饮之，尽醉为效。但马齿苋其性寒滑，凡疮溃未合，气血未复，而又受此汗毒，必量人壮弱，用一两或五钱。更有驴涎入疮者，形证与马汗毒同，宜用冬瓜片下青皮，晒干研末敷之，熬汤洗之亦可；毒甚者，亦用马齿苋酒饮之立效。

【提要】马汗驴涎入疮的病因、症状及治疗。

【白话文】溃疡处不慎接触到马的汗液，局部灼热、疼痛、发紫、肿胀，向四周扩展，应在肿胀处刺络放出紫色血液，外涂嚼烂了的乌梅。病人如果出现烦躁、发热，为毒气内攻腹腔，根据病人的强壮、瘦弱程度内服马齿苋汤。还有溃疡接触到驴的涎液的，可用冬瓜的青皮碾末外敷治疗。

【解读】溃疡没有愈合，骑马时不慎接触到马的汗液，导致溃疡向四周扩展，忽然又出现灼热、肿胀、发紫、疼痛。可在肿胀处刺络放血，使紫血流出，再将乌梅捣烂敷在疮面上。

如果病人出现烦躁、胸闷、发热，恐怕是毒邪内入腹腔，病情加重，可及时用酒煎煮马齿苋提高药物浓度，内服直到喝醉为止。然而马齿苋性偏寒滑利，凡是没有愈合的溃疡，气血亏虚的人，又感受了马汗之毒，一定要根据病人强弱选择用药量。

有些溃疡病人是接触了驴的涎液，症状和接触马汗之毒相同，可将冬瓜的青皮晒干，研成粉末外敷，也可煮水外洗。如果症状较重的，也可用酒煮马齿苋内服。

蛇咬伤

【原文】

蛇咬伤时即饮醋，仍宜用绳扎患处。
再服五灵共雄黄，肿消口合自如故。

〖注〗凡被蛇咬伤者，实时饮好醋一二碗，使气不随血走，以绳扎伤处两头。若昏困，宜用五灵脂五钱，雄黄二钱五分，共为末，酒调二钱灌之。少时咬处出黄水，水尽则肿消，以雄黄末掺之，口合而愈。

【提要】蛇咬伤的治疗。

【白话文】被蛇咬伤后立即喝醋，同时用绳子扎住患处，再内服五灵脂和雄黄，则肿胀消退，伤口愈合，恢复正常。

【解读】凡是被毒蛇咬伤，及时喝上好的醋一两碗，使毒气不随血液循行到全身，用绳子绑住咬伤处的两边。如果神昏欲睡，可用五灵脂、雄黄共同研成粉末，用酒送服。不用多久，被咬伤的部位会有黄色水液流出，水流完了，肿胀也会消退。再外掺雄黄粉，疮口愈合，病情告愈。

蜈蚣咬伤

【原文】

蜈蚣咬伤用雄鸡，倒控鸡涎手蘸之。
抹搽伤处痛立止，甚饮鸡血最相宜。

〖注〗此伤取雄鸡倒控少时，以手蘸鸡口内涎抹搽伤处，甚痛立止；甚者，生鸡血乘热饮之，立效。

【提要】蜈蚣咬伤的治疗。

【白话文】被蜈蚣咬伤，可使公鸡倒挂，用手蘸取公鸡流出的涎液，涂抹在咬伤部位，疼痛立马好转；情况严重的，喝鸡血效果更好。

【解读】蜈蚣咬伤，中医病名。是指被蜈蚣螫伤，毒汁注入皮肤所引起的中毒性疾病。以局部出现咬伤瘀点，周围红肿疼痛，甚或伴全身症状为临床表现。该虫中国均有分布，以河南、湖北、安徽、江苏、浙江、广东、广西地区较多。与西医病名相同。本病若及时治疗和处理，病情较轻者，一般预后良好。但部分严重病人可导致休克、昏迷、抽搐、心脏和呼吸麻痹等，可致死亡。

蝎蜇　蚕咬

【原文】

蝎螫急取大蜗牛，捣烂涂之痛立休。
蚕咬须将苎根捣，取汁搽涂患即瘳。

〖注〗凡蝎螫，取大蜗牛一个，捣烂涂之，其痛立止。一时不得蜗牛，即将螫处挤去毒水，急用膏药烤热贴之，亦能止痛。蚕咬者，用苎根捣汁涂之即愈。

【提要】蝎螫、蚕咬的治疗。

【白话文】被蝎子蜇伤，赶紧找大蜗牛，捣烂后涂在蜇伤部位，马上就不痛了。被蚕咬伤，可将苎麻根捣烂取汁，涂在患处就好。

【解读】被蝎子蜇伤后，及时找一只大蜗牛，捣烂后涂在蜇伤部位，立马可起到止痛效果。如果一时找不到蜗牛，可以先将咬伤部位的毒血挤出，再将膏药烤热后贴上，也能止痛。如果是被蚕咬伤，可将苎麻根捣烂取汁，涂在咬伤处即可。

射工伤

【原文】 射工伤人必痒痛，甚则骨肉烂成疡。
豆豉捣敷白芷洗，已烂海螵蛸末良。

〖注〗射工，即树间杂毛虫也，又名瓦刺虫。人触着，则能放毛射人，初痒次痛，势如火燎，久则外痒内痛，骨肉皆烂，诸药罔效。用豆豉清油捣敷痛痒之处，少时则毛出可见，去豆豉用白芷煎汤洗之。如肉已烂，用海螵蛸末掺之，即愈。

【提要】射工伤的症状及治疗。

【白话文】被射工伤到，一定会有瘙痒、疼痛等不适，甚至皮肉、筋骨溃烂形成溃疡。先用豆豉捣烂敷在患处，再用白芷煮水外洗；如果已经溃烂，用海螵蛸粉末外敷效果好。

【解读】所谓射工，就是树林间的毛虫，又称瓦刺虫。虫毛容易脱落，可随风飘扬，人接触到虫毛，开始自觉瘙痒，后有疼痛不适，灼痛像火烧一样，时间久了，皮肤表面可有瘙痒感，皮下又有疼痛，肌肉、筋骨可溃烂，用各种药物治疗都没有效果。将豆豉捣烂敷在疼痛、瘙痒部位，不久可见到虫毛出来，去掉豆豉，用白芷煮水外洗。如果已经形成溃烂，可用海螵蛸粉末掺在疮面上，即可痊愈。

蚯蚓伤

【原文】 蚯蚓咬伤受毒气，眉鬓脱落全无迹。
法用盐汤频频洗，久则其毒自然去。

〖注〗蚯蚓咬伤，即受蚯蚓之毒。令人眉鬓皆落，状如大麻风，但夜则蚓鸣于体中为异耳。宜用盐汤频频洗之，其毒自去。

【提要】蚯蚓咬伤的症状及治疗。

【白话文】被蚯蚓咬伤，感染毒气，眉毛、胡子完全脱落。治疗方法为用盐水频繁地清洗咬伤部位，长久坚持，毒气自然就祛除了。

【解读】被蚰蜒咬伤可导致眉毛、胡子完全脱落，与麻风相似，但是晚上自觉有蚰蜒在体内鸣叫。可用盐水频繁外洗，可使毒气祛除。

天蛇疮

【原文】　天蛇疮发肌肤中，似癞非癞是其形。
证因草内蜘蛛毒，复被露水侵始生。

〖注〗此证生于肌肤，似癞非癞，是草中花蜘蛛蜇伤，复被露水所侵而致。法宜秦艽一味煎汤，徐徐饮之；外敷二味拔毒散甚效。

二味拔毒散（见肿疡门）

【提要】天蛇疮的病位、症状及病因。

【白话文】天蛇疮发生肌肤之中，看起来像癞，但又不是，发生本病是因为被草内蜘蛛咬伤中毒，又被露水侵袭导致的。

【解读】本病治疗用秦艽一味煎汤，慢慢内服；配合外用二味拔毒散，效果更好。

蠼螋伤

【原文】　蠼螋隐壁尿射人，误着皮肤水疱淫。
痛如火烙如豆大，盐汤二味拔毒侵。

〖注〗此虫一名多脚虫，藏于壁间，以尿射人。若误中其毒，令人皮肤起燎浆水疱，痛如火烙，初如饭糁，次如豆大。宜盐汤绵溻疮上，数换即消；甚则毒延遍身，瘙痒不休，宜二味拔毒散敷之甚效。

二味拔毒散（见肿疡门）

【提要】蠼螋伤的症状及治疗。

【白话文】蠼螋隐藏在墙壁中，其尿液可射人，皮肤不小心接触到，可起水疱，疼痛剧烈如被火烧，大小如豆子。可用盐汤外洗，二味拔毒散外敷。

【解读】蠼螋，又称多脚虫，藏在墙壁之间，用尿射人。如果不小心接触蠼螋的尿液，皮肤会灼热、疼痛、起水疱，起初的时候像米饭粒，逐渐增大如黄豆大小。可用棉布浸盐水溻渍在患处，多次更换，即可消退；有些毒气遍及全身，瘙痒不止，可用二味拔毒散，效果很好。

百虫入耳

【原文】 虫偶入耳勿惊慌，烧肉香气近耳旁。
独坐夜灯引虫出，麻油滴耳使虫殃。

〖注〗百虫偶然误入耳中（如蝇、蚊、小虫），以麻油数点滴入耳窍，虫即死取出。如蚰蜒等物入者，以肉炙香，置于耳旁，虫闻香自出。夜间暗入者，切勿惊慌响叫，逼虫内攻，宜端坐点灯光向耳窍，其虫见光自出。若对面有人，其虫不出，人皆旁避方效。

【提要】百虫入耳的治疗。

【白话文】虫子进入耳内，不要惊恐、慌张。靠近耳朵用火烧肉可散发香气，将虫引出；或独自坐在黑暗的地方，用灯将虫引出了；或者用麻油滴入耳内，使虫子死亡后取出。

【解读】各种虫子，如苍蝇、蚊子、小虫等，偶然进入耳内，可以用麻油滴耳，待虫子死亡后取出。如果蚰蜒等虫子进入耳内，可以将肉用火烧，虫子闻到肉香，自然就出来了。夜间黑暗之时进入耳内者，不要紧张、慌乱、喊叫，迫使虫子向耳内攻窜，可点一盏灯，对着耳朵，虫子见到灯光，会自动出来。如果耳朵对着人，虫子就不敢出来，旁人要避开才能见效。

医宗金鉴卷七十六

婴儿部

赤游丹毒

【原文】　胎毒初患赤游丹，腹肢先后内外参。
内服外贴兼砭血，红轻紫重黑难痊。

〖注〗小儿赤游丹之证，皆由胎毒所致。欲发之时，先身热，啼叫，惊搐不宁，次生红晕，由小渐大，其色如丹，游走无定。起于背腹，流散四肢者顺；起于四肢，流入胸腹者逆。或初生之后，外用热水洗浴，兼以火烘衣物，触动内毒，遂成此证。治之者，先宜砭出恶血，看血色红者轻，紫者重，黑者死。次宜牛、羊肉片，遍贴红晕处，微干再易，俟肉片不干，换如意金黄散，用蓝靛清汁调敷。内初服大连翘饮，次服消毒犀角饮；大便秘结，加生大黄三五分；若烦躁、唇焦、面赤者，宜服五福化毒丹；若失治，毒气入里，腹胀坚硬，声音雌哑，吮乳不下咽者，宜服紫雪散下之。一二日间，身轻腹软，热退身凉，砭处肉活，乳哺如常者生，反此者不治。

大连翘饮

连翘去心　当归　赤芍　防风　木通　滑石（水飞）　牛蒡子（炒，研）　蝉蜕（去足、翅）　瞿麦　石膏（煅）　荆芥　甘草（生）　柴胡　黄芩　栀子（生，研）　车前子各五分
水二盅，灯心二十根，煎八分，子与乳母同服。

〖方歌〗大连翘饮赤游丹，归芍防通滑蒡蝉，瞿麦石膏荆芥草，柴芩栀子共车前。

消毒犀角饮

犀角（镑）　防风各一钱　甘草（生）五分　黄连（生）三分　水二盅，灯心二十根，煎四分，徐徐服之。

〖方歌〗消毒犀角饮黄连，防风甘草共和煎，赤游丹毒啼惊搐，气粗身热服之安。

五福化毒丹

黑参　赤茯苓　桔梗各二两　牙硝　青黛　黄连　龙胆草各一两　甘草（生）五钱　人参　朱砂各三钱　冰片五分　共研细末，炼蜜为丸，如芡实大，金箔为衣。每服一丸，薄荷、灯心煎汤化服。

〖方歌〗五福化毒清热速，疮瘤丹毒服即除，参苓桔草硝冰黛，黄连胆草黑参朱。

如意金黄散（见肿疡门）

紫雪散（见舌部重舌）

【提要】赤游丹毒的病因、症状、治疗及其预后。

【白话文】赤游丹毒由胎毒所致。初发的时候，皮肤发红，色如丹药，游走不定。背腹与四肢发病或先或后，发病原因有内有外。可内服中药、外贴膏药、针砭放血治疗；根据放出恶血的颜色，红色的属轻，紫色的属重，黑色的难治。

【解读】小儿赤游丹毒是由感受胎毒所致。先有发热、啼哭、惊叫、烦躁等表现，继而局部出现红斑，红斑面积逐渐增大，颜色鲜红，位置不固定，容易游走。如果红斑先发于四肢，后向胸腹部蔓延，放血流出紫色或黑色恶血的，属邪毒内攻，治疗较困难，预后不好；反之，如果先起于背腹部，再向四肢发展，放血流出红色血液的，属邪毒外散，治疗较容易，预后较好。西医学称为婴幼儿丹毒，一种由溶血性链球菌感染引起的急性皮肤病，以局部皮肤红赤如丹，形如片云，游走不定为特征，又名“走马天红”、“游火”。本病证可见于现代医学的皮肤网状淋巴管炎。

胎　瘤

【原文】　婴儿初产患胎瘤，胎热瘀血是根由。
色紫渐大熟透刺，放出脓汁自可瘳。

〖注〗此证由胎前孕母积热，以致胞热，更兼血瘀滞结而成。多生头上及胸乳间，初如李核，渐大如馒，色紫微硬，漫肿不甚疼痛。婴儿初生即有者，候过盈月熟透，方可针之，放出赤豆汁或脓水汁，其肿即消。初服五福化毒丹，兼贴黄连膏；溃贴生肌玉红膏，生肌敛口。若盈月后生者，必待脓鼓熟透针之。若瘤皮含血丝者，详注于红丝瘤。

五福化毒丹（见赤游丹毒）

黄连膏（见鼻部鼻疮）

生肌玉红膏（见溃疡门）

【提要】胎瘤的病因、病机及其治疗。

【白话文】新生儿患胎瘤病，是由母体蕴热、瘀血凝滞所致；肿物颜色紫红，逐渐增大。要待肿物熟透后才可以刺破，排出脓血后，自然可以治好。

【解读】本病出自《外科正宗》卷四，新生儿先天性瘤肿之一。亦名红丝瘤。本病多因母体蕴热又兼瘀血凝滞而成。症见新生婴儿头上、胸乳间局限性肿起，色紫微硬，漫肿微疼，或大或小，大者如馒头，小者似梅李。治宜用针刺破瘤，然必待儿满月后方可，术后可服五福化毒丹，外贴黄连膏。类似西医学的血管瘤。

红丝瘤

【原文】　婴儿初生红丝瘤，皮含血丝先天由。
精中红丝肾伏火，相传患此终难瘳。

〖注〗此证一名胎瘤，发无定处，由小渐大，婴儿落草，或一二岁之间患之。瘤皮色红，中含血丝，亦有自破者。治法虽同胎瘤，但此患由先天肾中伏火，精有血丝，以气相传，生子故有此疾，终变火证，溃处亦难收敛。

【提要】红丝瘤的病因、病机、症状及其预后。

【白话文】新生儿患红丝瘤病，瘤体皮面包含血丝，为先天所致；是因精中内含血丝，父母肾中伏火，据说得了此病很难治好。

【解读】红丝瘤为胎瘤中的一种，因父母肾有伏火，先天之气相传所致。好发于新生儿或一两岁小儿，多见颜面部，也可发于他处。皮损色红，内含血丝，质地柔软，压之褪色，可随年龄逐渐增大。慎刺破，否则流血不止。成脓者，治法同“胎瘤”；溃后不易愈合。

胎瘢疮

【原文】　瘢疮始发头眉间，胎中血热受风缠。
干痒白屑湿淫水，热极红晕类火丹。

〖注〗此证生婴儿头顶，或生眉端，又名奶癣。痒起白屑，形如癣疥，由胎中血热，落草受风缠绵，此系干瘢；有误用烫洗，皮肤起粟，瘙痒无度，黄水浸淫，延及遍身，即成湿瘢。俱服消风导赤汤，干者抹润肌膏；湿者用嫩黄柏头末，与滑石等份撒之。脓痂过厚，再以润肌膏润之。又有热极皮肤火热，红晕成片，游走状如火丹，治法不宜收敛，只宜外发，宜服五福化毒丹，亦以润肌膏抹之；痒甚者，俱用乌云膏搽之。乳母俱忌河海鱼腥、鸡、鹅、辛辣、动风、发物，缓缓自效。

消风导赤汤

生地　赤茯苓各一钱　牛蒡子（炒，研）　白鲜皮　金银花　南薄荷叶　木通各八分黄连（酒炒） 甘草（生）各三分 灯心五十寸，水煎，徐徐服。

〖方歌〗消风导赤医胎癥，疏风清热蒡黄连，白鲜生地赤苓薄，银花灯草木通甘。

乌云膏

松香末二两 硫黄末一两 研匀，香油拌如糊，摊南青布上少半指厚，卷成条，线扎之，再用香油泡一日，取出刮去余油，以火点着一头，下用粗碗接之，布灰陆续剪去，取所滴药油，浸冷水内一宿，出火毒抹用。

〖方歌〗乌云膏搽胎疮癥，油拌松香末硫黄，布摊卷扎香油泡，火燃去灰用油良。

润肌膏（见头部白屑风）

五福化毒丹（见赤游丹毒）

【提要】胎癥疮的病因、病机及症状。

【白话文】胎癥疮始发于头部及眉间，因胎中血热，复外感风邪所致。干癥疮表现为瘙痒、脱屑；湿癥疮表现为渗出流水；火热炽盛者，表现为皮肤发红，类似丹毒。

【解读】胎癥疮又名奶癣、胎疮，为发于婴儿的一种湿疮，好发于婴幼儿之头面部，或可延展于其他部位。《圣济总录》："论曰小儿体有风热，脾肺不利，或湿邪搏于皮肤，壅滞血气，皮肤顽厚，则变诸癣。或斜或圆，渐渐长大，得寒则稍减，暖则痒闷，搔之即黄汁出；又或在面上，皮如甲错干燥，谓之奶癣。"

初起者形似粟米，或散发，或密集群聚，疹色红赤，搔之即起白屑，其形若癣样。不起疱，不流水者称干癥疮，偏于风热盛者；若皮肤起粟，瘙痒无度，破则流水，浸淫成片，称为湿癥疮，为偏于湿热者。奶癣是在婴儿出生 2～3 个月时开始发病，一般在 1～2 岁以后，奶癣会自然减轻消退。本病症状可见于西医学的婴儿湿疹。

【医案助读】

婴儿湿疹 李某，女，7 个月，门诊病人。于 2001 年 8 月 4 日就诊。患儿形体较胖（体重 4.55kg），发育正常，1 个月前两颊、额部及耳部始发红斑，后在红斑的基础上演变为成群丘疹和丘疱疹，继之面颊、右颈部及额部出现糜烂、渗液，耳部及耳后皮损先成水疱后擦破并流黄水，以后渐成黄痂，病变蔓延至肘、手背、前臂屈侧及胫前等部出现丘疱疹、糜烂、渗液、结黄痂等表现，瘙痒难禁，哭闹不止，腹胀少食，小便短少，大便溏黄，日解 3～4 次不等，舌红苔黄腻。专科检查：面部右侧皮肤潮红糜烂，渗出黄色液体较多，两耳廓皮肤增厚，有黄色痂皮，头顶部有散在性指甲大发赤区，上附有鳞屑，两前臂屈侧、手背、膝及大腿内侧有丘疹、丘疱疹皮损区，部分糜烂，并有结痂，呈对称性。诊为婴儿湿疹（渗出型），证属湿热内蕴。用消风导赤汤加味，处方为：生地 9g，牛蒡子 9g，白鲜皮 15g，金银花 15g，薄荷 6g，木通 4.5g，黄连 3g，甘草 3g，灯心草 3g，苦参 15g，苍术 6g，车前子 12g，蝉蜕 6g，苍耳子 9g，蛇床子 9g；水煎内服，每日 1 剂，每次 50～80ml，每日 3 次。同时用自拟黄柏洗剂每日湿敷渗出较多的面部、耳后及手背患处，其余部位则用本方外洗。在治疗期间嘱其母禁食鱼虾海鲜及辛辣等刺激食物，同时注意保护婴儿皮肤，不要搔抓，注意清洁，避免外物刺激，禁用肥皂水洗患部。经用药 5 天后，症状逐渐减轻，痂皮全部脱落，渗液明显减少。守上法内服及继续外洗，13 天后症状全部消失，95%皮损消退，即停止内服及外洗，改用山药粥（山药 40g，薏苡仁 20g，赤小豆 20g，莲子 12g，红枣肉 10g，蝉蜕 9g，生黄芪 12g，糯米适量）喂养，每日 3～4 次，连续 1 周。20 天后停药粥，皮损全部恢复正常而痊愈。[黄清平，陈受强. 消风导赤汤治疗婴儿湿疹 62 例体会. 右江民族医学院学报，2003，(4)：555–556.]

痘痈

【原文】 痘痈毒留经络中，发无定处肿不红。
留于肌肉为治易，结于骨节难成功。

〖注〗此证因出大痘，浆灌不足，以致毒浆不得透发，留结经络之中，随处可生。小如李者为毒，大如桃者为痈，漫肿不红，亦无焮痛，身热多烦。若生单个者，毒在肌肉属顺，易治；连发数处者，船小载重属险；若结于骨节之间，或成对发出者，其毒已盛，溃破之后，渗泄气血，不能敛口属逆。初发不可强消，俱宜服透脓散，外敷乌龙膏；脓熟针之，加味太乙膏贴之；若气血虚弱者，兼服保元汤。溃后潮热全退，毒气方净，否则他处又发。忌生冷、硬面、发物。

保元汤

人参　白术（土炒）　当归　黄芪各一钱　甘草（炙）三分　生姜一片，红枣肉二枚，水二盅，煎八分，食远服。

〖方歌〗保元汤补真元气，脾胃虚弱服更宜，人参白术炙甘草，当归姜枣共黄芪。

透脓散　乌龙膏（俱见肿疡门）

加味太乙膏（见溃疡门）

【提要】痘痈的病因、病机、症状及其预后。

【白话文】痘痈是因毒邪留滞经络所致，发无定处，漫肿不红。毒邪留滞于肌肉者，易治；毒邪结聚于骨骼关节者，难治。

【解读】痘痈是因出痘时毒浆未透发干净，余毒留聚经络所致。小如李子者，为痘毒；大如桃子者，则称痘痈。患处漫肿而不红、不热、不痛，多有发热和烦躁不安等全身表现。预后：以单个发生的，毒尚在肌肉者为顺，易治；以多处连续出现，病重体弱者为逆。痘毒若结于骨节之间，或者成对出现，提示痘毒深重，痘痈溃破后，气血外泄过度，疮面不易收口，预后不佳。

痘疮初发，当用透发法，可内服透脓散，外敷乌龙膏；脓成后，用针刺破，外贴加味太乙膏拔脓；痘疮后期气血亏虚或素体虚弱者，可兼服保元汤。溃后体热消退，毒气方净，否则容易在他处再发。在饮食上要注意忌食生冷发物。

葡萄疫

【原文】

葡萄疫同葡萄状，感受疠疫郁凝生。
遍身发点青紫色，毒攻牙齿类痞形。

〖注〗此证多因婴儿感受疠疫之气，郁于皮肤，凝结而成。大小青紫斑点，色状若葡萄，发于遍身，惟腿胫居多；甚则邪毒攻胃，以致牙龈腐烂，臭味出血，形类牙疳，而青紫斑点，其色反淡，久则令人虚羸。初起宜服羚羊角散，久虚者，宜服胃脾汤，米泔水漱口。以非疳散日擦四五次即效。近见中年之人下虚者，亦患此证，治法同前。

羚羊角散

羚羊角（镑） 麦冬（去心） 黄芩 知母 牛蒡子（炒，研） 防风 玄参各八分 甘草（生）二分 水二盅，淡竹叶十片，煎六分，食远服。

〖方歌〗羚羊角散麦冬芩，知蒡防风草玄参，葡萄疫发初宜服，煎加竹叶效如神。

胃脾汤

白术（土炒） 远志（去心） 麦冬（去心） 沙参 茯神 陈皮各六分 五味子 甘草（炙）各五分 水二盅，煎六分，食远服。虚弱自汗者，去沙参，加人参、黄芪各五分。

〖方歌〗胃脾汤治葡萄疫，日久虚添羸弱宜，术远麦冬五味子，沙参甘草茯陈皮。

非疳散

冰片四分 人中白（煅，去臭气，存性） 五倍子（炒茶褐色，存性）各一两 共研细末，先用米泔水漱口，后擦此药。

〖方歌〗非疳中白煅五倍，二味同研冰片兑，医治诸疳患处擦，清热止疼去臭秽。

【提要】葡萄疫的病因、病机及症状。

【白话文】葡萄疫形似葡萄，由疠疫之邪郁结凝滞肌肤所致，表现为全身泛发青紫色瘀点。如毒邪内攻，可致牙龈糜烂出血，形同“牙疳”。

【解读】葡萄疫是一种过敏性毛细血管和小动脉的血管炎，引起血液和血浆外渗至皮下、黏膜下和浆膜下而出现皮肤或黏膜损害。以皮肤或黏膜发生紫红色瘀斑、瘀点，伴关节疼痛、腹部症状及肾脏损害为临床特征。本病好发于3～10岁儿童及青少年，初起常出现皮肤及黏膜紫癜，发病前可有上呼吸道感染、低热、全身不适、食欲不振等前驱症状。偶有以腹痛或关节痛为主要表现，最早的皮肤表现为小儿散在的红色、稍隆起、有浸润感的瘀点或瘀斑。好发于四肢伸侧及臀部，尤以小腿伸侧较多，重者延及躯干，多对称或成批出现。紫癜可融成大片瘀斑，往往3～4周逐渐变黄褐色而消退，但可反复发生，皮疹微痛痒，可发生丘疹、风团、水疱等多形性皮损。部分病人可出现脐周及下腹部绞痛，伴有恶心、呕吐、便血或肠套叠，甚至肠穿孔，称为腹型紫癜。约有50%病例发生肾脏损害，表现为蛋白尿、血尿或管型尿，一般恢复较快。偶有发展成慢性肾炎，甚至肾衰竭，以肾脏症状为主者称为肾型紫癜。关节痛是常见的症状，表现为发热、关节痛或肿胀，多见于膝、踝、肘、腕及手指关节，尤以膝、踝关节常见，称为关节型紫癜。

胎惊丹毒

【原文】 胎惊丹毒面初生，形如水痘根微红。
时出时隐延颈项，继发丹毒赤游同。

〖注〗此证因孕母受惊，传袭子胎。婴儿初生之后，周岁以上，忽两眼胞红晕，面色青黯，烦热夜啼，或面如胭脂，此属伏热在内，散发于面，状如水痘，根脚微红，时出时隐，延及颈项，继发丹毒。初用四圣散洗目，其形色顺逆，治法皆同赤游丹。若此患延及胸乳，痰喘抽搐，此属火毒攻里，防变惊风，宜服百解散、五和汤救之。

四圣散

木贼　秦皮　红枣子　灯心　黄连各五钱　共研粗末，每用二钱，水一盅，煎七分，去渣，频洗两目。

〖方歌〗四圣散治热毒侵，木贼秦皮枣灯心，再入黄连研粗末，煎汤去渣洗目频。

百解散

干葛二两五钱　升麻　赤芍各二两　甘草（生）一两五钱　黄芩一两　麻黄（炙）七钱五分　肉桂（拣薄者，刮去粗皮）二钱五分　共研粗末，每服二钱，水一盅，姜二片，葱一根，煎七分，不拘时温服。

〖方歌〗百解惊丹毒内攻，煎服不致变惊风，干葛麻黄芩桂草，升麻赤芍共姜葱。

五和汤

大黄　枳壳（麸炒）　甘草（炙）各七钱五分　赤茯苓　当归（酒洗）各五钱　共研粗末，每服二钱，水一盅，煎七分，不拘时服。

〖方歌〗五和甘草并当归，赤苓枳壳大黄随，惊丹延乳添抽搐，煎服火毒即刻推。

【提要】胎惊丹毒的症状。

【白话文】胎惊丹毒初发于面部，形状与水痘相似，但基底部微微发红，皮疹时隐时现，可蔓延至颈部，继而出现丹毒，和赤游火丹一样。

【解读】胎惊丹毒是由胎儿母亲受惊，邪热伏于胎儿所致。周岁以上婴儿发病。症见双眼突然出现红斑，面色青暗或色红如涂胭脂；身体烦热，夜间啼哭，伏热外发肌表；皮疹从面部发出，呈水痘样，基底微红，有时明显，有时隐约不见，可逐渐扩展至面颈部，继而出现丹毒。初发时应用四圣散煎汤洗眼。如皮疹已扩展至胸乳部，且伴痰鸣喘急、呼吸困难、抽搐等危急症状，是火毒内攻的表现，应及时泄毒定惊，以防止惊风发生，方用百解散及五和汤救治。胎惊丹毒的预后判断和治疗方法与丹毒类似。

滞热丹毒

【原文】　　滞热丹毒赤游形，伤乳多食滞热生。
　　较之赤游走缓慢，先宜消食次宜清。

〖注〗此证初发，形若赤游丹，较之赤游丹游走缓慢。因婴儿乳食过多，不能运化，蕴热于内，达于肌表而生。发热面赤，口酸，舌有黄苔，宜服保和丸，先消食滞。若唇焦便秘者，宜一捻金服之；丹毒仍作者，宜犀角散服之。其余治法，俱按赤游丹。

保和丸

白茯苓　半夏（制）　山楂肉　神曲（炒）各一两　陈皮　莱菔子（炒）　连翘（去心）各五钱　上研细末，粥丸如梧桐子大。每服三十丸，白滚水化下。

〖方歌〗保和丸用茯苓夏，陈皮莱菔子山楂，神曲连翘丸水服，能消乳积效堪嘉。

一捻金

人参　大黄　黑牵牛子　白牵牛子　槟榔各等份　共为细末，每服一字，蜜水调下。

〖方歌〗一捻金医食火积，唇焦便秘服通利，大黄黑白丑人参，槟榔为末须加蜜。

犀角散

犀角屑　升麻　防己　山栀（生）　朴硝　黄芩　黄芪各一钱　牛黄五分　上为细末，每服五分，竹叶煎汤调下，量儿加减用之。

〖方歌〗犀角散消丹毒赤，升麻防己共山栀，硝芩黄芪牛黄末，竹叶汤调服无时。

【提要】滞热丹毒的病因、病机、症状及治疗。

【白话文】滞热丹毒形如赤游丹，因婴儿乳食过度、饮食积滞化热所致，游走速度比赤游丹毒要慢，治疗应该先消食滞后清热毒。

【解读】本病是因婴儿过食母乳，伤及脾胃，脾胃失运，食滞化热，外达肌表所致。疾病初起，皮损形似赤游丹毒，但扩展速度比赤游丹毒要慢。伴发热、面部红赤、口臭、舌红、苔黄腻等，证属食滞化热，治以消食导滞，方用保和丸。若见口唇干燥、大便秘结，证属邪热内结，当泄热下结，方用一捻金。如见丹毒外发，当凉血解毒，方用犀角散。其他治疗方法，都可按照赤游丹毒处理。

婴儿疮疡

【原文】　婴儿疮疡乳火成，因食厚味滞火凝。
更兼六淫气感受，肿溃治法按疽痈。

〖注〗凡婴儿生疮疡小疖，多由乳母七情之火，或过周岁能饮食者，由过食干焦厚味，而生滞火，更兼六淫之气感受，皆能成之。但发表、攻里、托里、消毒等法，及肿溃外治，俱按痈疽肿疡、溃疡门。婴儿纯阳，火证居多，非峻剂不能胜其病，但肌体脏腑柔脆，应效即止，不可过剂。

【提要】婴儿疮疡的病因、病机及治疗。

【白话文】婴儿疮疡可由乳母七情之火造成，或因过失厚味之品，饮食积滞化火，更兼外感六淫邪气所致。治疗上不管未溃已溃，均按痈疽处理。

【解读】小儿身发疮疡，可因乳母七情之火转移所致；周岁以上小儿多是由于过多食用干焦厚味的食物，导致饮食积滞，火毒内生，又外感六淫之邪所致。在治疗上，无论用发表、攻里、托里、消毒还是外治疗法，都可以按照外科肿疡、溃疡来处理。另外需要注意的是，小儿为纯阳之体，疮疡以阳证、火证为多，而小儿脏腑又比较娇弱，故在应用清热解毒药时，当注意中病即止，切莫攻伐过度，以免伤及正气。

垂　痈

【原文】　婴儿垂痈上腭生，喉前结肿色红疼。
积热凝结宜刺破，服五福丹抹冰硼。

〖注〗此证生于喉前上腭，下垂如珠，红肿胀痛，不能吮乳。三四日后，宜用针刺一二分，放出脓血，其肿痛即减。由积热凝结而成，宜服五福化毒丹；兼用冰硼散，抹于痈处，日三抹之。乳母当忌鱼腥、辣物。

【提要】垂痈的病因、病机、症状及治疗。

【白话文】婴儿垂痈长在喉咙前面的上腭部位，表现为局部的红肿疼痛，由积热凝结所致。适合针刺放血排脓，可口服五福化毒丹，外抹冰硼散治疗。

【解读】婴儿垂痈是喉痈的一种，发于患儿上腭部，由肺胃积热凝结所致。初起患部出现红肿疼痛；严重者，局部肿大下垂，形如垂珠，会导致患儿吃奶困难。一般三四天成脓，患部成脓后可用小针刺破，刺入深度二分左右，放出脓血后，红肿可快速消退。本病由积热凝结所致，当清热解毒，方用五福化毒丹，配合冰硼散外搽，每天三次。在饮食上，患儿乳母应该忌鱼腥及辛辣食物。

胎风

【原文】 胎风初起皮色红，状如汤泼火烧同。
证由孕母多积热，清胃汤服即有功。

〖注〗此证又名胎赤，婴儿初生，身热皮红，状如汤泼火烧。由孕母过食辛香热物，以致脾胃积热。乳母宜服清胃汤，婴儿亦饮少许，外皮焮赤，用煅石膏研细敷之。如无焮赤，乃孕母脾虚，用粳米粉敷之。若儿大，能食米面，身热皮红者，系腑热内蒸，湿气外乘之故，即名玉烂疮。宜如意金黄散，蜜水调敷，内服导赤汤即效。

清胃汤（见齿部牙衄）

如意金黄散（见肿疡门）

导赤汤（见口部口糜）

【提要】胎风的病因、病机、症状及治疗。

【白话文】胎风初起，症见局部皮肤发红，形如水火烫伤，由孕母脾胃积热所致，内服清胃汤治疗有效。

【解读】胎风又名胎赤，是由孕母过食辛香火热之品，脾胃积热所致。胎风初起，症见患儿皮肤潮红，如同水火烫伤。本病由脾胃积热所致，治当清热泄毒，予乳母清胃汤，注意乳母婴儿同时服药，喂给患儿少许。皮肤红热不显者，以粳米粉外搽；皮肤红热明显者，可配合煅石膏粉作外搽。

脐突

【原文】 脐突胎中积热生，总由孕母失调停。
儿脐突出肿赤大，宜清母子即脐平。

〖注〗此证儿脐突出，赤肿虚大是也。由孕母失于调停，儿在胞胎，受母积热，既生之后，儿脐即肿。宜清母子之热，儿脐不必敷治，恐反为害。如旬日外，儿脐忽肿，如吹不赤，捻动微响，或惊悸作啼者，宜用白芍药汤加薏苡仁，令儿服之，外以外消散敷之即愈。

白芍药汤

白芍（酒炒）一两　泽泻五钱　甘草（生）一钱二分　肉桂（拣薄者刮去粗皮）一钱　共研粗末，每用二钱，水一盅，煎四分，空心频服。脐下痛加钩藤一钱，生姜一片，食盐五厘。

〖方歌〗白芍药汤泽泻甘，再加肉桂共粗研，专医脐肿惊啼叫，空心煎服整二钱。

外消散

大黄　牡蛎（煅）各五钱　朴硝二钱　共研细末，用活田螺数十枚，洗净，再以清水半盆养之，过宿取田螺清水，调药敷于患处，其螺仍放水中勿害，方效。

〖方歌〗外消散敷脐突冒，大黄煅牡蛎朴硝，活田螺用清水泡，过宿取水将药调。

【提要】脐突的病因、病机、症状及治疗。

【白话文】新生儿患有脐突是因为孕母饮食起居失调，引起积热内生，感于胎儿所致，患儿脐眼发生红肿突出的，宜清母子之热，红肿渐能消退。

【解读】小儿脐突是初生儿脐眼发生红肿突出。是由于孕母饮食起居失于调护，导致积热内生于胎儿所致。小儿脐突治疗可给患儿和乳母服用清热解毒的药物，脐眼红肿疼痛能够逐渐消退，可以不用外敷药物。如果在婴儿出生后十天左右，脐部突然肿大如吹胀一样，肿胀部位皮肤颜色不变红，捻动时有微微响声，或有患儿忽然出现惊悸啼哭的，宜让患儿内服白芍药汤加薏苡仁，并兼外敷外消散治疗，这样就可以痊愈了。

脐疮

【原文】

脐疮儿脐被水伤，草纸烧灰敷最良。
久而不愈风邪袭，恐发风痫紧紧防。

〖注〗此证由水湿伤脐所致。若久不愈，则发抽搐，又因风邪外袭也，恐变风痫。宜大草纸烧灰敷之，或加枯矾；或再加龙骨烧灰等份，入麝香少许，撒之即效。

【提要】脐疮的病因、病机、治疗及预后。

【白话文】脐疮是患儿由于水湿感染脐部所致，宜用大草纸烧灰敷于脐部。久治不愈再受风邪的侵袭，有形成小儿风痫的可能。

【解读】脐疮是婴儿脐带未去除干净之前，感受毒邪所致。症见脐部潮湿糜烂。

脐疮治疗宜先用草纸烧灰敷在肚脐处，或加入枯矾，或加入煅烧过的龙骨末，等量混合后，再加入少许麝香，用以收敛肚脐处的潮湿。外用消毒过的纱布、绷带包扎患处，要注意避免尿水或不洁的东西接触。如果没有很好地护理，会影响治疗过程，久而不愈；如果再受到风邪的侵袭，有形成小儿风痫（小儿脐风）的可能。

阴 肿

【原文】　　阴肿之证小儿生，久坐阴湿寒气凝。

或因怒叫气结闭，寒热虚实择可行。

〖注〗此证即古名脱囊。由久坐阴湿之地，为寒气所凝而成；间或有因怒叫气闭，结聚于下而成者，俱宜用桃仁丸主之。若寒气客于厥阴、少阴者，则阴囊肿痛，腹痛，冷汗，引缩二子入腹，痛止方出，谓之内吊，宜乌梅散、匀气散主之。有阴茎全缩不见，或不缩而阴囊肿大光亮，不燥不疼者，肝肾气虚也，宜橘核煎汤，调匀气散服之。囊肿及四肢俱肿，二便不利者，膀胱蕴热，风热相乘也，宜白牵牛散主之。若女儿阴户肿胀者，心热相传也，宜导赤汤服之，或五苓散用薏苡、车前子煎汤调服。外治法，俱敷立消散，甚效。

桃仁丸

桃仁（去皮、尖，炒微黄）七钱五分　白蒺藜（微炒，去刺）　桂心　牡丹皮各五钱　黑牵牛（头末）二钱五分　上为细末，炼蜜和丸，如黍粒大。每服十丸，黄酒送下。

〖方歌〗桃仁丸逐阴肿疾，怒气闭结或湿袭，蒺藜牵牛桂丹皮，研末蜜丸如黍粒。

乌梅散

乌梅肉　甘草（半生、半炙）　延胡索各五钱　钩藤钩　乳香　没药各二钱五分　共捣粗末，每服二钱，水一盅，煎七分服。

〖方歌〗乌梅散用乳香没，钩藤甘草延胡索，阴囊肿兼腹中疼，煎服必先研粗末。

匀气散

桔梗（炒）二两　陈皮（去白）一两　茴香（炒）　缩砂仁（炒）各五钱　甘草（炙）四钱　姜炭二钱五分　共研细末，每服五分或一钱，白滚水调下。

〖方歌〗匀气散因外寒侵，阴囊肿痛汗淋淋，桔梗陈皮甘草炙，茴香姜炭缩砂仁。

白牵牛散

白牵牛（半生、半熟）　甘草（炙）　橘红　白术（土炒）　桑白皮　木通各一钱　水煎服。

〖方歌〗白牵牛散草橘红，白术桑白皮木通，阴囊相兼四肢肿，能逐膀胱热结壅。

五苓散

白术（土炒） 赤茯苓各一钱五分 猪苓 泽泻各一钱 桂心五分 水煎服。

〖方歌〗五苓白术桂心加，赤茯苓除心火邪，猪苓泽泻能分利，调和脏腑效堪夸。

立消散

赤小豆 风化硝 赤芍 枳壳 商陆（俱不宜见火，晒干，共研为末）各五钱 用侧柏叶煎汤，候冷调敷肿处。

〖方歌〗立消阴囊肿痛注，因受风寒湿热毒，赤小豆与风化硝，芍枳同研加商陆。

导赤汤（见口部口糜）

【提要】小儿阴肿的病因、病机及辨证。

【白话文】小儿阴肿是由于久坐阴湿之地，感受了寒气而凝滞所致，或是因怒叫啼哭，气被逼闭，聚结于下部所致。治疗应辨明患儿的寒热虚实再选择适当药物。

【解读】阴肿古时被称为脱囊（以阴囊肿大为主要特征）。治疗时应该辨清患儿的寒热虚实再选择适当药物。小儿阴肿有属于气结于下者；属于寒证者，寒证是由于寒气凝滞于肝肾二经而成，寒证者主要表现为阴囊肿痛，连及少腹，疼痛时患儿出冷汗，严重时睾丸缩入少腹，必须在疼痛结束后睾丸才能回出；属于肝肾气虚者，虚证表现为小儿阴囊肿大光亮，无燥热感，也不疼痛，或是小儿阴茎全部陷缩入少腹；属实属热证者，是由于膀胱蕴热兼夹风热所致，表现为阴囊红肿，甚至四肢发肿，大小便都不通利。气结于下者宜用桃仁丸攻逐治疗；寒证者宜内服乌梅散及匀气散治疗；肝肾气虚者宜用橘核煎汤，调匀气散吞服；属实属热证者宜内服白牵牛散以逐水。还有小女孩阴户肿胀的，也属于阴肿范围，这是由于心热下移所致，属热证。宜内服导赤汤或五苓散加薏苡仁、车前子煎服。至于外治小儿阴肿的方法，均可用立消散搽敷。

【医案助读】

小儿阴肿 杜某某，女，4 岁。于 1969 年 10 月 5 日初诊。病人阴户糜烂赤肿，流浊水，蔓延两侧大腿部，内阴排出大量浓稠分泌物，历时数月。经省某医院医治无效，由父母带来我科就诊。症见：目赤，口边流涎，下肢活动不利，舌质红，脉弦细数。辨证属肝经湿热下注，宜泻肝利湿。方予龙胆泻肝汤合五苓散加减。处方：龙胆草、全当归、生杭芍、肥知母、生甘草、黄柏、焦白术各 4.5g，牡丹皮、云茯苓各 6g，薏苡仁、车前子各 9g。水煎服，3 剂。外用高锰酸钾粉 2g 分 10 次化水坐浴后搽紫汞，每天两次。上方服后，外阴部症状痊愈，内阴部仍有少量稀浊液流出，舌质淡红，脉弦细。复诊，原方加怀山药 9g，海螵蛸、生龙骨各 4.5g。继服 3 剂，诸症消失。［陈庆国，秦仑．陈鸣皋医案一则（小儿阴肿）．新中医，1983，（6）：21.］

脱　肛

【原文】　小儿脱肛肺虚源，补中益气汤居先。
肿硬作痛除积热，脏毒翻肛脏连丸。

〖注〗此证由小儿气虚，肛脱于外，用补中益气汤加羌活、白芍、煨姜主之。如肿硬疼痛者，有湿热在内，当用清热除湿之剂以清之；若生脏毒，肛门翻出者，以脏连丸为主。外治以五倍子、老葱头、朴硝煎汤洗之。肿用坎宫锭子涂之，俱效。

补中益气汤（见溃疡门）

脏连丸（见臀部痔疮门）

坎宫锭子（则肿疡门）

【提要】脱肛的病因、病机、症状及治疗。

【白话文】小儿脱肛是因为气虚下陷所致，应用补中益气汤加减主之。如肿硬疼痛者，当用清热除湿之剂以清之；若生脏毒，肛门翻出者，以脏连丸为主。

【解读】脱肛是指肛管、直肠向外翻出而脱垂于肛门外。这是由于小儿气虚下陷所致。小儿脱肛应内服补中益气汤加羌活、白芍、煨姜治疗，治以益气健脾为主。若患儿感受湿热，症见小儿脱肛后并发肿硬、疼痛、流有滋水者，治疗宜用清热除湿的药物；若患儿生脏毒，肛门外翻者，治疗宜内服脏连丸。外用五倍子、老葱头、朴硝煎汤淋洗，并兼用坎宫锭子涂敷患处。

【医案助读】

小儿脱肛　马某，男孩，6 岁。于 2006 年 11 月 16 日初诊。其母代诉 3 个月前因腹泻日久引起便后有物自肛门脱出，便后能自行还纳。嘱患儿下蹲，用力努挣，见直肠黏膜肛管脱出 3.5cm，粉红色，进一步询问得知刻下小儿大便干，时有带血，做肛镜检查排除直肠息肉。舌质红、苔黄腻。给予加味补中益气汤原方加入仙鹤草 10g，大黄 6g 后下；外敷五倍子散加手法揉按。服药 6 剂后复诊，脱肛减轻，便血止，大便顺畅。去仙鹤草，大黄减至 4g 后下。6 天后复诊，诉大便时有 2 次未脱肛。守方继服 6 剂痊愈，随访半年未复发。[孟德霞，王凤翔. 加味补中益气汤配合五倍子散治疗小儿脱肛 56 例. 四川中医，2008，26（7）：88–89.]

肛门作痒

【原文】　肛门作痒系虫伤，下唇必生小白疮。
九味芦荟丸与服，外撒铜绿共雄黄。

〖注〗此证系小儿肛门作痒，由虫蚀也。视其下唇内，必生小白疮；或耳之前后，结小核如串珠者是也。书曰：下唇有疮，虫蚀其肛。宜用芦荟丸服之。外用雄黄、铜绿等份为末，撒之即效。

芦荟丸（见齿部牙衄）

【提要】肛门作痒的病因、病机、症状及治疗。

【白话文】小儿肛门作痒多由于肛门有蛲虫侵蚀引起，观察患儿的下唇内侧必有小颗粒白点。治疗宜内服芦荟丸，外用雄黄、铜绿等份为末，撒之即效。

【解读】小儿肛门作痒多由肛门有蛲虫侵蚀所致。面部检查时，可以发现患儿的下唇内侧有细小的半透明颗粒白点；耳的前后可见有如串珠状的小核。这些都是本病的特征。本病治疗时宜内服芦荟丸，外用雄黄、铜绿等量研末，撒敷于肛门处。还可用百部煎汁熏洗或用作保留灌肠；或用熟猪肝切成条状，针刺各个小孔，塞入肛门，虫即入肝中，每日换新鲜的，数次即可痊愈。

遗毒

【原文】　遗毒禀受结胎先，无皮身赤未易痊。
肌肤红点次斑烂，染受尚可禀毒难。

〖注〗此证系先天遗毒于胞胎，有禀受、染受之分。禀受者，由父母先患杨梅，而后结胎元。婴儿生后，则周身色赤无皮，毒攻九窍，以致烂斑。患此难愈，百无一生。染受者，乃先结胎元，父母后患杨梅，毒气传于胎中。婴儿既生，则头上坑凹，肌肤先出红点，次发烂斑，甚者毒攻口角、眼眶、耳鼻及前阴、谷道破烂。初宜人中黄细末三五分，土茯苓煎汤调稠，日用二三服。肿用太乙紫金锭水磨涂之。破烂者用黄柏蜜炙为末撒之，干用香油调搽。投药应效者，后服二黄散，十中可保三四。若毒延遍身，日夜多啼，不吃乳食者，属毒甚气微，终难救治。

二黄散

胡黄连　山慈菇各二钱　甘草（生）一钱五分　牛黄七分　上为细末，每服三分，蜜汤调服。

〖方歌〗二黄散治遗毒方，胡连甘草共牛黄，山慈菇研为细末，每服三分加蜜汤。

太乙紫金锭（见胸部脾发疽）

【提要】遗毒的病因、病机、症状及预后。

【白话文】遗毒有“禀受”和“染受”二种区别：禀受者，由父母先患梅毒，然后再怀孕，婴儿生后，全身皮肤色红无皮，毒攻九窍，以致烂斑，病情严重，发生死胎、流产。染受者，是先怀孕，父母后患梅毒，毒气传于胎中，婴儿既生，则头上坑凹，肌肤先出现红点，然后再有烂斑，甚至毒攻口角、眼眶、耳鼻及前阴、谷道（肛门）破烂。

【解读】遗毒是由父母遗传而生，即先天梅毒。一般从感染时间先后上来分，可有“禀受”和“染受”两种区别：

（1）“禀受”是父母孕前就患有梅毒，然后毒气随精结于胎儿。在这种情况下胎儿染毒时间早，出现病情也比较严重，往往会发生死胎、流产。就算有生存下来的胎儿，初生时周身皮肤就出现红赤腐烂成斑，甚至毒可以攻及九窍如眼、耳、口、鼻、前阴、后阴等发生腐烂，预后不良。

（2）“染受”是父母孕前是健康的，怀孕后因父母感染了梅毒，毒传入胎中而致。症状表现为胎儿初生时就发现发育不良，头骨多有坑样的凹陷，随即皮肤出现暗红色斑点，或有发生烂斑者，严重者九窍亦可发生溃烂。

治疗：遗毒初起时治疗宜用人中黄细末 1～1.5g，以土茯苓煎汤调服，每日服用 2～3 次。红肿处可用太乙紫金锭水磨涂敷，或用野菊花叶捣汁磨敷，烂斑处可用蜜炙黄柏研成细末撒敷；干燥处可用香油调敷。若用药后见效的，再进一步服用二黄散清热解毒。一般多数可痊愈。如果是毒已蔓及全身，小儿日夜啼哭，已经不能吃奶者，这是毒重、正气衰弱的现象，就难以救治。本病治疗宜早，在怀孕期即应给父母服药，胎儿大都能有挽救的希望，否则出现遗毒症状，愈早就愈危险。治疗可参考成人梅毒。

痘里夹瘿

【原文】 痘里夹瘿生颈项，形如桃李瓜枣状。
证兼身热多渴烦，痰气凝结致此恙。

〖注〗此证结于颈项，或生耳后腋下，形如桃李枣瓜，身热烦渴，由痰气凝结所致。痘初起即发瘿者，治宜托里、消痰、解毒，如木通、桔梗、生地、甘草、蝉蜕、芍药、荆芥等药，缺一不可；若芩连等药，及耗烁之剂，俱不可用。若痘发在三四日而作瘿者，则毒随痘泄，毒随痘灌，自可挽全而无害，宜服三消散。倘斯时红肿将脓一溃，则元气泄，而痘浆必不能充灌；乘未溃时，急用黄芪卫元汤补之。若痘至七八日，灌浆时而发瘿者，冲和饮子主之。若痘疮苍蜡色而作瘿者，宜消毒兼保元气；溃后宜生肌玉红膏贴之。

三消散

当归 赤芍 天花粉 甘草 牛蒡子（炒，研） 白茯苓 生地黄 红花 蝉蜕（去足、翅） 木通 半夏（制）各八分 水二盅，灯心二十根，煎六分服。

〖方歌〗三消痘发三四日，痰凝结瘿须当治，归芍天花甘蒡苓，生地红蝉通夏制。

黄芪卫元汤

黄芪　人参　当归　桔梗　红花　甘草（炙）　白芍（酒炒）　防风各一钱　水煎，不拘时服。

〖方歌〗黄芪卫元瘿肿起，已溃未溃急补之，人参归桔红花草，防风芍药服无时。

冲和饮子

麦冬（去心）　人参　桔梗　当归　黄芪　柴胡　白芍（酒炒）　白茯苓　天花粉　荆芥　防风　连翘（去心）　白术（土炒）各七分　水煎服。

〖方歌〗冲和饮子麦门冬，参桔归芪柴芍苓，花粉荆防翘白术，痘发七天痰气凝。

生肌玉红膏（见溃疡门）

【提要】痘里夹瘿的病因、病机及症状。

【白话文】痘里夹瘿常发生于患儿颈项、耳后或是腋下，形状小如桃李、大如枣瓜，患儿身热、烦躁、口渴，多由于痰气凝结所致。

【解读】痘里夹瘿发生于小儿痘证期间。本病是因痰气凝结所致。多发生于小儿的颈项、耳后及腋下等部位；大小不一，小的如李如枣，大的如桃如瓜；初起时小儿感身体发热、口渴、烦躁等症。宜用托里、消痰、解毒的方法治疗痘疮初起阶段发瘿，应用如木通、桔梗、生地、甘草、蝉蜕、芍药等药物，缺一不可。至于如黄芩、黄连等类苦寒药物，或辛热耗阴液的药，均不宜随便投用。若是病发生于痘已透出后三四天的阶段，由于毒邪已随痘的灌浆从内透泄，因此危害较轻，治疗也较容易，宜内服三消散治疗，用以清泄血热；若是瘿呈红肿势将化脓时，而痘浆尚未灌透，这时应趁其未溃前，急用黄芪卫元汤补气养血，以免一到溃破出脓，元气随脓耗泄，影响痘疮的透发；痘出七八日正在灌浆时而发生瘿痛者，宜内服冲和汤治疗，用以清热消痰，益气和阴；如果瘿发时痘色苍白像黄蜡一样的，宜用解毒和保元气的方法治疗。还可外贴生肌玉红膏治疗瘿外溃后，用以收口。此病常称为急性瘰疬。

痘　疔

【原文】

痘疔不与痘疮同，俗呼贼痘是其名。
色紫黯黑硬如石，诸证蜂起难灌脓。
疔有多般须宜记，再审何处发其形。
卷帘疔生舌根底，大小不一最易明。
火珠疔生鼻孔内，阆塞喷火面赤红。
眼沿生疔名忘汲，肿如封蛤热烦增。

> 豢虎疔于耳内见，肾毒攻耳致成形。
> 燕窝疔生两腋下，面赤谵语更肿疼。
> 注命疔生足心里，紫筋直透足股中。
> 透肠疔在肛内发，痛如锥刺一般同。
> 骊龙疔生尿孔内，身热谵语便不通。
> 法按疔名施医治，自然诸证悉能平。

〖注〗此证名多，治不一法。痘生五六日间，或三五枚，或六七枚，杂于诸痘之间，其色紫黯，甚则黑硬如石，有此以致诸证蜂起，不能灌脓。如卷帘疔生于舌根底，小如黑豆，大似葡萄，令儿舌卷喉痛，急用银钩钩破，尽净恶血，随以苦茶漱口，搽拔疔散，再以冰片、硼砂、青黛、黄连、薄荷、荆芥、炒僵蚕共为细末，吹用。火珠疔生于鼻孔内，阗塞喷火，面赤眼红，亦用银钩钩破，用黄连膏加冰片，滴入鼻孔，内服泻金散。忘汲疔生于眼沿，肿如封蛤，烦热面紫，宜挑破用胭脂嚼汁点之，兼蒲公英、菊花煎汤洗之。豢虎疔生于耳内，于脓成之时，宜挑破搽拔疔散。燕窝疔生于腋下，肿硬面赤谵语，如疔在左腋潜注，则右体之痘沉伏失色，右亦如之，亦挑破去其根，用拔疔散搽之，服消毒饮子。注命疔生两足心，肿硬如钱、如豆、如椒，有紫筋直透足股，挑之去净血，用田螺水点之，次用慎火草、绿豆浸胀，捣烂敷之。透肠疔生肛门旁，在六七朝肿硬如锥，挑之，银花、防风煎汤令洗之，次用轻粉、珍珠、冰片、白蔹末涂之，内服黄连解毒汤。骊龙疔生尿孔内，于五六朝身热、谵语、眼翻、肢厥、腹胀、小水闭涩，急用蟾酥、牛黄、冰片，麝香研末，次用黄连细茶浓煎，候冷取半匙调末，以细软稻心蘸之，送入孔内，服消毒饮子甚效。

泻金散

犀角（镑） 牛蒡子（炒，研） 红花 生地 桔梗 赤芍 紫苏 甘草（生）各一钱 水煎服。

〖方歌〗泻金散治火毒疔，面赤眼红鼻内疼，犀蒡红花生地桔，赤芍紫苏甘草生。

消毒饮子

白茯苓 生地 连翘（去心） 牛蒡子（炒，研） 红花 甘草（生） 犀角（镑） 木通 赤芍各一钱 灯心二十根，水煎服。

〖方歌〗消毒饮子苓生地，翘蒡红花甘草犀，木通芍药灯心共，善却疔毒火证宜。

拔疔散（见牙齿部牙疔）

黄连膏（见鼻部鼻疮）

田螺水（见臀部）

黄连解毒汤（见耳部黑疔）

【提要】各种痘疔的病因、病机、症状及治疗。

【白话文】痘疔与痘疮不同，俗称贼痘。痘疔多呈紫暗色，严重的则色黑、坚硬如石。痘疔的出现，多是痘疮不能及时灌脓。由于痘所患部位不同，又有不同的名称、症状。如卷帘疔生于舌根底，小如黑豆，大似葡萄；火珠疔生于鼻孔内，引起呼吸阻塞不利，面赤眼红；忘汲疔生于眼沿，眼胞漫肿似封闭的蛤蜊壳，烦躁发热，面色发紫；豢虎疔生于耳内，多是肾毒攻耳所致；燕窝疔生于腋下，疔形肿硬疼痛，面部红赤，讲胡话；注命疔生于两足心，病人腿部见有青筋向大腿上透；透肠疔生在肛门旁，在六七日肿硬如锥；骊龙疔生于尿孔内，身体发热，讲胡话，小便闭涩。应该按不同的名称施以不同的治疗方法，那么这些症状都能消退。

【解读】痘疔俗名贼痘。由于痘所患部位不同，又有不同的名称、症状和治疗方法。疔疮在出痘后五六日之间多见，常夹杂发生于痘疮之中。所发的数目，少则三五颗，多则六七颗不等。痘疔多呈紫暗色，严重时则色黑、坚硬如石。痘疔的出现，往往是痘疮不能及时灌脓，随着毒势的轻重发展而各种见症纷然杂出。一般分为8种：

（1）卷帘疔生于舌根底下，形状小的如黑豆，大的如葡萄。患儿多见舌头卷起，咽喉疼痛。治疗宜用银制的钩针刺破，使去净恶血，然后用茶叶煎汁漱口，用拔疔散擦搽患部，并用冰片、硼砂、青黛、黄连、薄荷、荆芥、炒僵蚕共为细末，吹药于痘疔之上。

（2）火珠疔生于鼻孔内，会引起呼吸阻塞不利，小儿面赤眼红。应用钩针刺破后，以黄连膏加冰片滴入鼻孔内，兼内服泻金散。

（3）忘汲疔生于眼皮边缘，眼胞漫肿，甚至眼肿不能睁开，似封闭的蛤蜊壳一样，小儿感烦热，面色发紫。治疗宜挑刺患部后用胭脂捣汁点敷，兼用蒲公英、菊花煎汤外洗。

（4）豢虎疔生于耳内，等到痘疔脓熟后，宜立即挑破，用拔疔散擦搽患部。

（5）燕窝疔生于腋下，痘疔形肿硬，患儿面部红赤，讲胡话；若是疔疮发生于左腋处，那么身体右侧的痘疔，会出现沉伏不透的现象，色暗；反之亦然。治疗宜用针刺破，去其疔根后并用拔疔散涂于患处，内服消毒饮子。

（6）注命疔生于足掌心，其形肿硬，大小不一，大的如钱币，小的如黄豆、如花椒。若病人腿部见有青筋向大腿上透，可在紫筋末端浅刺，去其恶血，然后用洗净的田螺水调入冰片点搽疔上，然后用慎火草、绿豆水浸胀后捣烂敷于患处。

（7）透肠疔生于肛门旁，六七日后则肿硬如锥。宜用针挑刺后以金银花、防风煎汤外洗治疗，然后用轻粉、珍珠、冰片、白蔹为末，以香油调敷，兼内服黄连解毒汤。

（8）骊龙疔生于尿道孔内，痘疔出现五六日后小儿感身体发热，讲胡话，甚至四肢厥冷，抽搐，两目上翻，小便闭涩不通，少腹胀满。宜急用蟾酥、牛黄、冰片、麝香共研为末，然后用黄连、细茶浓煎，等到冷却后取半匙，再用细软消毒的稻心，蘸上药送入尿孔内，并内服消毒饮子，效果良好。

痘疔的挑刺原则与疔疮相似，无脓时，不能过早挑刺排脓，防止毒气走散。

痘里发丹

【原文】 痘里发丹因热极，宜施凉血散毒剂。
涂抹内服量寒凉，外用化斑汤洗浴。

〖注〗此证由内热甚极而成，内宜服生地、牛蒡、芍药、甘草、木通、荆穗等药，其毒自消。肿痛者，加柴胡，羌活；头顶盛者，毒凑上焦也，宜用炒黄连、柴胡、甘草、车前子、栀子等药。外用化斑解毒汤洗浴，量服寒凉药，及猪胆、京墨、冰片涂抹。丹之形色，与赤游丹毒参考。

化斑解毒汤（见肋部内发丹毒）

【提要】痘里发丹的病因、病机及治疗。

【白话文】婴儿痘里发丹是由于内热甚极而成，治疗应用凉血解毒剂，宜适量内服寒凉药，并外用化斑解毒汤外洗。

【解读】痘里发丹是患儿在患痘期间，局部皮肤红肿疼痛，形状颜色尤同赤游丹毒。本病是由小儿热邪盛极所致。本病治疗时宜内服生地、牛蒡子、芍药、甘草、木通、荆芥等清热解毒药物，用以宣泄患儿体内热毒。若是发生肿痛者，治疗可加入柴胡、羌活等药物；若是由于热毒攻向上焦而见丹毒发生在头部者，治疗宜外用化斑解毒汤外洗，还可内服炒黄连、柴胡、甘草、车前子、栀子等导火泄热的寒凉药，兼以猪胆汁磨京墨（优质的墨）入冰片少许，涂抹于丹毒上，以消肿止痛。其他治疗可参考赤游丹毒的治疗方法。

痘 烂

【原文】 痘烂浸淫无完肤，水淬茶叶带湿铺。
上隔草纸令儿卧，一夜脓干烂即除。

〖注〗此证系出痘破烂，身无完肤，脓水浸淫，沾粘衣服。宜用茶叶拣去梗，入滚水一炸，即捞起；再拣去梗，湿铺床上，上隔草纸，令儿卧之，一夜脓干甚效。

【提要】痘烂的症状及治疗。

【白话文】痘烂严重时可体无完肤，宜用茶叶入滚水一炸，即捞起；湿铺床上，上隔草纸一层，让患儿睡在上面，使脓干收敛，疗效甚好。

【解读】痘烂多由小儿痘毒过盛发生破烂所致。严重时患儿可能全身皮肤破烂，没有正常皮肤，满是脓水，甚至粘连衣服。古人经验是用拣去细梗等杂质的干净茶叶，在滚水中一泡，马上捞起，把湿湿的茶叶平铺于床板上，然后上面再铺一层草纸，让患儿睡在上面，这样有使脓干敛的作用。上述治法，只供参考。内外治法，可参阅痈疽溃疡门。

痘风疮

【原文】 痘风疮生先作痒，次延成片水浸淫。
痘后遇风甚成癞，麦饯散搽效可申。

〖注〗此证由痘后遇风所致。先发细疮作痒，次延成片，脂水渐长浸淫，宜渗湿救苦散搽之，兼避风、戒口；甚者，搔痒毒水浸淫，肌无完肤，即成痘癞，急用十全大补汤大补气血，兼散风苦参丸以清热解毒，二方合而服之。外涂麦饯散甚效。

渗湿救苦散

密陀僧　滑石各二两　白芷五钱　上研细末，干用白蜜调搽，湿则干撒。

〖方歌〗渗湿救苦散白芷，密陀僧研入滑石，痘风疮起痒成片，白蜜调搽可去之。

麦饯散

小麦（炒焦，存性）一合　硫黄四钱　白砒一钱　共研细，又加烟胶末八钱，枯矾末、川椒末各三钱，共和匀。先以葱汤洗净患处，香油调涂，油纸盖扎，三日一换。

〖方歌〗麦饯痘风成癞恙，小麦炒加砒硫黄，次入烟胶枯矾末，川椒香油调上良。

十全大补汤（见溃疡门）

散风苦参丸（见发无定处癣）

【提要】痘风疮的症状及治疗。

【白话文】痘风疮初起时作痒，然后蔓延成片，滋水渐长浸淫，出痘后又感受风邪即成为“痘癞”之证了。施用外敷麦饯散，可收到良好效果。

【解读】痘风疮是由于患儿出痘后复感受风邪所致。本病初起时，在痘的外面一周有痘疮，形如细瘰，感瘙痒；然后逐渐蔓延成片，搔抓后破皮有滋水渗出，并且向着健康皮肤浸淫扩大；严重时甚至全身沾染，患儿全身皮肤破烂，没有正常皮肤，发展到了这样的地步，就是“痘癞”之证了。本病治疗时宜外搽渗湿救苦散，而且要避免吹风，不能吃鱼腥、牛羊肉等发物。痘癞治疗时宜兼用补法，可用十全大补汤大补气血，合用散风苦参丸清热解毒；还可结合施用外敷麦饯散，可收到良好效果。